AF410732

OUVRAGES DE M. VELPEAU

Embryologie ou ovologie humaine, contenant l'histoire descriptive et iconographique de l'œuf humain ; accompagnée de 45 planches dessinées et lithographiées par **A. Chazal** avec le plus grand soin. Paris, 1833. 1 vol. in-folio cartonné. 25 f .

Des convulsions chez les femmes, pendant la grossesse , pendant le travail et après l'accouchement. Paris , 1834 , in-8. 3 fr. 50 c.

Nouveaux élémens de médecine opératoire , accompagnés d'un atlas de 20 planches in-4 gravées , représentant les principaux procédés opératoires et un grand nombre d'instrumens de chirurgie. Paris, 1832 , 3 forts volumes in-8 et atlas in-4.　　30 fr.

De l'opération du trépan dans les plaies de tête. Paris , 1834. in-8.　　4 fr. 50 c.

Traité d'anatomie chirurgicale générale et topographique du corps humain , ou Traité complet d'anatomie considérée dans ses rapports avec la pathologie chirurgicale et la médecine opératoire ; deuxième édition, augmentée. Paris, 1833, 2 vol. in-8, et atlas de 14 planches in-4.　　25 fr.

Exposition d'un cas remarquable de maladie cancéreuse, avec oblitération de l'aorte, 1825, in-8.　　2 fr. 50 c.

Recherches sur la cessation spontanée des hémorrhagies traumatiques , et sur les moyens qui dans certains cas pourraient remplacer la ligature des artères, 1830, in-8. 2 fr. 50 c.

De la contusion dans tous les organes. Paris , 1833, in 4. 3 fr. 50 c.

Des fistules laryngées et de la bronchoplastique. 1833, in-8. 1 fr. 50 c.

Généralité sur la physiologie, thèse de concours. Paris, 1832, in-4.　　2 fr. 50 c.

De l'amputation dans le genou, par un nouveau procédé , etc., 1829 , in-8.　　1 fr. 50 c.

Des frictions mercurielles, dans la péritonite, 1827, in-8. 1 fr. 50 c.

Mémoire sur la membrane caduque, Paris, 1833, in-8.　　1 fr. 50 c.

IMPRIMERIE DE MOQUET ET COMP.
Rue de la Harpe , n. 90.

TRAITÉ COMPLET

DE L'ART

DES ACCOUCHEMENS,

ou

TOCOLOGIE THÉORIQUE ET PRATIQUE,

AVEC UN ABRÉGÉ DES MALADIES QUI COMPLIQUENT
LA GROSSESSE, LE TRAVAIL ET LES COUCHES,
ET DE CELLES QUI AFFECTENT LES ENFANS NOUVEAU-NÉS.

ACCOMPAGNÉ DE 16 PLANCHES GRAVÉES,

PAR Alf. VELPEAU,

Professeur de clinique chirurgicale à la Faculté de Médecine de Paris,
chirurgien de l'Hôpital de la Pitié, etc.

DEUXIÈME ÉDITION, CORRIGÉE ET AUGMENTÉE.

TOME PREMIER.

PARIS.

J.-B. BAILLIÈRE, LIBRAIRE
DE L'ACADÉMIE ROYALE DE MÉDECINE,
rue de l'École-de-Médecine, n. 13 bis.
LONDRES, MÊME MAISON, 219 REGENT STREET.

1835

PRÉFACE.

La science des accouchemens doit suivre le mouvement du siècle, avancer si elle ne veut rétrogader. On peut la définir *l'ensemble des connaissances humaines relatives à la reproduction de l'espèce.* C'est en l'envisageant sous ce point de vue essentiellement physiologique qu'on finira par l'asseoir sur une base digne de l'objet qu'elle embrasse, et par détruire cet étrange préjugé du vulgaire, qui ne veut pas qu'on puisse être à-la-fois accoucheur habile et médecin instruit !

Dans ce livre, je me suis efforcé de n'être injuste envers personne. J'ai parlé de tout sans haine et sans prévention ; mais aussi sans enthousiasme et avec une entière indépendance. Les sciences forment une république où chacun doit être libre de chercher, d'examiner, d'avoir ses opinions et de dire ce qu'il pense. La vérité est le but avoué de tous ceux qui les cultivent ; mais, comme on peut y arriver par cent chemins divers, je n'ai jamais compris qu'un homme raisonnable pût s'offenser de ce que ses idées ne font pas loi pour les autres.

En adoptant une marche différente de celle qu'ont suivie les classiques modernes, je ne me suis point abusé sur sa valeur. Personne, moins que moi, n'attache d'importance aux classifications, n'est plus convaincu que tout le monde a le droit de s'en faire une à sa manière. Celle que j'ai choisie m'a paru plus naturelle qu'aucune autre : il m'en fallait une, je l'ai préférée. Je ne chercherai donc point à la justifier autrement. C'est au public à décider si elle est bonne ou mauvaise.

J'ai proposé de donner un nom à la science de l'accoucheur; d'abord parce que ce nom remplace une périphrase; ensuite parce qu'il est assez extraordinaire qu'en France elle soit restée jusqu'à présent sans qualification spéciale. Dès les premières années de mon enseignement (1823), j'employai, comme vient de le faire M. Blundell à Londres, le terme *obstétricie,* tiré du latin *obstetrix,* sage-femme, et qui continue d'avoir cours en Italie. Je le trouvais plus régulier que le mot *obstétrique,* usité en Allemagne et que M. Dugès a voulu naturaliser parmi nous. Mais le mot *tocologie,* dérivé de τοκος, enfantement, et de λογος, étude, dont on peut faire *tocologique, tocologiste, tocologue, tocographe,* et qui n'a rien de trop dur ni de difficile dans la prononciation, m'a semblé, de même qu'à M. Ryan qui se loue également de l'avoir adopté, plus conforme aux habitudes de notre langue et aux règles de la grammaire. J'engage ceux qui m'ont blâmé en France d'employer ainsi des mots nouveaux, tels en outre que celui d'*eutocie* par exemple, et qui me blâmeront encore bien plus sans doute d'appeler *oxytociques* les moyens qui hâtent le travail, à lire une note de la thèse de M. Haber (1), sur ce qu'ils prennent pour du néologisme.

Il est de la nature d'une préface de faire

(1) Dissert. inaug. Heidelberg, 1830, in-4°.

connaître les motifs de l'auteur d'un livre dogmatique et les avantages qu'il croit avoir sur ses devanciers. On me dispensera, je l'espère, de cette formule obligée. Aujourd'hui tout marche avec tant de rapidité, que chaque moment est pour ainsi dire marqué par des besoins nouveaux, et qu'il y a urgence de refondre souvent les ouvrages élémentaires.

J'ai mis à contribution non-seulement les travaux de mes compatriotes, soit anciens, soit contemporains, mais encore ceux de l'étranger que j'ai pu me procurer. De nombreux matériaux m'ont en outre été fournis par mille à douze cents accouchemens, examinés avec soin, soit à la Maternité de Tours et à l'hôpital Saint-Louis pendant que j'y étais élève, soit à l'hôpital de Perfectionnement pendant que j'en ai fait le service en qualité de chef de clinique, soit à mon amphithéâtre public pendant près de dix ans. Ma pratique particulière, depuis que je professe la tocologie, m'en a procuré aussi de très-précieux que j'ai tâché de mettre à profit.

La première édition de ce livre n'était que le résumé de mes leçons. Je l'avais surtout destiné aux élèves. Je me suis attaché dans celle-ci à reproduire, autant que possible, l'état actuel de la science, sous le double rapport de la théorie et de la pratique, mon but étant de le rendre utile, non-seulement aux étudians, mais encore aux praticiens et même à ceux qui se livrent à l'enseignement.

L'article concernant le bassin s'y trouve entièrement refondu en ce qui regarde les axes, les détroits surtout, et les vices de conformation. Il en est de même des organes génitaux eu égard à leurs variétés et aux inductions pratiques qui en découlent, ainsi qu'aux opérations qu'elles réclament.

J'ai complété l'article menstruation et l'article reproduction par d'assez nombreuses additions. Ce qui est relatif au ramollissement des symphyses pendant la grossesse, a été refait en entier.

J'ai donné une grande extension à l'article *toucher*, et me suis attaché à démontrer les avantages du *toucher anal*, ainsi que de l'exploration abdominale dans une foule de cas.

Un long chapitre sur l'auscultation m'a paru indispensable : je l'ai donné.

Les grossesses extra utérines, leur mécanisme, leurs signes, leurs terminaisons et surtout leur traitement, font le sujet d'un article presque entièrement nouveau.

Les fausses grossesses sont dans le même cas, ainsi que les grossesses multiples en général et la superfétation.

J'ai dû refondre aussi l'article avortement, sous le point de vue des maladies de l'œuf en particulier, des moles, et des soins qu'il réclame.

Ensuite, les principaux changemens de cette édition portent :

1° Sur le mécanisme de l'accouchement en général.

2° Sur le mécanisme de l'accouchement par la tête, par le vertex d'abord, par la face ensuite; enfin par le pelvis, tous objets qui ont été vivement controversés depuis quinze ou vingt ans à l'étranger, et dont je tenais à donner le résumé en même temps que l'interprétation.

3° Sur les soins et les secours que peut réclamer la femme en travail naturel, sur l'emploi du seigle ergoté en particulier.

4° Sur les pertes qui surviennent pendant la grossesse ou le travail, notamment sur le traitement de ces maladies que je n'avais pas assez soigné, et dont le champ s'est d'ailleurs singulièrement agrandi depuis quelque temps.

5° Sur la brièveté, l'excès de longueur, l'entortillement du cordon et les accidens qui peuvent en résulter.

6° Sur les ruptures diverses qu'on observe parfois dans le courant du travail.

7° Sur les tumeurs du bassin, les calculs de la vessie.

8° Sur les coarctations de la vulve, du vagin, de l'orifice utérin.

9° Sur la chute de l'utérus, en état de gestation, sur les déviations de son orifice, et sur ses obliquités proprement dites.

10° Sur les maladies, les tumeurs, les monstruosités de l'enfant, qui peuvent devenir causes d'accouchement difficile.

11° Sur l'évolution spontanée que j'avais à peine effleurée, et que j'ai traitée cette fois fort au long, en insistant sur l'explication nouvelle que comporte ce phénomène singulier.

12° Sur la version, soit par la tête, soit par les pieds, et sur la valeur relative de ces deux opérations, prises sous le point de vue des nouvelles idées.

13° Sur les présentations du bras, et les secours qui leur conviennent.

14° **Sur** le régime, l'avortement prémédité et l'accouchement prématuré artificiel, dans les cas d'étroitesse du bassin, questions à peine mentionnées dans la première édition, et dont j'ai cru devoir traiter ici assez longuement.

15° Sur l'opération césarienne, soit abdominale, soit vaginale, et sur la symphyséotomie.

16° Sur la céphalotripsie dont je n'avais dit qu'un mot, et que j'ai tâché d'apprécier à sa juste valeur.

17° Sur les soins qu'exige la délivrance simple.

18° Sur le chatonnement du placenta, et la rétention de ce corps dans la matrice.

19° Sur la résorption possible du délivre, article tout-à-fait neuf parmi nous.

20° Sur l'hémorrhagie après l'accouchement, et sur l'emploi des injections du cordon, la compression de l'hypogastre, la compression de l'aorte, et la transfusion comme moyens de soustraire les femmes aux suites dangereuses de cet accident.

21° Sur les soins à donner au fœtus, et sur les tumeurs sanguines du crâne qu'il apporte quelquefois en naissant, sur l'aplatissement de la tête, la chute et l'hémorrhagie de l'ombilic, la lactation soit naturelle, soit artificielle, sur l'opération du filet, et sur quelques légères indispositions du nouveau-né.

22° Sur l'inversion utérine après la délivrance, et les principaux changemens qu'éprouve le col après l'accouchement.

23° Sur les tumeurs sanguines de la vulve, les hémorrhoïdes, la rétention d'urine, l'inflammation des organes génitaux et autres suites de couche.

24° Sur les ruptures de l'utérus et du vagin, sur les fistules entéro-vaginales, vésico-vaginales et urétro-vaginales.

25° Sur les perforations du périnée, leurs suites et leurs fréquences.

26° Sur les fentes du périnée et leur traitement.

27° Sur les engorgemens du sein et les gerçures du mamelon, ainsi que sur quelques-unes des qualités d'une bonne nourrice.

Ces sept derniers articles n'existent pas dans l'édition de 1829.

28° Une addition qui m'a coûté une peine infinie, est celle des notes au bas des pages, que j'avais dabord négligées. Au point où en sont les esprits aujourd'hui, il m'a semblé que c'était une nécessité. Si je cite le nom des hommes auxquels j'emprunte des idées ou des faits, c'est pour conserver à chacun sa part dans le vaste champ de la science, et non pour faire parade d'une vaine érudition. La propriété dans les travaux intellectuels n'est pas moins précieuse, à mon sens, que dans l'ordre purement matériel, et je ne crois pas qu'il soit conforme à la loyauté de s'en emparer sans dire au moins de qui elle nous vient. La méthode opposée a d'autres inconvéniens encore. Elle favorise évidemment l'ignorance et la paresse des lecteurs, en même temps qu'elle couvre d'un voile insidieux la pénurie et le plagiat de certains auteurs. Quant à l'indication précise des sources, les écrivains qui ont suivi la même marche, sentiront seuls le temps que j'ai dû y consacrer. S'il s'y trouve quelques erreurs, on le comprendra sans peine, en se rappelant combien il doit être facile, dans un ouvrage de longue haleine, de ne pas apercevoir tous les dérangemens de chiffres qu'en amène inévitablement l'impression. Ce que je puis affirmer du moins, c'est que je n'ai rien écrit sous ce point de vue que je ne l'aie lu, et j'ose espérer que ceux qui connaissent mes goûts pour le travail, ne révoqueront point en doute cette assertion.

Du reste, on sent bien que j'ai dû modifier plus ou moins tous les autres articles de mon livre, et que je n'ai pu insister ici, en passant, que sur ceux qui ont été ou refondus ou ajoutés.

Aussi l'ouvrage forme-t-il deux forts volumes, au lieu de deux petits qu'on aurait pu réunir en un quand il parut la première fois.

J'ai fait en retour quelques suppressions. Le travail que j'ai publié sur l'œuf humain m'a permis de réduire considérablement l'article embryologie, tout en le perfectionnant.

Au total, cependant, je n'ai supprimé qu'une assez petite partie de l'ancien texte, et une notice historique de quelque étendue forme en outre l'introduction du premier volume actuel.

Des planches ont été ajoutées au tout. J'en ai emprunté quelques-unes à divers auteurs; mais la plupart ont été prises sur nature avec le plus grand soin. Ayant pour but, en les donnant, de rendre plus manifestes quelques points de la science tocologique, j'ai dù m'écarter un peu de ce qui avait été fait en ce genre. Les axes, les plans, les détroits du bassin, soit à l'état frais, soit à l'état sec, exigeaient quelques points de vues nouveaux. L'œuf n'avait été bien représenté nulle part. Il en était de même de quelques positions sur lesquelles j'ai voulu fixer l'attention. Toutes ont d'ailleurs été confiées à d'habiles artistes et fidèlement exécutées sur les dessins de M. Chazal.

Si je n'ai presque rien dit du travail de M. Coste (1), sur l'œuf des mammifères, c'est que, jusqu'ici, cet observateur s'est tenu en dehors du sujet de mes propres recherches. D'un autre côté, le mémoire remarquable dont la science est redevable à M. Bischoff (2) m'est arrivé trop tard pour que j'en fisse usage. Ce n'est pas dans un traité d'accouchement, d'ailleurs, que j'aurais pu discuter avec les détails convenables tant de questions relatives à l'ovologie, sans cela je me fusse étendu davantage aussi sur l'ouvrage de M. Granville (3), moins peut-être à cause de son importance réelle que par suite de l'impression qu'il semble avoir produite en Angleterre. J'espère, au surplus, retrouver par la suite l'occasion d'y revenir.

---

(1) Recherch. sur la génér. des mammifères, in-4°, fig. Parsis 1ᵉʳ novembre 1834.

(2) Beitrâge zur Lehre von den Eyhüllen des menschlichen fœtus, Bonn 1834.

(3) Graphic illustrations of abortion , etc., 1833.

INTRODUCTION.

ARTICLE PREMIER.

VALEUR DE LA SCIENCE DES ACCOUCHEMENS.

La science des accouchemens est une des branches les plus importantes et les plus positives de la médecine. Comprenant tout ce qui concerne la reproduction de l'homme, elle embrasse nécessairement un vaste domaine, et s'occupe presque toujours de deux êtres à la fois dans ses moyens d'application. Ses principes les plus essentiels, étant puisés dans les lois de la mécanique ou fondés sur ce que l'anatomie possède de plus exact, l'ont affranchie de bonne heure des systèmes hypothétiques dont l'art de guérir proprement dit a tant de fois été le triste jouet, et donnent aux ressources qu'elle emploie un degré de précision qui la rapprochent souvent de la certitude des sciences mathématiques. Exigeant une étude approfondie de ce qu'elle renferme de spécial, une expérience, des exercices qu'on ne peut guère rencontrer que chez ceux qui en ont fait le sujet de longues méditations ; ayant d'ailleurs des limites assez exactement tranchées, elle peut être détachée sans danger du grand arbre médical à titre de rayon particulier ou de pratique distincte.

Il ne faut pas croire, au reste, que tout le monde soit d'accord sur la valeur que je viens de lui assigner. Une grande partie du public , des philosophes et nombre de médecins , placent au contraire l'art des accouchemens très-bas dans l'échelle scientifique. Quelques écrivains sont même allés jusqu'à en contester l'utilité. D'autres le regardent au moins comme si facile et si simple, qu'ils ont proposé de le confier exclusivement aux femmes. Comme ces différentes manières de voir s'autorisent de faits et de raisons , il ne sera peut-être pas sans quelque intérêt de les examiner ici.

La tocologie est une science inutile , selon quelques uns ; car , sur cent accouchemens , il y en a tout au plus un (1) qui exige des secours. A. Leroy répétait partout qu'on pourrait l'exposer tout entière sur le dos d'une carte à jouer. Mais sans prétendre avec Dionis (2) que l'accoucheur soit vraiment indispensable huit fois sur dix , ou seulement une fois sur dix-sept , sur trente , sur quarante , ou sur soixante , comme on le trouve exprimé dans nos ouvrages modernes , on peut au moins répondre que les secours de l'art deviennent utiles, pendant le travail , beaucoup plus souvent que ne l'avance Courtin. D'ailleurs , la rareté de leur application ne serait pas un motif de nier l'utilité des ressources tocologiques. L'assertion , d'A. Leroy , se réduisant à une pure fanfaronade , ne comporte aucune objection. Elle trouve probablement sa source dans l'impossibilité où s'est trouvé cet auteur de laisser aucun ouvrage passable , après en avoir annoncé ou commencé un si grand nombre.

Roussel (3) invoque , et beaucoup d'autres ont in-

---

(1) Courtin, œuvres de Guillemeau, in-fol., p. 226.

(2) Traité général des Accouchem., p. 442.

(3) Système physique et moral, etc., Paris, 1775.

voqué comme lui , ce qui se passe dans les pays où
la civilisation n'a point encore pénétré. Là , il n'est
question , d'après Roussel (1) ni d'accoucheurs ,
ni même de sages-femmes. Si on en croit Th.
Bartholin (2), les Américaines ne prennent au-
cunes précautions pour accoucher. Crantz (3) en
dit autant des Groënlandaises. Selon Bruce (4),
les femmes du pays de Galles ne s'arrêtent point
pour leur délivrance. Il en est de même des Abys-
siniennes , au rapport de Pitavel (5) , et dés tribus
africaines visitées par Winterbottom (6). Parmi
les Ostiacks , les femmes n'interrompent nullement
leurs travaux ou leurs voyages pour accoucher, si
l'abbé Prevost (7) ne s'est point abusé. Long (8)
paraît avoir été témoin du même usage aux Indes.
Chardin (9) dit , de son côté , qu'en Perse et en
Chine, l'art des accouchemens n'existe pas ; mais
que prouvent de pareilles histoires ? Comment savoir
au juste ce que font, en semblables circonstances,
des peuples sauvages ou des nations qui nous cachent
avec tant de soin leurs coutumes les plus vulgaires ?
A combien de mystifications les voyageurs ne sont-
ils pas exposés dans leurs rapports avec des hommes
si peu confians et si disposés à tromper ? D'ailleurs ,
s'il n'y a point d'accoucheurs titrés dans l'état de nature , il n'y a pas davantage de médecins. Qu'est-ce

---

(1) Système phys. et moral de la femme , p. 24.
(2) Antiq. Veter. puerp. Synops., 1676.
(3) History of Groenland, vol. 1, p. 161.
(4) Voyages aux sources du Nil, vol. 2.
(5) Bland , on Parturit. etc., p. 29.
(6) Burns, principl. of midwif, p. 349.
(7) Voyages de l'abbé Prevost, t. 18, p. 517.
(8) Voyages, p. 59, ou Burns, p. 349.
(9) Chardin, Voyages, t. 4, p. 230.

donc, au surplus, si ce n'est une sage-femme, que cette dame, la plus ancienne de la famille, qui, au dire de Chardin lui-même, est appelée, en Perse, au moment du travail pour recevoir l'enfant et soigner la mère? En outre, pour tirer de là quelque argument valable, il faudrait d'abord démontrer que, toutes choses égales d'ailleurs, la parturition détermine moins d'accidens dans ces contrées que parmi nous. Or, personne jusques ici ne l'a fait.

Diodore de Sicile (1) dit qu'en Corse c'est le mari qui garde le lit pendant que la nouvelle mère vaque aux besoins du ménage. Strabon (2) croit qu'un semblable usage existait en Espagne. On a reproduit les mêmes récits à l'occasion des Brésiliennes. Maltus (3) prête aux populations de la Sibérie une pratique qui n'est guère moins bizarre et probablement tout aussi vraie; c'est que, pendant les douleurs, on garotte solidement le ventre de la femme, en même temps qu'à un signal convenu, un certain nombre d'hommes, postés autour de la maison, font une violente décharge d'armes à feu! Que ne propose-t-on aussi de s'en tenir chez nous à de si prudentes coutumes!

A quoi bon, au surplus, courir après les sauvages, et invoquer des historiens crédules ou incompétens, pour montrer que la femme peut accoucher sans secours? Qui ne sait que beaucoup de paysanes en font autant dans nos campagnes; qu'à Paris même, des filles, assez heureuses pour cacher leur grossesse jusqu'au dernier moment, trouvent quelquefois moyen de s'échapper une demi-journée pour se délivrer, et de manière à reprendre immédiate-

---

(1) Bland, on parturition, etc., p. 28.
(2) Rer. Geographi. lib. 3, p. 165.
(3) Lancette française, etc., 1830.

ment après leur train de vie habituel? Il n'est pas besoin non plus d'aller aux bords du Nil, ni aux Indes, pour savoir que, dans les classes pauvres, une foule de femmes travaillent jusqu'à l'instant du part, et recommencent presque aussitôt après. Cela s'observe partout ; mais qu'en conclure? Qu'une semblable conduite, source fréquente de maladies graves, n'est pas toujours suivie d'accidens fâcheux, et que la société doit chercher sans cesse les moyens d'en réduire de plus en plus la nécessité, au lieu de la transformer en règle, de la donner comme modèle.

Pour mettre fin à de telles discussions, il faut se rappeler aussi que les soins donnés aux femmes, pendant la parturition, sont de divers genres. Les uns sont simplement utiles, d'autres sont nécessaires, et il en est quelques-uns d'indispensables; de même qu'il y en a d'inutiles, de nuisibles et même de dangereux. Si, pour les faire rejeter indistinctement, on s'attache au mal que peuvent produire ceux de la seconde classe, on se donnera sans peine les apparences du bon droit et de la raison ; mais, qui oserait révoquer en doute le bien qui peut résulter des premiers? Or, c'est précisément le choix à établir entre eux qui réclame la science de l'accoucheur.

Non contentes des argumens fournis par tant de tribus encore à l'état de nature, quelques personnes ont cru en trouver aussi dans les autres classes de mammifères. Remarquant que le part des animaux expose à moins de dangers que l'enfantement humain, Roussel en a tiré la conséquence que les secours prodigués à la femme par une science fallacieuse, étaient cause de cette différence, et que, dans une fonction si naturelle, il fallait s'en rapporter aux soins de l'organisme lui-même. Loin de fortifier de telles opinions, le part des animaux et ses suites viennent positivement à l'appui des idées contraires. En supposant que l'expulsion des petits, que la reproduction , dans son ensemble , entraînât si peu d'inconvéniens chez les brutes , on en trouverait la raison , et dans la structure de leurs organes , et dans leurs habitudes. C'est ainsi qu'on pourrait , comme le veut Osborne (1) , rapporter à la position verticale , une partie des difficultés et des dangers de l'accouchement chez la femme. Le bassin , plus étroit , eu égard au volume du fœtus , plus solide , dans l'espèce humaine où il est , en outre , dilaté entre ses deux détroits, et fortement courbé , est droit ou presque droit et très-allongé dans les autres mammifères, où les fœtus se présentent, en général , par le museau et non par le vertex.

Mais les animaux sont loin d'être à l'abri de tout accident quand ils mettent bas leurs petits. Pour s'en convaincre , il suffit de suivre avec soin la parturition des chats, des chiennes, des chèvres, des truies, des brebis, des jumens. La version, les crochets , l'opération césarienne vaginale , sont quelquefois indispensables chez les vaches , qui sont assez sujettes , en outre , à la rétention du délivre , au renversement de matrice (2), etc. Les habitans de la campagne le savent si bien , qu'ils s'attendent toujours à quelques pertes dans la saison du part de leurs bêtes , qu'ils entourent alors de beaucoup de précautions.

La constitution robuste des peuples sauvages et des femmes adonnées aux travaux pénibles de la campagne, fait qu'ils sont exposés à un moins grand nombre d'accidens , sans doute , que ceux des cités populeuses , et que les femmes délicates affaiblies par l'excès de notre civilisation ; mais quand ces accidens

______

(1) Bland, on human and comparative parturit, p. 1.

(2) Ferrand , thèse. 1 décembre. Paris , 1828. Voyez aussi Eberhard , sur l'Accouchement des vaches, 1793.

arrivent, ils ne sont en réalité guère moins redoutables chez les uns que chez les autres. Voyez si la péritonite, les ruptures de matrice, l'opération césarienne, la version, les mauvaises positions de l'enfant ne font pas des victimes dans toutes les conditions de la vie humaine, et plus encore dans l'état de nature qu'au sein de l'aisance et des précautions.

Il en est des sauvages comme des brutes, comme il en était autrefois du peuple grec, comme il en est encore des paysans dans quelques contrées : ils sont rarement malades par suite de leur heureuse constitution, et ils sont fortement constitués parce que le régime ou les habitudes de leur plus tendre enfance ne permettent pas à ceux qui naissent délicats de continuer de vivre ; mais ce ne serait que par une aberration étrange du raisonnement qu'on irait chercher là des armes contre l'importance de l'art des accouchemens.

ART. 2.—Qui doit exercer l'art des accouchemens.

La question de savoir si les secours que réclame la parturition doivent être donnés aux femmes par un sexe plutôt que par l'autre, ne me paraît pas difficile à résoudre. Nul doute que pour ce qui est de la fonction en elle-même, quand elle est simple, une sage-femme ne convienne tout aussi bien qu'un médecin, et que le savoir dont elle est susceptible, que les opérations qu'elle est apte à pratiquer, ne suffisent par conséquent dix-neuf fois sur vingt au moins ; mais la mobilité de caractère, la douceur, la timidité qui sont naturelles aux femmes, leurs goûts, les études et les travaux auxquels elles se livrent, les convenances et même la sécurité publique, leur défendent, à quelques exceptions près, d'aller au-delà, de se charger des accouchemens compliqués d'accidens graves.

Hecquet (1) qui s'est tant élevé contre l'indécence qu'il y aurait aux hommes d'accoucher les femmes, et que Dionis (2) se chargea de réfuter, ne fait pas attention que pendant le travail la pudeur est bientôt maîtrisée par la crainte des dangers, par le sentiment de la conservation, et que personne n'hésite à faire appeler un chirurgien quand il s'agit d'une maladie des organes génitaux des femmes ou d'une opération à pratiquer sur eux. Toute chose égale d'ailleurs, l'accoucheur offre plus de sécurité que la sage-femme. Il peut remédier aux accidens, s'il en survient, tandis qu'elle ne suffit qu'aux cas les plus simples. Pour que chacun eût son rôle, il faudrait ici que la sage-femme consentît à remplir les devoirs de garde-malade, et que l'accoucheur se bornât à surveiller les derniers momens du travail, ainsi que les suites de couches. De cette façon la première aurait encore une assez belle part; car le plus grand nombre des accouchemens n'exigeraient pas d'autres soins que les siens, et le second n'aurait guère à se plaindre non plus puisqu'il n'aurait à s'occuper que de ses fonctions de médecin ou de chirurgien; mais il n'est pas probable qu'il en soit ainsi de si tôt. Les familles se décident à prendre l'un ou l'autre, et rarement à faire appeler simultanément l'accoucheur et la sage-femme. Comme le premier peut tenir lieu de la seconde, et qu'il n'en est pas de même de celle-ci, il est à craindre que le cercle de Lucine ne se rétrécisse encore de plus en plus. On peut même affirmer que les sages-femmes cesseraient bientôt d'être demandées, si la présence du médecin n'entraînait pas un surcroît manifeste de dépenses.

---

(1) De l'indécence aux hommes d'accoucher les femmes, etc., Paris, 1680.

(2) Traité général des Accouchemens, etc. p. 434.

Les argumens tirés de l'histoire en faveur des sages-femmes ne sont, il me semble, d'aucune valeur. Si les Grecs avaient imaginé une déesse, une Lucine, pour présider aux accouchemens, les Romains invoquaient, en pareil cas, des dieux d'un autre sexe. De ce qu'on ne parle que de sages-femmes à l'occasion des couches de Rachel, Thamar, Ruth dans la Genèse, il ne s'ensuit pas, dit Dionis (1), que les hommes ne fussent jamais consultés sur le même sujet. Quand on parle des accouchemens de Marie-Thérèse ou de la reine de France, femme de Louis XIV, il n'est question que de femmes, et cependant Boucher était toujours là, dans la garde-robe, au moment du travail. A ceux qui, avec ce prêtre neveu des dames de la Marche, soutiennent que dans le principe l'homme n'approchait point de la femme en douleur, on peut répondre que la première femme dut au contraire être aidée par un homme, et qu'Ève, par exemple, ne put pas recevoir d'autres secours que ceux d'Adam.

En supposant que cette histoire d'une certaine Agnodice d'Athènes ne soit pas un compte fait à plaisir, elle ne prouve rien, si ce n'est qu'alors, comme aujourd'hui, on n'avait pas une grande confiance dans le ministère de la plupart des sages-femmes. Si, pour braver l'Aréopage, qui avait défendu aux femmes de pratiquer la médecine, cette jeune fille prit le parti de s'habiller en homme, et réussit à faire révoquer une sentence qui déplaisait à ses compatriotes, elle n'empêcha point les hommes de s'occuper aussi d'accouchemens. Au surplus, les écrits d'Hippocrate, de Galien, de Celse, d'Aetius, de Paul d'Égine, d'Albucasis, de Moschion, de Rhodion, de Paré, de Guillemeau, de Viardel, de Mauriceau, montrent

____

(1) Traité général des Accouchemens, etc., p. 458.

que les médecins ont de tout temps été appelés près des femmes en travail. De la Touche (1), le prouve bien plus formellement encore, puisqu'on le voit dès le milieu du xvie siècle s'élever avec force contre ce qu'il appelle la *maudite et perverse impéritie des sages-femmes.*

J'ajouterai qu'à en juger par le passé, l'avenir ne promet rien de favorable à la prospérité des sages-femmes, que Baudelocque était parvenu à multiplier en France plus qu'elles ne le sont, je crois, dans aucun autre pays de l'Europe. Dans l'enfance des sociétés, aux époques obscures de la civilisation et dans les régions à demi barbares, les femmes étaient presque seules chargées de secourir leurs semblables au moment des couches. Plus tard, et quand les peuples se sont éclairés davantage, les médecins ont été appelés aux même fonctions ; puis sont arrivés les accoucheurs proprement dits. Ensuite on a exigé que ces praticiens fussent revêtus du grade de chirurgien ; après quoi on s'est demandé à qui du médecin ou du chirurgien revenait de droit la science des accouchemens ; si bien que de Saint-Germain, vers le milieu du xviie siècle, et A. Petit encore eurent à soutenir des attaques de la part des chirurgiens, parce que, quoique médecins, ils s'étaient permis d'écrire sur les accouchemens.

Maintenant que ces discussions oiseuses sont terminées, que tout homme revêtu du titre de docteur a le droit de faire des accouchemens, si bon lui semble, on voit que, partout où l'aisance se répand, où les mœurs prennent quelque liberté, où les liens sociaux se resserrent, les femmes se confient de plus en plus aux médecins lorsqu'elles sont en travail. On peut suivre cette gradation curieuse en jetant les

----

(1) La très-haute science d'Accoucher. Paris, 1589.

yeux sur ce qui se passe aux États-Unis, en Angleterre, en Allemagne, en France, en Italie, en Espagne et en Portugal. Il est donc permis de conclure
que le progrès naturel des sociétés humaines tend à
placer les sages-femmes et les accoucheurs dans les
rapports que j'indiquais tout-à-l'heure, ou plutôt à
faire disparaître les fonctions de sage-femme du
rang des professions scientifiques, pour les réduire à
celles de garde-malades instruites et prudentes.

ART. III. Notice historique

Pour se faire une idée nette et juste tout à la fois,
de l'origine et des progrès de l'art des accouchemens,
il faut, si je ne m'abuse, ne pas confondre, comme
on l'a fait jusqu'ici, dans la parturition, les accidens
avec la fonction proprement dite. Un accouchement
simple, en effet, est un acte organique, pénible, douloureux, mais non une maladie. Dès qu'il se com-
plique, au contraire, on doit le ranger parmi les
phénomènes pathologiques, et souvent même au
nombre des maladies les plus graves. Comme fonction
il ne réclame que la présence d'une voisine, d'une
amie, d'une sage-femme; comme maladie, il exige
davantage : un médecin ou plutôt un chirurgien
instruit devient indispensable. Sous ce point de vue
on peut dire que l'art des sages-femmes est antérieur
à celui des accoucheurs; car il n'est pas naturel
d'admettre que la dystocie ait précédé l'eutocie, et si
les accoucheurs ont paru en même temps que les
médecins, l'apparition des sages-femmes remonte
évidemment jusqu'au commencement du monde.

§ I. Sages-femmes.

Tant que l'art de guérir s'est réduit à des formules
empiriques, à des traditions vulgaires, les femmes

seules cependant durent être chargées de secourir leurs semblables, pendant le travail de l'enfantement. Et d'autant que cette affaire est exercée par les femmes, *le plus souvent,* dit Guy de Chauliac (1), il ne s'y faut guère arrêter.

Les hommes ne purent s'en occuper que plus tard, qu'après avoir acquis des connaissances anatomiques, physiologiques et médicales assez étendues. Aussi n'est-il presque jamais question que de sages-femmes dans l'Histoire ancienne, lorsqu'il s'agit de quelqu'objet qui se rapporte aux accouchemens. Rachel (2), qui mourut en travail, était assistée d'une sage-femme. C'est également une sage-femme qui était près de Thamar (3) quand elle accoucha de deux jumeaux. La vierge n'eut point de sage-femme pour accoucher, dit saint Jérôme (4). Hippocrate (5) parle des sages-femmes sous le titre d'ακερριδας, et l'on voit dans Platon, ou plutôt dans Diogène Laërce (6), que Phanérète, mère de Socrate, était sage-femme. Aristote (7) veut à son tour que les sages-femmes soient habiles à couper le cordon. Pline (8) fait aussi mention de plusieurs sages-femmes. Il en est de même de Térence (9) qui en fait parfois intervenir dans ses comédies; en sorte que chez les Hébreux, chez les Grecs, comme chez les Romains et dans tout le reste

---

(1) Trait. 6, Doctr. 2, chap. 7, p. 591, édit. de Rouen, 1549.

(2) Genèse, chap. 35. vers. 16, ou Astruc, art d'Accoucher, p. 24.

(3) Ibid. chap. 37, vers. 27.

(4) Dionis, Traité général des Accouchemens, p. 422.

(5) Lib. de Carnibus, cap. 9.

(6) In vita Socratis, p. 90.

(7) Hist. nat. des Animaux, etc., p. 445, liv. 7.

(8) Hist. nat., lib. 28, cap. 7, t. II, p. 458.

(9) In Audria, act. 1, scen. 1, act. 3 scen. 2.

du monde anciennement connu, ce sont toujours et uniquement des sages-femmes qu'on indique à l'occasion des femmes en travail. Le nom d'un grand nombre d'entr'elles nous a même été transmis par l'histoire.

Siphora et Phua, qui résistèrent à Pharaon, dit l'Exode (1), lorsque ce prince vint leur ordonner de couper le cordon de manière à faire mourir tous les nouveau-nés de la nation hébraïque, sont les premières dont il soit parlé. Du reste la fable range aussi Lucine, Minerve, Omphale, Olympias, au nombre des sages-femmes, et sans compter Lasthenie de Mantinée, Berecunde, Léoparde, Mena, Maïa, Maria, Margaritha, et plusieurs autres, que mentionnent quelques écrivains (2), on en trouve un certain nombre qui ont acquis une sorte de célébrité.

Aspasie, dont Aétius (3) nous a transmis quelques fragmens, jouissait, à ce qu'il paraît, d'une grande réputation parmi les Grecs; mais elle savait aussi faire avorter les femmes et les rendre stériles. Ternie par ce genre de science, la mémoire d'Aspasie en aurait moins souffert peut-être si on eût fait attention qu'Hippocrate lui-même parle de l'avortement comme d'une action légitime.

Galien dit un mot d'une certaine Éléphantide qui était savante aussi dans l'art des cosmétiques, et l'on trouve dans Moschion ou dans J. Bauhin (4), quelques chapitres qu'on croit appartenir à Cléopâtre, sage-femme de réputation, qui ne peut pas être la célèbre reine de ce nom, quoiqu'en aient pensé quelques auteurs.

---

(1) Cap. 1, v. 15, ou Platner, in Schlegel, vol. 1, p. 4.

(2) Delacoux, Biograph. des Sages-Femmes, 1833-1834.

(3) Tetrab. 4, Sermo 4, cap. 27, 28.

(4) Platner, de arte obstetr. veter. etc., p. 7.

Rome avait aussi ses sages-femmes; mais il faut avouer que la postérité n'en a guère conservé le souvenir que pour les flétrir. On sait le rôle que Térence et Pline font jouer à Lesbie et à Laïs. Sotira et Salpe, que cite encore Pline, celles que Plaute fait parler, ont pourtant un caractère plus honorable. Trotula (1), qui paraît être sortie de l'école de Salerne et que plusieurs historiens font remonter au 13ᵉ siècle, était aussi, à ce qu'on suppose, une sage-femme. On voit enfin, par les écrits attribués à Th. Priscien, (2) qu'il existait alors (8ᵉ siècle), une sage-femme du nom de Sylvie ou de Victoire, puisque cet auteur dédie son livre ad *Sylvianam* ou ad *Victoriam*. Déjà donc les sages-femmes ne se bornent plus à suivre le travail, à rendre moins pénibles les accouchemens simples; elles vont jusqu'à formuler des principes que quelques-unes d'entre elles se chargent de publier. On peut même ajouter avec Astruc, que le petit livre de Trotula est le premier traité spécial d'accouchement que l'on connaisse.

Ce n'est qu'à une époque assez rapprochée de nous cependant, que les sages-femmes ont véritablement pris rang dans la science à titre d'auteurs.

Louise Bourgeois (3), qui vivait du temps de Paré, est une des premières qui aient bien compris la nécessité de vider promptement la matrice quand il survient une violente hémorrhagie pendant le travail. Les dames de la Marche (4) qui pratiquaient à l'Hôtel-

---

(1) De Arte obstetricia, voy. Lond. med. Journ., mai 1831, p. 6, ou Busch, n.° 2254.

(2) Lond. med. Journ., mai, 1831, p. 586.

(3) Stérilité, perte de fruits, fécondité, accouchemens, maladie des femmes et des enfans ; Paris, 1608, in-8°.

(4) Instructions familières qu'une sage-femme doit savoir, etc. Paris, 1717.

Dieu en même temps que Mauriceau, ont laissé aussi un petit recueil bon à consulter.

Madame Lemache se distingua d'une manière toute particulière vers la fin du dernier siècle, et une de ses descendantes, madame Choisy, exerçait encore à Paris il y a quelques années.

Les fantômes pour simuler le manuel des accouchemens, furent imaginés par madame Leboursier-Ducoudray (1), qui les promena en quelque sorte de province en province (2), pour en démontrer l'importance.

C'est à madame de Lunel (3) qu'on doit les meilleures observations sur le chatonnement du placenta. Madelaine Aubert, nièce de Duvernay, est connue par sa description d'un fœtus bicéphale (4).

Douée d'un grand amour pour l'anatomie, mademoiselle Biheron (5) enseigna successivement l'art des accouchemens à Paris et à Londres, où elle eut Hunter pour élève. On lui doit plusieurs pièces en cire, et un mannequin tocologique perfectionné. Elle mourut en 1785.

Madame Coutenceau acquit une grande réputation à Bordeaux, dont elle dirigea la Maternité, à la satisfaction générale. Le petit ouvrage qu'elle a publié (6) en faveur des élèves sages-femmes ne contient cependant rien d'original.

Une élève de Sacombe, Mme Liquière (7), publia,

---

(1) Abrégé de l'art des accouchemens, Paris, 1759-1777.

(2) Oper. citato, préf. p. VII.

(3) Guillemot, archives générales de médecine, deuxième série, ou ancien Journ. de Méd. 1766, t. 2.

(4) Bibliot. méd. de Carrère, 1721 ; ou Delacoux, p. 29.

(5) Delacoux, Biographie des sages-femmes, p. 34, 36.

(6) Instruction sommaire, théor. et pratique des acc., 1798.

(7) Schweigaeuser, archiv. des accouch., etc., tome II, p. 242.

en 1797, sur le mécanisme de l'accouchement, un mémoire qui n'apprend également rien de nouveau.

La France révère encore la mémoire des dames Boucher, Bidard, Lalande, etc., que mesdames Lachapelle et Boivin n'en ont pas moins toutes éclipsées.

D'autres pays ont aussi leurs sages-femmes célèbres. En Angleterre on trouve madame Nihel (1), qui proscrit tous les instrumens, et qui prétend, contre Levret, que le placenta ne s'insère jamais sur le col de la matrice. Son ouvrage, qui fut traduit en français, a fait dire à Leroy que Nihel est un pseudonime adopté par un accoucheur de Paris. Madame Blakwell (2) vivait en 1712 ; les 500 planches qui composent son *Curious herbal* (3), la rendirent fort célèbre dans toute l'Europe. Sarah Stone (4), qui parle de l'accouchement par la face et des accidens causés par la maladresse de certaines matrones en voulant y remédier, puis Marie Dunnally (5) qui, la première, osa pratiquer l'opération césarienne dans ce royaume, méritent aussi une mention.

Dans le nord, il ne faut oublier ni madame Horenburgin (6), ni Justine de Brandebourg (7), qui donne le singulier conseil de ramener les pieds sur le plan dorsal du fœtus en pratiquant la version, ni mesdames de Siebold, ni madame Wyttenbach (8),

----

(1) The art of midwif., etc., Londres, 1760.

(2) Delacoux, Biographie des sages-femmes, etc., p. 312.

(3) Lond. 1736-1739. — Nuremb. 1750-1760.

(4) Complète practice of midwifery, etc., Londres, 1737.

(5) Merriman, synops. of diff. parturit, etc, p. 312.

(6) Delacoux, oper. citat., p. 87.

(7) Deventer, observation sur les accouchemens, etc., p. 206, 232.

(8) Delacoux, oper. citat., p. 157.

l'amie de madame Boivin. Madame Horenburgin, qui vivait en Allemagne vers la fin du 17ᵉ siècle, a publié un livre (1), traduit, mais non imprimé en français, par mademoiselle Murher, et dans lequel il n'y a rien que d'autres n'eussent dit avant elle. Madame de Siebold, et mademoiselle Charl. de Siebold, sa fille, sages-femmes à Darmstadt, font en Allemagne, dit M. Delacoux, ce que madame Lachapelle a fait en France; mais il y a exagération ici en faveur des célèbres allemandes; car, jusqu'à présent, elles n'ont produit aucun écrit bien remarquable.

L'Italie possède également quelques sages-femmes remarquables. Anne Morandi de Boulogne (2), entre autres, célèbre par ses pièces en cire et par ses cours d'anatomie, est surtout rangée parmi les sages-femmes distinguées de cette nation ; elle mourut en 1774.

Il en est de même de Fulvie Morata, qui mourut en 1555, à l'âge de 29 ans (3), lorsqu'elle était sur le point d'établir une école d'accouchement à Heidelberg. Angelina (4) est une des moins connues. M. Balardini en cite encore une autre; mais aucune d'elles ne peut être comparée à celles dont la France s'honore.

§ II. Accoucheurs

Si l'antiquité ne nous montre aucun accoucheur renommé, elle n'en prouve pas moins que les médecins n'étaient point étrangers à l'art des accouchemens.

I. *Hippocrate* savait que l'enfant ne peut se pré-

---

(1) Wohlmeinender und nothiger unterricht der hebammen, etc., 1700.

(2) Delacoux, opera citat. p. 122.

(3) Idem. p. 125.

(4) Idem, oper. citat

senter aux détroits que par la tête, le pelvis ou le tronc ; qu'il ne peut sortir à moins de descendre par l'une des extrémités de son grand diamètre ; qu'il faut le retourner quand il se place en travers. N'ayant point de forceps, il veut qu'on attire la tête en accrochant la bouche ou le menton avec les doigts (1), quand l'enfant est mort surtout, et lorsque les médicamens et les secousses imprimées à la femme n'ont pas réussi. Connaissant les dangers de l'accouchement par les pieds, il aime mieux ramener la tête aux passages (2); mais il n'ignorait point que cette sorte d'accouchement ne fût possible et ne dût même être aidée dans quelques cas. Il parle aussi de la sortie du bras (3), du refoulement et de l'amputation de ce membre, de l'embryotomie, de la délivrance et du bandage de ventre ; en sorte que, bien interprétée, la doctrine d'Hippocrate est beaucoup plus rapprochée de celles qui ont régné depuis, qu'on ne semble le penser généralement.

II. *Galien*, qui s'est moins occupé qu'Hippocrate de la pratique même des accouchemens, insiste davantage sur quelques points de théorie. Il a dit le premier que les muscles du ventre concourent à l'expulsion du fœtus, qui, d'après lui, ne fait la culbute qu'aux approches du travail.

III. *Celse*. Bien que d'une concision extrême, Celse (4) traite cependant le manuel de l'accouchement avec une grande netteté. Si la matrice est trop contractée, il faut attendre ou combattre le spasme

----

(1) De superfetatione, cap. 3.

(2) De morbis muliebr., etc., lib. 1.

(3) De superfetatione, cap. 2.

(4) De remedica, lib. VII, cap. 29.

avant d'y porter la main. L'enfant vivant peut sortir par les pieds. S'il est mort, on peut le ramener par la tête ou par les pieds. S'il descend en travers, on peut le décoller et l'extraire ensuite avec les crochets. Dans l'accouchement par les pieds, il faut ranger le cordon afin d'en éviter la rupture et qu'il ne soit pas comprimé. La tête, restée seule dans la matrice, doit être comprimée par l'hypogastre avec une main, pendant que l'autre cherche à l'entraîner au-dehors. Celse veut aussi qu'on enlève les caillots sanguins retenus dans la cavité utérine après la délivrance.

IV. *Aétius.* Les préceptes de Celse, qui ne sont en définitive que le résumé de la science de son temps, se retrouvent avec une grande extension, sous différens titres dans la compilation d'Aétius (1), qui consacre ses chapitres 22, 23, 24, aux maladies des femmes et aux accouchemens. Le chapitre 22, qui expose la doctrine d'Aspasie, montre que les obliquités de matrice, et les positions vicieuses de la tête n'étaient point inconnues à cet auteur. Philumène, qui parle dans le chapitre 23, est le premier qui fasse mention de l'enclavement des épaules après la sortie de la tête. Il veut aussi (chapitre 24) qu'on laisse dans la matrice les portions de placenta trop adhérentes plutôt que de les arracher avec la main.

V. *Paul d'Égine* (2), apparaît sous de meilleurs auspices. Surnommé *Alkababel*, ou le médecin des femmes, il donna des leçons publiques sur les accouchemens qui lui attirèrent des élèves sages-femmes de toutes les nations. Pour lui, les accouchemens sont naturels ou laborieux. La sortie prématurée des eaux est une cause fréquente de ces derniers. Il parle du fauteuil, et défend les secousses indiquées par Hippo-

---

(1) Opera Libri XVI, ex vers. J. Cornari, folio. 1549.

(2) De re med. lib. septem; Venet, 1528.

crate. Si la main se présente, il repousse l'épaule en plaçant le pouce sous l'aisselle. Quand les deux pieds se montrent à la vulve, il veut qu'on termine l'accouchement par là et recommande de faire des tractions obliques ou circulaires. Les crochets doivent être appliqués sur l'occiput de préférence, et la perforation du crâne est quelquefois nécessaire pour permettre ensuite de saisir la tête avec des pinces. Quant à la délivrance, P. d'Égine aime mieux attendre que de recourir à la force quand la matrice paraît irritée.

B. *Moyen-âge.*

I. *Grecs.* Je ne parle ici de *Priscien*, et d'*Eros* affranchi de Julie fille d'Auguste, qui, selon Gesner, est le même que Trotula, que pour mémoire, attendu qu'ils n'ont rien ajouté aux connaissances tocologiques et qu'on ne sait rien de précis sur leur existence. L'époque où vécut *Moschion*, n'est guère mieux connue il est vrai; mais les manuscrits qu'on lui attribue et les éditions qu'en a données Gesner, le placent très haut dans la hiérarchie des accoucheurs. Il savait que l'enfant peut naître vivant malgré le travail le plus long; qu'il est utile de varier les positions de la femme pour changer celle du fœtus; que l'accouchement par les pieds est presqu'aussi facile que l'accouchement par la tête; que si le bras se présente, on peut aller chercher les pieds, mais qu'il vaut mieux ramener la tête, surtout dans les positions transversales, et que l'occiput doit venir en avant; que la matrice est sujette à plusieurs sortes d'inclinaisons (1), et qu'il est bon de lier le cordon

---

(1) Spach, gynœciorum, etc., in-fol., cap. 5. 24, Argentin. 1597.

sur deux points avant de le couper dans l'intervalle.

II. *Arabes*. Si de Moschion on passe aux Arabes, il est aisé de voir que plusieurs des difficultés de l'accouchement avaient déjà été senties et qu'on avait imaginé un certain nombre d'instrumens pour y remédier. *Avicennes* (1), par exemple parle d'une pince qui peut avoir donnné l'idée du forceps. Cet auteur va même jusqu'à conseiller d'écraser la tête avec une sorte de tenaille quand elle est trop grosse pour traverser le bassin ; en sorte qu'il avait saisi l'indication si heureusement remplie depuis par M. A. Baudelocque. Avicenne consacre d'ailleurs les chapitres 1 à 18 d'un premier traité à ce qui concerne la grossesse et la génération, et les chapitres 1 à 29 d'un second traité aux diverses sortes d'accouchemens.

Albucasis (2), si hardi pour son temps, ne dit rien cependant qui ne se trouve dans les auteurs grecs et spécialement dans Aétius, qui paraît être sa source favorite ; tandis que Avicennes semble plutôt avoir puisé dans P. d'Egine. Ses connaissances chirurgicales expliquent du reste le goût qu'il manifeste pour les instrumens dans plusieurs passages de ses écrits, où se voit la figure de quatre espèces de pinces, d'un repoussoir en béquille, de deux spatules tranchantes, etc. Le cas cité par lui d'un fœtus qui sortit par lambeaux à travers les parois abdominales se rapporte probablement au premier exemple connu de rupture de l'utérus.

Rhazès (3), qui pratiquait avant Avicennes et Albucasis, Sérapion et quelques autres écrivains de la même nation, ne renferment aucune [donnée digne d'attention qui ne fût connue avant eux.

---

(1) Canons, in-folio, fen 21, Basilæ, 1556.

(2) Spach, Gynæcior. etc., p. 442-446.

(3) Opera, édition de Channing. Lond, 1766.

III. *Français.*—*Guy de Chauliac* (1), grand admirateur des arabes, veut que, si l'enfant est mort, la sage-femme essaie de l'extraire avec les mains, ou bien qu'on le tire avec « crochets, tenailles, entier ou en pièces. »

Si, après les *provocatifs*, le délivre ne sort point, il veut aussi (2) qu'on commande à la sage femme de porter la main, enduite de mucilage, dans la matrice, et de le prendre doucement.

Jusque là donc l'art des accouchemens, se trouve réduit à des principes aussi vagues que mal établis. Personne encore ne s'est chargé d'en faire un corps de doctrine. P. d'Egine et Moschion paraissent seuls l'avoir pratiqué. Tous les médecins en traitent, mais dans un ou quelques chapitres, au milieu de leurs ouvrages et sans qu'aucun ait eu la pensée d'en faire une branche distincte de la chirurgie. Il faut dire aussi qne la médecine était une alors, et que la même personne était dans l'habitude d'en exercer toutes les branches.

C. Seizième siècle.

I. Eucharius *Rhodion* ou *Ræsslin* marque le point de départ d'une autre époque. Son livre date de 1519, au dire d'Osiander. M. Busch (3) va même jusqu'à 1502. L'édition latine (4) que j'ai vue est de 1552, et Bienassis (5) en a donné une traduction française en 1536. Ce petit ouvrage obtint le plus grand succès. Il ne contient guère cependant que ce qui avait été dit par Hippocrate,

---

(1) Grand. chirurg. Rouen 1649. p. 592.

(2) *Ibidem.* p. 593.

(3) Lehrbuch, etc., p. 754, nº 1801.

(4) De partu hominis, petit in-18.

(5) Des divers travaux et enfantem. etc. in-12.

Aétius, P. d'Egine, Moschion et Avicennes dont
il parle quelquefois; mais jamais tant de préceptes
n'avaient été rassemblés dans un si petit volume,
ni présentés d'une manière aussi lumineuse, aussi
facile à saisir et dans un traité distinct. Rhodion
donne une figure de la chaise pour accoucher (1),
celle d'un certains nombre de positions du fœtus,
et celle d'un monstre bicéphale semblable à la fameuse *Ritta Christina* (2). Ces figures et son langage habituelle n'en permettent pas moins de supposer que par lui-même il n'avait vu qu'un très-petit
nombre d'accouchemens. Il raconte ou prescrit en
effet, et ne parle point de son expérience person-
nelle; puis on est tout surpris en le voyant établir,
d'après Albert (3), que la position occipito-sacrée est
la position ordinaire de la tête dans l'accouchement
par le vertex. C'est au point qu'on en accuserait
volontiers le traducteur, si un coup-d'œil sur la figure ne forçait pas à rejeter cette singulière méprise
sur l'auteur lui-même.

II. J. *Rueff* (4), qui vient immédiatement après
Rhodion, a puisé aux mêmes sources que ce dernier,
s'il ne l'a pas copié. Les planches de l'un et de l'autre
sont trop exactement semblables pour que chacun
d'eux les ait imaginées séparément. Rueff reproduit en outre les pinces d'Avicennes et d'Albucasis,
après les avoir perfectionnés sous le nom de *forceps
longa* et *tersa*, et de *Rostrum anatis* (5) ; peut être
est-il le premier qui fasse mention du trombus de la

----

(1) Oper. citato, feuillet 29.

(2) Oper. citato, verso 22.

(3) Ibid. feuillet 10.

(4) De concept. et de generation. homin., etc., 1554, in Spach,
p. 166-208.

(5) Oper. citato lib. 3, ou spach, p. 179.

vulve et de son traitement. L'apparition de ces deux ouvrages fut le signal d'une véritable révolution dans l'art des accouchemens, qui se trouva dès lors séparé du grand arbre médical à titre de branche particulière ; on les donna pour guides aux sages-femmes, qui purent ainsi se dépouiller graduellement de leurs anciennes routines, et des chirurgiens ne dédaignèrent plus d'assister la femme pendant le travail le plus simple.

III. *Franco* (1) et *Paré* (2), qui ne tardèrent pas à se montrer, s'efforcèrent tous deux de prouver que l'accouchement par les pieds n'est pas dangereux et que, dans les mauvaises positions, il convient d'amener l'enfant par là, au lieu d'aller chercher la tête. La manœuvre qui résulte de cette doctrine est très clairement exprimée dans le petit volume que Paré fit paraître en 1573. Il la reproduisit dans son grand ouvrage (3) et finit par la voir adopter généralement.

De DIX-SEPTIÈME SIÈCLE.

I. *Guillemeau.* Une grande impulsion venait d'être donnée à la chirurgie ; l'art des accouchemens ne pouvait pas rester longtems en arrière. Guillemeau (4), s'empara des idées de Paré et fit paraître le fruit de ses veilles sous le titre de *l'heureux accouchement*, livre qu'on retrouve parmi ses œuvres in-folio, et dans lequel se voit exposée avec détail la doctrine de Courtin, praticien célèbre, contemporain de Paré, et le premier peut être qui ait fait des leçons d'accouchemens. Guillemeau savait faire la version ; il per-

---

(1) Traité des hernies, etc., 1560.

(2) Manière d'extraire les enfans du ventre de leur mère, Paris 1573.

(3) Livre 24, chap. 13, 50, p. 695 729, ou Spach, p. 403, 442.

(4) De la grossesse et de l'accouchement des femmes, Paris 1598-1643, ou Œuvr. complètes, in-folio, Rouen 1649, p. 192, 488.

çait le placenta, comme Maygrier l'a proposé de nos jours en cas de perte et d'insertion de ce corps sur l'orifice. C'est à lui, plus peut-être qu'à L. Bourgeois, qu'est dû le précepte de rompre les membranes et d'accoucher brusquement la femme quand une perte abondante se déclare pendant le travail. Le siècle de Guillemeau est au reste le grand siècle des accouchemens, et comme nous l'avons vu déjà par de la Touche, on ne peut plus révoquer en doute que des chirurgiens ne se livrassent dès long tems à la pratique de cet art.

II. *St.-Germain.* Cependant, la science était encore encombrée de tous les préjugés anciens rassemblés par Avicennes. Si Guillemeau se moque des commères qui comptent les enfans futurs de l'accouchée par les nœuds du nouveau-né, St.-Germain (1), qui vient après, n'hésite pas lui à mettre un morceau de glace dans la main du fœtus pour le forcer à retirer son bras. St.-Germain avoue au surplus qu'il ne pratiquait pas. C'était un médecin grand admirateur de Guillemeau et qui paraît n'avoir eu d'autre intention que de résumer en un petit volume destiné aux sages femmes, ce que l'on connaissait alors d'essentiel sur l'art des accouchemens.

La seconde moitié du 17e siècle va surtout nous montrer Mauriceau, Viardel, Fournier, Portal et Peu, que l'histoire et leurs œuvres placent au premier rang parmi les accoucheurs français.

III. *Mauriceau* (2), en particulier, dont l'ouvrage

---

(1) Eschole des sages femmes, etc., Paris 1650.

(2) Maladies des femmes grosses, 1668-1759, un seul volume in-4° d'abord, puis deux volumes également in-4°, quand l'auteur y eut joint ses observations.

publié d'abord en 1668, obtint sept éditions, fut l'oracle de cette époque. Esprit élevé, doué de connaissances variées, chargé comme chirurgien du service des accouchemens à l'Hôtel-Dieu de Paris, il eut bientôt une pratique immense dans la capitale. Son livre renferme un nombre infini de remarques et d'observations précieuses, sur la grossesse, l'accouchement, la délivrance et les suites de couche. Il insiste encore plus que Paré sur la version par le pied. Toutes les fois que l'enfant se présente en mauvaise posture, dit-il, (1) depuis l'épaule jusqu'aux talons, il est plus sûr et c'est plus tôt fait, de le tirer par les pieds. Puis ailleurs (2) « quand l'enfant présente les pieds, il vaut mieux le tirer par là que de le ramener par la tête. » Enfin on le voit y revenir encore en parlant des positions du côté de la tête. Alors on doit, d'après lui (3), glisser la main dans la matrice et ramener la tête, ou repousser l'épaule, « sinon aller aux pieds. » Il avait reconnu que, dans les positions de la face, l'accouchement n'est pas impossible (4), et que le prolapsus du cordon exige la version et l'extraction du fœtus (5); pour lui le bandage de ventre ne devait être que contentif (6). Sa fronde pour entraîner la tête (7) n'était propre qu'à faire sentir le besoin du forceps, et sa fourche pour soulever la langue (8) dans l'opération du filet a perdu toute valeur depuis qu'une plaque fendue termine les sondes cannelées; mais elles n'en mettent pas moins en évidence l'esprit inventif de l'auteur.

La pratique de Mauriceau cependant aurait pu

---

(1) Opere citat. édit. de 1693, p. 276.

(2) Ibid. p. 246. — (3) Ibid. p. 262. — (4) Ibid. p. 264.

(5) Ibid. p. 288. — (6) Ibid. p. 327.

(7) Ibid p. 251. — (8) Ibid. p. 420.

être plus heureuse et son ouvrage fourmille d'erreurs et d'opinions insoutenables.

La matrice s'amincit pendant la grossesse (1), et les symphyses ne se ramollissent point (2). L'opération césarienne ne doit être pratiquée que sur le mort; jamais elle n'a réussi sur le vivant « quoiqu'en disent plusieurs imposteurs (3). » Il faut emporter le délivre avec l'enfant près du feu pour couper et lier le cordon (4), etc. Mauriceau était en outre violent et passionné; partout ou le voit traiter avec malveillance les sages femmes et même ses confrères. Il se déchaîne (5) avec une sorte de fureur contre ceux qui refusèrent de délivrer sa sœur pendant une perte, tandis qu'il aurait dû s'y décider lui même en temps opportun. Voici une de ses aménités, à l'occasion de Viardel (6). « L'auteur est d'un ignorance crasse; » son livre mériterait plutôt d'être envoyé aux beurrières et aux épiciers. N'admettant pas la théorie de R. de Graaf sur la génération, il soutint jusqu'au bout l'impossibilité des grossesses tubaires. À ce sujet il est même bon de rappeler un fait assez singulier. Presque tous les chirurgiens ou médecins de Paris, soutenaient, les pièces en main, que dans un cas de grossesse extra utérine observée par B. Vassal, le fœtus avait son siège dans la trompe. Mauriceau (7), qui ne voulait pas de grossesse hors de l'utérus et qui dit avoir dessiné lui même la pièce, tint bon, et se tira d'affaire en affirmant que ce qu'on prenait pour une grossesse tubaire n'était qu'une sorte de hernie de matrice à la racine du ligament rond. Or, il se trouve, à en juger du moins par la figure publiée

---

(1) Oper. citat., p. 13.

(2) Ibid. p. 177.

(3) Ibid. p. 260. — (4) Ibid. p. 392. — (5) Ibid. p. 137.

(6) Ibid. p. 243. — (7) Ibid. p. 71, table 8.

par Mauriceau, que c'était en effet une grossesse interstitielle !

IV. *Viardel* (1) se renferma dans un cercle beaucoup plus restreint que Mauriceau; son livre ne traite que de quelques sujets et presque uniquement sous le rapport pratique. Pour lui l'accouchement par la face est très fâcheux (2). On doit le réduire en portant sur le front le bout des doigts, recouverts d'une compresse retenue elle-même au dehors par un ruban. Personne n'avait mieux compris le renversement de matrice (3), ni mieux indiqué les moyens d'y remédier. Dans les pertes, il employait l'eau de canelle et la confection alkermès (4). On lui doit quelques observations curieuses, celle d'un occlusion du vagin par l'hymen (5) et celle d'un avortement de quatre embryons (6), entre autres. Viardel dit vrai en annonçant que la sortie du méconium indique la mort du fœtus (7); mais, comme il ajoute « en quelque position qu'il soit, » Mauriceau (8) put partir de là pour le tancer vertement, pour traiter de ridicule, « ce livre que l'auteur faisait placarder au coin des rues. » Peu (9), qui ne le ménage pas non plus, et qui savait que dans les positions du siége ce signe est loin d'avoir la même valeur, eut beau jeu pour le combattre à son tour.

---

(1) Obervation sur la pratique des accouchemens, etc.,1671, 1748

(2) Opera citat. deuxième édit. 1674, p. 110.

(3) Ibid. p. 211.

(4) Ibid. p. 138.

(5) Ibid p. 164.

(6) Ibid. p. 115.

(7) Ibid. p. 75.

(8) Maladies des femmes grosses, etc., p. 321.

(9) Pratique des accouchemens, etc., p. 174.

Du reste Viardel, n'étant ni docteur, ni médecin, ni maître en chirurgie, excita vivement la jalousie de toute la corporation chirurgicale du temps. La peine qu'il se donne pour justifier sa hardiesse, prouve qu'il avait parfaitement compris sa position, et montre que sans la protection de quelque grand personnage, il ne se fût pas hasardé à écrire.

V. *Fournier*. Un ouvrage moins connu, et qui parût vers la même époque, est celui de Fournier (1).

De même que St.-Germain avait fait un petit traité pour les sages-femmes, de même Fournier en fit un pour les accoucheurs et les chirurgiens. Quand on le compare à celui de Mauriceau, son livre est une sorte de manuel dans le genre du travail de Rhodion. L'auteur, qui savait déjà débrider le col utérin, qui avait imaginé un instrument tout exprès, poursuit dogmatiquement son sujet du commencement à la fin et n'entre dans aucun détail d'observation. Il accorde de la sensibilité au cordon et donne la figure de plusieurs monstres, en particulier de deux jumeaux unis par l'abdomen à la manière des deux jeunes Siamois. J'ajouterai avec A. Leroy (2), que jusqu'ici aucun auteur ne parle de Rhodion, ni de Rueff, quoique les planches de Paré, de Guillemeau, de Mauriceau appartiennent réellement à l'un de ces deux médecins.

VI. *Portal*. Viardel, qui s'en était tenu à un recueil d'observations, fut imité par P. Portal (3), dont la France vient de perdre le dernier descendant. Observateur judicieux, P. Portal a laissé plusieurs préceptes importans. Voyant que l'accouchement par la face se termine le plus souvent sans secours, il

---

(1) L'accoucheur méthodique, qui enseigne la manière d'opérer pour tous les accouchemens, etc., Paris, 1676.

(2) Introduction historique à la pratique des accouchemens, etc., d. 58, Paris, 1776.

(3) La pratique des accouchemens, etc., Paris, 1685, in-4°.

ne craignit pas d'avancer (1) « qu'il n'y a pas plus de mystère en celui-là qu'aux autres. » Dans les présentations de l'épaule il se gardait bien de repousser le membre. Il soutient que ce n'est pas le bras qui fait obstacle, que la main de l'accoucheur avec le bras de l'enfant n'égalent pas le volume de la tête (2). Enfin c'est lui qui a dit le premier que, dans la version, quand on tient un pied, il est inutile d'aller chercher l'autre (3). Il avait entrevu aussi l'insertion du placenta sur le col (4), et ne rapporte guère en définitive que des observations bonnes à consulter.

VII. Philippe *Peu* (5), esprit d'une haute portée, qui eut de vifs démêlés avec Mauriceau (6), dont il se rapproche plus que de Portal, cependant, par son caractère contempteur et sa grande activité, est auteur du meilleur traité didactique qui eût paru jusqu'alors sur les accouchemens. Ses idées sont nettes, bien ordonnées, clairement exposées, et sa pratique semble avoir été fort habile. C'est à lui qu'on doit le premier exemple de placenta enchatonné (7). Il remarque que les femmes boiteuses ont le bassin vicié (8), et qu'elles accouchent difficilement, qu'il est inutile d'arracher le bras pour aller aux pieds (9) ; décrit avec soin l'entortillement du cordon (10), et fait ressortir les inconvéniens d'un

---

(1) Opere citat. p. 15.

(2) Ibid. p. 31.

(3) Ibid. p. 72, 106.

(4) Ibid.

(5) La pratique des accouchemens, etc., Paris, 1694.

(6) Lettres de Simon sur la fin du premier livre de Peu, 1695.

(7) Opere citat. p. 35, 508, 511.

(8) Ibid. p. 105.

(9) Ibid. p. 412.

(10) Ibid. p. 454, 458.

cordon trop court ; soutient qu'il est dangereux de laisser des portions de délivre dans la matrice (1), et qu'un auteur (Portal sans doute) a tort de dire qu'on n'en doit rien craindre ; que le bandage de ventre trop serré est dangereux (2), etc. ; mais il est railleur et superstitieux. A l'instar de Mauriceau, il blâme sans cesse *les matrones*. L'enfant d'une femme qui s'était heurtée contre une table, avait la tête fendue comme avec un couteau, et les deux moitiés du crâne pendaient sur les épaules (3)! Les sages-femmes frottent les lèvres du nouveau-né avec une pièce d'or parce qu'elle retombe dans leur poche (4)! Il se moque de Mauriceau, qui prescrit de baptiser l'enfant avec une seringue (5), et il croit lui qu'une femme qui venait souvent prier à l'Hôtel-Dieu, près de l'autel de la Vierge où il y avait un diable effrayant, accoucha d'un enfant qui ressemblait au diable (6).

De même qu'aux auteurs du XVIᵉ siècle il aurait fallu joindre *Roches, Bonacciolus, Sylvius, Mercurialis, Montain, Rousset, Cordé, G. Boucher, Mercatus*, et d'autres encore, qu'on trouvera réunis dans la collection de Spach, de même j'aurais dû parler de F. de *Hilden* qui, ainsi que sa femme (7), pratiquait les accouchemens, de *Diemerbroeck* (8), qui en traite assez longuement, de *Gelée* (9) qui en donne le mécanisme ; mais je n'ai voulu signaler en

(1) Ibid. p. 502.
(2) Ibid. p. 527.
(3) Ibid. p. 71.
(4) Ibid. p. 199.
(5) Ibid. p. 328.
(6) Ibid. p. 459.
(7) Observat. trad. de Bonet. p. 456, 494.
(8) Anat. du corps hum. etc., t. 1ᵉʳ, p. 284, 524. t. 2. p. 674, 676, trad. fr. 1695.
(9) Anat. française, 1683, p. 300, 302.

passant que ceux qui se sont livrés d'une manière toute spéciale à la pratique de cet art.

VIII. *Chamberlain.*—Pendant que tant d'hommes célèbres brillaient en France, l'Angleterre ne faisait que préluder à ses succès ultérieurs en ce genre. On n'avait encore rien imaginé de satisfaisant pour extraire le fœtus vivant par la tête. Les Chamberlain se donnèrent comme en possédant le moyen. L'un d'eux vint à Paris pour démontrer la supériorité de sa pratique ; mais n'obtenant ni les succès, ni l'accueil qu'il avait espéré, ayant d'ailleurs excité, dit-on, l'envie de Mauriceau, il retourna dans sa patrie sans avoir fait connaître son secret, qui n'était probablement pas autre chose que le forceps dont on devait s'occuper bientôt avec tant d'ardeur.

E. DIX-HUITIÈME SIÈCLE. — PREMIÈRE PÉRIODE.

L'impulsion donnée à la science par le XVII⁰ siècle s'est encore accrue dans le XVIII⁰, et en suivant d'abord les mêmes voies, les mêmes principes, c'est-à-dire les principes de Paré et de Guillemeau, amplifiés par Mauriceau et par Peu. Ce n'est plus seulement en France, au reste, mais bien par toute l'Europe qu'elle va être cultivée avec tant de fruit.

I. *France.*

A Paris, trois ouvrages marquèrent surtout le début de cette époque : ceux de P. Amand, de Dionis et de De La Motte. Ces trois ouvrages reproduisent même assez exactement le plan et l'esprit des trois derniers du siècle précédent.

a. En effet, *Amand* (1) se place pour ainsi dire

____

(1) Nouvelles observat. sur la pratiq. des accouch. etc., Paris, 1713, 1715.

entre Viardel et Portal. Les faits qu'il raconte sur les différentes sortes d'accouchement, sur les hémorrhagies, sur l'imperforation de la vulve, sur l'inversion de la matrice, etc., ne l'ont conduit à aucun désir de généraliser, et son invention principale est l'espèce de réseau, de filet, dont il se servait pour entraîner la tête.

b. Dionis (1) semble plutôt avoir pris Peu pour modèle. D'un caractère gai, railleur même quoique bienveillant, il dogmatise surtout et plaisante souvent d'une manière fort agréable. Pour lui les môles et les faux germes sont le résultat d'une conception manquée, et ne peuvent avoir lieu que chez les femmes mariées (2). Le lit de travail n'est pas inutile, quoiqu'en dise Mauriceau (3). On doit laver l'enfant avec du vin rouge (4), et ne pas croire ceux qui disent que de cent femmes il n'y en a qu'une qui ait besoin de secours (5). Chaque jumeau ayant sa poche à part, il n'est point à craindre, comme l'insinue Mauriceau, de prendre le pied de l'un pour celui de l'autre (6). La fronde de Mauriceau est une belle invention dont l'application est impossible (7). On devrait punir ceux qui osent pratiquer l'opération césarienne sur le vivant (8). On doit avouer cependant que Dionis n'a presque rien écrit de nouveau, et que son nom et la forme attrayante de son livre ont plus rendu de services à la science, que les propres idées de l'auteur.

c. De La Motte. Le successeur ou plutôt le continuateur naturel de Mauriceau, est De La Motte (9).

---

(1) Traité général des accouchem. etc., Paris, 1718.

(2) Oper. citat. p. 179.

(3) Ibid. p. 209. — (4) Ibid. p. 211. — (5) Ibid. p. 246.

(6) Ibid. p. 257. — (7) Ibid. p. 266. — (8) Ibid. p. 311

(9) Traité complet des accouchem. etc., in-4°, 1721.

Il diffère de son modèle, cependant, par la douceur de son caractère, et en ce qu'il ne se livre à aucune dissertation qui ne se rattache à son sujet, et qui ne soit appuyée d'un grand nombre d'observations tirées de sa propre pratique. Rempli de bon sens et de prudence, il donne le plus souvent d'excellens préceptes. La culbute du fœtus est une chimère (1). Les accouchemens par le siége et par les pieds sont naturels (2). Les circulaires du cordon sur le cou retardent la sortie de l'enfant (3). De quelque manière que l'enfant se présente, l'accouchement est naturel s'il n'exige aucun secours (4). Boucher le vagin pour empêcher le cordon de ressortir est inutile (5). Il est inutile aussi de repousser le bras pour aller aux pieds (6). La matrice est plus épaisse pendant la grossesse que dans l'état de vacuité (7). Toutefois, De La Motte, qui prend souvent la défense des sages-femmes contre Mauriceau et Peu, n'est pas sans en médire lui-même quelquefois, et en réalité sa bonhomie n'est guère qu'apparente. Ainsi, en parlant des chirurgiens de la ville, il ne balance pas à dire « que l'enfant présente tête, bras ou jambe, qu'il soit vivant ou mort, un jour ou deux de travail est plus qu'il n'en faut » pour justifier l'emploi de leurs crochets (8). Plus loin (9), il se moque de Peu, qui regarde le clitoris comme capable de gêner l'accouchement. On le voit même par deux fois, accuser ce dernier auteur de mauvaise foi, d'une manière assez peu mesurée (10); mais cela n'empêche pas son livre d'être

---

(1) Oper. citat. p. 119.
(2) Ibid. p. 155, obs. 79 à 84.
(3) Ibid. p. 216, 222.
(4) Ibid. p. 321. — (5) Ibid. p. 400. — (6) Ibid. p. 461.
(7) Ibid. p. 835. — (8) Ibid. p. 222. — (9) Ibid. p. 388.
(10) Ibid. p. 388, 628.

réellement supérieur à celui de Mauriceau, dont il combat d'ailleurs fréquemment la doctrine. Ce qui étonne chez lui, c'est que, relégué au fond d'une province, il ait pu recueillir tant de faits intéressans, les rédiger et les mettre en ordre, quand on songe, en outre, qu'il publia un très bon livre de chirurgie.

d. — D'autres praticiens acquirent encore une grande réputation dans le même temps. On parle avec estime de *Desforges*, qui devint aveugle sans discontinuer sa profession (1); de *Lacuisse*, qui avait l'habitude de dormir près de la femme en travail, et de ne se réveiller qu'après la rupture des eaux (2); de Boucher, qui se tenait dans une garde-robe voisine pendant les douleurs de la reine (3); mais surtout de Clément.

e. — Julien *Clément* n'a rien écrit, mais il avait une pratique fort sage, et Puzos, son élève, lui accorde un grand savoir. Chargé d'assister aux couches clandestines de madame de La Vallière (4), il devint bientôt l'accoucheur de toutes les princesses, et par suite, d'une foule de dames de haut parage. C'est probablement de lui que veut parler Dionis (5) qui, obligé de faire la lecture près de la reine pendant quatre heures pour l'empêcher de dormir, blâme l'habitude de priver ainsi de sommeil les nouvelles accouchées. On voit, au surplus, par ce qui précède, que Clément est loin d'être le premier homme qu'on ait appelé près des femmes dans l'accouchement simple, comme le

---

(1) Dionis, oper. citat. p. 247.

(2) Mauriceau, malad. des fem. gross. p. 209.

(3) Dionis, oper. citat. p. 438.

(4) Astruc, principes de l'art des accouchem. p. 30.

(5) Traité général des accouchem. etc., p. 223.

prétend Astruc (1), et que la France seule compte un grand nombre d'accoucheurs avant lui.

II. *Pays-Bas.*

A cette époque, la Hollande voulut aussi payer son tribut à l'art des accouchemens. Je ne parle point de *Ruysch*, qui soutient qu'en cinquante ans de pratique, il n'a jamais eu besoin de porter la main dans la matrice pour en extraire le délivre, parce qu'il est beaucoup plus célèbre à d'autres titres ; mais *Deventer* (2) doit être jugé ici comme accoucheur. Sa femme et lui se livraient aux mêmes pratiques. Dabord horloger, il ne cultiva les sciences chirurgicales que très tard. Adroit, clairvoyant, d'un jugement sain, il fit de rapides progrès dans ses nouvelles études. C'est à lui que reviennent les premières notions sur l'axe du détroit supérieur (3), sur la courbure du bassin. Pendant la grossesse, l'épaisseur de la matrice ne diminue pas, elle est toujours la même (4) ; elle augmente plutôt (5). Personne, avant lui, n'avait aussi bien décrit les obliquités de l'utérus (6). Les quatre espèces qu'il en admet (7) se rencontrent manifestement dans la pratique. Seulement il s'en est exagéré l'importance (8) à l'occasion des mauvaises positions de l'enfant. Deventer avait bien vu que les douleurs du travail sont *expulsives* (9) ; qu'il est parfois nécessaire de solliciter l'accouchement entre le septième et le neuvième mois (10) ; qu'avant la rupture des membranes l'enfant

---

(1) Principes de l'art des accouchem. etc., p. 30.

(2) Observat. sur le manuel des accouch. etc., 1701. Trad. en français par Bruhier d'Ablincourt, 1734.

(3) Oper. citat. p. 21.

(4) Ibid. p. 33.

(5) Ibid. p. 37. — (6) Ibid. p. 34. — (7) Ibid. p. 201.

(8) Ibid. p. 73. — (9) Ibid. p. 89. — (10) Ibid. p. 329.

est assez mobile pour présenter tantôt la tête, tantôt les pieds, tantôt les mains ; qu'il est inutile de couper le bras dans les positions de l'épaule (1), et que Justine Siegmundin se trompe en prescrivant de tourner le fœtus sur le plan dorsal (2). On peut lui reprocher d'un autre côté quelques pratiques erronées, comme de porter le main dans le vagin pour déprimer le coccyx et la *pointe du sacrum* (3); de laisser les bras sur les côtés du cou, dans la crainte qu'en se resserrant, l'orifice n'étouffe le fœtus ou n'arrête la tête (4) ; de vanter outre mesure certaines pilules de son invention ; de pincer les doigts de l'enfant pour qu'il retire sa main (5). Quoique son style soit généralement grave et que ses paroles indiquent jusqu'à un certain point la naïveté, il ne laisse pas cependant de se faire valoir à l'occasion. L'espèce de programme qu'il donne de ses talens et de ce qu'il sait faire, en terminant son livre (6), dépare même le reste de ses écrits et ne peut lui être pardonné qu'en raison des habitudes du temps.

III. *Angleterre.*

Alors l'Angleterre entre véritablement en lice. Un ouvrage intitulé le Livre de la Femme, ou la Naissance de l'espèce humaine, imprimé en 1540 ; le Manuscrit de *Willoughby* qui remonte à 1670 ; le Petit traité d'Éverard ; le Guide des Sages-Femmes de Culpeper ; le Traité de Thomson (7) ; les Accouchemens

-----

(1) Oper. citat. p. 228.

(2) Ibid. p. 232.

(3) Ibid. p. 139.

(4) Ibid. p. 269.

(5) Ibid. p. 228.

(6) Ibid. p. 425 à 431.

(7) The compleat midwif., pract., etc., Lond. 1660.

d'Aristote par Salmon, avec Chamberlain et ses fils, ou ses neveux, sont tout ce que cette nation avait fourni jusque-là. *Maubray* (1), qui fut le premier professeur public d'accouchement, publia son premier traité en 1725, et en donna le supplément l'année suivante. En 1729, Simson fit paraître son système de la matrice. Edm. *Chapman* (2), décrivit le forceps de Chamberlain et donna un traité sur les accouchemens. Le recueil d'observations de *Giffard* (3), fut imprimé en 1734. Sur 225 cas propres à l'auteur, on en trouve plusieurs qui se rapportent à l'insertion du placenta sur l'orifice de la matrice. Dans la version, Giffard dit, comme Portal, qu'un pied suffit et qu'il est inutile d'aller à la recherche de l'autre. *Dawkes* (4), grand partisan de Deventer, donna son *vade mecum* de la sage-femme en 1736.

Un ouvrage qui fut accueilli avec beaucoup de faveur et traduit ensuite de l'anglais en latin par Bohemer est celui de *Manningham* (5). De pharmacien Manningham se fit accoucheur, et créa un hôpital à ses frais en faveur des femmes en couches. Un véritable traité d'accouchement fut en outre publié en 1741 par F. *Oulde* (6), qui a démontré le premier que la tête se présente en travers et non d'avant en arrière au détroit supérieur.

---

(1) Midwifery Brought to perfect. by Manual operat. etc. Lond. 1723, 1725.

(2) Improv. of midwif. etc., Lond. 1739.

(3) Cases in midwifery, etc. , by Hody, Lond. 1734.

(4) The true knowledge of the art of midwif. etc., Lond. 1736.

(5) Artis obstetr..compendium etc. , 1746. in-4°.

(6) A treatise of midwif. etc. Dublin, 1742.

IV. *Allemagne.*

L'Allemagne et la Suisse, qui avaient servi de point de départ à la science tocologique, en produisant Rhodion et Rueff, sont restées fort en arrière sous ce point de vue dans la première moitié du dix-huitième siècle. *Heister,* qui pourtant n'était pas précisément accoucheur, est à peu près le seul de ce côté qui ait écrit sur les accouchemens ; encore ce qu'il en dit est-il compris dans ses institutions de chirurgie publiées en 1739; mais revenons à la France où nous allons entrer dans une nouvelle époque, époque dogmatique, servant de couronne à la période d'observation commencée par Mauriceau et terminée par De La Motte.

F. DIX-HUITIÈME SIÈCLE. — DEUXIÈME PÉRIODE.

I. *France.*

Nul enseignement public n'avait encore permis de généraliser la science, dès-lors composée d'un si grand nombre de faits. Trois hommes de mérite se chargèrent de combler ce vide, et brillèrent bientôt du plus vif éclat aux yeux de toute l'Europe.

a. Grégoire, qu'on ne connaît guère que par ce qu'en ont dit quelques-uns de ses élèves, au nombre desquels il faut compter Smellie, n'a rien écrit; mais on sait que dans ses cours, il décrivait avec soin les ruptures de matrice, et que Wall lui emprunta en quelque sorte ses pensées sur la rétroversion utérine. Pour se faire mieux comprendre, il avait imaginé un bassin en osier enveloppé de cuir (1), et dans lequel il simulait une partie des accouchemens.

____

(1) Smellie, théor. et pratiq. des accouchem. etc., t. 2. p. 404.

b. **Puzos.** Instruit par Clément, dont il se défend au reste d'adopter toutes les idées, Puzos (1), membre de l'Académie de Chirurgie, fut le premier décoré du titre de professeur d'accouchemens par l'autorité du temps. Ses travaux sur quelques maladies des femmes en couches, sur les dépôts laiteux, sur les injections émollientes de la matrice entre autres, et plus particulièrement encore, sa méthode pour terminer l'accouchement dans les cas de pertes pendant le travail, l'ont rendu beaucoup plus célèbre que ce qu'il a écrit sur les accouchemens proprement dits. Plus médecin que chirurgien, Puzos montre partout une extrême prudence et ne fait preuve nulle part de ces conceptions hardies qu'on trouve chez Deventer, par exemple.

c. Inventeur d'une espèce de forceps et des crochets courbes, *Mesnard* de Rouen (2) publia vers cette époque un manuel fort clair et généralement bien raisonné. Sa disposition par demandes et par réponses en assura tellement le succès, que Baudelocque s'empressa de le prendre plus tard pour modèle.

d. *Levret* (3) devint promptement l'accoucheur par excellence, et ne tarda pas à remplir l'Europe de son nom. Par son enseignement et par ses écrits il domina véritablement son siècle. Esprit positif et droit, il s'efforça de soumettre, autant que possible, l'art des accouchemens aux lois de la mécanique. Aussi décrit-il le bassin et le mode de contraction de la matrice avec une rigueur, une précision inconnues jusqu'à lui. Ses recherches sur l'insertion du placenta vers le col utérin, sur le chatonnement du délivre,

---

(1) Traité des accouchem. etc., par Morizot Deslandes, Paris, 1759, in-4°.

(2) Le Guide des accoucheurs, etc., 1743, 1753.

(3) Accouchem. labor. etc., Paris, 1747, 1780.

commencèrent à le rendre célèbre; mais l'invention du forceps qui porte son nom, lui permit surtout de changer la face de la science. A l'aide de cet instrument, en effet, que Palfin, Gilles Ledoux, Chapman et Giffard avaient indiqué chacun à leur manière, Levret se trouva en mesure d'amener par la tête, avec facilité, et le plus souvent sans danger ni pour la mère, ni pour le fœtus, la plupart des enfans qu'on ne pouvait extraire auparavant qu'en se servant d'instrumens meurtriers. Peut-être abusa-t-il au reste de ce forceps. Son tire-tête (1), ses pinces à faux germes (2), son arsenal pour les polypes montrent d'ailleurs combien il aimait les instrumens, et quelques passages de son premier ouvrage prouvent qu'il n'était pas à l'abri de plusieurs préjugés indignes d'un aussi bon jugement (3).

e. Barbaut (4) et Deleurye paraissent ici comme l'ombre de Levret et de Puzos. Le cours d'accouchemens du premier annonce un excellent praticien, dont les principes sont clairs et bien assis. Il contient un certain nombre de passages et de faits intéressans qu'on retrouvera dans le courant du présent ouvrage; mais on n'y voit aucune de ces grandes idées directrices propres à remuer activement une science.

f. Deleurye (5), qui n'est le plus souvent que la copie textuelle de Levret, mais dont le style ferme et laconique est souvent juste et toujours correct, n'en

---

(1) Art des Accouch., etc., p. 352. Paris, 1766.

(2) Ibid. p. 347.

(3) Art des Accouchem., etc., 3ᵉ édit., p. 109, 138, 240, 351, 418.

(4) Cours d'Accouchem. en faveur des étudians, Paris, 1775.

(5) Traité des Accouchemens, en faveur des élèves, etc., Paris, 1770.

a pas moins émis quelques préceptes bons à conserver. L'honneur d'avoir reconnu que l'accouchement
par la face se fait très naturellement (1) sans secours,
lui appartient autant qu'à Zeller ou Boer. Le conseil qu'il donne d'abaisser le second bras pour faire
remonter un peu le premier, dans les positions de
l'épaule (2), n'a été rejeté que faute d'être bien compris. D'un autre côté, je m'explique à peine comment il a pu établir, à l'instar de Justine Siegmundin, que dans la version on doit retourner le fœtus
sur sa région postérieure (3).

II. Angleterre.

a. Un ancien élève de Grégoire, *Smellie* (4), fut
en Angleterre ce que Levret était en France. Son enseignement à Londres eut un succès remarquable,
et ses ouvrages resteront à titre de monument honorable pour l'intelligence humaine. Les figures
qu'il a données sur la matrice et sur les positions
de l'enfant (5), figures reproduites in-folio, en
latin et en allemand (6) par Léonhart Huth, paraissent avoir été prises d'après nature le plus souvent, et sont de beaucoup supérieures à celles qui
l'avaient précédé. Son premier volume est tout
élémentaire et de principes, tandis que le deuxième

---

(1) Traité des accouchem., etc., p. 239.

(2) Ibid. p. 230.

(3) Ibid. p. 225.

(4) On the Theor. and pract., of midwif, 1752, trad. par Préville,
1771.

(5) Anatomical tables, etc., Lond. 1754.

(6) Tabulæ anatomicæ, etc., ou Sammlung anatomicher tafeln, etc.,
Nuremberg, 1758. 32 planches.

et le troisième sont presqu'entièrement consacrés à
l'exposition des faits. En cela Smellie suit jusqu'à un
certain point la marche de Mauriceau. Son forceps,
ses ciseaux perce-crâne, le fond de ses pensées même
le rapprochent cependant de Levret, dont il fut réellement l'émule. Au total, on peut dire que Smellie ras-
sembla davantage, qu'il est plus abondant, plus
riche en matériaux; mais que Levret est plus fécond
en principes, plus profond dans ses discussions, plus
habile généralisateur. L'un se borne le plus souvent
à observer, l'autre aime mieux créer, inventer, établir des règles.

b. Burton. Un homme qui se fit bientôt le dé-
tracteur (1) de Smellie et qui vivait à la même époque,
est Burton. Son nouveau système des accouchemens (2), œuvre indigeste et mal ordonnée, est cependant rempli de remarques utiles. Sa dissertation sur
la circulation utéro-placentaire et la nutrition du
fœtus (3), est extrêmement habile. Il cite des cas de
rupture de matrice (4), de chatonnement du placenta (5), dit que l'agrandissement de l'utérus tient
au développement de ses fibres (6), admet les quatre
espèces d'obliquités de Deventer (7), quoiqu'en ait
dit Ould (8), s'est aperçu que les positions du fœtus

---

(1) Letter to W. Smellie, Lond. 1753.

(2) New System. of midwif., etc., Lond., 1751-1758.—Trad.
par Lemoine, 1771.

(3) Oper. citat., p. 65, 83, 118.

(4) Ibid. p. 172.

(5) Ibid. p. 110.

(6) Ibid. p. 225.

(7) Ibid. p. 292.

(8) Ibid. p. 283.

ne sont jamais complétement transversales (1), et avance que couper le bras est une scélératesse inutile (2). Grand amateur d'instrumens, il parle avec emphase de ceux qu'il a inventés (3). En somme, Burton est un esprit paradoxal d'une assez haute portée, un praticien qui n'a pas vu beaucoup et dont la littérature rend l'ouvrage plus utile aux savans qu'aux élèves. Rien ne peut excuser ses diatribes contre Smellie; mais il faut avouer cependant que, celui-ci n'ayant tenu aucun compte de ses travaux, il put en être offensé et partir de là pour se venger d'une renommée qui tendait à l'éclipser.

c. Parmi les accoucheurs de la Grande-Bretagne qui gravitèrent autour de Smellie, comme d'autres gavitaient à Paris autour de Levret, je citerai *Macaulay* et *Kelly*, qui ont les premiers proposé et pratiqué l'accouchement prématuré (4) artificiel dans le cas d'angustie pelvienne. J. A. *Douglas* (5), qui leur est un peu antérieur, était habile à la manière de Deventer, et ses contemporains lui reprochent d'avoir tenu suspendu à sa porte, un écriteau sur lequel était écrit : « Ici on enseigne les accouchemens pour » quatre shellings, » de même que Mauriceau reprochait à Viardel de faire afficher son livre au coin des rues.

III. *Hollande.*

Le passage de Deventer en Hollande porta ses fruits; mais ce pays, naturellement ami du mystère, fixa

---

(1) New System. of midwif., etc., p. 307.

(2) Ibid. p. 369.

(3) Ibid. p. 582.

(4) Denman, Introd. à la Pratiq., etc t. II p. 222.

(5) A Short account on the success of Midwif. Lond. 1736.

surtout l'attention de l'Europe, par un instrument que ses inventeurs s'obstinaient à tenir secret. *Roon-huysen*, de *Bruyn*, *Titsing*, *Camper* (1) lui-même, acquirent de la célébrité dans l'art des accouchemens, à cause de cet instrument, qui n'était autre que le levier obstétrical.

IV. *Allemagne.*

On voit en même temps *Rœderer* (2) et *Plenck* (5) répandre en Allemagne les dogmes et la méthode aphoristiques de Levret, perfectionner, corriger, enrichir la science par leurs propres travaux, et mériter les honneurs de la traduction. *Stein* (4) l'ancien, qui est devenu le Levret du Nord par ses nombreuses publications, fit bientôt disparaître leurs ouvrages des écoles, cependant, mais sans en atténuer la valeur réelle ; car son traité classique n'est lui-même après tout que d'un faible poids dans la balance scientifique. Le mouvement, devenu général dans le monde savant, n'en conservait pas moins sa source, son point de départ en France, où nous allons le voir plus impétueux que jamais.

---

(1) Mémoire de l'Académie royale de Chirurgie, etc. , tome **V** , p. 480.

(2) Element. art. obstit. , 1780, édit. allem., 1768 ; française 1795.

(3) Elem. art. obstetr., etc., 1753 ; trad. française, 1765.

(4) L'Art d'accoucher, etc., 1770-1805, trad. en franç., par Briot, 1804.

G. DIX-HUITIÈME SIÈCLE.—TROISIÈME PÉRIODE.

I. *France.*

a. A. *Petit* et Solayrès commencent avec éclat l'ère nouvelle qui va nous conduire jusqu'à l'époque actuelle. Médecin comme lui, Petit (1) succédait en quelque sorte à Puzos dans l'enseignement. Son mémoire sur le mécanisme de l'accouchement (2), et la célèbre dispute qu'il soutint en faveur des naissances tardives, l'ont placé très haut dans l'opinion publique. Sa doctrine, jointe par fragmens, sous forme de notes, à la traduction de Burton par Lemoine, vantée par A. Leroy, publiée ensuite avec une négligence, une incorrection extrêmes, à titre de leçons, par Baigneux et Perrot, n'a cependant jamais produit beaucoup d'effet, et, autant que j'ai pu la comprendre, elle était réellement au dessous de la réputation de l'auteur.

b. Astruc (3), chargé en 1745 de faire un cours d'accouchemens aux sages-femmes à la faculté, avait enseigné cet art comme Petit, quoique médecin; mais Petit fit plus, il en adopta la pratique et se fit inscrire parmi les maîtres en chirurgie; ce qu'aucun docteur en médecine n'avait encore osé faire.

c. Solayrès, reçu médecin à Montpellier (4), imbu

---

(1) Maladies des femmes, et des enfans nouveau-nés, etc., Paris, 1800.

(2) Recueil de pièces relatives aux naissances tardives, etc., 1766.

(3) L'Art d'accoucher, réduit à ses principes, etc., in-12, Paris, 1771.

(4) Elem. artis obstetr., etc., 1765.

des idées de Sauvages, vint à Paris, l'esprit dominé du besoin d'étendre les classifications nosologiques de son maître. Après avoir suivi les leçons d'A. Petit, il s'attacha surtout à Péan, qui, dans ses cours, avait déjà singulièrement multiplié les positions du fœtus et les préceptes de la manœuvre obstétricale. L'enseignement qu'il ouvrit bientôt lui-même eut le plus grand succès. Sa division des accouchemens en ordre, genres, espèces, variétés, sa méthode d'exposition, la clarté de son élocution lui attirèrent un grand nombre d'élèves, et il allait être reçu aux écoles de chirurgie, lorsqu'une mort prématurée vint le ravir à la science, avant d'avoir pu soutenir la thèse (1) qu'il avait préparée à cet effet. Cette thèse est, avec sa dissertation inaugurale, tout ce qu'il a laissé d'authentique. Mais un de ses élèves, *Dufot*, qui alla se fixer à Soissons, publia sous forme de catéchisme (2) en faveur des sages-femmes, un abrégé de ses leçons et de ses principes.

d. Un petit traité que *Gilles de la Tourette* (3) fit rédiger, dit-on, par un de ses amis, dans le même but, et dans lequel se trouvent d'ailleurs çà et là quelques notions utiles, quelques remarques sur l'allongement du col utérin pendant le travail, entre autres, montre également à quel genre d'enseignement s'étaient livrés Péan et Solayrès.

e. Baudelocque. Telle est la destinée des hommes et des choses! si Solayrès eût vécu, peut-être *Baudelocque* n'aurait point honoré la France. C'est avec les idées de Solayrès, en effet, plutôt qu'avec les siennes, que Baudelocque acquit tant de célébrité. La classification, l'arrangement géométrique des positions, la régularité

---

(1) De partu viribus maternis absoluto, in-4., Paris, 1771.

(2) Sur l'art des acc., etc., in-12, Soissons, 1775.

(3) Art des accouchem., etc., 2 v. in-12, Angers, 1787.

presque mathématique des manœuvres qui distinguent et son manuel pour les sages-femmes (1), et son grand traité d'accouchemens (2), furent évidemment l'origine de sa vogue, de son immense succès. Baudelocque avait le talent de rendre avec un rare bonheur et une grande clarté, les pensées scientifiques qu'il empruntait à d'autres. C'est en élaborant et en travaillant à propos des matériaux jusque là mal coordonnés, qu'il put donner au monde un livre qui restera dans la science comme un monument de sagesse et de raison. Ses recherches sur l'opération césarienne, sur les hémorrhagies, etc., contribuèrent également à l'illustrer; mais c'est bien plus encore par l'affluence qu'il attirait à ses cours et par son immense pratique, qu'il a rendu à l'art d'étonnans services. C'est ainsi qu'il en répandit universellement le goût, et en rehaussa manifestement la dignité.

Du reste, s'étant élevé beaucoup au-dessus de ses contemporains, et s'étant emparé du sceptre des accouchemens, aux yeux de la société comme à ceux de la science, Baudelocque, ainsi que tous les grands hommes, dut avoir des envieux, et il en eut effectivement en grand nombre.

La symphyséotomie fut le point de départ de ses tribulations. Sigault et A. Leroy surtout, qui le trouvèrent parmi les antagonistes de leur invention, le combattirent long-temps avec des armes peu loyales. Piet, se couvrant du pseudonyme *W. Kintish*, lança contre son livre une diatribe virulente, sous forme de lettres, en 1800. Herbiniaux ne le ménagea pas davantage, et Saccombe le poursuivit avec un

---

(1) Art des accouch. par demandes et par réponses, etc., in-12, Paris, 1775.

(2) L'art des accouchemens, etc., 2 vol. in-8, 1781.

acharnement incroyable dans sa Luciniade, ainsi que dans tous ses autres libelles.

On voit par Baudelocque, au surplus, jusqu'à quel point le dévergondage de l'envie ou de l'enthousiasme peut être porté dans quelques têtes, à l'occasion de ceux qui éclipsent les autres dans leur profession. « L'Académie de Chirurgie a couronné l'ignorance et la mauvaise foi, » dit Herbiniaux (1). Millot se demande, lui, par quelle magie un homme ignorant comme Baudelocque a pu devenir professeur (2); tandis que, d'un autre côté, M. Fournier osait écrire en 1817 (3), que l'art des accouchemens avait atteint son dernier degré de perfection, qu'après Baudelocque il était inutile de chercher encore à en reculer les limites !

Comme Mauriceau, Baudelocque était violent, impérieux, irritable et souvent injuste envers ses confrères ; mais il ne justifia jamais par aucun acte les attaques dont je viens de parler, et son talent, joint à la position qu'il avait su prendre dans la hiérarchie sociale, bien plus encore que son caractère, furent évidemment cause des tourmens que lui suscitèrent les mille passions jalouses qui hâtèrent sa mort. Quelques contemporains de Baudelocque brillèrent cependant encore d'un certain éclat.

J. Lebas (4), qui avait pris part au débat des naissances tardives, publia, en 1779, un petit ouvrage dans lequel il n'y a rien de bon à prendre.

---

(1) Sur divers sujets, etc., tome I, p. 344.

(2) Supplément à tous les Traités d'accouchemens, etc., t. II, p. 46.

(3) Journal universel des Sciences Médicales, t. V, p. 272-273.

(4) Art d'accoucher, etc., Paris, 1779.

L'ipécacuanha (1), les vomitifs (2), qu'il vante pendant le travail, permettent de penser que le gouvernement, tant sollicité par lui, eut raison de ne pas lui donner la direction d'un hospice de femmes en couches.

Il nous apprend (3) qu'une femme se délivra toute seule, pendant qu'A. Leroy dissertait à l'amphithéâtre sur la nécessité de lui faire subir l'opération césarienne. Nous voyons aussi, par son intermédiaire (4), que Consell, qu'il ne fait guère que traduire et qui avait été l'élève de Grégoire, délivrait avant de couper le cordon lorsqu'il y a perte.

g. Le grand mémoire de *Simon* sur l'opération césarienne (5), et l'invention de la symphyséotomie, ramenèrent sur la scène et Lauverjat, et Contouly, et Deleurye, et Λ. Leroy, et Sigault, et beaucoup d'autres encore.

h. Lauverjat. Sous le titre de nouvelle méthode de pratiquer l'opération césarienne, Lauverjat a donné un petit traité (6) rempli de faits intéressans, relatifs à différens sujets d'accouchemens ; mais son examen (7) des pièces de Sigault qui avait opéré la femme Vespres contre son avis et celui de Contouly, est une diatribe des plus virulentes.

i. A. Leroy. Naturellement frondeur et envieux,

---

(1) L'art d'accoucher, etc., p. 81.

(2 Ibid. p. 132, 135.

(3) Ibid. p. 50.

(4) Ibid. p. 69.

(5) Académ. de Chirurgie, t. I, p. 462, et t. II, p. 213, édit. de 1819.

(6) Nouvelle méthode de pratiquer l'opération césarienne, etc. Paris, 1788.

(7) Examen d'une brochure sur la symphyséot., etc., Paris, 1779.

a commencé plusieurs ouvrages sans en terminer aucun. Son histoire naturelle de la grossesse et de l'accouchement (1) est encore ce qu'il a fait de mieux. Il avait remarqué que les douleurs utérines sont soumises à la période de six heures (2), que les naissances tardives sont plus fréquentes quand la femme a déjà eu plusieurs enfans qu'à la première grossesse (3), que l'immobilité du fœtus est une cause de monstruosité (4), que la plupart des monstres se présentent par les pieds (5). C'est là aussi qu'il déblatère contre le forceps (6). Dans un historique qui précède son prétendu traité d'accouchemens (7), il traite indignement et Paré (8), et Guillemeau (9), et Mauriceau (10), et surtout Levret (11), pour rehausser Rhodion (12), Deventer (13), A. Petit (14), etc.; aussi fut-il critiqué avec violence par un anonyme (15), qui, malheureusement, dépasse souvent à son tour les bornes des convenances et du juste, quoique son analyse soit en général vive et très bien écrite.

---

(1) Hist. nat. de la Grossesse, etc., Paris, 1787.

(2) Oper. citat., p. 106.

(3) Ibid. p. 110.

(4) Ibid. p. 120.

(5) Ibid. p. 121.

(6) Ibid. p. 69, 77.

(7) La pratique des Accouchemens, etc., Paris, 1776.

(8) Ibid. p. 50.

(9) Ibid. p. 52.

(10) Ibid. p. 58.

(11) Ib id. p. 119, 15.

(12) Ibid. 42.

(13) Ibid. p. 69-77

(14) Ibid. p. 156, 157.

(15) Lettre de M***, étudiant en chirurgie à M***, etc., Paris, 1776.

Plus tard, A. Leroy eut à se justifier lui-même, et il le fit avec plus de convenance, d'une accusation d'impéritie (1) qui lui avait été intentée par Lauverjat, Coutouly et quelques autres. Il s'agissait d'une inversion de l'utérus qu'il ne lui avait pas été possible de réduire. Ici l'histoire doit avouer que les torts principaux se trouvent du côté de ses antagonistes, que les mauvais procédés de Leroy pourraient seuls excuser d'un tel acte, s'il était permis de chercher des excuses au dénigrement et à la méchanceté.

k. Coutouly (2), plus particulièrement connu par le pelvimètre qui porte son nom, fit plus que A. Leroy pour la science ; ses recherches sur deux nouveaux forceps (3), sur l'application de cet instrument au dessus du détroit supérieur (4), sur les perce-crâne (5), sur la pompe à sein (6), sur le débridement du col utérin (7), méritent d'être consultés ; mais il soutint contre Baudelocque que l'amputation du bras est quelquefois nécessaire dans les présentations de l'épaule (8), et on le trouve souvent au milieu des discussions pleines de fiel qui eurent lieu à cette époque.

l. Lambin (9), qui ramena toutes les positions de la tête à deux, Bodin (10) qui adressa un assez bon mémoire à l'académie sur le débridement du col dans

---

(1) Réponse à une imputation d'impéritie, etc., Paris, 1778.

(2) Mémoires sur divers sujets d'accouchement, etc., Paris, 1807,

(3) Ibid. p. 17-33.

(4) Ibid. p. 97.

(5) Ibid. p. 85.

(6) Ibid. p. 96.

(7) Ibid. p. 34.

(8) Ibid. p, 44, 60.

(9) Manuel des accouchemens pratiques, etc., 1799.

(10) Essai sur les Accouchemens, Paris, 1797.

ies présentations de l'épaule avec issue du bras, n'ont pas assez marqué pour que je m'y arrête davantage. Il en est de même de Berdot (1) d'Icart (2), d'Éloy (3), de Larray (4), de Noé (5) de Tap (6), de Telenge (7), de Piet, qui se distingua surtout par son travail sur les symphyses (8), et dont les lettres sur Baudelocque (9) ne laissent pourtant pas que de renfermer quelques remarques utiles.

II. *Angleterre*

a. Denman. L'art des accouchemens, cultivé en Angleterre avec une ardeur également très grande illustra principalement Denman dans ce pays ; Denman qui, simple officier de santé sur un vaisseau, imagina pour exister lors de son débarquement, de faire coujointement avec Osborne (10) des cours pratiques d'accouchement à Londres. Il débuta en 1768, puis en 1773, par la publication de ses aphorismes, comme Baudelocque par son catéchisme des sages-femmes. Denman est un des pre-

---

(1) Abrégé de l'art d'accoucher, etc., Paris, 1774.

(2) Leçons pratiques sur l'Art des accouchemens, etc., Castres, 1784.

(3) Cours d'Accouchemens, etc., en 40 leçons, Montpellier, 1775.

(4) Réflexions sur l'Art des Accouchemens, etc., Nismes, 1799.

(5) Précis de pratique du Manuel des accouchemens contre nature, 1792.

(6) Observation sur les accouchemens précipités, etc., 1796.

(7) Cours d'accouhemens en forme de catéchisme, 1776.

(8) Réflexions sur la section de la symphyse du pubis, 1778, et Journal général de Médecine, etc.

(9) Lettres de W. Kintisch, sur Baudelocque, 1800.

(10) Journal univers. des sc. méd., tome Ier, p. 2.

miers qui aient mis l'accouchement prématuré artificiel en usage ; mais il est surtout devenu célèbre
par ses observations sur l'évolution spontanée. Ses
planches sur l'œuf humain sont du reste au dessous de
sa réputation. Le livre principal qu'il a laissé (1), et
que M. Kluyskens a traduit en mauvais français, est
un ouvrage savant et plein de faits intéressans. Cependant il est loin, dans son ensemble de pouvoir
être comparé à celui de Baudelocque. Plus hardi dans
ses conceptions, Denman est évidemment moins
méthodique, moins régulier dans ses pensées et
surtout moins complet que l'auteur français. A côté
de chapitres bien traités on en trouve souvent de véritablement écourtés ; mais ce qui lui valut tant de
succès en Angleterre, c'est qu'il traite, comme ses
compatriotes en ont généralement contracté l'habitude depuis, des maladies des femmes en même temps
que des accouchemens, et qu'il avait déjà donné une
haute idée de sa capacité en livrant successivement
au public un essai sur le travail naturel, sur le travail contre nature, sur le travail difficile, sur les
pertes utérines et un autre sur les ruptures de matrice.

b. Exton (2), qui, comme Mauriceau admet que
le sang se coagule par refrigération dans le prolapsus
du cordon. Pugh (3), qui, dans la version par les
pieds, conseille déjà l'emploi d'une canule pour faire
respirer le fœtus, Hamilton (4), avaient précédé l'époque la plus brillante de Denman.

c. Le petit ouvrage d'*Aitken* (5) mériterait à peine

---

(1) An introduction to the practice of midwif., etc., 1787.

(2) System of midwif. in four parts, Lond. 1751.

(3) A treatise of midwif. 1754.

(4) Practice of midwif. Outlines on the theory and pract. of
midwif, 1766, 1783.

(5) Principl. of midwif. Lond. 1784, 1785.

d'être mentionné, quoiqu'il ait eu plusieurs éditions, si l'auteur n'avait pas imaginé la scie à chaîne et la bipubiotomie dont on s'est occupé comme d'un double fait nouveau dans ces derniers temps.

d. **A.** *Douglas* (1) se fit remarquer par son travail sur les ruptures de l'utérus, et *Blunt* par son *manmid-wifery dessected* (2), pendant que *Croft* (3) donnait l'idée de reporter le cordon jusque dans la matrice pour l'acrocher sur les membres du fœtus; *Forster*, *Sims* (4) *et Déase* (5), émirent aussi leurs préceptes dans deux petits ouvrages.

e. **Enfin**, le **D.** *Bland* (6) vient en quelque sorte couronner cette période par la publication de ses observations sur la parturition de l'homme comparée à celle des animaux. Il faut encore y ajouter cependant les travaux antérieurs de Leake (7) sur les maladies des femmes en couche, sur les accouchemens (8) et la dispute de cet auteur avec Denman, sur le forceps (9), les élémens d'accouchemens de Moore (10), les observations de Perfect (11), le système des accouchemens par Spence (12) et le mé-

____

(1) An extraordin. case of rup., uter., etc., 1785.

(2) Lond 1793.

3) Lond. med. Journ. vol. VII, 1786.

(4) Princip!. and pract. of midwif, etc., 1781.

(5) Observat. in midwif, Dublin, 1783.

(6) Observat. on hum. and comparative parturition, 1794.

(7) Pract. observat. on the Child-Bed fever, etc., 1772.

(8) Introd. to the theory and pract. of Midwif, 1787.

(9) A vindication of the forceps described and recommend., etc., 1785.

(10) Elements of Midwif, etc., 1781.

(11) Cases in Midwifery, etc., 1787.

(12) System of Midwif, etc., 1787.

moire de Tolver (1) sur le mécanisme de l'accouchement.

III. *Belgique.*

Herbiniaux. Jaloux de Levret et de Baudelocque qu'il ne pouvait égaler, Herbiniaux (2) n'en obtint pas moins quelque relief dans les Pays-Bas ; ses discussions sur le levier qu'il modifia plusieurs fois, ses recherches sur certains vices du bassin, sur les polypes et quelques autres sujets d'accouchemens sont encore consultés de nos jours avec fruit. Le mémoire de *Kok* (3) sur les hémorrhagies et le tampon, celui de M. V. *Solingen* (4) sur les rapports de la tête avec les détroits du bassin, les notes ajoutées par *Kluyskens* à l'ouvrage de Denman, et l'école pratique des accouchemens de *Jacobs*, prouvent aussi que la science n'avait pas cessé d'être cultivée dans ce pays.

IV. *Suisse et Italie.*

Roemer de Zurich (5) suivait en Suisse le mouvement imprimé au reste de l'Europe, et l'Italie, presque muette du temps de Levret, peut se montrer dès-lors avec orgueil. *Nannoni* (6) après *Tanaron* (7) passe en revue les doctrines françaises dans le dernier volume de sa chirurgie, et mentionne déjà l'évolution

---

(1) The present state of Midwif. to Paris, with a theor. of the mecanis. of labours, 1770.

(2) Sur divers Accouchem. laborieux, 1782, 1793.

(3) Bruxelles, 1796, 1798.

(4) Leyde, 1799, publié par M. Salomon, 1801. — Voy. aussi, Capuron, Annales de la médecine physiol., t. IV, p. 480.

(5) Partus natural. brevis exposit. Gœtting., 1786.

(6) Trattat. di obstetr. Siena, 1786.

(7) L'Osbsteir. ovvero l'arte di racoglieri i parti, etc., 1768, 1774.

spontanée. *Vespa* (1), *Tranquillini* (2), *Nessi* (3), *Morandi* (4), *Galleoti* (5), *Malacarne* (6), jetèrent également quelque éclat sur cette contrée, et préparèrent en quelque sorte la célébrité d'Asdrubali. Entretenu à Paris aux frais du gouvernement romain, *Asdrubali* finit par adopter A. Leroy pour maître. Rentré à Rome, il y établit bientôt un enseignement pratique des accouchemens à l'instar de ce qu'il avait observé en France. Son ouvrage, publié d'abord en deux volumes (7), puis en quatre volumes avec les notes de Scatigna (8), offre partout la teinte de l'école française sans en égaler jamais la rigueur ni la précision. C'est un A. Leroy plutôt qu'un Baudelocque. Madame Boivin est le seul auteur parmi nous qui ait su en tirer quelques remarques utiles, quoique ce ne soit réellement pas un mauvais livre.

V. *Allemagne.*

Trois hommes dominent d'une manière presque absolue toute l'Allemagne pendant cette période; *Saxtorph* (9) qui de 1760 à 1802, n'a pas cessé de publier

---

(1) Trattato della arte obstet., 1760.

(2) Compendio d'arte obstet. 1770.

(3) Arte obstet. Teorico pratica, 1779, 1790.

(4) Trattat. univ. de Parti, etc., Venez., 1788.

(5) L'Obstetr. pratica, 1787,

(6) La explorat. propos. come fondam. dell' arte ostetr., etc., 1791.

(7) Element. di obstetr., etc., Rom., 1795, 1797.

(8) Elem. di Obstetr., Napoli, 1811.

(9) De Doloribus parturientium, 1762.—De diverso partu, etc., 1771.—De ossibus pubis, in partu sponte separat., etc., 1765.— Elémens de l'art des accouchem., à l'usage des sages-femmes, 1783, 1801.

ou de faire publier à Copenhague, des mémoires ou des dissertations sur les accouchemens ; un élève de Rœderer, *Stein* (1) dont l'art d'accoucher reproduit un grand nombre de fois dans sa patrie, ne fut cependant traduit en français qu'après les premières guerres de la révolution, et *Boer* (2), dont les travaux sur la putrescence de l'utérus, l'accouchement par la face et sur une foule d'autres questions, font regretter que l'auteur n'ait pas pris la peine de les exposer d'une manière moins obscure. *Stark* (3) avec ses archives et ses dissertations ; *Zeller* avec ses observations ; *Stei-dèle* (4) avec ses divers traités ; *Schlegel* (5) avec son choix de mémoires, méritent pourtant d'être distingués encore parmi une foule d'autres.

II. DIX-NEUVIÈME SIÈCLE.

I. *France.*

a. Millot et Saccombe. Sans se ralentir absolument en France, l'élan donné par Baudelocque à l'art des accouchemens, devint cependant un peu moins vif au commencement du siècle actuel. Les divagations et le charlatanisme qui remplissent le supplément de Millot (6), la Science des

---

(1) Theoretische anleitung zur Geburtshülfe, etc., 1770, 1805.

(2) Natural. Medecin. obstetr. septem, libr., etc., 1812.

(3) Archiv. F. D. Geburtshülfe, etc., 1787, 1804.

(4) Lehrbuch....., der instrument. in der Geburtshülfe, 1774, 1804. Unterrricht für der hebammem, etc., 1774, 1779.

(5) Sylloge oper., etc., 2 vol. 1795, 1796.

(6) Supplém. à tous les Traités d'accouchemens, etc., 2 vol. 1804, 1809.

Accouchemens (1) et la Lucine française de Sacombe (2), ne sont pas de nature à en donner une plus haute idée que le Médecin accoucheur (3), l'Avis aux Sages-Femmes (4), les Douze mois de l'École Anti-Césarienne (5), la Luciniade (6), ou l'art de procréer les sexes à volonté (7) des mêmes auteurs. On s'aperçut bientôt cependant que la méthode de Solayrès était surchargée de divisions inutiles. Un élève dont le nom est resté dans l'oubli, mais qui n'est point un mystère pour ses anciens condisciples, entreprit une réforme à ce sujet.

b.—*Maygrier* (8) eut le courage de la proposer en 1802, alors que Baudelocque était à son apogée de réputation. Avec sa thèse sur la délivrance (9), ce fut le début de cet auteur, qui a si long-temps enseigné la science des accouchemens, et auquel on doit un traité complet (10), assez pâle copie de ce qui était déjà connu, puis le beau travail avec planches intitulé Nouvelles Démonstrations d'Accouchemens (11).

c. — M. Capuron, qui vint après, suivit les mêmes erremens. Esprit plus élevé, plus droit, il

---

(1) Paris, 1801.

(2) 1802 à 1804.

(3) 1791.

(4) 1792.

(5) 1797.

(6) Poème didactique, 1792, 1801.

(7) Nouvelle édit., 1830.

(8) Nouvelle méthode pour la manœuvre des Accouchemens, etc. 1802, 1804.

(9) Dissertat. inaug., Paris 3 germinal an X.

(10) Science et art des Accouchemens, 1814, 1817.

(11) Avec des planches en taille-douce, etc., Paris, 1822, 1828.

obtint beaucoup plus de succès que Maygrier dans l'enseignement, dans les concours et dans ses publications. Son Cours d'Accouchement (1), son Traité des Maladies des Femmes (2), sa Médecine Légale (3), son Mémoire sur les présentations du bras (4), et un grand nombre d'articles dans les journaux, ont fait de M. Capuron un des auteurs les plus répandus de l'époque.

d. — Un des condisciples de M. Capuron, Gardien (5), fit paraître en 1808, son Traité complet des Accouchemens, des Maladies des Femmes, des Filles et des Enfans (6). On voit par cet ouvrage que l'auteur avait envisagé largement son sujet, et qu'il voulait en quelque sorte réunir le grand travail de Chambon et celui de Baudelocque ; mais, outre que Gardien est diffus, souvent obscur, fatigant à lire, il se montre partout d'une stérilité désespérante, stérilité d'ailleurs que n'ont pas démentie ses autres productions.

e.—MM. Évrat, *Danyau, Desormeaux père* et M. *Deneux* se livraient aussi à l'enseignement alors ; mais, entraînés plus tard à la pratique de la ville, ils n'ont presque rien fait connaître de ce que l'expérience a pu leur apprendre. On doit cependant à M. Deneux un certain nombre de bons mémoires. Ses recherches sur la rupture de matrice (7), les hernies de l'ovaire, les tumeurs sanguines de la vulve (8), les

---

(1) Cours théorique et pratique, etc., 1811, 1828.

(2) Depuis la puberté jusqu'à l'âge critique, 1811.

(3) Médecine légale relative aux accouchemens, etc., 1821.

(4) A l'occasion de l'affaire Helie, 1829.

(5) Thèse de concours, sur le toucher, 28 août 1811.

(6) 4 vol. in-8, 1808, 1824.

(7) Essai sur les rupt. de l'utérus, 1805.

(8) Mémoire sur le trombus de la vulve et du vagin, etc. 1830.

bouts de sein artificiels (1), etc., font même regretter qu'il n'en ait pas publié davantage.

Heureusement que son parent M. C. Baudelocque, qui a déjà fait connaître ses observations sur les convulsions (2), les hémorrhagies (3), la péritonite (4), en fera probablement autant pour le reste.

f.—J'en dirais autant de M. *A. Dubois*, qui, par ses cours et par sa position à la maternité, est devenu le successeur de Baudelocque et le patriarche des accoucheurs actuels, si sa doctrine et ses recherches scientifiques ne devaient pas nous être transmises un jour par M. P. Dubois son fils.

g. Il en sera de même de M. *Evrat*, au surplus, puisque M. *Moreau* qui a, lui aussi, obtenu un grand succès dans l'enseignement avant que je ne m'y livrasse, promet à la science un traité où l'on trouvera nécessairement les matériaux rassemblés par son beau-père. Ce que nous possédons de MM. Moreau (5) et P. *Dubois* (6), montre d'ailleurs ce que l'on peut attendre de leurs travaux ultérieurs.

h. — Jusqu'ici toutefois, chacun semble s'être renfermé dans le cercle tracé par Baudelocque et May-

---

(1) Rapport à l'acad. royale de méd., etc., 1833.

(2) Thèse, 1822.

(3) Un vol. in-8, 1830.

(4) Un vol. in-8, 1829.

(5) Recherches sur la membrane caduque. (Thèse, 1814.) — Sur les tumeurs du bassin, (bulletin de la Faculté), etc.—Sur la rupture du périnée. (Revue médicale, 1829.)

(6) Sur l'auscultation appliquée à la grossesse, 1831. — Sur les causes de l'accouchement par le vertex, 1833.— Sur le mécanisme de l'accouchement ; (Journal méd. chirurg., 1834.) — Sur l'angustie pelvienne, thèse de concours, 1834.

grier, et MM. Lebreton (1) et Moulin (2) qui ont donné dans des tableaux une sorte de résumé de leurs doctrines, n'en diffèrent guère que par quelques détails. *Desormeaux* lui-même, si savant, doué d'un jugement si droit, d'une instruction si solide, ne s'est presque jamais écarté des doctrines de Baudelocque. Sa thèse sur l'accouchement par le pelvis (3); sur l'avortement (4); ses nombreux articles du dictionnaire de médecine (5), lui assignent un rang honorable parmi les bons auteurs; mais, il n'a rien laissé d'original, rien qui sorte de la ligne des principes généralement connus.

i. — Deux femmes, sans contredit les plus célèbres d'entre les sages-femmes, mesdames *Boivin* (6) et *Lachapelle* (7), quoique ses élèves, pensèrent cependant que Baudelocque n'avait pas tout fait, et ne craignirent pas de secouer en partie le joug de son au.orité scientifique. Les nombreuses recherches de l'une sur la structure de l'utérus et divers autres sujets, soit théoriques, soit pratiques, relatifs aux accouchemens (8), son grand travail sur les maladies de la matrice; les douze mémoires contenus dans les trois volumes de l'autre; la haute position et la dignité de toutes les deux, en font en quelque sorte le point de départ d'une nouvelle ère pour la science des accouchemens à Paris.

---

(1) Tables optomatiques, etc., 1820.

(2) Cours pratique d'accouchemens, etc., Paris, 1821.

(3) Paris, 6 floréal an XII.

(4) De abortu, etc., Paris, 1811.

(5) Dict. en 20 vol., 1821 à 1830.

(6) Mémorial de l'Art des accouchemens, 1813 à 1824.

(7) La pratique des accouchemens, 4 vol., 1821, 1825.

(8) Sur la môle vésiculaire, 1827, sur l'avortement et la pelvimétrie, 1828, sur les maladies de l'utérus, 1830 à 1834, etc.

j. — Les choses en étaient à ce degré en 1823, lorsque je me mis moi-même à faire des cours publics. Admirateur de Baudelocque, plein de respect pour la plupart des auteurs que je viens de citer, je n'en crus pas moins pouvoir, sans leur manquer d'égards, ne pas adopter toutes leurs opinions sur parole. Trouvant que le cercle des accouchemens s'était singulièrement agrandi depuis la fin du dernier siècle, je m'efforçai de puiser à l'étranger et dans les provinces, comme dans les travaux sortis de nos écoles; de ne pas m'en tenir enfin aux ouvrages classiques, ni aux productions de la capitale.

k. — Paris n'a presque rien fourni depuis cette époque. Le manuel de M. J. Hatin (1) est un résumé trop bref et d'ailleurs trop incomplet, pour mériter une autre mention; seulement, les planches qui l'accompagnent permettent de le recommander aux sages-femmes, quoiqu'elles soient assez souvent inexactes. Celui de M. Dugès (2), plus savant, infiniment meilleur au fond, convient mieux aux étudians en médecine; mais les mauvaises figures qui s'y trouvent jointes, le format et le caractère peu commodes de l'impression, le rendent difficile à lire ou à consulter et en compromettent jusqu'à un certain point le succès.

l. — En France, les départemens n'ont pour ainsi dire rien produit que quelques travaux isolés. Les hommes qui ont voulu comprendre l'ensemble de la science, ne paraissent avoir eu en vue que de travailler pour les sages-femmes, à l'instar de St.-Germain, de Dufot, de Gilles de la Tourette, de Dufay (3),

____

(1) Cours complet d'accouchemens. Paris, 1832, in-8.

(2) Manuel d'obstétrique, etc., 1826, 1830.

(3) Essai sur la théorie et la pratique des accouchemens, etc., Paris, 1811.

etc. Les manuels de M. Remy (1) de Reims et de M. Garnot (2) de Brest, ont encore été composés dans cet esprit. Il en est de même de celui de M. Chevreul d'Angers (3), qui paraît avoir constaté le premier en France, après Portal et Deleurye, que l'accouchement par la face ne réclame en général aucun secours.

m. — Quelques comptes rendus prouvent du reste qu'il existe dans les départemens un grand nombre de chirurgiens capables de cultiver utilement l'art des accouchemens. Les premiers résumés statistiques de ce genre qui aient été rendus publics, sont ceux que M. Ramoux (4) adressa jadis à la Faculté de Médecine et qui concernent les cliniques de Colmar et de Liége. M. Pigeottes (5) de Troyes a fait connaître aussi un petit tableau clinique de cette espèce ; mais l'homme qui mérite le plus d'éloges sous ce rapport, est sans contredit M. Pacoud de Bourg (6). Les rapports imprimés chaque année par ce médecin, ou sous ses yeux, offrent en général beaucoup d'intérêt, et les services qu'il a rendus à son département par le nombre de bonnes sages-femmes qu'il a formées depuis 1819, ne peuvent être contestées.

---

(1) Elémens de l'Art des accouchemens, etc. Rheims, 1821 in-12.

(2) Abrégé des accouchemens, en faveur des sages-femmes. Paris, 1833.

(3) Précis de l'Art des accouchemens, etc., Paris, 1826, in-12.

(4) Bulletin de la Faculté de méd., t. II, p. 73.

(5) Cliniques des hôpitaux, etc., t. III.

(6) Comptes-rendus de la maternité de Bourg., 1821 à 1833.

Voici dans quelles proportions les diverses positions du fœtus| se sont offertes à sa clinique de 1822 à 1828, et le résumé que j'en ai fait d'après ses comptes rendus :

Accouch.	1er de la t.	2e	3e et 4e	face.	épaule.	pelvis.
1823. — 1625.	1271.	137.	18.	14.	28.	48.
1824. — 2085.	1615.	303.	16.	15.	37.	84.
1825. — 2248.	1710.	277.	13.	17.	23.	90.
1826. — 3061.	2341.	539.	19.	19.	36.	96.
1827. — 4180.	3201.	679.	28.	6.	34.	191.
Total. —13196.	10170.	2035.	86.	55.	101.	505.

n.—Les efforts que fit Morlanne pour établir une clinique instructive à Metz, et le Journal d'Accouchement (1) qu'il rédigea pendant plusieurs années, méritent aussi des éloges.

o. — Un homme d'une vaste science, M. Champion, chargé d'un enseignement pareil à Bar-le-Duc, n'a donné qu'une faible idée de ce qu'il pourrait faire dans son excellent mémoire sur les présentations du bras. Profondément instruit, plein d'ardeur, esprit inventif et de beaucoup d'expérience, ce médecin est en mesure d'éclairer un grand nombre de questions pratiques.

p.— La Maternité de Marseille est également dirigée maintenant par un professeur savant. M. Villeneuve, en effet, est auteur d'une excellente dissertation sur le bassin et les accouchemens contre nature (2). Ses remarques sur le vagissement utérin (3) sont aussi d'une extrême justesse.

q. — *Montpellier.* — Une pensée se présente na-

---

(1) Journal d'Accouchemens, etc., 2 vol., an XII et XIII.

(2) Thèse, Montpellier, 9 juillet 1830.

(3) Gazette méd. de Paris, 1833.

turellement ici : c'est qu'aucun travail important sur la tocologie n'est sorti de la faculté de Montpellier. La thèse de Delpech sur la symphyséotomie et le résumé des accouchemens consigné par cet auteur dans son traité des maladies chirurgicales (1), sont, avec un certain nombre de dissertations, ce que cette école, d'ailleurs si célèbre, a fourni de plus saillant depuis le temps de Baudelocque. A en juger par quelques thèses soutenues à Paris depuis peu d'années, M. Delmas (2), professeur actuel, serait cependant possesseur de matériaux nombreux et d'un haut intérêt.

r. La faculté de *Strasbourg* semble au contraire rivaliser avec celle de Paris sous ce point de vue. Le voisinage de l'Allemagne paraît l'avoir vivement stimulée. Fried, qui en a fondé la clinique au commencement du siècle dernier, y a laissé des souvenirs que chacun s'efforce de ne pas oublier.

1° M. *Schœcighaeuser* (3) qui, outre ses archives sur l'art des accouchemens, a publié divers mémoires sur l'usage du forceps, sur le fœtus, sur l'histoire de la médecine puerpérale, etc., a rendu de véritables services à la science et mérite en réalité mieux que ce qu'on lui accorde généralement.

2° Toutefois c'est à *Flamant* (4) que l'école de Strasbourg doit le lustre dont elle jouit en ce moment. Professeur habile, esprit pénétrant, Flamant reconnut bientôt que les sentences de Baudelocque n'étaient pas toujours justes. Ses efforts pour faire prévaloir la version par la tête (5); ses idées sur l'emploi

---

(1) T. 2. p. 175-187, Paris, 1816.

(2) Ferand-Demissois, décembre 1828, n° 250.

(3) Archiv. de l'art des accouch., 2 vol. in-8. 1801-1802.

(4) Tableau synopt. des accouch. 1796.

(5) Eckhardt, Thèse, Strasb. 1803 et journal compl. t. 29 à 33.

du forceps et du levier (1) ; les thèses (2) nombreuses qu'il a fait soutenir sur différens sujets au sein de la faculté dont il était membre, le placent très haut dans la hiérarchie des écrivains français.

3° Tout porte à croire que son successeur, M. *Stoltz*, qui a déjà traduit Schmitt (3), fait des recherches importantes sur le mécanisme de l'accouchement, sur les changemens qu'éprouve le col utérin pendant la grossesse et après l'accouchement (4), sur la version céphalique (5) et sur l'accouchement prématuré artificiel (6), saura dépasser encore une si belle réputation.

4°. L'école de Flamant d'ailleurs n'a pas été sans influence sur quelques-unes de celles qui se sont tant multipliées dans le nord, ni même sur celle de Paris, où M. *Guillemot* en expose savamment les doctrines après les avoir modifiées, perfectionnées, soumises au creuset de l'expérience et d'un raisonnement aussi sévère que consciencieux.

Les mémoires de M. Guillemot sur la version (7) céphalique, les obliquités de l'utérus (8), l'accouchement par les fesses (9) le chatonnement du placenta (10), les coarctations du vagin (11), les hémor-

---

(1) Mémoire pratique sur le forceps, 1816, et journal compl., etc.

(2) Opérat. césar. etc., thèse de concours, 1811.

(3) Grossesses douteuses avec une introd. critique, 1823.

(4) Thèse, Strasbourg, 1826.

(5) Journal hebdomadaire. 1834, t. premier.

(6) Mémoire à l'académ. royale de méd. 1833.

(7) Bullet. de la soc. d'émulat. 1825. p. 197.

(8) Journal univers. t. 58, p. 257, ou thèse de M. Villotte, et journal univ. t. 43, p. 40.

(9) Journal hebdom. univ. de méd. etc., 1831, t. 3, p. 289.

(10) Archiv. gén. 2e sect. t. 2, p. 196.

(11) Journal univ. des Sc. méd. t. 49, p. 70.

rhagies utérines (1), les grossesses anormales (2), la procidence (3) et la briéveté du cordon, l'évolution spontanée (4), la grossesse multiple (5) et sa thèse sur le bassin (6) en font un des meilleurs tocologues de notre époque.

Les écoles que MM. Morlanne, Pacoud, Champion, ont dirigées à Metz, Bourg, Bar-le-Duc, sont d'ailleurs filles de la faculté de Strasbourg bien plus que de celle de Paris.

p. Un praticien d'un autre ordre, M. A. *Baudelocque*, qui, comme MM. *Colombe*, *Bazignan*, *Halmagrand* et quelques autres, s'adonne à l'enseignement particulier, à Paris, est également auteur de quelques essais. Sa méthode pour pratiquer l'opération césarienne (7), la même à peu près que celle de M. Ritgen, mérite l'oubli où elle est déjà tombée; mais sa manière de comprimer l'aorte à travers les parois du ventre dans les pertes (8) restera dans la science, et son forceps céphalotribe (9) est réellement une invention heureuse.

q. Le travail de M. *Villeneuve* (10) sur le seigle ergoté, l'article de M. *Dezeimeris* (11) sur l'accouchement prématuré artificiel, les mémoires et les ouvrages

---

(1) Archiv. gén. de méd. t. 20, p. 43.

(2) Journal univ, t. 50, p. 207, 211.

(3) Archiv. gén. de méd. t. 2, p. 73. et t. 28, p. 208.

(4) Ibid. t. 2, p. 486, 2ᵉ série.

(5) Ibid. t. 30, p. 55.

(6) Dissert. inaug. 1824, nº 164.

7) Thèse nº 132, Paris, 1823.

(8) Journal méd. chirurg. t. premier, 1834.

(9) Thévenin, P. François, thèses, n. 71-180, Paris, 1832.

(10) Traité historique du seigle ergoté, etc., Paris, 1827.

(11) Dict. de méd. 2ᵉ édit. t. premier.

de M. *Duparcque* (1) sur les maladies et les ruptures de l'utérus, de même qu'un certain nombre de
dissertations soutenues à la faculté de Paris, et les essais de M. *Lesauvage*, de Caën, de M. *Herpin*, de
Tours, sur différens sujets tocologiques, appartiennent encore à l'histoire des accouchemens, et devraient trouver une place dans cette notice, si elle
n'était déjà trop longue.

II. *Pays-Bas.*

Sans être aussi florissantes sous le rapport des accouchemens que du temps de Camper, la Belgique
et la Hollande peuvent cependant s'enorgueillir de
quelques hommes. M. *Ansiaux* de Liége (2), qui
est resté partisan de la symphyséotomie, s'est livré à
des recherches, à des expériences curieuses sur cette
opération (3). Le mémoire de M. *Vandenzande* (4) sur
le traitement de la péritonite puerpérale est un des
meilleurs qu'on ait publiés. On doit à M. *Wrolick* un
bon travail sur le bassin des différentes races humaines.
La polémique qui s'est élevée entre MM. Capuron,
Gallandat et Van *Solingen*, à l'occasion des idées de ce
dernier sur le mécanisme de l'accouchement (5), ne
permet pas de révoquer en doute la vigueur de son
esprit et la fermeté de ses opinions; enfin on doit à
M. *Salomon* (6) quelques remarques intéressantes

---

(1) Traité des altérations de la matrice, Paris, 1832, sur les
rupt. de la matrice, mém. à la soc. d'émul. 1834.

(2) Clinique chirurg. 2ᵉ édit. 1829. p. 61 à 105.

(3) Ibid. p. 61. 4 mai 1823, 26 octobre 1823.

(4) De la péritonite des fem. en couches, Anvers, 1821.

(5) Mécanisme de l'accouchem. réduit à un seul principe, sans
dat., ou annal. de la méd. physiol. t. 1 à 4, et 7.

(6) Handleiding tot de verloskunde, etc. — Sur l'accouchem.
prématuré artificiel. Journ. Compl. t. 34, p. 359.

sur la résorption du placenta et un mémoire étendu sur l'accouchement provoqué avant terme.

III. *Amérique.*

Les États-Unis d'Amérique, dont il n'a point encore été question, ont aujourd'hui de dignes représentans. Sans parler du compendium de *Bard* (1), ni de quelques autres travaux d'une certaine valeur, ce pays possède actuellement des professeurs distingués sur plusieurs points de sa vaste surface.

On trouve à New-York M. *Francis* (2) qui a traduit et annoté Denman; à Philadelphie, M. *Horner* (3), auteur d'un petit traité d'accouchemens et savant anatomiste; puis M. *Meigs* (4), traducteur d'un de nos ouvrages, et qui vient de publier un mémoire sur de nouveaux instrumens pour extraire le fœtus par la tête; à Boston, M. *W. Channing* (5), déjà connu par son travail sur la *phlegmasia alba dolens*; enfin M. *Dewees* (6), le plus connu et le plus ancien de tous. Son mémoire sur les convulsions, sur les moyens de faciliter l'accouchement difficile, sur l'inversion utérine, sur le trombus de la vulve et plusieurs autres sujets (7), avaient déjà familiarisé l'Europe avec son nom, lorsqu'il fit paraître en 1825 son système des accouchemens. Tout en adoptant les principes et la classification de Baudelocque, l'auteur n'en a pas

(1) Compendium of theor. and pract. of midwif. etc., 1815.

(2) Traduct. de Denman, 1821

(3) Compendium system of midwif. 1824.

(4) Baltimore's ,med. and surg. Journal, 1834. April, p. 29.

(5) Cases of phlebit. and phlegmas. dolens. 1830.

(6) A compendious system of midwif. etc., Lond 1825.

(7) Essays on various subjets connected with midwif. Philad. 1834.

moins introduit dans ce livre les faits que sa longue pratique lui a permis de recueillir. Les articles *convulsions* et *hémorrhagie* y sont très longuement traités. Il en est de même de quelques autres chapitres. Aussi l'ouvrage est-il du reste fort inégal et très incomplet comme livre classique, et faut-il convenir que l'Amérique n'a point encore de traité didactique original qui puisse rivaliser avec ceux de la France ou même de la Grande-Bretagne.

IV. *Angleterre.*

a. L'héritage de Denman s'est disséminé en Angleterre comme celui de Baudelocque en France. Comme M. Dubois, le docteur *Clarke* n'a presque rien écrit, quoiqu'il soit resté long-temps l'accoucheur le plus estimé de son pays. Ainsi que Maygrier, M. *Davis* (1), qui se montre d'ailleurs grand partisan des moyens actifs dans les accouchemens difficiles, publie un ouvrage accompagné de planches et par livraisons, après en avoir donné un autre sous la forme dogmatique. Comme dans Maygrier, aussi, on trouve dans M. Davis, des assertions singulières, des opinions hasardées, et un jugement qui semble parfois manquer de rectitude. Comme M. Capuron, M. *Burns* (2), l'a emporté sur tous ses compatriotes par le succès de ses principes d'accouchemens ; et de même que Desormaux, M. *Merriman* (3) est devenu une des autorités scientifiques les plus respectées. Comme M. Dugès, M. *Ryan* (4) a rassemblé dans un manuel fort bien résumé, ce qu'on possède de mieux sur

(1) Element of operativ. midwif. etc., 1825.
(2) Princip!. of midwif. etc., 1809-1832.
(3) Synopsis of difficult parturit. etc., 1814-1826.
(4) Compendium of gynœcolog. etc , 3ᵉ édit. London, 1831.

la tocologie. A l'instar de M. Hatin, M. *Jewel* (1) en a publié un autre beaucoup moins complet, et M. A. Baudelocque s'est efforcé, comme M. *Holmes*, de trouver un forceps capable d'écraser la tête du fœtus. A l'imitation de M. C. Baudelocque, ou comme l'avaient fait auparavant Pasta, Leroux, Rigby, Bigeschi, M. *Ingleby* (2) vient de donner un excellent traité des pertes utérines; et l'essai de M. R. Lee (3), tend en quelque sorte au même but que le mémoire de Dance sur la phlébite utérine. Enfin on pourrait encore opposer la *pratique de Dublin*, le vade mecum de *Hopkins*, celui de M. *Power*, à celui de M. Chevreul et à l'abrégé de M. Remy. Le manuel que vient de donner M. *Maunsell* (4) est un des meilleurs qu'on possède. Mais l'Angleterre n'a point de femme qui puisse être comparée à mesdames Boivin et Lachapelle, ni d'ouvrage qui ait été conçu sur un aussi vaste plan que celui de Gardien.

b. Conquest (5), qui partage avec Chaussier l'honneur d'avoir pressenti l'utilité de l'extrait de belladone dans certains accouchemens; *Ramsbotham* (6) dont le recueil d'observations mérite une grande estime, ne peuvent pas non plus être mis sur la même ligne que Schweighaeuser et Flamant. Ce seraient plutôt les recherches de *Gooch* (7) et de M. J. C. *Douglas* (8) sur l'évolution spontanée, puis le tra-

---

(1) Lond. practic. of midwif. 6ᵉ édit. 1833.

(2) On uterin hemmorrhage, etc., Lond. 1832.

(3) Diseases of women, etc., Lond. 1833.

(4) Dublin pract. of midwif, etc., 1833.

(5) Outlines of midwif. etc., Lond. 1820.

(6) Cases in midwifery. etc., Lond. 1821.

(7) Transact. méd. chir., vol. 6.

(8) Spontan. evolut. etc., Lond. 1811-1819, in-8° de 45 pages.

vail de *Barlow* (1) sur l'accouchement provoqué, qu'il serait juste de mettre en regard de l'école de Strasbourg.

c. Du reste, ce n'est point de ce côté du détroit que la méthode et les principes de Baudelocque ont exercé une grande influence. Douglas, Sims, M. Davis, etc., ont continué de conseiller l'amputation du membre et l'éviscération ou l'embryotomie dans quelques positions de l'épaule avec issue du bras; et M. Lee ne craignit pas de publier un mémoire en 1828 pour justifier cette doctrine. M. Merriman s'est attaché à prouver que l'enfant ne se présente guère aux détroits que par la tête, le pelvis ou l'épaule, et ni lui, ni aucun de ses compatriotes ne s'est résigné à décrire les six positions du sommet imaginées par Solayrès, ou les huit variétés indiquées par Flamant. Je dois même ajouter que presque tous les écrivains anglais regardent, ainsi que le fait M. Capuron parmi nous, les positions occipito-postérieures comme contre nature et qu'ils sont en général moins enthousiastes de l'expectation que les accoucheurs de l'école française.

d. *Burns*. La multiplicité de leurs écoles, soit à Londres, soit en Irlande, soit en Écosse, soit dans les provinces, explique le nombre de travaux partiels publiés chez eux, et rend également compte du peu d'influence exercée par leurs livres classiques sur le reste de l'Europe. On dirait que chacun d'eux ne veut éclairer que son propre hôpital, et que personne dans ce pays ne songe à franchir le cercle de ses élèves. Aussi leurs traités forment-ils de simples résumés où les questions sont rarement approfondies. Celui de M. Burns, par exemple, qui en est à sa 8e édition, et qui est certainement le meilleur ouvrage

---

(1) Essays on surg. and midwif. etc., 1822.

élémentaire du pays, n'en renferme pas moins dans un seul volume, tout ce qui concerne les accouchemens, les maladies des femmes et des enfans. Or, pour qui connaît l'état actuel de la science sur cette triple partie de la médecine, est-il possible qu'elle soit convenablement rendue en aussi peu de pages ? Cet ouvrage, très bien imprimé du reste, offre un défaut qui en gêne considérablement la lecture et auquel l'auteur devrait bien remédier. C'est que nulle part on ne voit, en tête des divisions et subdivisions, le titre du sujet qu'il traite.

e. M. W. *Campbell* (1), qui vient de faire pour Edimbourg ce que M. Burns a fait pour Glascow, n'est point tombé dans le même écueil ; mais on se demande quel a été le but de l'auteur en publiant son ouvrage. En effet, il est évidemment moins complet que celui de M. Burns, et il embrasse les mêmes sujets sans les revêtir de couleurs sensiblement différentes. S'il discute avec sagacité, s'il approfondit même quelques questions, il en traite d'autres avec une légèreté vraiment surprenante. C'est ainsi que, pour lui, la question de l'évolution en est encore où Denman l'a laissée ; qu'il semble ignorer presque tout ce qui a été dit depuis 50 ans sur l'accouchement provoqué, sur l'accouchement par la face, sur la version céphalique ; et cependant M. Campbell doit être un homme instruit, un professeur habile d'après la contexture même de son livre !

f. Les mêmes reproches pourraient être adressés en partie à *M. Blundell* (2), si, par sa haute réputation à Londres et son succès dans l'enseignement, il n'avait en quelque sorte contracté l'obligation de confier à l'impression la matière de ses leçons pu-

---

(1) Introd. to the study and pract. of midwif. etc., Lond. 1833.

(2) The principl. and pract. of obstetricy, etc., Lond. 1834.

bliques. On pense bien d'ailleurs que le chirurgien qui a le plus fait d'amputations de matrice, qui n'hésite pas à proposer la résection des pubis dans le cas de carie, qui pratique la transfusion du sang dans les cas de perte, ne se sera point borné à reproduire servilement ce que d'autres avaient déjà pu dire. Cependant, il faut l'avouer, le livre de M. Blundell ne vaut pas celui de M. Burns. Il lui serait même de beaucoup inférieur, si M. Castle n'avait eu le soin d'y ajouter un grand nombre de notes. La grande maxime de l'auteur dans ses cours et qu'il répète à satiété (1) est : *arte, non vi.* Sa hardiesse, son esprit entreprenant ne l'empêchent pas, comme on le voit, d'être prudent et réservé dans la pratique. Des figures encadrées dans le texte à la manière des publications pittoresques modernes, rehausseront certainement la valeur du livre; mais il est fâcheux que M. Blundell, lui qui vient de quitter le professorat, ait cru devoir s'en tenir à la simple exposition de ses propres principes, et qu'il n'ait pas jugé à propos de donner aussi son jugement motivé sur l'état actuel de la science. Un traité dogmatique, de même que les hommes d'enseignement, étant fait pour les élèves ou dans le but de montrer ce qu'il y a d'essentiel à connaître au moment de son apparition, manque à son titre, si l'auteur n'y rassemble pas, à l'aide d'une revue soignée et en les appréciant avec impartialité, toutes les doctrines ainsi que les principaux faits qui l'ont précédé et qui sont entrés dans le domaine de la science.

h. Le goût des comptes rendus semble vouloir se répandre de plus en plus en Angleterre. Bland, Merriman en ont donné l'exemple dans plusieurs pas-

---

(1) The Lancet, London, 1828, 1829.

sages de leurs livres. Un tableau publié en 1824, sans nom d'auteur, sur l'établissement de Dublin, et dans lequel sont résumés plus de 100,000 accouchemens, prouve qu'on l'avait contracté depuis long-temps en Irlande. On voit par les articles que *MM. Cusack, Hart, Gregory, Maunsell, Kennedy*, etc., ont fait insérer dans le *Dublin hospital reports*, ou dans les journaux de médecine, que rien n'est perdu dans les établissemens publics de cette ville, où M. W. F. *Montgomery*, maintenant professeur au collége Royal, qui a fait insérer dans l'encyclopédie de médecine pratique et autres ouvrages périodiques, plusieurs articles sur l'accouchement (1), la grossesse (2), quelques maladies des femmes en couches et du fœtus (3), semble vouloir marcher dignement sur les traces de Clarke.

g. Manchester semble à son tour rivaliser avec Glascow, relativement à l'art des accouchemens. Les recherches de M. *Radford*, sur le placenta (4), sur la version (5), sur le forceps, sur les ruptures de matrice (6), sur quelques difformités de la tête du fœtus (7), etc., annoncent un homme savant et de bon jugement. Le mémoire de M. *Robertson* (8) sur les déplacemens de la matrice, et un autre sur

---

(1) Incoher. mental, during the natural labour.

(2) Signs of pregnancy and delivery, 1833. Succession of inherit. Legitemacy. 1834.

(3) Spontan. amputat. of the limbs, etc., malformat. in a fœtus etc., 1830.

(4) On the human placenta, 1832.

(5) Ed. med. and surg. journal 1832. vol. 3, p. 256.

(6) Lond. med. and surg. journal, july 7, 1832. p. 735.

(7) Ibid. 1834, vol. 5, p. 144.

(8) Edimb. med. and surg. journal, july. 1834.

les ruptures de cet organe promettent également un accoucheur distingué.

h. Enfin il faut ajouter à tous ces noms celui de M. *Ramsbotham fils*, qui professe actuellement à Londres (1), celui de M. *Malin* (2), son rival, celui de M. *Waller* (3) qui a donné une dernière édition de Denman, celui de M, *Ashwell* qui doit remplacer M. Blundell à l'école de Guy, et quelques autres dont je n'ai pas lu ou dont je ne me rappelle pas les travaux. .

V. *Péninsule.*

Aucun pays ne paraît être plus arriéré que le Portugal. *Langsdorf* (4) écrivait, en 1798, qu'il n'y avait trouvé qu'un ouvrage sur les accouchemens, ouvrage qui n'est que la traduction du mauvais livre de *Raulin*, et je ne vois pas que depuis lors, le pays de *Zacutus*, d'*Amatus* et de *Rodric a Castro*, ait beaucoup gagné sur ce point. L'Espagne n'est guère plus avancée. Alphonse de *Caranza* (5) est à peine connu en France; il en est de même de *Nunez* (6). *Vidart* (7) et *Novas* (8), n'ont jamais produit beaucoup d'impression, même dans leurs propres écoles. Il est en outre à craindre que la constitution et le travail politique qui les tiennent ébranlées, ne com-

---

(1) Lond. med. gazette, 1833-1834.

(2) Lond. med. and surg. journal, mai 1831, p. 386.

(3) Gazette médicale, 1833, p. 654.

(4) Schweighaeuser, Archiv. des accouch., etc., t. 2. p. 159.

(5) Tractat. novus de partu naturali et legitimo, 1630.

(6) Del parto humano, etc., 1638-1639-1724.

(7) Arte de partear, etc., Madrid, 1785.

(8) Elementos de la arte de partear, etc., Madr. 1799.

priment long-temps encore tout mouvement scientifique dans ces malheureuses contrées.

VI. *Suisse et Italie.*

La Suisse, qu'avaient illustrée sous ce rapport
J. Rueff et F. de Hilden, se tient aussi dans le silence le plus absolu. Depuis la traduction de Denman
donnée par Rœmer, elle n'a guère à revendiquer que
le manuel de *Hoffman* (1), et les quelques préceptes
de M. *Mayor* (2), auquel on doit en outre l'invention d'un bassin en fils de laiton, instrument fort
ingénieux, qu'on peut déformer de mille manières,
qui permet ainsi de simuler les vices de la cavité
pelvienne, et de voir toutes les particularités de la
manœuvre ou du mécanisme des accouchemens.

L'Italie mérite infiniment plus que les cantons
helvétiques, sans être à beaucoup près au niveau de
l'Angleterre. Le tire tête et les mémoires d'*Assalini* (3), sur différens sujets d'accouchemens, conservent encore quelque valeur aux yeux des savans.
Dans sa traduction de Stein, *Monteggia* (4) montre
qu'il avait bien compris le mécanisme de l'évolution
spontanée, et c'est à lui qu'on doit les premières
expériences sur ce sujet intéressant. Les traités généraux y sont cependant devenus rares en comparaison de ceux qui parurent dans le dernier siècle.
L'obstétricie de *Vallé* (5), la sage-femme moderne de
Valota (6), le traité plus étendu de *Valli* (7), *Ves-*

---

(1) Manuel pour les sages-femmes, etc., 1824.

(2) Bulletin de Férussac, Sc. méd. et journ. des progrès.

(3) Observ. prat. 1810. nuovi stromenti, etc., 1811.

(4) Vers. ital. di stein, 1799.

(5) Opera d'obstetr. etc., 1792, 1793.

(6) La levatr. moderna, etc., 1791.

(7) Trattat. del parto naturali, etc., 1767.

pa (1), et quelques autres n'ont point été reproduits. Le traité des hémorrhagies de *Bigeschi* (2), les observations de *Trinchinetti* (3) sur l'avortement, les perforations du périnée, etc., le mémoire de M. *Galbiati* (4) sur la pelviotomie, les traductions de de M. *Catolica*, les recherches de M. *Mojon* (5) sur la délivrance, de M. *Balardini* (6) sur le seigle ergoté, de M. *Biancini* (7) sur la circulation utéroplacentaire, et la publication de quelques faits isolés, de ceux qu'on doit à M. *Ferrario* (8), et à M. *Bili* par exemple, sur l'accouchement prématuré, témoignent assez que toute ardeur n'est pas éteinte dans la patrie de Morgagni. Ses nombreuses cliniques obstétricales ont d'ailleurs été et sont encore chaque année l'occasion de comptes rendus, de relevés statistiques fort instructifs. *M. Bongiovani* (9), long-temps chargé de celle de Pavie, a de plus laissé un Manuel complet, queique médiocre, en faveur des sagesfemmes. C'est à Pavie qu'ont été formés *MM. Omoboni, Locati, Ciniselli*, dont les mémoires insérés dans les Annales universelles d'Omodeï, ont presque tous été traduits par extraits dans les journaax français. La statistique obstétricale de Florence, publiée par M. *Mazzoni* (10), successeur de Bigeschi, est une des plus savantes à la fois et des mieux exécutées.

---

(1) Trattato della arte obstetricia, 1760.

(2) Trattat. delle emorag. uterin. 1816.

(3) Observazione sopra la retrovers. etc., 1816.

(4) Oper. del taglio della sinfisi del pube, 1819.

(5) Calderoni, sur un nouv. moyen d'opér. la déliv. etc., 1828

(6) Annali univ. di med. etc.

(7) Ibid.

(8) Journ. complém. des sc. med., t. 34, p. 359.

(9) Ostetricia teorica e pratica, etc., 2e édit. 1826.

(10) Statistica ostetr. di santa maria nuova, 1832.

Aucun traité général sur la matière n'a cependant paru, ainsi que je le disais, de manière à fixer l'attention depuis la réimpression de celui d'Asdrubali, et la science pouvait espérer davantage de tant d'écoles d'accouchemens établies dans ce pays.

VII. *Allemagne.*

L'Allemagne a mieux profité de ses richesses, et plus mérité de l'humanité, en ce sens, que l'Italie.

a. — Russie. Dirigée par un chirurgien instruit, créée vers le milieu de dix-huitième siècle, la clinique de Moscou prouve que la Russie elle-même reconnaissait déjà qu'il est utile d'avoir des accoucheurs habiles. L'histoire de cette clinique et des résultats scientifiques qu'elle a fournis ont permis à M. G. *Richter* (1) de publier en 1810 un livre trop peu consulté par les praticiens. Les relevés statistiques, les tableaux, les résumés comparatifs qui le composent; le rangeront dans la même classe que celui de M. Merriman, et n'ont point empêché l'auteur d'y consigner un certain nombre d'observations curieuses, 1° sur la rétroversion de matrice qu'il guérit, dit-il, au moyen d'un *hystéromochlion* (2), c'est-à-dire d'un instrument dont M. Amussat croyait avoir eu la première idée, et qui a pour but de relever, de redresser, puis de maintenir l'utérus en place; 2° sur le prolapsus de la matrice en état de gestation; 3° sur les polypes, dont un de quatre livres et demie (3), qu'il a guéri par la ligature; 4° sur le vagissement utérin (4), et sur plusieurs autres sujets.

---

(1) Synopsis praxis medico obstetriciæ, etc., Mosquæ, 1810. 4.

(2) P. 70, tab. 2.

(3) P. 114.

(4) P. 315.

b. — En Livonie, M. de Deutsch, directeur de la maternité de Dorpat, et son fils, ont publié une méthode de version (1) que la clinique des hôpitaux et le bulletin de Férussac ont reproduite par extraits.

c. — *Danemarck.* Le nom de Saxtorph (2) a continué d'illustrer le Danemarck, et nul pays n'a produit autant d'écrits sur les accouchemens que les contrées germaniques dans le dix-neuvième siècle.

d. — L'université de *Gœtingue* se glorifiera longtemps d'avoir possédé *Osiander* (3), qui, comme Flamant, s'est efforcé de ramener l'attention sur la version par la tête. Ses mémoires pour les médecins accoucheurs, son histoire pragmatique de l'art des accouchemens, son manuel, ou son grand traité sur la science qu'il a si long-temps professée, décèlent dans Osiander un caractère original, un esprit hardi, frondeur et souvent paradoxal. Il ose défier qu'on puisse lui montrer une vésicule ombilicale sur quatre œufs abortifs au choix de l'observateur. Il veut que le forceps soit utile une fois sur deux ou trois; on l'accuse même d'avoir souvent appliqué cet instrument dans le but unique d'instruire les élèves. Au total, Osiander rappelle, presque malgré lui, A. Leroy, mais en mieux et sous des couleurs infiniment plus dignes, plus relevées; de même que Boer ramène en quelque sorte à l'image de Baudelocque, mais amoindrie, et réduite à ses caractères purement pratiques.

e. Héritier de la chaire d'Osiander à l'université de Gœtingue, *Mende* (4) s'est d'abord fait remarquer

---

(1) De versione fœtus in pedes, etc., 1826.

(2) Élem. de l'art des accouchem., etc., 1801.

(3) Manuel pour les sages-femmes, 1796 et Traité général, ou Handbuch der Entbindungskunst. etc., 1819-1832, etc.

(4) Ausführliches handbuch der gerichtlichen med., etc., 1819.

par une opinion singulière ; savoir que la déchirure
du périnée est plutôt aidée que prévenue par les manœuvres généralement recommandées pour soutenir
cette cloison au moment du travail. Sa position et les
articles qu'il a publiés depuis dans le journal qu'il ré-
digeait en commun avec deux autres accoucheurs,
dont il sera question par la suite, lui avaient acquis
quelque renom ; mais il était encore loin de son pré-
décesseur sous ce rapport, lorsque la mort est venue
le ravir à la science.

f. Wigand de Hambourg (1) est un de ceux qui
ont le plus insisté sur les contractions tétaniques de
l'utérus, et sur le parti qu'on peut tirer des mani-
pulations extérieures, lorsqu'il s'agit de changer
quelques positions vicieuses du fœtus.

g. Les *Siebold*, que l'université de Vienne s'est
attachée, y ont en quelque sorte reproduit ou continué les archives de *Stark*. Par leur journal (2), par
leur enseignement, par leur pratique, plus peut-
être que par leurs recherches propres, ils ont considérablement aidé à répandre le goût des accouchemens dans tous les pays du nord.

h. Le traité des grossesses douteuses de *Schmitt* (3),
le volume extrêmement savant, rempli d'expériences,
d'observations et de recherches de toutes espèces que
M. *Hohl* (4) a publié sur l'auscultation appliquée au
diagnostic de la grossesse, le travail de M. *Michaelis* (5) sur l'opération césarienne, la version par les

---

(1) Beitrage zur theoret. med prakt. geburtshülfe etc. , 1798-
1808.

(2) Lucina, eine zeitschrift, etc., 1802-1811, journal für geburtshülfe, 1813-1834.

(3) Traduit par Stoltz en 1829.

(4) Die Geburtshül. exploration, Halle, 1833.

(5) Abhandlungen aus dem gebiete der geburtshülfe 1833. kiel,

pieds et la procidence du cordon, l'ouvrage statistique et topographique de M. *Riecke* (1) sur le Wurtemberg, dans lequel sont analysés 220,000 cas d'accouchemens, méritent aussi de grands éloges.

i. La science est encore redevable de quelques observations dignes d'intérêt à M. d'*Outrepont* de Wurzbourg, élève de Flamant et partisan, comme lui, de la version céphalique.

j. Le mémoire de M. *Reisenger* sur l'accouchement provoqué, l'histoire des accouchemens au 19e siècle de M. *Meissner* (2), l'excellente dissertation de M. *Kohlschœter* (3) sur les variétés de longueur et l'entortillement du cordon, ne peuvent pas être non plus sans influence sur le perfectionnement ultérieur de la tocologie.

k. Outre le manuel de *Jörg* (4) et celui de M. *Froriep* (5) qui ne sont pas sans valeur, l'Allemagne possède actuellement plusieurs ouvrages qui l'honorent et tendent à la rendre de plus en plus florissante, en formant le noyau d'autant d'écoles distinctes. C'est ainsi que MM. Ritgen à Giesen, Carus à Dresde, Busch d'abord à Marbourg et maintenant à Berlin, Nægèle à Heidelberg, et Kilian à Bonn, nous ont initié à leur doctrine, chacun dans un traité général.

l. Le premier de ces auteurs, M. *Ritgen* (6), qui paraît avoir d'abord cultivé la médecine vétérinaire,

----

(1) Beitrãge zur geburtshulflicher topographia, etc., 1827.

(2) Was hat das neunzehnte jahrhundèrt für die geburtshalfe, gethan, 1825.

(3) De funiculo umbilicali frequenti mortis nascent. causa, Lips. 28 juin 1833.

(4) Handbuch der Geburtshülfe, 1807-1820.

(5) Theoret prakt. handbuch des Geburtshülfe, etc., 1814-1728

(6) Die anzeiger der mecanischen hülfen, etc., 1820.

auteur d'un nouveau procédé pour l'opération césarienne, a pratiqué souvent, trop souvent même pour
que l'indication n'en fût pas quelquefois contestable,
l'accouchement prématuré artificiel. Presque toutes ses
opinions tiennent du paradoxe, et ses ouvrages ne
doivent être lus qu'avec une certaine défiance.

m. M. *Carus* (1), dont le savoir en zoologie, en
anatomie et en physiologie comparées, est apprécié
maintenant de toute l'Europe, est un esprit plus
juste, mais qui ne s'est pas autant occupé de pratique. Aussi la partie théorique de sa gynæcologie est-
elle beaucoup mieux traitée que la partie de pure application. M. Carus n'a point cru devoir adopter les
idées de M. Nægèle sur le mécanisme de l'accouchement, non plus que celles de M. Ritgen, qui veut que
l'occiput regarde plus souvent en arrière qu'en avant
au détroit supérieur. Ses principes ne diffèrent guère,
au fond, de ceux qu'on retrouve dans les ouvrages
français sortis de l'école de Baudelocque.

n. Le manuel de M. W. H. Busch (2) se distingue par d'autres caractères, entre toutes les publications de ce professeur, qu'il ne faut confondre
ni avec Busch l'ancien de Strasbourg, ni avec J. L.
ou H. L. Busch. Aucune question n'y est approfondie, mais toutes y sont touchées, et il est terminé
par l'indication de 2,475 ouvrages relatifs aux accouchemens. La science y est assez bien représentée,
quoiqu'on y trouve çà et là des préceptes et des opinions qui eussent mérité un autre jugement. Dans
les hernies de matrice, par exemple, M. Busch (3)
n'hésite pas à pratiquer l'opération césarienne. Pour
lui (4) la matrice se rompt plus souvent en avant et

______

(1) Lehrbuch der Gynökologie, etc., 1820-1828.
(2) Lehrbuch der geburtskunde, etc., Marburg, 1833.
(3) P. 81, § 637.
(4) P. 386, § 646.

de côté qu'en arrière ; le placenta devient adhérent
à l'utérus par un tissu celluleux ou fibrineux, par
un dépôt de matière albumineuse , crétacée , osseuse (1); ces matières sont quelquefois dues à une
altération de la membrane caduque ; la cause des dégénérescences du placenta tient toujours à des vio-
lences extérieures, à l'inflammation chronique (2) ;
l'accouchement provoqué est indiqué même dans les
cas de convulsions et de hernie de matrice (3); la méthode qui consiste à repousser une partie de l'enfant
pour que la tête descende d'elle-même, doit être complètement rejetée (4). Du reste, il établit fort bien
qu'avant la rupture des membranes le vagissement
utérin est impossible (5); que l'occlusion du col ,
après la fécondation, est très rare (6); qu'un hymen
trop résistant peut causer la rupture du vagin (7) ;
qu'extrait ou non, le fœtus meurt au terme de la
grossesse dans les gestations extra-utérines (8); que
l'évolution spontanée, dont M. Rathelot (9) relate
aussi un exemple, se fait de trois manières selon
que les eaux sont écoulées, que l'enfant descend par
la tête ou par le siége (10). Au total, ce livre est un
abrégé succinct, mais généralement exact, bon à
mettre entre les mains des élèves, quoiqu'il soit fort

---

(1) Oper. cital. p. 484, § 798.
(2) P. 485, § 799.
(3) P. 538, § 874.
(4) P. 554, § 896.
(5) P. 321, § 541.
(6) P. 383, § 641.
(7) P. 391, § 652.
(8) P. 415, § 692.
(9) Soc. méd. de Dijon, 1832 , p. 109
(10) Oper. citat. p. 458 460, § 760-763

insuffisant hors des écoles et pour les praticiens.

o. Déjà connu par son travail sur la circulation du fœtus, sur les axes du bassin, sur la clinique de Prague, et par sa traduction de Burns, M. *Kilian* (1) vient de publier en deux volumes, la première partie d'un traité fort savant sur la partie opératoire des accouchemens. Cet ouvrage, dans lequel on aperçoit souvent la manière et les doctrines de M. Nægèle, reproduit en grand presque tout ce qui a été dit sur la matière. Son article sur l'accouchement provoqué (2) est un des plus complets; mais il traite moins bien ce qui est relatif à l'évolution et à la version (3), excepté la version céphalique (4) toutefois qu'il paraît avoir beaucoup étudiée. On est surpris, d'ailleurs, de l'entendre dire que l'opération césarienne est préférable à la perforation du crâne; que la tête étant engagée de manière à ne pouvoir être déplacée avec le forceps, doit être perforée, le fœtus fût-il vivant, et que la symphyséotomie ne serait utile que dans un bassin régulièrement petit. Si l'indication et l'appréciation des sujets traités dans ce livre ne sont pas toujours exacts, il n'en a pas moins l'avantage de les montrer sous un jour très favorable, et de les embrasser largement.

p. L'homme qui, de nos jours, a le plus profondément remué la science tocologique en Allemagne, est sans contredit M. Nægèle. Successeur et gendre de Mai, qui pratiqua le premier l'accouchement prématuré artificiel au-delà du Rhin, M. Nægèle est devenu un des professeurs les plus célèbres de Heidelberg où se trouvent cependant les Tiedemann, les Chelius, et d'au-

---

(1) Die operative Geburtshülfe, etc., Bonn, 1834.

(2) P. 294-363.

(3) P. 369-500.

(4) P. 449-460.

tres hommes remarquables. Son premier volume, qui remonte à 1812 (1), traite déjà de la menstruation, de la rétroversion, des vices du bassin, de quelques anomalies du vagin des méthodes à suivre dans l'enseignement de la tocologie, avec un soin tout particulier, et c'est là que sont exposées ses expériences, avec ses procédés pour la suture des fistules vésico-vaginales. Son travail sur le bassin (2), sa dissertation sur les céphalæmatomes (3), sur l'atrésie du vagin (4), sur les exostoses du bassin (5); son mémoire sur le diagnostic des tumeurs crâniennes (6), et une foule d'autres thèses soutenues sous sa présidence à Heidelberg, ont introduit dans la science des idées et des faits d'une importance que personne ne conteste aujourd'hui. Mais, c'est à sa manière d'expliquer le mécanisme de l'accouchement (7), qu'il doit surtout son illustration. Personne, avant lui, n'avait dit d'une manière aussi formelle que le diamètre antéro-postérieur de la tête est presque toujours placé sur le diamètre sacro-ili-cotyloïdien gauche au détroit supérieur, que c'est le pariétal et non l'occiput qui s'engage le premier, la joue et non tout le visage qui se montre d'abord dans les positions de la face, l'ischion et non le podex dans les présentations du siège, ni qu'en arrivant au détroit inférieur la tête s'y engage avant d'avoir complété son mouvement de pivot. Cette doctrine, donnée en 1819, traduite dans le tome 9 du journal complémentaire en 1821, et reproduite en décembre

---

(1) Erfahrungen und abhandlungen. etc., 1812.

(2) Das weibliche Becken, etc., 1825.

(3) De cephalæmatomate neonator. etc., Heidelb., 1822.

(4) Hielbut, de atresia vaginæ, Heidelberg, 1832.

(5) Haber, dissertat. inaug., etc., 1830

(6) Journal compl. des sc. med. t. 13.

(7) Ueber der mechanism. der Geburt., etc., 1822.

1833 dans les archives générales de médecine, se voit encore mieux dans le manuel de l'auteur (1), dont la dernière édition a paru en 1835.

Destiné à l'instruction des sages-femmes, ce livre, dont j'ai tâché d'extraire les principaux préceptes, ne donne cependant qu'une idée fort incomplète de ce que la science doit à M. Nægele. A part ce qui concerne le mécanisme de l'accouchement naturel, les soins qu'il réclame et les suites de couches ou la *puerpéralité*, il ne contient en effet qu'un petit nombre de remarques nouvelles.

q. Les comptes rendus de M. Merrem de Cologne (2), ceux de M. Kluge (3) et quelques préceptes de ce dernier, relativement à l'opération césarienne ou à l'accouchement provoqué, mériteraient aussi d'être distingués, s'il était possible de passer en revue tous les travaux de ce genre publiés en Allemagne depuis une trentaine d'années.

§ 3. Conclusion.

Tout incomplet qu'il puisse être, ce simple coup-d'œil suffira, j'espère, pour prouver que de nos jours la véritable tocologie a pris un très grand essor, et qu'elle tend à marcher de plus en plus rapidement encore vers la perfection. Il montre aussi, on doit en convenir, que, sous ce rapport, l'Angleterre, et surtout l'Allemagne sont agitées, sourdement travaillées par un besoin de progression plus vif, plus étendu qu'en France. C'est au point qu'après avoir si long-temps donné l'élan et servi de berceau à l'art

---

(1) Lehrbuch der geburtshülfe für hebbammen, etc., 1833.
(2) Bulletin de Férussac, t. 17. p. 283.
(3) Ibid. p. 402.

des accouchemens , la patrie d'A. Paré court véritablement le risque de se laisser dépasser si elle ne se
hâte de reprendre le sceptre que lui avait acquis Baudelocque. La raison de cette particularité est, je crois,
facile à saisir. Elle tient, du moins en partie, aux institutions, au mode d'enseignement, et non aux hommes ; à l'administration ou aux habitudes sociales, et
non aux médecins, ni aux facultés. En effet, dans toutes
les universités, toutes les écoles dont il a été question précédemment, soit en Italie , soit en Amérique,
soit en Irlande , en Écosse, en Angleterre, soit en
Russie, en Danemark et dans toute l'Allemagne, des
étudians et des médecins suivent les leçons et la pratique des accouchemens au lit des malades, en même
temps que des professeurs instruits dirigent leurs
études. En France, au contraire, rien de semblable
n'existe. Dans presque toutes les villes de province
l'hôpital renferme, il est vrai, une salle pour les accouchemens; mais quelques jeunes personnes seules y
sont admises comme par grâce, et une sage-femme
en chef, attachée à l'établissement, en dirige tout le
service, sous la surveillance du chirurgien, qui n'y
vient à peu près jamais.

A Paris, l'*Hôtel-Dieu* et l'*hôpital St.-Louis* reçoivent, chaque année, de 3 à 600 femmes chacun au
moment du travail. Les sages-femmes n'y sont point
appelées; mais les salles d'accouchement, faisant
partie du service chirurgical général, sont aban-
données aux étudians de la maison, qui, n'étant sti-
mulés, dirigés par qui que ce soit, n'en retirent
presque aucune instruction, et vont assez souvent
jusqu'à regarder comme une corvée la nécessité où
ils se trouvent, à leur tour de garde, de suivre les différentes phases de l'accouchement ou de rester près
de la femme pendant les douleurs.

La *Maison d'accouchement,* où il se fait plus de
deux mille délivrances par an, établissement aussi

vaste qu'admirable, et que madame Legrand dirige d'ailleurs avec beaucoup de sagesse, pourrait servir à l'instruction de 600 élèves en médecine ; mais, par une bizarrerie qu'on ne comprend pas, cet immense trésor est entièrement consacré à une centaine de sages-femmes qui en sortent chaque année, et qui, une fois libres, n'ont d'autre mission, d'autre droit que de présider aux accouchemens simples ! Aucun étudiant, aucun médecin (eux qui, dans la pratique, sont chargés de tous les cas difficiles) ne peut y entrer ! Jamais peut-être une mine aussi riche n'a été plus malheureusement exploitée. Les mœurs et l'humanité qu'on invoque pour en défendre les abords ne sont outragées que par la stérilité d'une aussi belle institution. Eh ! qu'y a-t-il de plus conforme à la morale, à l'humanité, que de rendre habiles et savans ceux que leur profession appelle à secourir, à protéger les femmes et la naissance de l'homme contre les accidens et les dangers de l'enfantement ?

Depuis Levret et Grégoire, les écoles privées ont toujours été nombreuses à Paris ; mais, dans ces écoles, que de simples sages-femmes, parmi lesquelles on distingue encore mesdames *Dutilleux*, *Lacour*, *Lachapelle* (nièce), *Mercier*, etc, peuvent tenir, que voit-on ? Les leçons d'un cours durent 2 mois environ. De 4 à 8 accouchemens en forment la pratique, et les élèves les plus diligens, les plus zélés seuls y assistent. La femme est perdue pour eux dès que la délivrance est faite. Le professeur n'y vient que le moins possible. Une ou deux femmes, enceintes ou non, souvent les mêmes, se présentent deux ou trois fois la semaine pour les exercices du toucher, et il faut que 20 à 40 élèves pratiquent cette opération en une heure. Quel attrait, quelle instruction un pareil enseignement, si bien fait qu'on le suppose, peut-il offrir aux étudians ? C'est le seul cependant dont ils puissent profiter en France ; si ce n'est à Strasbourg où les sages-femmes ne sont

pas en possession de la salle d'accouchement, où la'
clinique admet aussi les élèves en médecine.

Ainsi la tocologie est enseignée à Paris au 19ᵉ siècle
comme elle l'était au 17ᵉ et au 18ᵉ, après Baudelocque, comme au temps de Mauriceau, de Levret
ou d'A. Petit. Toutes les avenues de la pratique d'une
science si essentielle pourraient-elles être encore long-
temps fermées aux élèves, en France, quand elles leur
sont si libéralement ouvertes partout ailleurs? Non; il
n'est pas possible qu'un fait qui contraste d'une manière si tranchée avec l'enseignement des autres
branches de la médecine se maintienne davantage
parmi nous. Quelque chose de mieux que ce qui
existe se prépare déjà. Une clinique active, confiée
à un nom illustre, à un professeur capable, va enfin
être établie près de la faculté de médecine par les
soins de son habile doyen; mais ce n'est point encore assez. Notre pays et sa métropole doivent une
institution plus vaste et plus complète au siècle
actuel. Il faut que les portes de la Maternité s'ouvrent aux étudians en médecine, et que plusieurs
professeurs fassent des cours libres dans cette maison.
Qu'un accoucheur ait en outre un enseignement
public à l'hôpital St.-Louis; qu'on en place un encore et surtout à l'Hôtel-Dieu; qu'il y ait dans la
capitale de 4 à 6 cliniques tocologiques, comme il
y en a de 12 à 15 pour la médecine, et bientôt,
j'en ai la conviction, l'art des accouchemens re-
prendra chez nous la prééminence qu'on ne lui con-
testait point il y a 25 ans, et que la France ne doit
pas perdre, placée comme elle l'est plus que jamais
à la tête des nations scientifiques et libérales.

ART. IV. — RÉSUMÉ SYNOPTIQUE.

§ Ier. DIVISION DE L'ACCOUCHEMENT.

MAURICEAU.	1. Naturels.	
	2. Contre nature..........	1. Laborieux. 2. Difficile. 3. Contre nature.
	3. Mauv. présent	1. Pl. antér. 2. Pl. postér. 3. Les côtés. 4. Les pieds.
BAUDELOCQUE 3 CLASSE.	1. Accouchem. naturels. — Qui ne réclament aucun secours	1. Positions du vertex. 2. Positions des pieds. 3. Positions des genoux. 4. Positions des fesses.
	2. Acc. contre nature.... —Qui exigent l'emploi de la main.............	1. Positions vicieuses. 2. Accidens pendant le travail.
	3. Accouch. laborieux... —Qui exigent l'emploi des instrumens	1. Vices des organes de la femme. 2. Monstruosités du fœtus. 3. Impuissance de l'organisme.
FLAMANT. 3 CLASSE.	1. Naturels, ou sans secours. 2. Non naturels. La main, le forceps, les lacs, etc. 3. Contre nature. Diviser les parties de la mère ou de l'enfant.	
MM. DUBOIS ET DESORMEAUX. **Mesd. BOIVIN ET LACHAPELLE.**	Comme BAUDELOCQUE. — Les présentations de la face sont rangées dans l'accouchement naturel.	
L'AUTEUR. 3 CLASSES.	1. Eutocie.	1. Le crâne. 2. La face. 3. Le pelvis. Tous les accouchemens qui se terminent spontanément.
	2. Dystocie	1. Hémorrhagie. 2. Convulsions. 3. Anévrisme. 4. Hernies. 5. Avec procidence du cord. 6. Par maladie de la femme. 7. Par angustie pelvienne. 8. Par suite de posit. vicieuses 9. Par épuisement. Tous les accouchemens qui exigent des secours.

§ 2. POSITIONS DU FŒTUS.

1° BAUDELOCQ.

VERTEX.
1. Occiput derrière la cavité cotyloïde gauche.
2. Occiput derrière la cavité cotyloïde droite.
3. Occiput derrière la symphyse des pubis.
4. Occip. derrière la symph. sacro-iliaque droite.
5. Occip. devant. la symph. sacro-iliaque gauche.
6. Occiput devant le sacrum.

FACE.
1. Front sur la symphyse des pubis.
2. Front sur l'angle sacro-vertébral.
3. Front sur l'éminence ilio-pectinée gauche.
4. Front sur l'éminence ilio-pectinée droite.

PIEDS.
1. Talons derrière la cavité cotyloïde gauche.
2. Talons derrière la cavité cotyloïde droite.
3. Talons derrière la symphyse des pubis.
4. Talons au-devant du sacrum.

GENOUX.
1. Face ant. des jambes, der. la cav. cotyl. gauch.
2. Face ant. des jambes, der. la cav. cotyl. droite.
3. Face ant. des jambes, der. la symph. des pubis.
4. Face antér. des jambes, au-devant du sacrum.

SIÉGE.
1. Le sacrum derrière la cavité cotyloïde gauche.
2. Le sacrum derrière la cavité cotyloïde droite.
3. Le sacrum derrière la symphyse des pubis.
4. Le sacrum en-devant du promontoire.

TRONC.
- Plan postér.
  1. Occiput.
  2. Cou.
  3. Poitrine.
  4. Lombes.
  5. Sacrum.
- Plan antér.
  1. Face.
  2. Cou.
  3. Sternum.
  4. Abdomen.
  5. Organ. génit.
- Plan latéral.
  1. Cou.
  2. Epaule.
  3. Thorax.
  4. Flanc.
  5. Hanche.

1. Tête en avant.
2. Tête en arrière.
3. Tête à gauche.
4. Tête à droite.

2° GARDIEN.

VERTEX.—Comme BAUDELOCQUE.

FACE.
1. Front à gauche.
2. Front à droite.
3. Front en avant.
4. Front en arrière.

PIEDS. — GENOUX. — SIÉGE.
1. Talons, jambes, ou sacrum à gauche.
2. Talons, jambes, ou sacrum à droite.
3. Talons, jambes, ou sacrum en avant.
4. Talons, jambes, ou sacrum en arrière.

TRONC.
- Plan latéral.
- Plan postér. — Point de subd.
- Plan antér.

1. Tête à gauche.
2. Tête à droite.
3. Tête en avant.
4. Tête en arrière.

3° MAYGRIER.

VERTEX.
1. Occipito-cotyloïdienne gauche.
2. Occipito-cotyloïdienne droite.
3. Occipito-sacro-iliaque droite.
4. Occipito-sacro-iliaque gauche.

FACE.—Comme GARDIEN.

PIEDS.
1. Calcanéo-cotyloïdienne gauche.
2. Calcanéo-cotyloïdienne droite.
3. Calcanéo-sacro-iliaque droite.
4. Calcanéo-sacro-iliaque gauche.

GENOUX. — SIÉGE. : Mêmes rapports.

TRONC.
- Plan antér.
  1. Ventre.
  2. Poitrine.
- Dos.—Point de subdiv.
- Plan latér.
  1. Hanche.
  2. Epaule.
  3. Oreille.

1. 2. 3. 4. Comme GARDIEN.

4° CAPURON.

VERTEX.
- 1. Occipito-antérieure gauche.
- 2. Occipito-antérieure droite.
- 3. Occipito-postérieure droite.
- 4. Occipito-postérieure gauche.

PIEDS / GENOUX / SIÉGE.
- 1. Calcanéo, tibio ou sacro-antérieure gauche.
- 2. Calcanéo, tibio ou sacro-antérieure droite.
- 3. Calcanéo, tibio ou sacro-postérieure droite.
- 4. Calcanéo, tibio ou sacro-postérieure gauche.

FACE.
- 1. Menton en arrière et à droite.
- 2. Menton en arrière et à gauche.
- 3. Menton en avant et à gauche.
- 4. Menton en avant et à droite.

TRONC.
- Plan post. { 1. Occiput. / 2. Dos. }
- Plan antér. { 1. Face. / 2. Poitrine. }
- Pli lat. dr. C. de la tête
- Pli lat. g. Epaule
  - 1. Tête en av. et à g.
  - 2. Tête en av. et à dr.
  - 3. Tête en ar. et à dr.
  - 4. Tête en arr. et à g.

5° BOIVIN.

VERTEX. — Comme GARDIEN.

FACE.
- 1. Mento-iliaque gauche.
- 2. Mento-iliaque droite.
- 3. Mento-pubienne.
- 4. Mento-sacrale.

PIEDS / GENOUX / SIÉGE. — Comme BAUDELOCQUE.

TRONC.
- Pl. sternal. — Comme BAUD.; mais point de subd.
- Plan post.
  - 1. Cervico-sacrale.
  - 2. Cervico-pubienne.
  - 3. Cervico-iliaque droite.
  - 4. Cervico-illiaque gauche.
- Pl. latéral.
  - 1. Rég. costale.
  - 2. Rég. de l'ép.
  - 3. Rég. de l'or.
  - { 1. 2. 3. 4. } Com. BAUD.

6° LACHAPELLE.

VERTEX.
- 1. De BAUDELOCQUE.
- 2. Idem.
- 3. 4. De BAUDELOCQUE.
- 4. 5. De BAUDELOCQUE.
- 5. Occiput à gauche.
- 6. Occiput à droite.

FACE / PIEDS / GENOUX / FESSES / ÉPAULES. — Comme BAUD.
- Plus, des posit. intermédiaires, imparfaites, inclinées.
- Point d'autre posit. du tronc.

7° FLAMANT.

VERTEX.
- 1. Font. occip. au-des. de la cav. cotyl. gauche.
- 2. Fontan. occip. au-des. de la cav. cotyl. droite.
- 3. Font. occip. au-dessus de la symph. des pubis.
- 4. Font. occip. au-des. de la symph. illio-sac. dr.
- 5. Font. oc. au-des. de la symph. ilio-sac. gauch.
- 6. Font. oc. au-dessus de l'angle sacro-vertébral.
- 7. Fontan. oc. au-des. de la fosse iliaque gauche.
- 8. Font. occip. au-dessus de la fosse iliaq. droite.

SIÉGE... — Huit espèces, comme pour le vertex.

TRONC... (4 plans.)
- Plan antér.
  - 1. Face.
  - 2. Cou.
  - 3. Sternum.
  - 4. Abdomen.
- Plan postér.
  - 1. Nuque.
  - 2. Dos.
  - 3. Lombes.
  - 4. Sacrum.
- Plan latéral.
  - 1. Joue.
  - 2. Cou.
  - 3. Epaule.
  - 4. Hanche.
  - 1. Tête à gauche.
  - 2. Tête à droite.
  - 3. Tête en avant.
  - 4. Tête en arrière.

8°.
DUGÈS . . . . . .
- VERTEX . . . . . 4 positions, comme MM. MAYGRIER ET CAPURON.
- PELVIS . . . . . 4 positions. { 1. Lombes à gauche. 2. Lombes à droite. 3. Lombes en avant. 4. Lombes en arrière. }
- FACE . . . . . . 2 positions. { 1. Vertex à gauche. 2. Vertex à droite. }
- EPAULE DROITE. 2 positions. { 1. Dos en avant. 2. Dos en arrière. }
- EPAULE GAUCHE. 2 positions. { 1. Dos en avant. 2. Dos en arrière. }

En tout 14 espèc.

9°.
DUBOIS, DESORMEAUX, DEWEES.
- VERTEX. FACE. PIEDS. GENOUX. SIÉGE. } Comme BAUDELOCQUE.
- TRONC. —Comme BAUDELOCQUE, moins les subdivisions.

10°.
NOEGÈLE . . . . . .
- Tête. 2 espèces.
  - Crâne. 2 espèces. { 1. Occip. coty. gauche. 4. Front. coty. gauche. }
  - Face. 2 espèces. { 1. Ment. iliaq. droite. 2. Ment. iliaq. gauche. }
- Pelvis. 2 espèces. { 1. Sacr. iliaq. gauche. 2. Sacr. iliaq. droite. }
- Épaule. 2 espèces. { 1. Tête à gauche. 2. Tête à droite. }

11°
L'AUTEUR.
- Tête. 2 espèces.
  - VERTEX. 2 espèc. { 1. Occip. ant. 3. var. { 1. Occip. coty. gauch. 2. Occipit. coty. droi. 3. Occip. coty. pub. } 2. Occip. pos. 3 var. { 1. Front.-cot. gauch. 2. Front.-cot. droite. 3. Front.-cot. pub. } }
  - FACE. Une seule espèce au détroit inférieur. { Mento-pub. 4 variét. au détroit supérieur. { 1. Ment. iliaq. droite. 2. Ment. iliaq. gauch. 3. Ment. pubienne. 4. Ment. sacrée. } }
- Extrémité infér. du tronc, un seul gen. le PELVIS . . . . 3 nuanc. { 1. Pieds. 3. Genoux. 3. Fesses. } 2 esp. { 1. Sac.-ant. 3. v. { 1. gau. 2. dro. 3. pub. } 2. Sac. post. 3 v. { 1. dro. 2. gau. 3. sacr. } }
- TRONC. 3 gen.
  - 1. Plan lat. Une espèce, l'épaule. 2 v. { Tête à gauch. Tête à droite. }
  - 2. Plan post. Une espèce, le dos 2 v. { Tête à gauch. Tête à droite. }
  - 3. Plan ant. Une esp., la poitr. 2. v. { Tête à gauch. Tête à droite. }

Plus, des positions inclinées de la tête, 1° tempe, 2° front, 3° occiput ; et du siège, 1° hanche, 2° sacrum, 3° parties génitales.,

§ 3. OPÉRATIONS TOCOLOGIQUES.

AUTEURS	Nombre des accouch.	Siége.	Pieds.	Face.	Genoux.	Tronc.	Forceps.	Version.	Céphalotom.
Boer	6,555	120	68	58	»	»	38	39	10
Bland	1,897	36	18	5	Ind.	Ind.	9	9	10
Merriman	1,800	42	23	4	Ind.	Ind.	29	29	7
Mme Boivin	20,517	363	234	74	4	96	28	28	16
Mme Lachapelle	22,243	402	205	103	9	118	174	174	12
M. Nœgèle	115	15	»	4	»	2	3	3	1
M. Nœgèle	1.296	61	Ind.	Ind.	Ind.	18	19	19	4
Totaux	54,723	1135	346	248	13	13	354	491	60

§ 4. STATISTIQUE.

A. *Accouchemens observés par* MM. BLAND, MERRIMAN, DEWEES, ARNELL, MOORE, NÆGELE, BOER, MM^mes BOIVIN et LACHAPELLE, et à la Maison des femmes en couches de Dublin.

	Nombre d'enfans.	Jumeaux.	Trijumeaux.	Quadrijumeaux.	Garçons.	Filles.	Morts.
MM. Dewees, Arnell et Moore.	35,000 environ.	200 environ.	1 seul.	»	Indét.	Indét.	Indét.
Mme Boivin.	20,517	153	3	»	Indét.	Indét.	Indét.
Merriman.	1,1813	22	1	»	929	884	»
Mais. de Dublin.	106,766	2,110	26	1 seul.	55,804	50,962	9,497
Mme Lachapelle.	37,895	444	5	»	19,474	18,421	2,291
Nœgèle.	415	6	1	»	199	216	31
Boer.	15,608	Indét.	»	»	Indét.	Indét.	Indét.
Ou sur «	6,555	sur 92	»	»	Indét.	Indét.	463
Totaux.	224,569	3,027	37	1	76,406	70,483	12,282

Ainsi, 3027 jumeaux, 37 trijumeaux et un seul quadrijumeau, sur environ 200,000 naissances. — 146,889 donnent 76,406 garçons et 70,483 filles ; et sur 160,269 enfans, 12,282 sont venus morts ; M. Schweighaeuser cite un second quadrijumeau ; les papiers publics en ont montionné un troisième en France dans ces dernières années ; Merriman parle d'un quatrième, observé dans le Worcestershire, en 1820 ; et Osiander dit, d'après une lettre, qu'une femme est accouchée de cinq enfans vivans, près de Porto, en 1778.

B. *Mortalité des Femmes en couches dans différens pays et à différentes époques, d'après les registres de la Maison du Dublin, MM. De Chateau-Neuf, Dugès, etc.*

	Années.	Accouchemens.	Morts.	Années.	Accouchemens.	Morts.
	1757	55	1	1791	1602	25
	1758	454	8	1792	1631	10
	1759	406	[illegible]	1793	1747	19
	1760	556	[illegible]	1794	1543	20
	1761	521	[illegible]	1795	1503	7
	1762	533	5	1796	1621	10
	1763	488	9	1797	1712	13
	1764	588	12	1798	1604	8
	1765	563	6	1799	1537	10
	1766	584	5	1800	1837	18
	1767	664	11	1801	1725	30
	1768	655	16	1802	1986	26
	1769	642	8	1803	1028	44
	1770	970	8	1804	1915	16
	1771	694	5	1805	2220	12
A LA MAISON DES	1772	704	4	1806	2406	23
FEMMES EN COU-	1773	694	[illegible]	1807	2511	12
CHES DE DUBLIN.	1774	681	21	1808	2665	13
	1775	728	[illegible]	1809	2889	21
	1776	802	7	1810	2854	27
	1777	856	[illegible]	1811	2561	24
	1778	927	40	1812	2676	43
	1779	1011	8	1813	2484	62
	1780	910	6	1814	2508	25
	1781	1027	6	1815	3075	17
	1782	996	6	1816	3314	18
	1783	1167	15	1817	3473	32
	1784	1261	11	1818	3359	56
	1785	1292	8	1819	3197	54
	1786	1351	8	1820	2458	50
	1787	1347	10	1821	2849	22
	1788	1469	23	1822	2675	12
	1789	1435	25	1823	2584	39
	1790	1546	12			
	1799	1364	106	1809	1795	66
	1800	1155	120	1810	1811	71
	1801	1209	35	1811	2395	108
M. Dugès, à la Ma-	1802	1496	13	1814	2384	127
ternité de Paris...	1803	1632	108	1815	2346	149
	1804	1603	50	1816	2422	46
	1805	1564	60	1817	2800	63
	1806	1625	114	1818	2111	152
	1807	1691	72	1819	1828	187
	1808	1690	57			
M. DE CHATEAU-	1816	9,683	81	1819	11,580	100
NEUF, à Paris......	1817	10,528	90	1820	11,634	228
	1818	11,662	167	1821	11,481	223

A {	Wassenda, en Suède.	1 mort sur 62.	A {	l'Hôtel-Dieu de Paris. . . 1 sur 15.
	Berlin. . . . . 109 sur 10,000.		Lond., en 30 ans. 820 sur 10,000.
	L'hôpital Britannique. . . 1 sur 50.		Strasbourg. . . . . . 1 sur 109.
	Manchester. . . . . 1 sur 138.		Pétersbourg. . . . . 7 sur 1000.

C. *Extraits de divers comptes rendus.*

M. RAMOUX. — (Bulletin de la faculté, t. 2, p. 73).—Cl. de Colmar (du 7 décembre 1806 au 31 décembre 1808). — Deux cent soixante-quinze accouchemens. — Tête, deux cent soixante-six.—Pieds, deux.—Siége, trois.—Epaule droite, deux. — Face, deux.

Clin. de Liége (1808), deux cent-seize.—Ventre, une. — Hanche droite, deux. — Face, un. — Bras droit, deux. — Pieds, un. — Siége, un.—Version, un.—Forceps, eux. — Hém. par impl., un. — Trois femmes mortes; opérat. cés. une.—Une symphyséotomie.— Une fièvre maligne.

ASSALINI. — Sainte–Catherine de Milan.—Sur deux cent soixante-neuf. — Dix morts. — Enfans, quarante-un.—Opération césarienne, trois. Un enfant vivant. — Les femmes, non. (Nuov. Instr. di ostetr.)

G. M. RICHTER. —(Synops. praxis medica obstetr., mosquœ 1810). — Du premier janvier 1801 au premier janvier 1807, deux mille cinq cent soixante-onze accouchemens. — Dix-huit femmes mortes. — Jumeaux, cinquante-deux.—Trijumeaux, quatre.—Pieds, vingt-huit.—Genoux, deux.—Fesses, quarante-huit. — Version, vingt-cinq. — Forceps, quinze. — Céphalotomie, trois.

Ibid. — (Pag. 416.) — Pratique privée. — Six cent vingt-quatre — Forceps, trente-quatre. — Version, vingt-sept. — Par le bras, douze. — Par convulsions, six. — Par placenta sur l'orifice, cinq. — Par cordon sorti, quatre. Cordon autour du cou, vingt-sept.

INSTIT. DE WELLESLEY. — (Dublin, repp. vol. V, p. 495.) — Jusqu'au 31 décembre 1828, trois cent quatre-vingt-dix-huit accouchemens.—Forceps, un. — Céphalotomie, deux. — Bras, quatre. — Poitrine et pelvis, huit. — Procid. du cordon, cinq. — Eclampsie, six. — Implantation du placenta, six. — Perte arrêtée par rupture des membranes.— Délivrance artificielle, quinze, pour hémorrhagies avant la délivrance. — (M. Hart.)

Ibid. —   (Pour 1829.) — Trois cent-treize. — Poitrine et pelvis, six. — Bras, un. — Version, cinq. — Forceps, trois. — Céphalotomie, trois.—*Ergot.*— effets douteux.— Délivrance artificielle, sept.— Evolution spontanée, un à sept mois, enfant mort. (M. Cusack.)

HÔPITAL COMBE. — Depuis février 1829, époque d'ouverture, huit cent quatre-vingt-sept.—six cent quatre-vingt-onze accouch.—Face, deux.— Poitrine, quatorze.—Pieds, sept.—Bras, trois.— Epaule, un. — Cordon, sept. — Version, douze. —Morts-nés, cinquante-cinq.

Ibid. —   (P. 577.)— Bras, trois. —Pelvis, trois. — Poitrine, quatre. — Cordon, quatre. — Crochets, trois. —Version, quatre. —Prématurés, vingt-neuf. — Avortement, deux. Evolution spontanée, une. (M. Gregory.)

M. RIECKE. —   (Beitrœge, etc. Arch. t. 20 p. 76.) — Premier juillet 1821 au premier juillet 1825, dans le Wurtemberg, deux cent dix-neuf mille trois cent cinquante-trois accouchemens. — Deux cent vingt-un mille neuf cent quatre-vingt-trois enfans.—Douze cent quarante-huit femmes mortes. — Une sur soixante-quinze. — Morts-nés, ou peu de temps après la naissance, dix mille six cent-trente. — Un sur vingt.

Proportions des accouchemens.—Janvier, mars, octobre, novembre, décembre, septembre, mai, février, avril, août, juillet et juin.

Deux mille cinq cent quatre-vingt-trois accouchemens multiples, dont deux mille cinq cent quarante-cinq jumeaux. — Trente-quatre trimujeaux et deux quadrijumeaux.

Accouchemens naturels, deux cent-quatorze mille trente - quatre. — Spontanés, mains avec la tête. — Cordon à côté de la tête. — Version spontanée par contractions fortes, dix. — Le plus souvent par le pelvis. — Deux fois le bras remonte. — Une fois la tête fit place à l'épaule. — La version devint nécessaire.

Avec secours, sept mille neuf cent quarante-neuf. — Sur mille on a : 10 3/4 embryotomie. — Forceps, trois cent quarante-quatre et demi. — Version par les pieds, trois cent quatre-vingt-quatorze trois huitièmes. — Extract. par les fesses ou les pieds, soixante-trois et demi. — Décollement du placenta, cent quatre-vingt-huit. — Version par la tête, deux, 'ce qui fait seize en tout.

Quatorze embryotomies. — Quatre-vingt-quatre céphalotomies.— Dix-huit paracentèses

P. Dubois. — (*Lancette française*, t. 7, p. 288, 314, 301, ou numéros 104, 105.) — Premier juin 1829, au premier juin 1833, dix mille sept cent quarante-deux accouchemens. —Dix mille deux cent soixante-deux par la tête. — Trois cent quatre-vingt-onze par le pelvis. — Cinquante-neuf par le tronc, trente par la face.

Sur les dix mille deux cent soixante-deux,
neuf mille huit cent soixante-sept à terme,
dont trente morts avant la naissance. —
Cent quatre-vingt-onze ont succombé, c'est-
à-dire un sur cinquante-un ou cinquante-deux.

Sur les trois cent quatre-vingt-quinze avant
terme, trente-quatre n'avaient pas sept mois.
— Quatre-vingt-trois étaient putréfiés. —
Deux cent soixante dix-huit pouvant vivre,
dont quarante-huit sont morts : Un sur cinq
ou six.

Sur les trois cent quatre-vingt-onze par le pelvis, deux cent trente-huit à terme, sept
morts avant. — Deux cent trente-un vivans.
—Vingt-un morts après : un sur onze.

Sur les cent cinquante-trois avant terme,
soixante-deux morts avant. — Trente, non
viables. — Soixante viables.

Mᴇʀʀᴇᴍ ᴅᴇ Cᴏʟᴏɢɴᴇ.—(B. de F. 17, 283)—(1826.)—Cent
cinquante-sept femmes. — Cent cinquante-
neuf enfans. — Soixante-dix garçons. —
Quatre-vingt-une filles. — Deux avortons.
Quatre accouchemens prématurés. — Cent
cinquante-trois à terme. — Première du
sommet, cent-quatorze. — (Huit extract.)
— Trente-deux dans la deuxième. —(Trois
extract.) — Un dans la troisième. — Deux
dans la quatrième. — (Un extract.)— Face,
un. — Fesses, six. — (Trois extract.) —
Version, trois. — Opération césarienne,
deux. — Morts-nés, dix. — Plus petit fœtus,
trois liv.—Le plus gros, onze liv.—De seize
à vingt-cinq pouces. — Délivrance artificielle, une.—Forceps, quatorze ; toujours
avec succès pour la mère et l'enfant. — Un
cas d'enclavement. — L'oreille arrachée, le

recollement a lieu. — Une des opérations césariennes réussit.

Kluge.   —   (Id. 402.) — Charité de Berlin. — Deux cent soixante - huit accouchemens ; cent vingt-quatre garçons, cent quarante-cinq filles. — Deux cent cinquante-sept fois la tête. — Deux cent-quatorze, première. — Trente-cinq, deuxième. — Troisième, une fois. — Deux fois, quatrième. — *Vertex*, une fois, deuxième. —Deux fois, troisième. — Une fois, quatrième.— *Face*, une fois, quatrième. — Fesses, cinq fois, première. — Une fois, troisième. — *Pieds*, quatre.— Transv : deux. — Cordon, autour du cou, soixante-trois. — Forceps, quinze. — Version, trois. — Opération césarienne, une. —Accouchemens provoqués, trois.—Céphalotomie, deux.—Incision du périnée, deux.

Kilian.   —   (B. de F. 25, 352.) — Cl. de Prague (de 1789 à 1811) cinq mille neuf cent quatre-vingt-neuf accouchemens.—Trois mille cent-seize garçons, deux mille huit cent soixante-treize filles.—(De 1811 à 1825), mille cinquante-trois accouchemens. — De 1825 à 1827, deux mille trois cent cinquante.—Cent-vingt forceps. — Soixante-trois-versions. — Quatre céphalotomies. — Cent-vingt-deux fois la face.—Cent-vingt-cinq, les fesses. — Huit, les pieds.—Cinquante-une posit. transvers.

Mazzoni.   —   (Statistica ostetrica di Santa Maria Nuova, du 11 août 1829, au 31 décembre 1832.) Quatre cent cinquante-deux accouchemens. Neuf jumeaux. — Quatre cent quarante-quatre enfans vivans. — Tête, quatre cent trente-neuf. — Pelvis, cinq fois. — Cordon, dix-huit à vingt fois.

CLINIQUE DE STRASBOURG. — (1824 à 1829). — Cent trente-deux accouchemens. — soixante-quatorze garçons, cinquante-huit filles. —Cent vingt-cinq par la tête. — Six par le pelvis. — Un par l'épaule. —Treize morts-nés, dont sept avant terme et trois avortemens. —Quatre femmes mortes.—*Quatre positions de la face.* Soixante-treize, première. — *Bosse pariétale droite.* — Trente-une, quatrième. — *Bosse pariétale gauche.*—Toutes les positions postérieures transformées en antérieures. — Trois forceps. — Quatre, levier. — Une opération césarienne.—L'épaule.—*Version spontanée.* — Enfant mort.

HÔTEL-DIEU DE PARIS. — (1829.)—Deux cent quatre-vingts accouchemens. — Quatre doubles. — Trois pelvis. — Deux versions. — Un forceps. — Neuf femmes sont mortes, ou une sur trente-une.

HÔPITAL SAINT-LOUIS. — (1828.)—Deux cent quarante accouchemens. — Naturels, deux cent vingt-neuf. — Longs et pénibles, six. — Avortemens, trois. — Forceps, un. — Version par le bras, un. (M. Papavoine, *Journal des Progrès*, tome XIV.)

HÔPITAL SAINT-LOUIS. — (1829.) — Trois cent-treize. — Sur un relevé de onze années, on trouve une femme morte sur vingt-trois.—(Heulhard, Darcy, thèse, 1830.)

PIGEOTTE DE TROYES.—(Clinique, t. III, p. 397.)—1815 à 1828. Treize cent soixante-deux accouchemens. — Deux forceps. — Pas de femmes mortes.

CARUS. — (*Lanc. F.* 1829.—1—448.)—A Dresde 1827, deux cent-vingt accouchemens. — Trente-trois avec secours. — Céphalotomie, un. — Opération césarienne, une. — Accouchement prématuré artificiel, un. — Version , quatre. — Forceps, 19. — Placenta détaché, six.

Ciniselli. — (*Gazette Médicale de Paris*, 1833.) — Clinique de Pavie, 1830, 1831.—Quatre-vingt-quatorze femmes. — Version, deux. — Forceps, un. —Accouchemens provoqués, deux. — Auscultation a réussi. — Battem. doubles insolites; par le cordon autour du fœtus, six. — L'accouchement provoqué à l'Institut, huit fois. (Lovati.)

Siébold. — (B. de F. 21 , 401.) — Clinique de Berlin, 1827.—Cent trente-sept accouchemens. — Forceps, quinze. — Version, trois. — Cent-une fois la première position. —Vingt-neuf fois la deuxième.—Deux fois le vertex. Deux fois les fesses. — Une fois l'épaule.— Bras et jambes, une fois avec le cordon. — Une fois la hanche.—Tous les fœtus avec forceps, vivans. — Des trois versions, deux morts. — Soixante - quinze garçons. — Soixante-deux filles. —Cordon autour du cou, vingt-une fois.

Waller. — (*Gazette* 1833, 654.) — Six premiers mois de 1831. — Deux cent quatre-vingt-onze femmes. — Quatre, pieds. — Trois, les fesses. — Trois jumeaux. — Onze morts.

Un ouvrage dont j'aurais voulu parler plus au long, mais qui ne fait que de paraître, et dont je reçois à l'instant la première livraison, est celui de M. Le Monnier, de Rennes (1). S'étant livré à l'étude des accouchemens depuis 1795, et trouvé chargé d'un enseignement public pendant plusieurs années, M. Le Monnier, qui tient d'ailleurs à réformer toute la manœuvre tocologique, eût exigé une discussion à laquelle il ne m'est plus possible de me livrer maintenant.

---

(1) Nouv. Traité de l'accouchem. Manuel, etc., 1834.

TRAITÉ COMPLET

DE L'ART

DES ACCOUCHEMENS,

ou

TOCOLOGIE THÉORIQUE ET PRATIQUE.

LIVRE PREMIER.

Partie anatomique.

Prise sous le point de vue tocologique, l'anatomie se trouve naturellement renfermée dans d'assez étroites limites. Elle n'a en effet à s'occuper que de l'extrémité inférieure du tronc, c'est-à-dire du bassin et de ses dépendances, des organes *sexuels* et de leurs annexes.

TITRE PREMIER.

Du Bassin.

Le bassin se présente sous deux états qu'il importe de ne pas confondre, à l'état de bonne conformation et à l'état vicié.

CHAPITRE PREMIER.

Bassin à l'état normal.

La différence entre le bassin d'un squelette et celui qui reste garni de ses parties molles est si grande, qu'on ne peut se dispenser de les étudier séparément.

Tome I.

Espèce de ceinture ou de cavité osseuse qui termine le tronc inférieurement, le bassin se trouve placé, dans l'espèce humaine, entre le rachis qu'il supporte en arrière, et les os des cuisses sur lesquels il repose en avant. Sa forme, bien qu'irrégulière et difficile à déterminer, se rapproche cependant de celle d'un cône dont le sommet et la base seraient fortement inclinés l'un vers l'autre sur leur partie antérieure. Le considérant comme une dépendance de la colonne vertébrale et des membres, les anciens anatomistes ne daignèrent point, avant Vésale, en faire une description particulière. Diemerbroeck, Dionis, St.-Hilaire, Mauriceau, de la Motte, s'y arrêtent à peine dans leurs ouvrages; et, de nos jours, les savans qui cherchent à mettre en honneur l'anatomie philosophique sont en grande partie revenus, sous ce rapport, à l'opinion des premiers naturalistes. Mais si, dans un système général de zoologie, l'évolution du squelette permet d'adopter une pareille manière de voir, il n'en est pas de même en tocologie. L'accoucheur a besoin d'étudier le bassin comme une pièce séparée, et, en ce qui concerne son art, comme un tout indépendant du reste du corps. Aussi, depuis Deventer, Levret et Smellie, la plupart des auteurs ont-ils suivi cette marche, que j'adopterai moi-même.

ARTICLE 1er. Os du Bassin.

Les os du bassin chez l'adulte sont au nombre de quatre : le sacrum, puis le coccyx, en arrière et sur la ligne médiane; les os coxaux, en avant et sur les côtés. Comme c'est le bassin dans son ensemble, que la personne qui se destine à la pratique des accouchemens doit particulièrement connaître, je ne pense pas devoir m'arrêter longuement aux détails graphiques qu'on trouve dans la plupart des ouvrages classiques sur chaçune de ses pièces constituantes en particulier. A ce sujet, il existe même dans nos traités modernes une méthode d'exposition assez vicieuse et qu'il convient de réformer. A l'instar de Bau-

delocque, on décrit minutieusement le pubis, l'ischion et
l'ilium, comme autant d'os séparés, tandis qu'on oublie pres
que totalement l'os coxal en général. Cependant ce dernier
seul est de quelque intérêt en accouchement, puisque les trois
pièces qui le composent se soudent avant que la femme ne soit
apte à devenir enceinte.

-Ier. Du Sacrum.

Le sacrum, os impair, situé entre la dernière vertèbre lombaire et le coccyx, est comme encadré entre les deux os des
îles.

De forme triangulaire ou pyramidale, recourbé sur sa face
antérieure, il présente à examiner successivement une région
interne ou pelvienne, une région externe ou postérieure, deux
bords, une base et un sommet.

Sa *face antérieure*, ou pelvienne, plus ou moins concave,
offre 1° au milieu, quatre ou cinq facettes quadrangulaires et
autant de lignes transversales; 2° en dehors, les cinq trous
sacrés antérieurs qui se terminent par autant de gouttières
convergentes, et qui donnent passage aux branches antérieures
des nerfs sacrés; 3° plus en dehors encore, et, entre ces ouvertures, des surfaces rugueuses et bosselées pour l'attache des
muscles pyramidaux.

Sa *face postérieure*, convexe et fort inégale, présente, sur la
ligne médiane, 1° une série d'éminences qui, par leur réunion,
forment la crête sacrée; 2° au-dessus de cette crête, l'ouverture
sacrée; 3° au-dessous, les deux branches qui résultent de sa bifurcation, l'espace triangulaire qui termine le canal rachidien,
et les tubercules ou pointes appelés cornes du sacrum. En
dehors des fausses épines vertébrales, on voit les gouttières
sacrées, les trous sacrés postérieurs, et, plus près des bords,
des inégalités pour l'insertion des ligamens sacro-iliaques
postérieurs.

Ses *bords* peuvent être divisés en deux portions : l'une, supérieure, très-épaisse, offre, dans sa moitié antérieure, une
facette articulaire en demi-lune, qui l'unit avec le coxal, et,

dans sa moitié postérieure, une excavation et des saillies rugueuses pour l'attache des ligamens sacro-iliaques ; l'autre, inférieure, mince, presque tranchante, sert à l'insertion des ligamens sacro-sciatiques.

Sa *base*, très-large, regarde directement en haut. On y remarque, au milieu, une surface plane, elliptique, placée transversalement, plus ou moins inclinée en arrière, et qui s'articule avec la dernière vertèbre ; en dehors et un peu en avant, une surface triangulaire, l'*aileron* du sacrum, légèrement abaissée vers la face antérieure, et qui concourt à former la fosse iliaque interne ; enfin en arrière, l'entrée du canal sacré, et les deux apophyses articulaires de la première pièce du sacrum.

Son *sommet*, mince, elliptique, un peu convexe, est reçu dans la base du coccyx.

Le sacrum, simple prolongement du rachis, est formé par la réunion de cinq pièces principales auxquelles Winslow a donné le nom de fausses vertèbres. On y distingue près de quarante points d'ossification. A la naissance, il est encore formé de quinze pièces, trois pour chaque vertèbre ; mais bientôt il n'en présente plus que cinq, qui se soudent presque constamment, à leur tour, avant l'âge de puberté.

§ II. Du Coccyx.

Le coccyx est une espèce de sacrum rudimentaire, dont la face antérieure, presque plane, supporte la fin du rectum, et dont la face postérieure, légèrement convexe, n'est séparée de la peau que par le ligament sacro-coccygien postérieur. Ses bords servent de point d'attache au petit ligament sciatique et au muscle ischio-coccygien. Sa base, un peu concave, surmontée latéralement de deux prolongemens en forme de cornes, s'articule avec le sommet et les cornes du sacrum. Son sommet, tuberculeux et arrondi, donne insertion au sphincter externe de l'anus.

Les trois ou quatre pièces qui le composent, simples vestiges d'autant de corps vertébraux, restent assez long-temps

mobiles l'une sur l'autre. Elles finissent par se souder, cependant; mais l'os, en totalité, ne perd que dans un âge
avancé, chez la plupart des femmes, la faculté de se mouvoir
sur le sacrum.

§ III. Du Coxal.

L'*os des îles*, l'*os de la hanche*, l'*os innominé*, ou mieux,
comme Celse l'avait déjà indiqué, l'*os coxal*, situé entre le
fémur et le sacrum, forme à lui seul les deux tiers antérieurs
et latéraux du bassin.

Irrégulièrement quadrangulaire, comme étranglé dans sa
partie moyenne et tordu sur lui-même en deux sens opposés,
l'os coxal désarticulé présente deux faces et quatre bords.

A sa *face interne* ou pelvienne, divisée en deux portions
presque égales, on distingue, en haut, une large excavation
appelée *fosse iliaque interne;* en arrière, une surface articulaire, en demi-lune, appelée *facette auriculaire;* plus en arrière encore, des rugosités semblables à celles qu'on observe
sur les bords du sacrum, avec lequel elles s'unissent.

Dans sa moitié inférieure, on voit, en arrière, une surface
plane, presque triangulaire, qui correspond à la cavité cotyloïde et au corps de l'ischion; au milieu, le trou sous-pubien;
en avant, la face interne du pubis et de la branche ischio-pubienne.

Un bord en demi-cercle, épais, mousse et arrondi en arrière, mince et de plus en plus tranchant en devant où il se
termine par la crète pubienne, bord qui forme la plus grande
partie du détroit supérieur, et que Plenck (1) nomme ligne *inno-
minée*, réunit ces deux moitiés de la face pelvienne de l'os coxal.

Sa *face externe* ou fémorale offre, dans sa moitié supérieure,
la fosse iliaque externe, remplie par les trois muscles fessiers;
en bas, le trou sous-pubien, la face externe de l'ischion, du
pubis et de la branche ischio-pubienne; au milieu, la cavité
cotyloïde.

______

(1) Aitken, *Principl. of midwif.* p. 5.

Son *bord supérieur,* ou la crète iliaque, plus épais en arrière et en avant qu'au milieu, contourné en *S* italique, divisé par les anatomistes en lèvre externe, lèvre interne et interstice pour mieux faire comprendre l'attache des muscles, se termine, en avant, par l'épine iliaque antéro-supérieure, et en arrière, par l'épine iliaque postéro-supérieure (1).

Son *bord inférieur* présente trois parties : supérieurement, une surface ovalaire pour l'articulation des pubis ; inférieurement, la tubérosité de l'ischion ; et, au milieu, le bord de la branche ischio-pubienne, plus ou moins déjeté en dehors.

On distingue à son *bord antérieur,* de l'ilium vers le pubis, l'épine iliaque supérieure ; une petite échancrure semi-lunaire ; l'épine iliaque inférieure ; la gouttière des muscles psoas et iliaque ; l'éminence iléo-pectinée pour l'insertion du petit psoas ; une surface triangulaire, lisse, inclinée en avant et cachée par le muscle pectiné ; la crète, puis l'épine pubiennes ; enfin l'angle du pubis.

A son bord postérieur on voit, de haut en bas aussi, l'épine iliaque postéro-supérieure ; une petite échancrure inégale ; l'épine iliaque postéro-inférieure, qui s'articule avec le sacrum ; la grande échancrure sciatique ; l'épine sciatique ; la petite échancrure sciatique ; la partie la plus reculée de la tubérosité de l'ischion.

Des trois pièces qui formaient l'os coxal à la naissance la supérieure, l'*ilium,* constitue la hanche et les deux fosses iliaques ; l'inférieure, l'*ischion,* supporte le poids du corps quand on est assis ; la troisième, on l'antérieure est le *pubis,* auquel sont comme appendus les organes génitaux. C'est dans la cavité cotyloïde, à l'éminence iléo-pectinée, et au milieu de la branche ischio-pubienne, que ces trois os finissent par se confondre vers l'époque de la puberté. Il s'y ajoute ordinairement, dans le jeune âge, une plaque pour la crète iliaque, une pour

---

(1) Puisqu'on dit bien diamètre *antéro-postérieur*, je ne sais pas pourquoi on ne dirait pas *épine antéro-supérieure*, etc. au lieu d'épine antérieure et supérieure, comme on l'a fait usqu'ici.

la tubérosité ischiatique, un autre point d'ossification pour
l'épine antéro-inférieure, et un quatrième pour l'épine des
pubis, qui ne se soudent parfois que très-tard avec les pièces
principales.

ART. 2.—Articulations ou Symphyses.

Les articulations du bassin sont au nombre de cinq : une
pour les deux pubis en avant, deux pour les os des îles et le
sacrum en arrière, puis celle du coccyx avec le sacrum, et celle
du sacrum avec le rachis.

§ Ier. Symphyse pubienne.

Dans la *symphyse antérieure* ou médiane, les os sont maintenus en contact par une substance fibro-cartilagineuse, qu'on
appelle ligament inter-pubien, et dont l'épaisseur est loin
d'être la même dans tous les points de l'espèce d'anneau ou
de cercle ovalaire qu'il représente. Très-grande tout-à-fait en
haut, un peu moindre en avant, bien moindre encore en arrière, cette épaisseur devient tout-à-coup très-considérable
en bas, où le corps fibreux prend le nom de ligament triangulaire ou sous-pubien. Au centre, les surfaces osseuses ne
sont séparées que par une plaque mince de cartilage, qui, dans
le jeune âge et même chez un bon nombre de femmes adultes,
est humectée d'une petite quantité de fluide synovial.

Une portion du périoste en tapisse la face postérieure ; une
lame fibreuse de même nature se remarque en avant, et c'est
à ces deux couches qu'on a donné les noms de ligament antérieur et de ligament postérieur de la symphyse pubienne.

Adoptant l'opinion de Hunter (1), le docteur Burns (2) croit
qu'il existe d'abord un cartilage sur chaque pubis, puis que la
couche fibro-articulaire vient en quelque sorte se déposer entre
eux. Mais ce n'est pas tout-à-fait ainsi que les choses se passent :

---

(1) *Med. obs. and inq.* vol. II, p. 333.
(2) *Principl. of midwif.* p.

étant en raison directe de l'âge, la largeur du cercle prismatique et fibreux de l'articulation fait que la surface cartilagineuse offre toujours des dimensions inverses, et qu'elle finit même le plus souvent par disparaître de la circonférence au centre. L'ankylose des pubis, observée par Desgranges, par M. Burns, et que j'ai aussi rencontrée, devient ainsi un phénomène pour ainsi dire naturel chez quelques femmes, quoique Hunter (1) semble la révoquer en doute.

§ II. Symphyses sacro-iliaques.

Les *symphyses sacro-iliaques*, ou postérieures, sont beaucoup plus compliquées que la précédente. Là, le sacrum est enclavé, comme un double coin, entre les os coxaux ; de sorte qu'il peut offrir une résistance très-efficace au poids du corps, qui le presse de haut en bas, et à l'effort des viscères pelviens qui tendent à le chasser en arrière. Ses faces articulaires, quoiqu'inégales, sont cependant recouvertes d'un cartilage diarthrodial fort épais. Celles des os iliaques n'en présentent pas du tout, au contraire. C'est à tort que les auteurs leur en accordent également une lame, en se bornant à faire remarquer qu'elle est beaucoup plus mince que sur le sacrum.

On appelle ligament sacro-iliaque postérieur un amas de trousseaux fibreux, jaunes, élastiques, mêlés de pelotons graisseux, qui remplissent l'excavation rugueuse qu'on voit en arrière des surfaces cartilagineuses. Ces trousseaux, de même nature que les ligamens des vertèbres, sont formés de fibres entrecroisées dans toutes les directions, et s'unissent d'une manière presqu'intime avec le sacrum et les os coxaux. D'une force considérable, ils donnent une solidité extraordinaire à l'articulation, qu'ils concourent à former. Il n'y a point, à proprement parler, de ligament sacro-iliaque antérieur. Une simple lamelle du périoste pelvien le remplace.

D'autres bandelettes fibreuses servent encore, quoique moins immédiatement, à maintenir en rapport les os du bas-

---

(1) Burns, *Principl. of midwif.* p. 6, 7.

sin en arrière. Ce sont les ligamens sacro–sciatique et sacro-
épineux , qui , en se portant des épines postérieures de l'ilium
et de la moitié inférieure du bord du sacrum à l'épine ischiatique , et à la tubérosité de l'ischion , convertissent en trous
les deux échancrures ischiatiques.

§ III. Symphyse sacro-coccygienne.

L'*articulation sacro-coccygienne* est composée : 1° d'un anneau bien plutôt que d'une lame fibro-cartilagineuse, elliptique,
qui unit la pointe du sacrum à la base du coccyx ; 2° du ligament sacro-coccygien postérieur, sorte de prolongement ou
d'épanouissement du ligament sus-épineux des vertèbres , qui
ferme l'extrémité inférieure du canal sacré ; 3° du ligament
sacro-coccygien antérieur, formé de deux rubans latéraux
réunis par leur pointe sur le devant de la deuxième ou troisième pièce du coccyx. Je me suis assuré sur le cadavre et
même sur le vivant chez une femme qui, par un long décubitus, eut cette région découverte, qu'au centre de l'article, les
surfaces osseuses sont encroûtées d'un véritable cartilage diar-
trodiale. On comprend dès lors qu'une foule de maladies puisse
s'y manifester , et que de violentes douleurs aient pu y être
observées après l'accouchement par M. Dewees (1) qui, en pareil cas , dit avoir beaucoup à se louer du camphre à haute
dose et de l'opium, ou de l'huile de genièvre. Naturellement
très-mobile chez les femmes , quoi qu'en dise Hamilton (2),
cette articulation permet au coccyx de se renverser en arrière
de six lignes à un pouce , au moment où l'enfant traverse le
détroit inférieur. Deventer est si convaincu des avantages de
ce renversement, qu'il introduit la main entière dans le vagin
pour l'opérer. Sa grande rigidité rend l'accouchement difficile,
et peut , si on en croit Sennert (3), amener la mort de la mère
et de l'enfant. Amand (4) est moins exagéré en rapportant à

---

(1) Ryan, *Manual of midwif.* London 1832 , p. 6.
(2) *Outlines of midwif.* 1784, p. 24, et Ryan, opér. cit., p. 6.
(3) Opera., l. 4, p. 2, S. 6.
(4) Nouv. obs., etc. p. 16.

cette rigidité les douleurs vives que certaines femmes ressentent parfois à l'anus après l'enfantement. En soutenant que, sans le reculement du coccyx, la sortie du fœtus serait impossible, Mauriceau (1) et Pen (2) avaient probablement en vue les cas où il est fortement incliné en avant. Autrement de la Motte (3) aurait entièrement raison contre eux, quand il avance que cet os oppose rarement un grand obstacle à la délivrance. Il en est de même de Burton (4) qui se rit de la pratique de Deventer, et remarque fort bien que l'obstacle à l'accouchement n'est pas là. Du reste la soudure du coccyx avec le sacrum a fréquemment lieu chez les femmes qui ne deviennent enceintes que très-tard. Smellie (5) l'a rencontrée chez une malade âgée de 33 ans. Je l'ai observée chez deux femmes mortes, l'une à 31 ans, l'autre à 37 ans, sans avoir eu d'enfans. Sa grande mobilité chez d'autres femmes en rend la luxation possible au moment du travail, comme Lauverjat (6), qui dit l'avoir réduite une fois avec succès, le prouve contre Pineau, Chapuis et Louis, qui en nient la possibilité. S'il est ankylosé, Denman (7) prétend que la tête du fœtus peut le renverser avec bruit.

§ IV. Promontoire.

L'*articulation sacro-vertébrale* ne diffère des amphiarthroses rachidiennes proprement dites que par l'épaisseur de son fibrocartilage, l'obliquité des faces articulaires de la dernière vertèbre lombaire et du sacrum, obliquité qui produit l'angle sacro-vertébral, ou *promontoire*, et par la présence du ligament ilio-lombaire, qui s'étend de la dernière apophyse transverse

---

(1) *Obs. sur les malad. des femmes*, etc., l. 2, c. 7 et 16.

(2) *Pratiq. des accouch.*, p. 134.

(3) *Trait. complet des accouch.*, p. 198.

(4) *Nouv. Syst. de l'art des accouch*, tome Ier, p. 7 et 8.

(5) *Trad. Preville*, tome II, p. 7.

(6) *Nouv. méth. pour prat. l'opér. Cés.*, p. 7.

(7) *Introd. à la prat. des acco*, tome Ier, p. .

vertébrale à l'extrémité postérieure du tiers moyen, et non pas à l'épine postérieure de la crète iliaque, comme le disent à tort plusieurs auteurs modernes. Simmons (1), qui partage cette erreur, confond évidemment le ligament iliaque, qu'il appelle sacro-iliaque ou latéral avec l'expansion fibreuse qu'on voit sur chaque aileron du sacrum en dehors.

La *membrane obturatrice*, et le *ligament de Fallope* qui s'étend de l'épine iliaque antéro-supérieure à l'épine du pubis, en produisant l'arcade crurale, et qui, avant de se terminer, se divise en deux bandelettes pour former l'anneau inguinal, complètent l'appareil ligamenteux du bassin.

ART. 3.—Bassin en général.

§ Ier. Surface extérieure.

Très-irrégulière, la surface externe du bassin a pour usage principal de donner attache aux muscles qui entourent l'articulation coxo-fémorale. Elle peut être divisée en quatre régions.

La première, *antérieure*, bornée sur les côtés par les cavités cotyloïdes, offre, au milieu, le devant de la symphyse des pubis ; et, latéralement, la fosse obturatrice externe, remplie par le muscle correspondant.

La seconde, *postérieure*, limitée par la saillie des os coxaux, est formée presque en entier par la face postérieure du sacrum et du coccyx. On y remarque par conséquent, la crète sacrée, et l'orifice inférieur du canal rachidien ; la portion sacrée des gouttières vertébrales, remplie par la pointe du muscle sacro-spinal, et dans le fond desquelles on voit les dix trous sacrés postérieurs, par où s'échappent les nerfs du même nom.

Les deux dernières, *latérales*, comprises entre les précédentes, présentent en haut, la fosse iliaque externe ; en bas et en arrière, la face postérieure des ligamens sacro-sciatiques et le plan des échancrures ou trous du même nom ; en bas et en avant, la cavité cotyloïde, qui reçoit la tête du fémur.

---

(1) Aitken, opér. cit., p. 8.

§ II. Surface intérieure.

Quelques auteurs, tels que Deventer (1), Burton (2), etc., ont comparé le bassin au plat des barbiers. Quoique triviale, cette comparaison en donne cependant une idée assez exacte. On peut diviser, avec les modernes, sa face interne en deux parties : l'une, supérieure, qui porte le nom de *grand bassin*, de *bassin supérieur*, ou de *bassin abdominal*, à cause de ses dimensions, de sa position ou des parties qu'il renferme ; l'autre, *inférieure*, et qui est encore connue sous les noms de bassin proprement dit, de *petit bassin*, d'*excavation pelvienne*.

Le bassin *abdominal* fait partie du ventre. De forme elliptique, largement échancrée en avant où elle correspond à l'hypogastre, également échancrée en arrière pour recevoir l'extrémité inférieure du rachis, cette cavité est constituée par les deux fosses iliaques internes, qui appartiennent à l'os coxal ainsi qu'à l'aileron de la base du sacrum, et que remplissent l'S iliaque de l'intestin colon à gauche, le cœcum à droite, et quelques anses de l'intestin grêle des deux côtés.

Le *petit bassin* peut être considéré comme une portion de canal, plus large au milieu qu'à ses extrémités, recourbée en avant, et destinée à contenir les organes génito-urinaires internes, le rectum, les vaisseaux et nerfs hypogastriques et sacrés.

La région *antérieure* du petit bassin, fortement échancrée inférieurement par l'arcade pubienne, légèrement convexe de haut en bas et concave transversalement, comprend la face postérieure du corps des pubis, de la branche ischio-pubienne et de la membrane obturatrice. On y remarque, 1° sur la ligne médiane, une crête perpendiculaire, plus ou moins saillante, formée par la partie postérieure de la symphyse du pubis ; 2° en dehors, les fosses obturatrices internes, que surmonte un canal (et non pas un simple trou) oblique de der-

---

(1) *Trad.* de Bruyer, etc., p. 15.
(2) Opér. cit., p. 4.

rière en devant et de dehors en dedans : c'est par ce canal appelé *sous-pubien* ou *obturateur*, que les vaisseaux et nerfs obturateurs se portent de l'excavation à la partie interne de la cuisse.

La région *postérieure*, fortement excavée, est représentée par la face antérieure du sacrum, du coccyx et de la racine des ligamens sacro-sciatiques.

Les régions *latérales* formées, en avant, par la face interne de la cavité cotyloïde et du reste de l'ischion, en arrière par la face interne des ligamens sacro-sciatiques, sont largement ouvertes par les deux trous sciatiques. De ces deux ouvertures, l'une, supérieure et la plus grande, est ovalaire et laisse sortir du bassin, 1° le muscle pyramidal qui va se fixer au grand trochanter ; 2° le nerf grand sciatique qui va se distribuer aux parties postérieures de la cuisse, externes et postérieures de la jambe, et à la totalité du pied ; 3° l'artère fessière et les vaisseaux et nerfs honteux internes ; l'autre, inférieure, beaucoup plus petite, de forme triangulaire, est remplie par le muscle obturateur interne, qui va joindre le tendon du pyramidal dans la cavité digitale du grand trochanter, et par les vaisseaux et nerfs honteux, qui rentrent dans le bassin pour aller se distribuer au périnée.

Une coupe verticale, qui diviserait le petit bassin en quatre parties égales, donne quatre plans inclinés l'un vers l'autre par leur pointe. Les deux plans inclinés antérieurs comprennent une partie des régions latérales et toute la région antérieure de l'excavation ; les deux postérieurs sont formés par la face antérieure du sacrum et du coccyx, des ligamens et des échancrures sciatiques, et de l'articulation sacro-iliaque. C'est habituellement sur deux de ces quatre surfaces que roulent les extrémités des diamètres de la tête du fœtus pendant la parturition, en arrivant au détroit inférieur.

§ III. Détroits.

La sortie et l'entrée du petit bassin représentent chacune une espèce de cercle, connus en tocologie sous le nom de détroits.

A. Détroit supérieur.

L'espèce de cercle horizontal qui sépare la surface interne du bassin en deux parties porte le nom de détroit *supérieur*, *abdominal*, de *grand* détroit , d'*isthme* (1), ou *marge* du bassin. Formé, en arrière, par l'angle sacro-vertébral, que Plenck (2) appelle *promontoire*, et le bord antérieur des ailerons du sacrum, en dehors par le bourrelet qui termine inférieurement la fosse iliaque, en avant par le bord supérieur et postérieur du corps des pubis, il est épais ou arrondi dans le premier sens, tandis qu'il s'amincit, au contraire, et se transforme, pour ainsi dire, en crête, dans le second.

Sa *forme* se rapproche plus ou moins de celle d'un ovale (3), ou d'un triangle, d'un cœur de carte à jouer, ou d'un cercle (4) , ou d'une ellipse (5) sur un bassin sec ; mais , avec les parties molles, il représente un triangle dont la base serait tournée en devant.

L'*inclinaison* de son axe a considérablement occupé les accoucheurs depuis un siècle. Cette inclinaison, qui diminue dans la station assise et quand la personne se couche ou se courbe en avant , augmente chez les femmes enceintes, chez celles qui se servent de leur ventre pour porter des fardeaux , comme le font les marchandes de fruits, de légumes, de poissons , etc., pendant qu'on se tient à genoux, et toutes les fois que , pour maintenir l'équilibre , on cherche à déjeter l'extrémité supérieure de la ligne centrale du corps en arrière. Il y a , d'ailleurs, tant de variétés sous ce rapport que les observateurs sont loin d'être arrivés aux mêmes résultats. Levret (6),

---

1) Burton , *Nouv. syst.* etc. p. 3.

2) Aitken , opér. cit. p. 2.

(3) Deventer, p. 16.—Smellie, tome Ier, p. 74.

(4) Levret, *Art. des Acc.* p. 6.

(5) Burton , p. 4. — Chaussier. — Flamant. — Guillemot. Thèse n° 164. Paris, 1804.

(6) Levret, *Art. des accouchemens* p. 7.

par exemple , qui en a , l'un des premiers , fait ressortir l'importance , réduit à 35° l'angle qui sépare le plan du détroit supérieur d'une ligne horizontale tirée du bord supérieur des pubis à la face antérieur du sacrum ; tandis que Müller (1), ainsi que Smellie, lui en accorde 45°, au lieu de 55°, annoncés par Bang d'abord (1774), et par M. Carus ensuite (1820). Osiander n'en admet que 30. Si M. Bœtschler, s'autorisant des expériences de M. Kluge, tend à confirmer l'assertion de Müller, on voit, d'un autre côté , M. Nægelé, qui a fait des recherches sur plus de 800 femmes , plaider plutôt en faveur de l'opinion de Bang , puisque son terme moyen est de 59 à 60°. j'y reviendrai à l'article *excavation* , où nous verrons que cette divergence d'opinions est bien plus apparente que réelle.

L'*axe* du détroit inférieur est une ligne fictive qu'on abaisse, par la pensée, de la région ombilicale sur le tiers inférieur de la face antérieure du sacrum. Quoiqu'il ne le nomme pas, Deventer l'indique très-bien (2). La ligne du bassin, dit-il, est oblique en montant, comme si l'on voulait prendre le nombril par là. C'est Müller , selon M. Nægelé , qui en a le premier prononcé le nom et indiqué les inclinaisons. Tous les degrés d'inclinaison dont le plan du détroit est susceptible sont également applicables à son axe, puisque celui-ci doit traverser perpendiculairement le centre de celui-là. L'extrémité supérieure de cet axe peut s'élever ou s'abaisser, selon que l'inférieure s'éloigne ou se rapproche de la pointe du coccyx. Sous ce rapport , il est des nuances infinies qu'il ne faut jamais oublier dans la pratique , soit que l'accouchement se termine spontanément, soit qu'il faille retourner l'enfant, aller le chercher avec la main, ou l'extraire avec les instrumens. A 17° d'inclinaison il est trop rapproché de la ligne vertébrale , de même qu'à 55° il en est trop éloigné , selon M. Lobstein (3), pour que l'accouchement ait lieu sans secours. Mais M. Nægelé relate l'histoire d'une dame chez laquelle cet axe était parallèle à l'horizon , et d'une

_____

(1) *Archives générales,* tome XIV, p. 260.

(2) *Observ. sur la man. des accouch.* p. 20.

(3) *B. d. l. f.* tome V, p. 517.

autre femme où il était vertical, quoique leur parturition se fût faite spontanément. L'étude des vices du bassin nous ramènera d'ailleurs sur ce chapitre. Je terminerai en disant que dans le jeune âge l'inclinaison de l'axe en question est également très-forte à cause de l'abaissement des pubis, et que Camper (1) s'est trompé en annonçant qu'alors il est presque parallèle au rachis.

Ses *diamètres* principaux sont au nombre de trois : le *sacro-pubien* ou *antéro-postérieur*, qui va de la partie la plus saillante de l'angle sacro-vertébral à la face postérieure de la symphyse des pubis; le *transversal* ou *bis-iliaque*, qui se porte du bord inférieur d'une fosse iliaque au point diamétralement opposé ; l'*oblique* ou *moyen*, qui part d'une symphyse sacro-iliaque, et va se terminer derrière l'éminence ilio-pectinée de l'autre côté.

Deventer et de la Motte n'ont encore recours à aucune mesure géométrique pour déterminer, soit la forme, soit les dimensions du bassin. Ce n'est qu'à partir de Ould et de Levret que les expressions de *diamètre* sont entrées dans le domaine de la science. On crut d'abord, avec Smellie (2), qu'il suffisait d'indiquer les diamètres sacro-pubien et bisiliaque; mais on vit promptement que le troisième ou l'oblique n'était pas moins important, et Levret s'empressa de l'admettre dans les éditions suivantes de son livre. L'angle du sacrum, cette saillie, faite, dit Deleurye (3), pour faciliter la culbute de l'enfant, exige même qu'on établisse une subdivision dans le dernier. En effet, la ligne qui se porte d'une cavité cotyloïde au promontoire a des rapports encore plus importans peut-être que le diamètre oblique, proprement dit, avec la tête du fœtus pendant le travail. Il convient donc d'ajouter un quatrième diamètre aux trois qui sont déjà connus. Je suis même étonné que personne n'en ait eu la pensée ; car nous verrons par la

---

(1) Demonstrat. *Anat. pathol.* l. 2, c, 1, tab. 1.

(2) Tome 1er. p. 74 et suiv.

(3) *Art des accouch.*, p. 38.

suite qu'il doit jouer un grand rôle , soit en théorie , soit dans la pratique. Je le nommerai sacro–cotyloïdien et n'ai pas besoin de dire qu'il y en a un de chaque côté.

L'étendue du premier est de quatre pouces, d'après Chaussier et la plupart des auteurs français , et de quatre pouces quatre lignes , selon Meckel. Celle du second est de cinq pouces , celle du troisième de quatre pouces quatre lignes à quatre pouces et demi. Leur réunion donne une circonférence d'environ treize pouces et demi , et non pas le quart de la hauteur du sujet , comme l'avance Levret (1) , ni un contour de seize pouces , comme l'établit M. Pitois (2). Mais de pareilles dimensions sont sujettes à de nombreuses variétés, et ne doivent être entendues ici que d'une manière très–générale. Aussi voit–on Burton (3) donner cinq pouces et demi au diamètre transversal qui n'a que cinq pouces un–quart, selon Barbaut (4), Smellie et Deleurye, et ces mêmes auteurs accorder quatre pouces un–quart au sacro–pubien; tandis que de nos jours on ne lui trouve que quatre pouces.

Les mesures que j'ai prises sur un grand nombre de bassins m'ont donné, comme terme moyen, quatre pouces trois lignes, cinq pouces , et quatre pouces et demi , plus trois pouces huit à dix lignes pour le *diamètre sacro–cotyloïdien.* Je m'explique à peine , par conséquent, comment M. Burns (5) peut donner de cinq pouces et demi à six pouces au traversal, et de cinq pouces à cinq pouces et demi aux obliques , non plus que les quatre pouces six–huitièmes d'Aitken (6), pour l'antéro–postérieur.

---

(1) *Art des accouch.*, p. 6.
(2) Thèse de Strasbourg , 26 août 1831.
(3) *Art. des accouch.* p. 4.
(4) *Cours d'accouch.*, tome 1er, p. 28.
(5) *Principles of midwif.* etc., p. 20.
(6) *Principl. of midwif.* p. 14.

B. Détroit inférieur.

Le détroit *inférieur*, petit détroit, détroit *périnéal* ou sommet du bassin, est formé par la pointe et les bords du coccyx, le bord des ligamens sciatiques, de la tubérosité de l'ischion et de la branche ischio-pubienne. Il présente, par conséquent: 1° trois saillies triangulaires, le coccyx en arrière et les deux ischions sur les côtés, 2° trois échancrures; une antérieure, très-profonde, connue sous le nom d'arcade des pubis; les deux autres, postérieures, plus profondes encore, très irrégulières quand les ligamens sciatiques n'existent pas, mais assez superficielles, au contraire, lorsque ces rubans fibreux sont en place. Sa forme est exactement semblable à celle d'un cœur de carte à jouer; seulement elle peut devenir ovalaire par le renversement ou l'ablation du triangle coccygien.

Comme le détroit abdominal, le détroit inférieur a trois diamètres. L'un, le *coccy-pubien* ou *antéro-postérieur* se prend de la pointe du coccyx au sommet de l'arcade des pubis. Un autre, le transversal ou *bis-ischiatique*, va de la partie postérieure et interne d'une tubérosité de l'ischion à celle du côté opposé. Le dernier, ou *diamètre oblique*, se porte du point de réunion des branches ischiatique et pubienne au milieu du bord des ligamens sciatiques. Celui qui pourrait être tiré de la pointe coccygienne aux bords de l'arcade pubienne ne serait utile ici qu'en cas d'ankylose ou de bassin vicié. Je ne pense pas, par conséquent, devoir en parler.

On trouve généralement quatre pouces à chacun de ces diamètres, ainsi, d'ailleurs, que le dit déjà Levret (1). Cependant, Meckel donne au premier quatre pouces quatre lignes, et quatre pouces six lignes au second. Deleurye avance, au contraire, comme Smellie et Barbaut (2), qu'ils ont quatre pouces un quart en tout sens. C'est à tort, assurément, que Delpech accorde,

---

(1) *Art. des accouch.* p. 6.

(2) *Cours d'accouch.*, tome I$_{er}$, p. 29.

terme moyen, quatre pouces et demi à l'un et cinq pouces à l'autre. La mobilité du coccyx et la souplesse des ligamens ischiatiques font que le diamètre antéro-postérieur est susceptible d'une ampliation de quatre, six, huit ou même douze lignes, et que les diamètres obliques peuvent évidemment s'allonger aussi. Le transversal, au contraire, m'a le plus souvent présenté quelques lignes de moins de quatre pouces. Sous ce point de vue je me rapprocherais d'Aitken (1), puisque la moyenne de quatre bassins bien conformés lui a fourni quatre pouces un-huitième d'avant en arrière, et trois pouces six-huitièmes transversalement. Ainsi la circonférence du détroit périnéal doit être de douze à treize pouces.

En général, le plan du détroit inférieur est légèrement incliné en haut; de manière que la ligne qui le représente se croiserait avec celle du détroit supérieur, au devant de la symphyse des os pubis. Cependant on le trouve quelquefois tout-à-fait horizontal, et même au-dessous du niveau du coccyx. L'inclinaison de ce plan, qui est de 18°, d'après Rœderer et M. Carus, n'est plus, selon Bang, que de 3° et demi quand on fait abstraction du coccyx. Ayant observé que sur 500 femmes le niveau du coccyx se trouvait quatre cent cinquante-quatre fois au dessus du sommet de l'arcade, vingt-six fois au-dessous, et vingt fois à la même hauteur, M. Nægelé (2) croit pouvoir établir que la pointe de cet os est de sept à huit lignes plus élevée que l'arcade, et que le plan du détroit serait plutôt incliné en bas qu'en haut. Mais nous verrons plus loin à quoi tiennent quelques-unes de ces différences, et que le plan définitif du détroit, celui que suit ou que traverse la tête en sortant, est presque parallèle à l'axe du détroit supérieur, au lieu de tendre à se porter en bas.

L'*axe* du détroit périnéal est figuré par une ligne droite tirée de l'intérieur du bassin, et qui coupe à angle droit le milieu du diamètre coccy-pubien. L'extrémité supérieure de

---

(1) *Principl. of midwif.*, etc., p. 14.

(2) *Arch. gén.* tome **XIV**.

cette ligne s'élève le plus souvent jusqu'à l'angle sacro-vertébral, se trouve même quelquefois en rapport avec l'axe du rachis, et peut se rapprocher beaucoup plus encore de l'axe du détroit supérieur, ainsi qu'il résulte des recherches de M. Nægelé, et que j'ai pu m'en assurer moi-même sur le bassin sec de quelques femmes vivantes qui se tenaient debout et dans une extension un peu forcée du tronc. Alors, en effet, la ligne horizontale du détroit supérieur tombant en arrière à trois pouces huit à dix lignes au-dessous du promontoire, comme le veut le professeur de Heidelberg, et donnant 60° d'inclinaison au plan de ce détroit, fait que l'axe du détroit inférieur doit se rapprocher beaucoup de la perpendiculaire, ne s'incliner de 5°, par exemple, comme dans le système de Stein.

Pour avoir des notions exactes sur ce point, il faut, je crois, l'envisager différemment. En supposant, par exemple, le coccyx abaissé, comme il l'est par la tête du fœtus au moment de l'accouchement, on reconnaît sans peine que l'extrémité postérieure du diamètre coccy-pubien se trouve plus bas que son extrémité antérieure. L'axe du détroit descend ainsi obliquement, de derrière en devant, sous un angle de quinze à vingt degrés, en se portant de la face antérieure de la première ou de la deuxième pièce du sacrum, à travers le milieu de l'espace qui sépare la partie antérieure des tubérosités de l'ischion. Alors cet axe croise au centre de l'excavation avec le celui du détroit supérieur, comme le veut Levret, sans que le point d'intersection leur permette jamais de se confondre, ainsi que le remarque M. Guillemot (1). Le périnée distendu, prolongeant le coccyx ou la paroi postérieure du bassin en avant, fait d'un autre côté le cercle que va franchir le fœtus est à peu près sur le même plan que la face antérieure de la symphyse pubienne, et que son axe se met en rapport avec le plan du détroit supérieur.

Il est clair, dès lors, que l'inclinaison des deux détroits sera toujours d'environ deux pouces et demi, de toute la dif-

---

(1) Thèse n° 164, Paris, 1824, p. 15.

férence de longueur enfin que présente la paroi postérieure du bassin sur l'antérieure, et constamment en rapport inverse dans l'un et dans l'autre, à moins que la courbure sacro-coccygienne ne soit augmentée ; car le pubis ne peut pas s'abaisser vers l'horizon, sans que le coccyx ne se relève ou ne semble se relever d'autant. Or, comme c'est de là, surtout, qu'on peut tirer des applications à la pratique, je pense que, sans négliger les résultats fournis par le bassin décharné, ou revêtu de parties molles, hors le moment du travail, il importe encore davantage de l'envisager sous lepoint de vue que je viens d'indiquer.

§ IV. Excavation.

La paroi antérieure de la cavité pelvienne n'a que dix-huit lignes de hauteur vis-à-vis de la symphyse des pubis ; mais, plus en en dehors, elle présente près de trois pouces. Ses régions latérales ont trois pouces et demi dans leur partie moyenne ; sa paroi postérieure en a cinq au moins sur la ligne médiane, en suivant la courbure du sacrum, et quatre seulement, si on tire une ligne droite du promontoire à la pointe du coccyx.

Le diamètre sacro-pubien gagne six à dix lignes en descendant au milieu de l'excavation, à cause de la concavité du sacrum. Le transversal, au contraire, diminue graduellement, en se portant vers le diamètre ischiatique ; puisque alors il n'a plus que quatre pouces. Les diamètres obliques changent fort peu, et je ne sais sur quelle observation Meckel se fonde pour leur donner cinq pouces quatre lignes. Il suit de là qu'au centre de la cavité pelvienne tous les diamètres sont à peu près égaux, et offrent de quatre pouces un-quart à cinq pouces moins un-quart chacun. Comme c'est dans cette partie du bassin que la tête exécute le plus de mouvemens, on doit avouer avec Flamant et M. Guillemot, que les diamètres de l'excavation méritent presque autant d'attention que ceux des détroits. Seulement il me paraît inutile d'y transporter le sacro-cotyloïdien.

Comme la face antérieure du sacrum et du coccyx présente

une concavité plus ou moins profonde, il est facile de comprendre qu'une série de rayons qui tomberaient perpendiculairement sur elle, ou qui s'en échapperaient ne seraient pas parallèles ; qu'ils convergeraient de manière à se croiser sous des angles plus ou moins aigus au devant des pubis, à l'exception d'un seul qui resterait horizontal.

Tous les rayons placés au dessus de celui-ci s'inclinent en bas, et d'autant plus qu'on en transporte la racine plus près de l'angle sacro-vertébral. Tous ceux, au contraire, qui se trouvent au dessous s'inclinent en haut, et d'autant plus qu'on se rapproche davantage de la pointe coccygienne. Si la courbure du sacrum était régulière depuis la base jusqu'au sommet, on pourrait même indiquer le degré d'abaissement ou d'élévation de ces différentes lignes, qui sont comme autant de plans du bassin ; mais il n'en est point ainsi. En général, le sacrum est presque droit, dans l'étendue de deux à trois pouces supérieurement. Son tiers ou sa moitié inférieure seule se recourbe de manière à indiquer un arc de cercle ; mais un arc de cercle qui, prolongé par le coccyx et le périnée, distendu ou non, irait le plus souvent se confondre avec l'axe de la symphyse des pubis. Or, comme le coccyx et le périnée ne cèdent pas au même degré chez toutes les femmes, on voit aussitôt combien l'inclinaison du détroit inférieur peut offrir de variétés chez la même femme, et comment une foule d'auteurs ont pu être conduits à des résultats si différens sur ce point. On conçoit, par la même raison, que le plan représenté par chacune de ces lignes doit avoir un axe, aussi bien que celui des détroits, et que, par conséquent, on ne peut se refuser à admettre un axe de l'excavation. La réunion de tous ces axes donnerait une courbe dont la concavité regarderait en avant et dont la ligne centrale des détroits supérieur et inférieur représenterait les deux extrémités.

En considérant ainsi les axes du bassin, l'accoucheur aurait toujours sous les yeux la direction du plan de la face antérieure du sacrum, du coccyx et même du périnée ; et comme c'est ce plan qui dirige la tête du fœtus, il y trouverait des avantages pratiques incontestables. Cet axe alors n'est plus une ligne droite placée au centre de l'excavation au devant du point d'intersection des deux autres, comme l'ont cru Saxtorph, Stein et nombre de modernes, ni une portion de cercle, comme tendraient à le faire admettre les expressions ou les figures de Camper (1) et l'épithète d'axe directeur imaginée par M. Choulant (2). D'abord parallèle à celui du détroit supérieur, il commence à se courber un peu vis-à-vis de la troisième fausse vertèbre, puis il se coude très-fortement en approchant du coccyx, de manière à devenir presque horizontal en arrivant à la vulve. Seulement comme les saillies ischiatiques résistent plus que les parties molles, le plan véritable du détroit se trouve représenté en définitive par celui de toute l'arcade pubienne prolongée dans le sens de son point de départ en arrière et en bas, de telle sorte que l'axe terminal et pratique du bassin est, à quelques degrés près, comme je l'ai dit plus haut, sur la même ligne que le plan du détroit supérieur. Stein raisonnant d'après la surface articulaire du sacrum, a pu trouver 49" pour le détroit supérieur, et 5° 1/3 pour l'inférieur. Baker s'étant servi dans ses expériences d'une coupe verticale du bassin, et d'un plomb qu'il faisait partir du devant des vertèbres lombaires, devait trouver des résultats différens. M. Bœtschler ayant placé l'extrémité de son compas sur l'apophyse de la quatrième lombaire, au lieu de l'appliquer sur la première pièce du sacrum, comme d'autres l'ont fait, ne pouvait pas non plus tomber d'accord avec ses prédécesseurs. Enfin le plan fixé du sommet de l'arcade au coccyx, et chargé d'un plomb vers son milieu, devait amener aussi M. Nægelé à des conclusions distinctes, bien que cela ne détruise pas les idées émises d'abord par Rœderer et Levret. C'est sur le bassin décharné en effet et par sa face interne seulement, qu'on peut tomber d'accord en pareille matière. A l'extérieur ou sur la femme vivante il y a trop de causes d'erreur pour s'y arrêter.

(1) *Démonstr. anat. path.*, etc.

(2) *Decas* 1 et 2, *pelvium spinarumque deformatarum* etc., 1820.

Qu'on prenne le plan du détroit supérieur par exemple ; sa direction naturelle l'entraîne en arrière et en haut, non seusement au niveau de l'épine de la quatrième vertébrale lombaire, comme le dit M. Bœtschler, au lieu de tomber sur le premier tubercule du sacrum, mais encore jusqu'à la troisième. Ensuite, comment distinguerait-on à travers les tégumens ces tubercules d'une manière précise ?

Quant à Müller (1), il est difficile de le suivre, non plus que Ould au milieu de ses raisonnemens de géométrie et des sections coniques dont il s'entoure. La figure que donne M. Carus (2) montre d'un autre côté qu'avant de discuter l'opinion d'un auteur, il faut absolument se faire d'abord une idée exacte de la manière dont il l'a posée. Ce dernier écrivain, en effet, se servant d'un sacrum régulièrement courbé, et plaçant sa ligne horizontale au milieu de l'excavation, ne pouvait pas se rencontrer avec ceux qui fixent cette ligne au niveau des détroits.

Au surplus, on résumerait utilement, selon moi, tout ce qu'il est avantageux de savoir sur ce chapitre, en réunissant l'inclinaison des deux plans supérieur et inférieur, et en disant que dans son ensemble cette inclinaison est d'environ 60° hors le temps du travail, tandis que pour la sortie des fœtus elle peut s'élever jusqu'à l'angle droit.

§ V. Base du Bassin.

La grande circonférence ou la base du bassin regarde en haut et en avant. Son plan est parallèle à celui du détroit abdominal. Elle est formée en arrière 1° par une échancrure, au fond de laquelle on voit la base du sacrum, et qui est naturellement remplie par les dernières vertèbres, les ligamens ilio-lombaires et les muscles carrés des lombes ; 2° en dehors, par le bord supérieur de l'os coxal, qui donne attache aux trois muscles larges

----

(1) *De rupto in partu utero*, Basle 23 mars 1745

(2) *Gynæcologie*, vol. 1er, planche 1re, fig. 6. 1820.

de l'abdomen ; c'est-à-dire, au grand oblique par sa lèvre externe, au transverse par sa lèvre interne, et au petit oblique par son interstice ; 3° en avant, par la grande échancrure hypogastrique, qui présente de haut en bas et de dehors en dedans, l'épine iliaque antéro-supérieure où se fixent le ligament de Poupart, le muscle couturier, et en partie les muscles iliaque et du fascia-lata ; une petite dépression semi-lunaire pour le passage de quelques filets nerveux qui vont au membre abdominal ; l'épine iliaque antéro-inférieure, qui donne insertion à l'une des racines du muscle droit de la cuisse ; une seconde dépression pour le passage des muscles iliaque et psoas réunis ; la ligne ilio-pectinée, tantôt à peine distincte, tantôt très-saillante, et qui reçoit l'attache du petit psoas ; une troisième dépression ou échancrure triangulaire, inclinée en avant, remplie par l'origine du muscle pectiné, correspondant aux vaisseaux et nerfs cruraux ; la crête pectinée ou bord postéro-supérieur du pubis, oblique de dehors en dedans, faisant partie du détroit supérieur, et qui se termine par l'épine pubienne, où s'attachent le pilier externe de l'anneau inguinal et le muscle droit abdominal ; enfin, le bord supérieur de la symphyse médiane.

§ VI. Dimensions étrangères aux axes et aux détroits.

L'espace compris entre les deux épines iliaques antéro-inférieures est de huit et non de neuf pouces. Il est de neuf et non de dix pouces entre les épines antéro-supérieures, et de dix au lieu de onze pouces, comme Chaussier semble l'établir, entre la partie moyenne des crètes iliaques. L'étendue de la crète iliaque, en suivant ses contours depuis l'épine postéro-supérieure jusqu'à la tubérosité antéro-supérieure, est de huit pouces, et de six pouces seulement quand on néglige sa courbure. On voit donc que l'écartement et la longueur d'une crète iliaque donnent deux fois l'étendue du diamètre correspondant. La base du sacrum a quatre pouces transversalement et deux pouces et demi d'avant en arrière. Du milieu de la crète iliaque à la tubérosité de l'ischion, il y a sept pouces, et la marge de l'excavation coupe ce diamètre en deux parties à peu près égales. La symphyse des pubis, haute de dix-huit lignes, n'a qu'un demi-pouce d'épaisseur. L'arcade du même nom est large de trois pouces et demi à quatre pouces à sa base, où elle se confond avec la ligne bis-ischiatique, et de douze à quinze lignes seulement à son sommet. Sa hauteur est de deux pouces et demi. Le demi-cercle osseux qui la constitue est déjeté en avant et en dehors, comme si elle avait été renversée dans ce sens par le passage d'un corps résistant et arrondi, pendant qu'elle était encore molle et flexible

§ VII. Différences relatives aux âges, aux sexes et aux espèces.

A la naissance, le bassin est extrêmement étroit et très-allongé. La courbure des crêtes iliaques est à peine ébauchée, et l'ilium est dans une direction presque verticale. La cavité pelvienne est conoïde et non excavée. Le sacrum est tellement élevé, que la ligne horizontale passe sous la pointe du coccyx en même temps qu'elle appuie sur le bord supérieur des pubis. Ses diamètres transverses sont beaucoup plus courts que ses diamètres antéro-postérieurs. Cependant il serait inexact de croire avec Camper (1) que, dans le jeune âge, l'axe du détroit supérieur est presque parallèle à la colonne vertébrale. Les os sont encore bordés de couches épaisses de cartilages temporaires, et le tout est assez compressible pour que les dimensions de l'extrémité pelvienne du fœtus puissent s'accommoder aisément à celles du bassin de la mère, lors de l'accouchement. Au bout de deux ou trois ans, il se manifeste quelques nouveaux points osseux, qui ne sont pas toujours complètement soudés avec le reste de l'os coxal à l'âge de quinze ou vingt ans. On a même vu celui de l'épine pubienne acquérir une longueur de six à huit lignes, et conserver de la mobilité, comme une pièce indépendante ; ce qui l'a fait comparer à l'os marsupial des animaux didelphes.

Ce n'est donc guère qu'à *quinze ou dix-huit ans* que l'évolution

---

(1) *Démonst. anat. path.*, lib. 2, cap. 1er, tab. 1. - 1762.

et la réunion des différens points osseux du bassin sont entièrement effectuées ; en sorte qu'avant cet âge il n'est pas d'une
extrême prudence d'exposer la femme à devenir enceinte.

Chez l'homme, le bassin conserve les caractères qu'il avait
dans l'enfance, sous le rapport de la forme. Toutes ses parties
sont moins larges et présentent plus de hauteur que chez la
femme. Le diamètre coccy-pubien n'a que trois pouces et un
quart, le bis-ischiatique trois pouces, et le bis-iliaque quatre
pouces et demi. Il n'y a que sept à huit pouces entre les épines iliaques antéro-supérieures, et huit à neuf entre le milieu
des deux crêtes de l'os coxal. L'arcade des pubis est droite,
non évasée en avant et presque triangulaire. La symphyse de
ces os est longue de deux pouces au moins, et le trou sous-
pubien se rapproche aussi de la forme d'un triangle. Le sacrum
moins courbe, d'après la plupart des auteurs, l'est peut-être
un peu plus au contraire dans son ensemble, ainsi d'ailleurs
que l'avance Meckel (1). S'il s'infléchit moins brusquement en
bas, il commence plutôt à s'excaver près de sa base. Au total,
l'excavation est moins profonde, le détroit supérieur plus incliné, plus arrondi, plus rapproché de la forme d'un ovale
ou d'un cercle. Les fosses iliaques sont plus creuses, les grands
trochanters plus rapprochés, les os plus épais en général, et
surtout plus raboteux à l'extérieur. Tout dans le bassin de
l'homme annonce la force, la solidité, et se trouve disposé de
manière à rendre la progression facile.

Chez la femme, au contraire, les articulations sont moins
serrées, plus minces. Les crêtes iliaques sont très-évasées et plus
déjetées en dehors que la base du thorax ; ce qui donne une
grande largeur aux hanches. Les trochanters, très-écartés, en
augmentant l'étendue transversale de la base de sustentation
du corps, rendent aussi la course plus difficile et donnent au
sexe une allure toute particulière. En un mot, la nature paraît
avoir sacrifié ici les facilités du mouvement et la force aux
avantages de la grossesse et de la parturition.

---

(1) *Manuel d'Anatomie*, tome 1er, p. 590.

Dans le bassin de l'homme, le coccyx se soude de bonne heure avec la pointe du sacrum, et les trois symphyses s'ankilosent assez souvent dans la vieillesse. Chez la femme, l'articulation sacro-coccygienne reste souvent mobile jusqu'à la décrépitude, les articulations sacro-iliaques et pubienne ne se soudent que rarement, même dans un âge avancé.

Chez les femmes sveltes *ou dont la taille est élancée*, le bassin, moins large et plus rapproché de celui de l'homme que chez les personnes de courte stature bien proportionnées, fait que, parmi le vulgaire, les premières passent pour accoucher moins facilement que les secondes.

Le bassin des animaux diffère notablement de celui de l'espèce humaine. Si Roussel et quelques autres philosophes avaient fait attention à cette différence de conformation, ils n'auraient pas soutenu sans doute que l'accouchement n'exige aucun secours, par cela seulement que les brutes mettent bas sans avoir besoin d'aide et presque sans douleur. En effet, dans la plupart des quadrupèdes, le bassin, à peine courbé, ne présente, à proprement parler, qu'un seul axe. Le sacrum est presque parallèle au rachis. Les détroits ne sont que très-légèrement inclinés, et les parois du canal pelvien ont toutes à peu près la même longueur. Les os coxaux sont tellement rétrécis, droits et allongés, qu'il n'existe pour ainsi dire pas de fosse iliaque; de façon que le part, dans ces espèces, n'est point exposé aux mêmes difficultés que dans l'homme.

Il ne faut pas croire cependant que la nature change ainsi brusquement et sans intermédiaire la forme des organes dans la série des êtres. Déjà le bassin des singes, en s'éloignant de celui des animaux inférieurs, se rapproche un peu du bassin de l'espèce humaine. C'est en remontant par degrés l'échelle zoologique qu'on le voit se perfectionner insensiblement. On peut en suivre les nuances dans l'orang-outang, les peuples Boschismans qui semblent, d'après leur organisation, former le passage entre les singes et l'homme, dans les races éthiopienne ou nègre, malaise et japonaise, avant d'arriver à la race caucasique, où il est le plus éloigné possible de la forme qu'on remarque dans les autres mammifères. On peut consulter à ce

sujet un travail intéressant du docteur Wrolick (1), qui a eu
l'occasion d'examiner comparativement le bassin de quelques
sujets Nègres, Javanais, Boschismans (2), Mestiches, Euro-
péens, et qui en fait assez bien ressortir les différences dans
les huit planches annexées à son mémoire.

Il est donc permis de présumer que la parturition, en général, est d'autant plus pénible que l'espèce est plus parfaite, *et
vice versâ;* compensation admirable autant que singulière, qui
fait que les dangers se multiplient et s'accumulent, en quelque sorte, autour de l'animal à mesure que son intelligence
se perfectionne!

Dans le Kanguroo et les autres Marsupiaux, le bassin se
prolonge en avant au moyen des épines du pubis, qui forment
deux os séparés et supportent la bourse où s'opère la seconde
gestation de ces animaux. Son étroitesse, dans le cabiai et la
taupe, ne permettrait pas aux petits de sortir; mais, pendant
la gestation, ces pièces se disjoignent et s'écartent considérablement. Dans les cétacés, il n'y en a que quelques vestiges.
dans les oiseaux, les reptiles et les poissons, où il ne sert qu'à
la ponte, on le voit progressivement se décomposer et disparaître.

Section 2. Bassin avec ses dépendances.

Les parties molles qui revêtent naturellement le bassin à
l'intérieur apportent dans sa forme et ses dimensions des changemens dont la connaissance est indispensable à l'accoucheur.
Je vais par conséquent, à l'instar de M. Guillemot (3), les indiquer avec quelques détails.

Les muscles psoas et iliaques, qui garnissent les excavations
latérales du grand bassin, forment là une sorte de coussinet
très propre à modérer les secousses, les contusions que la
matrice chargée du produit de la conception pourrait éprouver

---

(1) *Bulletin des Sciences médicales*, tome 6, p. 9, février 1827.
(2) Wrolick, *Sur la diversité des bassins*, etc., 1826, in-8, atlas in-fol.
(3) Thèse, etc.

pendant la station, les efforts ou la progression. Ils protégent aussi les nerfs cruraux et en rendent la compression difficile, même au moment du travail. En se prolongeant sur le côté du rachis, les psoas servent encore de point d'appui à l'utérus, mais sans empêcher l'aorte et la veine cave de subir une compression qui entrave nécessairement la circulation des membres et du bassin. Les parois hypogastriques méritent également qu'on en tienne compte. La force des muscles droits et l'arrangement de ses aponévroses, concourent à rendre l'inclinaison de la matrice plus facile sur les côtés que juste au milieu. Nous serons d'ailleurs forcés d'y revenir en traitant de la grossesse.

ARTICLE Ier.—Détroits.

§ Ier. Le détroit inférieur est fermé par le plancher du bassin, espèce de cloison qui diminue de quelques lignes la hauteur de l'excavation et qui semble être l'antagoniste du diaphragme, ou, plutôt, des muscles abdominaux, pendant les efforts de l'inspiration, de la défécation, de l'émission des urines et de la parturition.

Ce plancher est composé de deux plans charnus. L'un, supérieur, concave en haut, est formé par les muscles releveurs de l'anus et ischio-coccygiens. L'autre, inférieur, concave en bas, est constitué par les muscles sphincter de l'anus, transverse du périnée, ischio-caverneux et constricteur de l'orifice vulvaire du vagin. On y trouve aussi les vaisseaux et nerfs hémorrhoïdaux inférieurs et honteux internes, de la graisse et du tissu cellulaire plus ou moins abondans.

Enfin, il est comme percé sur la ligne médiane par l'urèthre, le vagin et la fin du rectum. Une aponévrose, qui semble naître du grand ligament sciatique et de la lèvre interne de l'arcade pubienne, aponévrose dont la force, quoique très-variable et incomparablement moindre que celle des fascia du périnée chez l'homme, est d'autant plus considérable, cependant, qu'on l'examine plus près de ses points d'origine, en fait aussi partie. L'aponévrose pelvienne en recouvre la région supérieure. Je pense, avec Camper et Desormeaux, que la disposition de ces lames fibreuses peut influer sur la promptitude ou la lenteur de l'accouchement, chez les femmes primipares en particulier.

§ II. Le *détroit supérieur* est plus élevé que sur le squelette, de toute l'épaisseur des muscles psoas, qui forment, avec les vaisseaux iliaques, une sorte de colonne étendue des côtés de l'angle sacro-vertébral à la ligne ilio-pubienne, et de manière à rétrécir considérablement le diamètre bis-iliaque, à augmenter beaucoup aussi l'inclinaison du détroit. Au lieu d'être elliptique ou de représenter un ovale dont la grosse extrémité serait tournée en arrière, ce détroit est alors presque circulaire, ou en forme de triangle à base antérieure. Les échancrures sacro-iliaques existent à peine, et l'angle sacro-vertébral est beaucoup moins prononcé qu'on ne se l'imagine généralement, d'après l'idée qu'on a pu s'en former sur le bassin sec. Toutefois il est bon de remarquer que le resserrement du diamètre transversal par les psoas ne se présente pas au même degré chez toutes les femmes. Dans les bassins reniformes, il peut aller jusqu'à un pouce de chaque côté, tandis qu'il n'est guère que d'un demi-pouce sur les détroits circulaires, et est même quelquefois moindre encore. On ne doit pas oublier non plus que le resserrement, capable d'influer sur la direction que prend d'abord la tête, n'est jamais assez fixe pour constituer un obstacle réel à l'enfantement, et qu'on en favorise la disparition en faisant mettre les cuisses dans la flexion au moment du travail.

D'après les recherches auxquelles je me suis livré et dont j'ai consigné ailleurs (1) les résultats, c'est entre les éminences ilio-pectinées que l'entrée du bassin est le plus large. Dans cet endroit, son diamètre transversal est de quatre pouces et quelques lignes, tandis que le bis-iliaque proprement dit n'offre plus que trois pouces et demi à quatre pouces. Au dessous du promontoire et des muscles psoas le diamètre transversal a véritablement cinq pouces ; mais la concavité du sacrum en donne presque autant au diamètre antéro-postérieur.

---

(1) *Anatom. chir.* tome II, p. 363 ; édit. 1833.

ART. 2. — Excavation.

Le *fond de l'excavation* a la figure d'un losange dont les angles correspondent, d'une part, aux épines ischiatiques, et, de l'autre, à la ligne médiane du sacrum et derrière la symphyse des pubis. Ces quatre angles indiquent la réunion des quatre plans inclinés, qui représentent alors quatre triangles tendant à se rapprocher par leur sommet.

Le *plexus* et les *vaisseaux sacrés*, ainsi que le muscle pyramidal, se trouvent dans les triangles postérieurs. Les plans antérieurs renferment les muscles obturateurs internes et une partie du releveur de l'anus. Le *fascia pelvia* est exactement appliqué sur tous ces objets. Une couche abondante de tissu cellulaire lâche, dans laquelle rampent les vaisseaux iliaques internes, le plexus et les artères hypogastriques, couche que l'accumulation de la graisse rend quelquefois assez épaisse pour rétrécir l'excavation et rendre l'accouchement plus difficile, tapisse le tout, et se trouve séparée elle-même des viscères par le péritoine.

Ainsi nous voyons, à l'aide de ces remarques, 1° qu'à son entrée, le bassin est sensiblement plus large en avant qu'en arrière, et qu'en s'y engageant, l'ovoïde fœtal doit le plus souvent se présenter en avant et de côté; 2° qu'au dessous des muscles psoas, l'excavation est disposée en ovale comme sur le bassin sec, de manière qu'on peut lui accorder deux parois antéro-latérales formées par le corps des pubis et la portion supérieure de l'ischion, puis une paroi postérieure constituée par le devant du sacrum et des articulations sacro-iliaques; d'où il suit que, dans ce point de son trajet, l'occiput tend plutôt à s'incliner en arrière qu'en avant; 3° qu'au niveau des échancrures sciatiques et des fosses sous-pubiennes, elle figure une sorte de lozange qui favorise la rotation de la tête et son transport vers l'arcade pubienne; 4° enfin, qu'au lieu de trois pouces et demi de profondeur sur les côtés, le petit bassin en présente quatre et jusqu'à quatre et demi.

Usages du Bassin.

Les différentes pièces osseuses qui composent le bassin ne sont que très peu susceptibles de se mouvoir les unes sur les autres. Quoi qu'en ait dit Duverney, combattu par Aitken (1), l'espèce de glissement qui a lieu entre le sacrum et les os coxaux, ainsi qu'entre les pubis, lors d'une chute sur les pieds, par exemple, ne peut, sous aucun rapport, être comparé aux mouvemens articulaires, de quelque espèce qu'ils soient.

Ces cas d'extrême mobilité, que raconte Peu (2), et ceux où Deventer (3) a vu les os iliaques s'élever de deux pouces en glissant sur le sacrum, rentrent dans l'état pathologique des parties, et n'infirment aucunement la règle que je viens de poser.

Le bassin est la base du tronc. Il forme un anneau complet dont la moitié postérieure reçoit tout le poids du corps, dit Desormeaux (4), tandis que l'antérieure lui sert d'arc-boutant. Le poids du tronc et des membres thoraciques, transmis par la colonne vertébrale au sacrum, se répartit d'abord sur les os des îles, et ensuite sur les pubis, qui pressent l'un sur l'autre avec plus ou moins de force. En le comparant à deux arches, dont l'une reçoit le poids du corps par la base du sacrum, tandis que l'autre le transmet aux membres par les cavités cotyloïdes, Denman (5) exprime exactement la même idée.

Sur les parties latérales du cercle viennent s'attacher les membres pelviens, qui, dans certaines postures, supportent à leur tour tout ce faix, soit ensemble, soit séparément. Cet usage du bassin, intéressant pour le physiologiste, l'est encore davantage pour l'accoucheur, parce qu'il donne la raison des formes vicieuses et bizarres que prend quelquefois la cavité pelvienne, lorsque l'ossification se fait avec trop de lenteur ou qu'elle rétrograde. Le bassin a encore pour usage de

---

(1) *Principl. of midwif.* etc., p. 7.

(2) *Pratique des accouchemens.* p. 184.

(3) *Observ. sur la man. des accouch.* p. 17.

(4) *Dict. de méd.* 2e édit, tome V.

(5) *Introduction à la pratiq. des accouch.* etc.. tome 1er p. 37.

renfermer et protéger la vessie, le rectum, l'utérus, les trompes et les ovaires. Pendant la grossesse, il soutient la matrice et la maintient dans une direction convenable.

CHAPITRE II.

Bassin vicié.

Le bassin est vicié toutes les fois qu'il s'éloigne assez de ses dimensions ou de sa forme naturelles pour rendre la parturition dangereuse, difficile ou impossible. Dans ce sens, un bassin peut être vicié quoique régulièrement conformé, et mal conformé sans être vicié. Néanmoins, ces deux états étant presque toujours réunis, il en est résulté que, dans les livres, on les a généralement confondus l'un avec l'autre. Sacombe voulait, il est vrai, qu'on établît une différence entre la mauvaise configuration et la mauvaise conformation ; mais cette distinction, purement grammaticale, n'a point été adoptée, et ne mérite guère d'être combattue.

La direction des axes et des plans du bassin, les dimensions de ses diamètres, et sa forme elle-même, sont loin sans doute d'être, sur tous les bassins, exactement semblables à celles que j'ai mentionnées plus haut, mais, quelques lignes de plus ou de moins, une inclinaison un peu plus ou un peu moins prononcée, une déformation légère, n'empêchant pas l'accouchement de s'effectuer sans danger, on conçoit que ses vices proprement dits n'en doivent pas moins être assez rares.

Tous les vices du bassin peuvent être rapportés à l'excès d'amplitude, à l'étroitesse, de cette cavité et à la mauvaise direction de ses axes.

Section 1re. Excès d'amplitude.

Au premier coup-d'œil il semble qu'un bassin très-grand doive être plutôt avantageux que nuisible à la grossesse et à l'enfantement ; mais l'observation et le raisonnement prouvent qu'il n'en est pas toujours ainsi.

Pendant la gestation, l'utérus, moins exactement soutenu,

peut plus facilement se renverser, soit en arrière, soit en avant, tant que ses dimensions ne dépassent pas celles du détroit abdominal, et s'incliner dans tous les sens après le quatrième mois.

Un grand bassin favorise la descente utérine, la prompte terminaison du travail, et, par conséquent, expose à tous les accidens qui suivent quelquefois les accouchemens précipités ; c'est-à-dire à l'inertie, au renversement de l'organe gestateur et à l'hémorrhagie. C'est alors que la tête, encore enveloppée de la matrice qu'elle entraîne, s'engage dans l'excavation dès le commencement du neuvième mois, et de manière, comme Levret (1) dit l'avoir vu plusieurs fois, à pousser l'utérus hors la vulve au moment du travail.

Je conviendrai cependant, avec madame Lachapelle, que ces inconvéniens ont été exagérés, qu'il est généralement facile de les prévenir, et que la chute de l'enfant, le décollement prématuré du placenta, la rupture du cordon, n'ont que rarement été produits par cette cause plutôt que par une autre. Toutefois, l'excès d'amplitude du bassin est assez commun. Elle peut exister aux deux détroits et pour tous les diamètres en même temps. M. Burns (2) possède un bassin, dont le diamètre sacro-pubien a quatre pouces trois quarts, le diamètre transverse cinq pouces cinq huitièmes, et le diamètre oblique cinq pouces et demi. G. de la Tourette en a vu un bien plus remarquable encore. Le diamètre sacro-pubien avait 5 p. 1/2, le bis-iliaque 6 p. 1/2, les deux diamètres du détroit inférieur, chacune 5 pouces 1/2, et l'écartement de crète-iliaque 12 pouces 1/2. C'est le détroit inférieur qui en est le siége le plus ordinaire. De tels bassins sont les seuls, selon MM. Bongiovani (3) et Capuron (4), qui permettent aux accouchemens par la face, ou dans lesquels

____

(1) *Art. des accouch.* etc. p. 9.

(2) *Principl. of midwif.* etc., p. 58.

(3) Omoboni. *Journal univ.*, tome 29, p. 366.

(4) Emery, thèse n° 75, Paris 1831.

la tête descend l'occiput en arrière, de se terminer sans secours.

Sect. 2. Vices par défaut d'amplitude.

ART. 1ᵉʳ.—Étroitesse absolue.

On a soutenu à tort que la cavité pelvienne ne peut pas
se rétrécir dans un sens, à moins de s'élargir d'autant dans un
autre, et que, par conséquent, la circonférence de ses détroits
ne variait jamais. L'observation a démontré que chez un assez grand nombre de femmes, le bassin conserve, après la
puberté, la plupart des caractères qu'il avait dans l'enfance,
qu'il se rapproche plus ou moins de celui de l'homme ; partant, que sa capacité absolue reste au dessous de ce qu'elle
doit être dans l'état normal. D'ailleurs, puisqu'on admet un
excès d'amplitude du bassin, je ne vois pas pourquoi on ré-
pugnerait à croire que cette cavité peut être trop petite
dans toutes ses directions simultanément. Ce rétrécissement
général et régulier est du reste assez rarement porté au point
de nécessiter une opération grave. M. Faurichon-Lavalade (1)
dit cependant qu'une femme en est morte, sans être délivrée,
à la Maternité de Marseille. Dans ce cas les diamètres offraient :
le sacro-pubien, deux pouces trois quarts ; le transverse, quatre
pouces et demi, et les obliques quatre pouces, au détroit supérieur ; le coccy-pubien deux pouces et demi ; l'ischiatique,
deux pouces trois quarts, et les obliques trois pouces, au détroit inférieur. Il y a déjà long-temps, au surplus, que Lu-
chini (2) a soutenu la possibilité du même fait. M. Nægelé (3),
qui conserve deux bassins dont toutes les dimensions perdent
un pouce, dit, comme je l'ai observé moi-même, que l'étroitesse absolue est plus commune qu'on ne pense, et qu'elle se
rencontre principalement chez les femmes dont la taille est
élancée. Elle coïncide assez souvent d'ailleurs avec de pro-

---

(1) Thèse n° 78, Paris 1832.

(2) *De Part. præternat.* etc., 1742.

(3) Haber, *Journal complém. des Sc. méd*, tome IV, p. 243.

fondes difformités. Morlanne (1) raconte que, chez une rachitique, il trouva dix-sept lignes au diamètre sacro-pubien, quatre lignes du sacrum à la cavité cotyloïdienne droite ; sept lignes à gauche, et deux pouces cinq lignes au diamètre coccy-pubien.

ART. 2. — Étroitesse relative.

Malgré ce qui précède, l'étroitesse relative ou partielle du bassin n'en est pas moins, pour ainsi dire, la seule qui entraîne de véritables dangers. On l'observe le plus fréquemment au détroit supérieur. Moins commune au détroit périnéal, se montrant encore moins souvent dans l'excavation, elle peut porter sur les diamètres antéro-postérieur, transverse ou oblique, pris un à un ou plusieurs ensemble.

§ Ier. Détroit abdominal.

Au *détroit supérieur*, l'étroitesse affecte, d'après mes recherches, bien plus souvent les diamètres obliques que les autres, et plus souvent l'un des deux que tous les deux à la fois. Le resserrement du diamètre transversal est le plus rare de tous, et n'a peut-être jamais été rencontré seul.

Ces différens vices donnent à l'entrée du bassin des formes aussi variées que faciles à concevoir. Le rétrécissement du diamètre antéro-postérieur peut dépendre d'une saillie trop grande de l'angle sacro-vertébral, et alors le détroit est *cordiforme* ou *reniforme*. Si la symphyse des pubis se trouve en même temps déjetée en arrière, le bassin présente l'aspect d'un *huit de chiffre* couché en travers.

Quand ce sont les deux diamètres obliques qui se déforment, le corps des pubis peut, par son rapprochement du promontoire, et s'il n'y a pas déplacement de la symphyse, donner au détroit la forme d'un *triangle*, d'un *trapèze* ou d'une *feuille de trèfle*, selon que les extrémités du diamètre bis-iliaque for-

---

(1) *Journal général, supplément*, tome II, p. 17 et *Journal de l'auteur* tome Ier, p. 19.

ment des angles plus ou moins aigus ou arrondis. Ces bassins, qu'on nomme trilobés ou trifoliés, offrent encore cette particularité, que tantôt les trois segmens sont égaux, tandis que d'autres fois la portion antérieure, droite ou gauche, est beaucoup plus petite que les deux autres.

Il peut arriver aussi que les deux cavités cotyloïdes tendent à se porter l'une vers l'autre, à mesure qu'elles se rapprochent du sacrum. Dans ce cas, les pubis, coudés à angle droit au niveau des éminences ilio-pectinées, font une saillie d'un pouce et demi à deux pouces en avant, se trouvent placés parallèlement au diamètre antéro-postérieur, et ne laissent entr'eux qu'un espace de quelques lignes. On voit la figure de deux bassins de cette espèce dans une Dissertation de Weideman. Aitken (1) et Madame Boivin (2) en ont fait dessiner chacun un, qui appartiennent à la même catégorie. Mais le plus extraordinaire est celui que possède M. Jeuffrion, et dont le moule en plâtre a été déposé dans le Muséum de l'École de Médecine par M. Maygrier. Dans ce bassin, les deux pubis marchent directement en arrière jusqu'à leur union avec l'ilium, c'est-à-dire, dans l'étendue d'un grand pouce et demi. Près de la cavité cotyloïde, de même qu'immédiatement en arrière de la symphyse, il n'existe entr'eux qu'un intervalle de trois lignes. Toute cette partie est donc complètement étrangère au cercle du détroit, et le diamètre antéro-postérieur n'a réellement que deux pouces et demi, au lieu de cinq qu'on lui aurait trouvés en le mesurant à l'extérieur pendant la vie.

Lorsqu'il n'y a qu'un des *diamètres obliques* de vicié, il en résulte ordinairement une disposition fort importante à noter. Si c'est à droite, par exemple, comme l'a vu Smellie (3), et comme Stein (4) en donne plusieurs figures, qu'existe le resserrement, le côté gauche pourra présenter un excès d'ampli-

---

(1) *Principl. of midwif.* etc., pl. 5.
(2) *Mémorial des acc.* p. 34, 35, pl. 8, fig. 7.
(3) *Trait. des acc.* tome IV, p. 4, pl. 5.
(4) *L'art. d'accouch.* tome II, pl. 10.

tude. Dans ce cas, si la tête vient l'occiput à droite, l'accouchement exigera presque nécessairement des secours, tandis que s'il s'était présenté à gauche, la nature aurait pu se suffire à elle-même. Cette remarque indique assez que pour rendre l'accouchement facile chez une femme ainsi conformée, il suffit d'opérer la version, et d'amener le fœtus en première ou seconde position des pieds; de telle sorte que l'occiput puisse correspondre au côté le plus large du détroit. Elle explique aussi comment la même femme, étant accouchée spontanément une première fois, ne pourra peut-être le faire sans la symphyséotomie ou la section césarienne à la seconde, *et vice versâ*.

En 1825, je fus prié de donner des soins à une femme qui était en travail depuis deux jours. La tête ne s'engageait point. J'allai chercher les pieds, et je terminai l'accouchement. En 1826, la même personne fut amenée à l'hôpital de la Faculté, étant en travail depuis quatre jours. Les eaux étaient écoulées et la tête fortement engagée. La matrice, très-exactement appliquée sur le fœtus, ne permit pas d'opérer la version. L'application du forceps fut tentée par Désormeaux, M. Deneux et moi; mais rien ne put faire descendre la tête. La céphalotomie devint indispensable. Cette femme, enceinte de nouveau en 1827, m'a fait prévenir de bonne heure lors du travail. Je suis allé chercher les pieds, et tout s'est promptement et heureusement terminé. L'issue différente de ces trois accouchemens tient à ce que, dans un cas, le gros de la tête se présentant à droite, où le bassin était fortement rétréci, ne pouvait franchir le détroit, tandis que dans l'autre, la version ayant ramené l'occiput à gauche où les dimensions naturelles étaient conservées, le passage de la tête n'était plus impossible.

A moins que le sacrum lui-même ne soit rétréci, il est rare que le *resserrement transversal* du détroit abdominal puisse gêner la sortie de l'enfant. Presque toujours il reste plus de quatre pouces entre les fosses iliaques. Ce genre de vice entraîne seulement un agrandissement du diamètre sacro-pubien, en donnant au détroit la forme d'un ovale ou d'un cœur très-allongé.

Quelquefois le rétrécissement ne porte que sur *une des moitiés du bassin*, ainsi qu'on en voit un exemple dans les cabinets de la Faculté. Dans ce cas, la difformité comprend en même temps le grand et le petit bassin.

Tous ces vices peuvent se combiner de diverses manières, ou se présenter isolément et à des degrés fort différens. Ch. Bell dit que sur le bassin d'une femme affectée depuis long-temps d'ostéo-malaxie, il n'existait qu'un espace d'environ trois lignes au diamètre antéro-postérieur, et qu'il n'y avait pas plus d'un demi-pouce entre les fosses iliaques. M. Nægelé (1) a vu, chez une femme qui était déjà accouchée six fois, l'ostéo-malaxie produire une telle difformité dans le bassin, qu'il ne restait plus que deux lignes à gauche et six lignes à droite, entre la quatrième vertèbre lombaire et le bord supérieur de la symphyse des pubis. Baudelocque cite un cas dans lequel il n'y avait que neuf lignes entre le sacrum et le pubis. Un resserrement presqu'aussi prononcé se remarque sur une pièce que j'ai vue dans le Muséum de l'École de Médecine. Chacun comprend, au reste, combien il peut y avoir de nuances intermédiaires entre ces rétrécissemens extrêmes et les dimensions normales. Deventer (2) vit à Londres un bassin dont le diamètre sacro-pubien n'avait pas un travers du doigt de largeur. Kelly (3) en cite un qui n'avait qu'un pouce et demi.

§ II. Détroit périnéal.

Le *détroit inférieur* est peut-être plus souvent agrandi que rétréci. Lorsque la base du sacrum s'abaisse vers les pubis ou que le bord supérieur de la symphyse se porte vers le sacrum, c'est presque toujours en raison d'un mouvement de bascule qui éloigne plus ou moins l'un de l'autre le coccyx et le sommet de l'arcade pubienne. Quoiqu'on puisse établir en thèse générale que le détroit inférieur s'agrandit quand le su-

---

(1) *Journal univ.*, tome VII, p. 160.

(2) *Observ. sur la man. des accouch.*, p. 546.

(3) Demman, tome II, p. 212.

périeur se resserre, il est cependant possible qu'ils soient rétrécis tous les deux ensemble et selon leurs diamètres corrres-
pondans.

Le rapprochement des tubérosités ischiatiques, le trop de
rectitude, la forme triangulaire de l'arcade des pubis, coïnci-
dant presque toujours avec l'allongement de la symphyse,
donnent naissance à ce qu'on appelle la *barrure*, vice le plus
commun et le plus dangereux de tous ceux du détroit périnéal.
Comme c'est à travers l'arcade pubienne, bien plus qu'en arrière des ischions, où les parties molles l'arrêtent, que doit
passer la tête, la barrure rend l'accouchement extrêmement
difficile. La rétroversion du coccyx s'opère en pure perte, et
si l'enfant parvient enfin à sortir, ce n'est pas toujours sans déchirer largement le périnée.

Souvent aussi le coccyx devient presque horizontal, et
peut, en se relevant, raccourcir plus ou moins le diamètre
coccy-pubien, surtout quand la base du sacrum est déjetée en
arrière. Assez fréquemment un des ischions seul, avec sa
branche, s'incline vers le centre du détroit, tandis que l'ischion opposé et le coccyx ne changent pas de position. En
somme, les différences de formes sont ici moins nombreuses
qu'au detroit supérieur ; mais les degrés de resserrement
doivent être entendus de la même manière.

§ III. Excavation.

Les *vices de l'excavation* coïncident à peu près constamment avec le resserrement de l'un ou de l'autre des deux détroits, et quelquefois de tous les deux simultanément. Ils dépendent de ce que le sacrum est trop courbé, ou de ce qu'il
ne l'est pas assez, ou bien encore de quelque saillie osseuse.

Dans le premier cas, l'os est comme plié sur sa face antérieure, et les diamètres sacro-pubien et coccy-pubien sont
plus ou moins rétrécis, pendant que le diamètre antéro-postérieur de l'excavation se trouve plus grand que de coutume.
D'autres fois, quoique fortement courbé, le sacrum n'en est
pas moins très écarté des pubis, soit par sa base, soit par sa
pointe.

Dans le second cas, la face antérieure du sacrum étant tout-à-fait plane ou même un peu convexe, ainsi qu'on en voit un exemple dans les collections de l'École de Médecine, fait que la cavité pelvienne, au lieu de se dilater entre ses détroits, se rétrécit ou s'élargit, au contraire, régulièrement depuis le promontoire jusqu'à la pointe du coccyx, selon que la base de l'os semble avoir basculé en avant ou en arrière.

Lorsque le *sacrum* est *trop concave* et que les deux détroits sont rétrécis, si la tête parvient, à force d'efforts, dans l'excavation elle y reste, s'enclave, ne peut ni descendre ni être repoussée, et rend l'accouchement tellement dangereux que l'opération césarienne elle-même peut être insuffisante pour le terminer. S'il est trop droit et que le détroit inférieur soit trop resserré, la tête descendra d'abord avec promptitude; mais, parcourant un canal conique, elle s'arrêtera bientôt, et n'en traversera que difficilement la pointe.

Lorsque l'étroitesse de l'un des détroits coïncide avec l'excès d'amplitude de l'autre, le travail est nécessairement troublé dans sa marche. Est-ce le détroit abdominal qui est vicié par défaut d'amplitude? la tête y restera long-temps arrêtée. Toutefois elle finira par le franchir; puis, rencontrant à peine quelque résistance, elle traversera le sommet du bassin avec une extrême rapidité au moment, peut-être, où l'accoucheur, jugeant de la durée du travail par le temps qui s'est déjà écoulé, prononce que plusieurs heures sont encore nécessaires. Est-ce le détroit inférieur, au contraire, qui a perdu de ses dimensions? le fœtus s'engage d'abord avec une très-grande vitesse; l'homme de l'art qui ne soupçonne pas cet état, annonce que la femme sera promptement débarrassée, lorsqu'il est possible que les secours les mieux combinés deviennent indispensables.

Si la symphyse des pubis forme en arrière une crête saillante de quelques lignes, comme je l'ai vu deux fois, ou de huit lignes, comme celle dont parle M. J. Cloquet (1), elle n'em-

---

(1) *Bulletin de la Faculté de médecine*, tome VII, p. 68.

pêche pas l'accouchement de se faire ; mais, lors du passage de la tête, elle peut contondre la vessie ou l'utérus, et favoriser la déchirure de ces organes. D'autre fois, c'est une des cavités cotyloïdes qui fait saillie dans l'excavation, ou bien ce sont les épines sciatiques, fortement déjetées en dedans, qui la déforment, ainsi que l'ont vu Levret, Barbaut (1) et madame Lachapelle.

Des *exostoses de toutes espèces* et de toutes formes ont été rencontrées dans le bassin. S. Pineau (2) en trouva une à droite, derrière le pubis, chez une femme qui mourut sans pouvoir accoucher. M. J. Cloquet (3) dit avoir rencontré sur le cadavre une exostose pubienne à nu dans la vessie. L'exostose pelvienne exigea l'opération césarienne, dans l'exemple que cite Ruleau (4). On eut recours à la céphalotomie dans celui de Fried (5). Elle était formée par des concrétions osseuses chez le sujet observé par Sandifort (6). V. Dæveren qui en emprunte un autre exemple à Henckel (7), a vu dans le bassin une exostose du volume d'un œuf de poule. Le docteur Leydig (8), qui a rassemblé divers exemples du même genre, en cite un qui nécessita aussi l'opération césarienne, et M. Burns (9) parle d'une pointe osseuse longue de deux pouces. Plessman (10), Nagele (11), Autenrieth (12), Mme Boivin (13), font aussi men-

---

(1) *Cours d'accouch.*, tome Ier, p. 21.

(2) Lautour, Th. Montp. 5 août 1817.

(3) *Bulletin de la Faculté*, tome VII, p. 248.

(4) *Traité de l'opér. césar.* chap. 9, 1er part.

(5) Thierry, *De part. diff.*, Strasb. 1764.

(6) *Anat, path.*, lib. 2, p. 109.

(7) *Specim. obs. acou.* 1765.

(8) *Edimb. Journal*, vol. XXXV, p. 449.

(9) Opér. cit., p. 33.

(10) *Journal complémentaire*, tome XL, p. 243.

(11) *Journal de Francf.*, avril 1778.

(12) *Journal complémentaire*, tome XL.

(13) *Mémorial des accouch.*, p. 35, pl. 8.

tion d'exostose intra-pelvienne. M. Poupinel (1) en a montré une, au nom de Duret, à la société de la Faculté de Médecine, qui ne laissait que vingt lignes au détroit supérieur. Elle existait à la partie inférieure du sacrum, rendit l'accouchement impossible et causa la mort dans un cas dont Troccon adressa l'histoire à la société médicale d'émulation en 1817. M. Damourette (2) en indique une qui remplissait tout le bassin et qui attenait à la branche ischio-pubienne droite. Barbaut (3) mentionne un cas exactement semblable trouvé par un de ses confrères chez une femme morte en travail. Mais l'un des plus remarquables est l'exemple que M. Nægelé a fait figurer dans la thèse de M. Haber (4). Dans le cas que citait Lassus (5), on voyait deux espèces d'apophyses styloïdes derrière les pubis. L'exostose qu'a observée M. Danyau (6), existait au devant du sacrum et avait produit une dépression au pariétal du fœtus. Des squirrhes, des tumeurs fibreuses, etc., peuvent encore s'y développer et nuire à la parturition; mais, il faut en convenir, c'est le trop ou le trop peu de rectitude du sacrum qui cause la majorité des vices de l'excavation. D'ailleurs, les vices du bassin par anomalie ou altération des parties molles seront examinés à l'article *dystocie*.

SECT. III. Vices dans la direction des axes.

Presque tous les vices de conformation des détroits altèrent plus ou moins la direction des plans et des axes du bassin. Quand l'angle sacro-vertébral se déjette vers le pubis, l'*ensellure* de la région lombaire augmente nécessairement de profondeur. Au lieu de 175 degrés, l'angle que forme le sacrum avec le rachis peut n'en plus offrir que 139 et même 120. Alors

---

(1) *Bulletin de la Faculté* 6ᵉ ann., p, 65, 148.

(2) Thèse n° 93, Paris 1822.

(3) *Cours d'accouch.*, etc., tome II. p. 74.

(4) *Dissertat. inaugural.* etc., Heidelb. 1830.

(5) Marchand, *Thèse* n° 191, Paris 1816.

(6) *Ibid.*

l'axe du détroit supérieur s'incline en avant et se rapproche de la ligne horizontale. Si le coccyx et la pointe du sacrum, retenus par les ligamens sacro-sciatiques, ne sont point entraînés par ce mouvement de bascule, le plan du détroit inférieur s'abaisse au niveau ou au dessous de la ligne horizontale, et peut même devenir parallèle au plan du détroit supérieur. Mais cette disposition, loin de rapprocher de la perpendiculaire l'axe du sommet pelvien, ou de l'incliner en arrière, comme on pourrait le croire au premier coup d'œil, le reporte au contraire considérablement en avant, puisque la face antérieure du coccyx doit en déterminer la direction.

M. Bello (1) a publié l'observation fort remarquable d'une femme dont la matrice, en besace, exigea l'opération césarienne, et qui mourut au bout de 15 heures. Chez elle, le bassin était coudé de telle sorte que le détroit périnéal regardait en avant, et le cercle abdominal en arrière. Les pubis étaient tournés en haut et la face convexe du sacrum en bas. Le corps d'une des dernières vertèbres lombaires manquait, et le sacrum, uni par sa base à angle presque droit avec le rachis, rendait exactement compte de cette singulière conformation. Ici on ne pouvait recourir au forceps ni à la version : quand même les passages eussent été assez larges, le fœtus ne serait probablement pas parvenu à les franchir.

Quand les pubis se relèvent et que le promontoire s'émousse, l'axe du détroit supérieur se rapproche de la ligne verticale, et se met quelquefois en rapport avec l'axe du tronc. Si, dans ce cas, la paroi postérieure de l'excavation manque de courbure, les deux axes pelviens pourront devenir parallèles, quoique le plan du détroit inférieur soit fortement incliné en devant. Cette conformation qui favorise surtout la déchirure du périnée fait naître, pendant le travail, des difficultés dont on n'a pas assez parlé dans les livres classiques, et sur lesquelles M. Lobstein (2) a essayé d'appeler l'attention

---

(1) *Trans. méd.* tome XIII, p. 285.

(2) *Bulletin de la Faculté*, tome V, p. 517.

en 1817. L'un des bassins dont parle cet auteur offrait 55°, et l'autre 17° d'inclinaison au détroit supérieur. Dans le premier cas, le forceps lui-même aurait eu de la peine à ramener la tête du fœtus, qui tendait alors à passer au-dessus et en avant des pubis, comme je l'ai vu une fois. La tête étant obligée de prendre une position vicieuse, relativement au tronc de l'enfant ou à la matrice, en traversant l'excavation, peut rendre l'accouchement très-difficile. C'est là, dit M. Lobstein, bien plus que l'enclavement des épaules, ce qui empêchait le fœtus de sortir dans plusieurs des cas mentionnés par Heister et Levret.

Sᴇᴄᴛ. IV. Causes des vices du Bassin.

Pour bien apprécier les causes des vices de conformation du bassin, il convient de les étudier dans l'enfance et lors de la puberté, ou dans l'âge adulte. Jusqu'à six ou sept ans, le rachitisme, presque le seul état qui les produise, en donne une explication assez satisfaisante. Les os sur lesquels porte principalement la maladie, se trouvant continuellement pressés entre deux efforts, doivent céder dans le sens où s'exerce la plus forte pression, ou bien vers le point qui offre le moins de consistance.

Ainsi, en admettant que le ramollissement soit égal partout, que l'enfant soit debout et qu'il s'appuie avec la même force sur les deux jambes, il est évident que la base du sacrum s'abaissera vers les pubis, et que les cavités cotyloïdes seront repoussées vers le promontoire. De là le resserrement des diamètres sacro-pubien et oblique. Que l'enfant se tienne debout, mais en appuyant plus sur l'un des membres que sur l'autre, et le diamètre oblique d'un seul côté se raccourcira; qu'il reste assis, et la concavité du sacrum deviendra plus profonde, en même temps que les diamètres antéro-postérieurs des deux détroits se resserreront. S'il est habituellement couché sur le dos, au lieu d'augmenter, la courbure du sacrum disparaîtra, ainsi que l'angle pelvi-vertébral, et le diamètre coccy-pubien perdra le plus ordinairement de ses dimensions. La position latérale influera sur les diamètres transverses, etc.

Bien qu'alors le poids du corps suffise pour rendre compte de la plupart des formes vicieuses du bassin, on ne peut disconvenir cependant que leur production ne soit singulièrement favorisée, dans certains cas, par la puissance active des muscles qui entourent l'articulation coxo-fémorale ; d'autant mieux que, le plus souvent, les os, ramollis dans quelques points seulement, offrent, partout ailleurs, toute la solidité désirable.

Après la première enfance, les difformités pelviennes sont presque toujours le résultat d'une maladie, de ce *mala-costeon*, partiel ou général, si fréquent en Angleterre, de l'ostéomalaxie, de l'action irrégulière des muscles ou d'une mauvaise habitude dans la station. Les jeunes personnes qui, dans le but d'augmenter la proéminence de leurs hanches et la profondeur du sinus lombaire (vulgairement chute des reins), se tiennent le bassin et la tète fortement déjetés en arrière, tandis qu'elles portent autant que possible l'abdomen et la poitrine en avant, ne songent pas que pour obtenir quelque agrément dans la tournure, elles courent le risque de ne pouvoir jamais devenir mères sans s'exposer aux plus grands dangers. M. Nægèle, qui ne pense pas que le rachitis soit aussi souvent qu'on se l'imagine généralement, la cause réelle des vices du bassin, remarque avec raison que les vices de cette cavité se manifestent quelquefois chez des femmes déjà mères de plusieurs enfans. Hunter parle d'un bassin qui ne se rétrécit qu'à la sixième grossesse. M. Ordinaire (1) en cite un autre, d'après Stein, qui ne se déforma qu'à la dixième ! Des cas pareils ont été signalés par Cooper et Leber.

On a vu, dans une maladie de l'articulation coxo-fémorale, la tète du fémur faire proéminer le fond de la cavité cotyloïde dans le bassin, et même le percer. Mme Lachapelle cite une femme qui fut affectée d'une luxation spontanée de l'os de la cuisse, et chez laquelle la fausse cavité articulaire était assez

---

(1) Thèse Strasb., 2 août 1826.

saillante dans l'excavation pour nuire à l'accouchement. Peu (1) était déjà convaincu que les boiteuses sont très sujettes aux difformités du bassin, au point qu'il refusa d'en épouser une. L'amputation de la cuisse, mais non celle de la jambe, chez une femme adulte, à plus forte raison chez une jeune fille, est aussi capable de vicier le bassin. Voici de quelle manière : le membre artificiel ne pouvant prendre son point d'appui que sur l'ischion, la cavité cotyloïde, du côté sain, continue seule d'être comprimée par le poids du corps. Or, si les lois de la physiologie pathologique veulent qu'une cavité osseuse se remplisse quand elle perd ses rapports avec l'organe qu'elle loge naturellement, et qu'un arc organique qui cesse d'être comprimé se resserre et se déprime vers la cavité qu'il concourt à former, celles de la mécanique nous apprennent que, dans cet état, le diamètre oblique correspondant au membre naturel peut se rétrécir, au point de rendre l'accouchement dangereux, ainsi que le démontrent les observations d'Herbiniaux et de madame Lachapelle.

Des fractures et des luxations inégalement consolidées, la carie, la syphilis, etc., ont aussi fait naître quelquefois des obstacles à la parturition. Une femme qui avait eu autrefois une fracture de l'os iliaque et de la branche ischio-pubienne, se trouva dans l'impossibilité d'accoucher. Le forceps, mal appliqué, déchire le vagin et la matrice, cause l'écartement des pubis et même la rupture des os. Cette femme vint mourir à l'hôpital Saint-Louis, où M. Papavoine (2) l'a examinée.

M. Villeneuve (3), qui a vu comme M. Faurichon la matrice et le vagin se rompre chez une femme dont le diamètre sacro-pubien n'avait que deux pouces trois-quarts, est arrivé aux conclusions suivantes, en étudiant ce qui s'est passé sur 119 bassins viciés.

---

(1) *Pratique des accouchem.* etc., p. 105.

(2) *Journal des Progrès*, tome XII.

(3) Thèse, Montpellier, 9 juillet 1830.

1° Accouch. spont.	25, fœtus viv. 12, morts 13, fem. m. 5		
2° — avec les forceps 24	9	15	3
3° — par la version 27	12	15	6
4° — crochets 8	»	»	3
5° — céphalatomie 27	»	27	10
6° — opérat. césar. 5	4	1	5
7° — Symphys éot. 3	3	»	1
	119	40	71	33

Il trouve enfin qu'il existe un vice du bassin sur 294, et un accouchement spontané avec vice du bassin sur 1383.

En résumé, on peut dire que le rachitisme déforme presque toujours le bassin chez les jeunes enfans, parce qu'alors les membres, dont les os coxaux font partie, participent généralement à cette lésion; tandis que plus tard, aux approches de la puberté, par exemple, l'ostéomalaxie affectant presque uniquement la colonne vertébrale, fait que les courbures de l'épine peuvent être portées au plus haut degré, sans que le bassin en souffre véritablement. Pour plus de détails à ce sujet, le lecteur consultera avec fruit les ouvrages de Portal, de Choulant, de Shaw, de Bamfield, de MM. Lachaise, Pravaz, etc., sur les difformités de la taille et les maladies de la colonne vertébrale et du bassin.

SECT. V. Mensuration du Bassin, ou de la Pelvimétrie.

Lorsqu'on est appelé près d'une femme pour reconnaître l'état de son bassin, on doit commencer par interroger les parens ou les personnes qui l'entourent, sur la manière dont s'est passée son enfance. Si ses premiers pas ont été difficiles et tardifs; si elle est restée long-temps faible; lorsqu'on apprend que ses articulations ont été grosses et comme boursoufflées; qu'elle a été *nouée*, on en conclut que le rachitisme a existé chez elle, et que probablement son bassin est vicié. Ensuite on examine attentivement les autres parties de son corps. S'il reste au rachis quelque trace de courbure contre nature, si les genoux sont volumineux et déjetés en dedans, si la mâchoire inférieure proémine trop en avant, si ses dents sont bleuâtres et présentent des stries transversales, on tirera la même conséquence; tandis qu'il sera permis de croire le contraire, si rien de tout cela n'existe.

La *théorie des homologues*, théorie qui veut, comme on sait, que dans les animaux non-seulement le côté droit soit la répétion exacte du côté gauche, mais encore que la moitié inférieure du tronc en représente la moitié supérieure, que la moitié antérieure renferme les mêmes élémens que la moitié postérieure, etc., a tout naturellement fait naître l'idée que le bassin ne devait être qu'une répétition de la tête. Aussi, en Allemagne, où cette doctrine compte de nombreux partisans, a-t-on vu paraître, il y a quelques années déjà, un travail dans lequel le docteur Weber (1) cherche à démontrer que la tête et le bassin sont soumis aux mêmes lois d'évolution, que la bonne ou mauvaise conformation de l'une de ces parties coïncide toujours avec un état pareil de l'autre; que l'étroitesse et la longueur du bassin de l'homme, par exemple, se trouvent parfaitement en rapport avec la forme de sa tête, dont les diamètres vertical et antéro-postérieur ont généralement plus d'étendue que le transversal, tandis que c'est tout l'opposé chez la femme, etc.

En conséquence, M. Weber veut que l'inspection de la tête puisse faire connaître exactement l'état du bassin. Sa méthode est fort simple: les diamètres occipito-frontal, bi-pariétal et fronto-mastoïdien, représentent les diamètres sacro-pubien, bis-iliaque et obliques. Le détroit supérieur est en rapport avec le crâne, et la face avec le détroit inférieur. Quoique M. Weber cite des observations à l'appui de son système, je n'en suis pas moins forcé de dire que j'ai vu les bassins les mieux conformés coïncider avec les crânes les plus difformes, et réciproquement. Seulement il m'a semblé, comme à madame Lachapelle, que plus le haut de la face est saillant, plus le bassin est large.

---

(1) *Bulletin de Ferussac,* tome VI, p. 1.—*Journal* de Gæfe et Walther.. 1823.— *Thèse* de Guillemot, Paris 1824.—*Mémoire* de Wrolick, 1826.

ART. 1ᵉʳ.—Examen externe.

Ces recherches préliminaires terminées, on passe à *l'examen du bassin lui-même*, avec toute la décence et la circonspection possibles. Si l'allure de la personne est aisée, libre et bien dégagée; si les hanches sont de niveau, plus larges que la base du thorax et bien arrondies, les grands trochanters convenablement écartés; s'il n'y a point d'*ensellure*; si le sacrum n'est ni trop ni trop peu convexe, la symphyse des pubis ni enfoncée ni trop saillante, ni trop longue, on aura quelques droits d'annoncer une bonne conformation. En plaçant les doigts entre les grandes lèvres et la racine des cuisses, on verra si l'arcade pubienne n'est pas rétrécie, si elle forme un arc de cercle suffisamment large, et si les ischions ne sont pas trop rapprochés. Il est bon de se rappeler, en outre, que la largeur des hanches est double de celle du détroit supérieur.

Pour apprécier toutes ces circonstances, il est inutile de découvrir la femme et de la faire coucher. Si l'on craint d'alarmer sa pudeur, une pareille exploration doit être faite à travers la chemise. Quand tous les caractères d'une bonne conformation se rencontrent, on se dispense ordinairement d'aller plus loin; mais s'il en manque quelques-uns, on tâche de déterminer le genre de difformité qui existe. L'*ensellure* avec une saillie très prononcée des pubis indique une inclinaison outrée et une figure triangulaire ou trilobée du détroit supérieur. Si la symphyse est en même temps déprimée, on peut affirmer que le diamètre sacro-pubien est trop court, et que le détroit est bilobé ou en ∞ de chiffre. Les hanches inégales, trop relevées, les fosses iliaques externes déprimées, décèlent un vice du diamètre bis-iliaque. Le rapprochement des ischions, la convexité du sacrum et l'inclinaison du coccyx en avant, n'ont besoin que d'être indiqués pour qu'il soit facile de les reconnaître à l'instant.

Comme il est essentiel au bonheur des familles d'arriver à des résultats mathématiques, et comme l'emploi de la main n'en donne que de vagues et de fort approximatifs, les accoucheurs ont imaginé une infinité d'instrumens, à l'effet de mesurer plus exactement le bassin, soit à l'extérieur, soit à l'intérieur ; instrumens que l'on connaît sous le nom de *pelvimètres* ou de *mécomètres*.

Il n'en est que deux qui puissent être appliqués à l'extérieur ; l'un le *compas d'épaisseur* de Baudelocque , ou plutôt le *céphalomètre* de Stein (1), qu'on emploie presque exclusivement, à cause de sa simplicité ; l'autre, le *mécomètre* de Chaussier, qui n'est guère en usage qu'à la Maternité de Paris. Le compas d'épaisseur sert à mesurer 1° le diamètre sacro-pubien , en portant une de ses olives au-devant de la symphyse des pubis , et l'autre sur le premier tubercule épineux du sacrum ; 2° les diamètres obliques , en appuyant les extrémités du compas sur la face externe du grand trochanter et la partie saillante de l'articulation sacro-iliaque du côté opposé. Dans le premier cas , il faut que le *curseur* marque sept pouces , afin qu'en en défalquant deux pouces et demi pour le sacrum et six lignes pour les pubis , il reste encore quatre pouces. Pour les diamètres obliques, il doit marquer neuf pouces ; car on est obligé d'en déduire trois pouces moins un quart pour le trochanter, le col du fémur et la cavité cotyloïde , et un pouce trois quarts pour la symphyse postérieure.

Baudelocque a soutenu que l'épaisseur des os varie rarement de plus d'une ou deux lignes dans le sens-antéro-postérieur , et que l'on peut compter sur les données fournies par le pelvimètre externe. Madame Lachapelle prétend, au contraire , que cette manière de procéder est très-fautive , et que l'épaisseur du sacrum seul peut varier de quatre à cinq lignes. Madame Boivin va plus loin encore , puisqu'elle affirme que l'épaisseur indiquée par Baudelocque varie de quatre à douze lignes. Ce qu'il y a de sûr , c'est que la maigreur et l'embonpoint ne diminuent sensiblement ni n'augmentent pas l'épaisseur des parties molles sur les points que doit toucher l'instrument, et que les différences d'épaisseur du sacrum et des pubis , mentionnées par mesdames Lachapelle et Boivin, sont au moins fort rares.

Quant à la mesure des diamètres obliques , la longueur du

---

(1) *Art d'Accoucher*, tome II, pl. 12, fig. 2.

col fémoral a paru présenter des dimensions trop variables pour que les praticiens aient osé lui accorder une grande confiance; mais je crois qu'à cet égard on s'est généralement abusé. Sur un assez grand nombre de bassins bien conformés, je n'ai pas trouvé dans ce sens plus de quatre lignes de différence en plus ou en moins. Comme les crêtes iliaques peuvent être fortement relevées ou considérablement abaissées, sans que les détroits aient subi de changement, on s'exposerait à de trop fréquentes et de trop graves méprises en prenant la moitié de leur écartement pour mesure du diamètre bis-iliaque. Ce dernier est environné de trop de muscles, et trop peu important, d'ailleurs, pour qu'on essaie d'en apprécier les dimensions autrement qu'avec la main.

Pour le *détroit inférieur* les doigts suffisent. Selon quelques auteurs, la femme doit être assise sur le bord d'un siége; mais on peut aussi l'examiner debout. On place la pulpe de l'indicateur sur la pointe du coccyx et le sommet du pouce sur le bord du ligament sous-pubien; après quoi les deux doigts, maintenus dans une position fixe, sont portés sur une règle graduée pour en déterminer l'écartement. On peut encore, pendant que l'extrémité de l'indicateur touche la pointe du coccyx, en relever le bord radial contre le sommet de l'arcade pubienne, à la place du pouce; mais on s'expose davantage alors à presser douloureusement les organes sexuels externes, si leur sensibilité est exaltée. Pour mesurer le diamètre ischiatique, il faut porter l'extrémité de deux doigts sur les lèvres de l'ischion, à l'endroit où le grand ligament sacro-sciatique vient s'y insérer, en ayant soin d'en écarter la graisse par de légères pressions.

Bien que cette exploration externe ne mette que rarement à même de prononcer avec assurance sur la nature et le degré des vices du bassin, elle est cependant la seule à laquelle on puisse avoir recours chez les femmes vierges, à moins que le doigt ou le pelvimètre ne soit porté dans le rectum. Chez les autres, il est permis de tenter la mensuration interne, qu'on a proposé de pratiquer d'une foule de manières différentes.

ART. 1er. — Examen interne.

Coutouly (1) voulut mesurer l'intérieur du bassin à l'aide d'un *pelvimètre* qui porte son nom. On ne peut donner une idée plus nette d'un pareil instrument, plusieurs fois modifié par son inventeur, qu'en le comparant au compas des cordonniers. On l'introduit fermé dans le vagin. On l'ouvre alors, et l'une de ses branches vient arc-bouter contre la symphyse du pubis, tandis que l'autre reste appliquée sur la partie la plus saillante de l'angle sacro-vertébral. La branche mobile étant graduée à l'extérieur fait qu'il est facile d'apprécier l'écartement des plaques verticales qui les terminent toutes les deux. Sur le bassin sec, on mesure avec la dernière exactitude, de cette manière, le diamètre sacro-pubien; mais, sur la femme vivante, l'instrument de Coutouly est rarement applicable, hors l'état de grossesse. Il ne l'est pas même, au moment de l'accouchement, pour peu que le sommet de la tête soit engagé dans le détroit. En outre, quand on peut s'en servir, son introduction ne laisse pas que d'être parfois fort douloureuse, et, le plus souvent, il expose à des erreurs grossières. Ce pelvimètre mérite donc l'oubli dans lequel il est tombé. Beaucoup d'accoucheurs ont essayé de le remplacer; mais ceux qu'ils ont proposés ne remplissant pas mieux le but qu'il importe d'atteindre, sont également inusités. Le doigtier avec lequel Asdrubali veut qu'on arme l'indicateur pour lui donner plus de longueur, l'espèce de pied de roi, l'instrument en forme de compas ou de pinces à branches inégales, qu'on peut écarter dans l'intérieur du bassin, les tiges droites, creuses ou pleines et graduées de Stein (2), qui avait précédé Coutouly sur ce sujet, de Creve et d'Aitken, le pelvimètre inventé par

----

(1) *Mémoire sur divers sujets*, 1807, p. 113, pl. 5.
(2) *Art d'Accoucher*, tome II, pl. 9, fig. 5.

Traisnel (1), celui que Bang (2) a proposé depuis, ne fournissent pas des résultats beaucoup plus précis.

C'est au moyen des doigts ou de la main que la mensuration interne peut être avantageusement pratiquée. M. Ryan (3) dit qu'en Angleterre on ne se sert jamais que du doigt pour mesurer les détroits. Hors le temps du travail, ou lorsque la tête n'est pas encore engagée, on porte sans peine le sommet de l'indicateur sur le promontoire. On en relève la racine contre l'arcade du pubis, puis on marque ce point avec l'ongle d'un doigt de l'autre main. Rien n'est plus facile ensuite que de voir la mesure du diamètre sacro-pubien. A la différence des autres pelvimètres, le doigt est un instrument *sentant* qui n'abandonne point la partie la plus saillante du sacrum, sans que l'accoucheur ne s'en aperçoive. L'une des causes d'erreur les plus fréquentes se trouve ainsi détruite. Il est vrai que la ligne représentée par le doigt, tombant au-dessous et non pas à la partie supérieure de la symphyse pubienne, comme il le faudrait, fait qu'on rencontre ordinairement plus de longueur qu'il n'y en a réellement; mais en défalquant quatre à cinq lignes pour cette obliquité, on aura assez exactement la mesure de l'espace qui sépare l'angle sacro-vertébral du haut de la symphyse. Deux circonstances, cependant, peuvent induire en erreur, la première, quand le bord supérieur du pubis semble avoir basculé en arrière, la seconde, dans le cas contraire. Alors, en effet, le diamètre antéro-postérieur du détroit supérieur pourra paraître très-grand, quoique dans le fait il soit très-petit, et réciproquement; mais l'application du compas de proportion à l'extérieur corrigera facilement les méprises qu'entraînerait une pareille disposition.

Pendant le travail, on peut, à la rigueur, porter la main entière dans le vagin. On écarte ensuite le pouce et l'indica-

---

(1) Lauverjat, *Examen d'une brochure sur la Symph.* 1779. p. 51.

(2) *Bulletin de Férussac*, tome 1er, p. 243.

(3) *Manual of midwif.* p. 14.

teur, de manière à les fixer, l'un sur l'angle sacro-vertébral, l'autre derrière les pubis. On retire la main ainsi disposée, et à l'aide d'un pied de roi on détermine, à une ligne ou deux près, les dimensions du diamètre sacro-pubien, sans être obligé d'avoir recours à l'anse de fil de Starke, à la main armée de Koeppe, ni à aucune des mille inventions proposées à ce sujet. Au lieu du pouce et de l'indicateur, je me suis quelquefois servi avec avantage de l'indicateur et du médius, portés dans le haut du vagin. Après les avoir écartés autant que possible et placés aux deux extrémités du diamètre qu'on veut mesurer, on applique deux doigts de l'autre main entre leurs racines, pour les empêcher de changer de rapport, pendant qu'on les retire des parties de la femme.

Toutes les fois que la main peut entrer dans le vagin, on doit l'y introduire, s'il importe de s'assurer exactement de l'état des détroits. C'est une précaution que Flamant (1) avait rendue familière à l'École de Strasbourg, et sur laquelle M. Guillemot (2) insiste aussi beaucoup, de même que M. Ordinaire (3). Aussi M. Dot (4) définit-il le toucher l'exploration de toutes les parties qui servent à la génération ou à l'accouchement, et de celles du fœtus, à l'aide des doigts ou des mains, armées ou non d'instrumens. De la Motte (5) dit déjà que l'accouchement est presque impossible quand la main fermée ne peut pas traverser le détroit supérieur. Dans un cas de ce genre, il fut obligé, dit-il, d'attirer les pieds avec deux doigts. L'enfant, qui était petit, n'en sortit pas moins vivant; ce qui, du reste, ne laisse pas de paraître singulier. V. Swiéten (6) exprime la même idée plus formellement

---

(1) *Journal complémentaire*, p. 113, 249, tome XLIII, p. 3.

(2) Thèse n° 164, Paris 1824, p. 32.

(3) Thèse, Strasb., 2 nivose an XII, - 1803.

(4) Thèse de Strasb. 2 août 1826.

(5) *Traité compl.* etc., p. 421, *obs.* 239.

(6) *Aphorisme. de chir.* tome VII, p. 280

encore, en affirmant, comme le fait également Levret (1), qu'un bassin assez étroit pour empêcher la main entière d'entrer, ne permet pas la sortie d'un enfant vivant. Lauverjat (2) s'élève à tort contre cette assertion, qui est de toute justesse. Pour tirer tout le parti possible de ce moyen, l'accoucheur doit avoir étudié d'avance toutes les dimensions de sa propre main, savoir exactement la longueur de son indicateur jusqu'à la commissure du médius et de la racine du pouce étendu, puis fléchi, en connaître la circonférence et les différens diamètres quand elle est fermée, et pouvoir dire l'étendue que mesure le plus grand écartement possible de chaque doigt.

Avec le doigt ou la main on a l'avantage d'apprécier toutes les espèces de vices du bassin, quels que soient leur siége, leur nature et leur degré ; la rectitude du sacrum comme son excès de courbure, ainsi que les exostoses et les tumeurs quelles qu'elles soient, aux diamètres transverses comme aux diamètres antéro-postérieurs. En pressant avec une certaine force la pointe du coccyx, il est même possible de savoir ce que pourra gagner le diamètre coccy-pubien par le renversement de cet os. Ceux qui ont objecté que le doigt n'était pas toujours assez long pour atteindre l'angle du sacrum n'ont pas fait attention qu'un bassin dont l'indicateur ne peut pas toucher le promontoire, est, par cela seul, assez spacieux pour que l'accoucheur n'ait pas besoin d'en chercher davantage.

On ne peut disconvenir, cependant, que s'il n'est jamais bien difficile de distinguer un bassin difforme de celui qui ne l'est pas, il n'en est pas moins à peu près impossible, dans certains cas, de déterminer au juste la nature et le degré de chaque vice en particulier. Il est donc juste d'accorder des éloges aux efforts qu'a faits madame Boivin (3) pour arriver à des résultats plus précis. L'instrument qu'elle a imaginé, et qu'elle nomme *intro-pelvimètre*, bien que fondé sur les mêmes principes que celui de Coutouly, en diffère néanmoins considéra-

(1) *Art. des accouch.* aphor. 656.

(2) *Nouvelle méth.*, etc. p. 9.

(3) *Mémoire sur l'avortement*, Paris 1828.

blement. Il se rapprocherait plutôt de ce que Stein (1) nomme *grand pelvimètre*. Comme ses branches se placent séparément, l'une dans le rectum, l'autre dans le vagin ou sur le pubis, et que la courbure de la branche rectale est très-profonde, on peut en faire usage chez la jeune vierge aussi bien que chez la femme enceinte, et à toutes les périodes de l'accouchement. Il peut même servir pour les diamètres obliques et transverses, et, en changeant sa branche vaginale, on en ferait aisément un compas d'épaisseur. Cependant je ne doute pas qu'à l'aide de ce moyen on n'obtienne des mesures aussi exactes que son inventeur semble l'espérer.

Quelque multipliées que soient les méthodes de mensuration pelvienne, on a dû voir, par ce qui précède, que l'accoucheur, même le plus habile, ne parvient pas toujours à la précision qu'on pourrait désirer. En voici une nouvelle preuve. Une femme rachitique, observée par M. Deneux (2), à l'hospice de l'École de médecine, fut explorée avec soin au moment du travail. Une fois on trouva trois pouces, et une autre fois deux pouces un quart au diamètre sacro-pubien. Le forceps devint nécessaire au détroit inférieur. Après la mort, on vit que le plus petit diamètre avait quatre pouces moins une ligne! Mais est-ce une raison pour rejeter en masse tous les modes d'exploration, et pour soutenir avec Puzos que l'opération elle-même est inutile? En disant qu'il suffit qu'une jeune personne ait été nouée ou rachitique, qu'elle ait une déviation de la colonne vertébrale, pour lui défendre le mariage, cet auteur est assurément allé trop loin. Combien de femmes contrefaites mettent au monde, avec la plus grande facilité, des enfans volumineux et robustes! Un autre inconvénient grave serait attaché à cette proscription générale. Beaucoup de femmes ne tiendraient pas compte de la défense qui leur serait faite, et ne tarderaient pas à se convaincre qu'on les avait épouvantées par des dangers chimériques. De là, ce qui arrive

----

(1) Tome II, pl. 9, fig. .
(2) *Lancette franç.* tome II, p. 25.

presque constamment quand l'effet ne suit pas la menace: celles qui courent des risques en se mariant, comme celles qui n'en courent pas, finiraient par ne plus écouter les conseils de personne. D'un autre côté, il serait absurde de nier l'importance de la pelvimétrie, au moment de l'accouchement, lorsqu'il faut choisir entre le morcellement du fœtus et les opérations dangereuses qu'on peut pratiquer sur la mère. Enfin, en invoquant, pour prouver que la mensuration pelvienne est inutile, l'observation de femmes qui n'ont pas craint de redevenir enceintes après avoir subi l'opération césarienne, Puzos me semble avoir mal compris leur position. Est-ce donc toujours l'attrait du plaisir qui les porte à céder au mari brutal que la loi leur a donné? est-il juste de comparer une femme qui craint par-dessus tout de perdre l'affection d'un homme auquel elle s'est liée, à cette jeune fille qui, libre de toute chaîne, doit songer avant tout à sa propre conservation. (Voyez pour les détails l'article *toucher* dans ce volume.)

TITRE II.

Des organes sexuels.

Chez la femme, comme chez l'homme, les organes de la reproduction sont en partie renfermés dans le bassin, et se voient en partie à l'extérieur de cette cavité.

CHAPITRE PREMIER.

Parties externes.

On comprend généralement sous le titre d'organes génitaux externes, le mont de Vénus, la vulve et le périnée.

Simples annexes des organes internes, ces parties ne jouent qu'un rôle secondaire dans la grande fonction génératrice; mais lors de l'expulsion de l'œuf elles éprouvent des changemens et sont exposées à des dangers qui en rendent la connaissance exacte fort utile au médecin-accoucheur.

Sect. 1er. État normal.

ART. 1er.—Mont de Vénus ou Pénil.

Le *mont de Vénus* est une sorte de relief formé par les parties molles qui recouvrent le devant des pubis. De la graisse, des filamens fibreux et du tissu cellulaire le constituent principalement. Chez les femmes grasses, il est quelquefois séparé du ventre, comme dans l'enfance, par une rainure transversale assez profonde. La saillie qu'il forme varie aussi par la même raison, mais bien plus encore parce que les os qui le supportent proéminent eux-mêmes à différens degrés chez les divers sujets.

La peau qui le recouvre, très-épaisse, élastique, peu extensible, ombragée de poils chez la femme adulte, renferme un grand nombre de follicules sébacés. Le tout représente une espèce de coussinet dont les usages, selon plusieurs auteurs, se rattachent à la copulation. La composition du mont de Vénus explique très-bien les douleurs violentes qui accompagnent ses inflammations phlegmoneuses, et fait aussi comprendre combien il importe d'ouvrir promptement les abcès dont il devient le siége.

ART. 2. — Grandes Lèvres.

Espèce de replis cutanés qui semblent résulter de la bifurcation inférieure du mont de Vénus, les grandes lèvres, au nombre de deux, s'écartent de plus en plus l'une de l'autre jusqu'au milieu de leur longueur, se rapprochent ensuite pour se réunir à un pouce au devant de l'anus, et offrent deux commissures, l'une supérieure ou pubienne, l'autre inférieure ou périnéale. Leur face externe, formée par la peau des cuisses, se couvre de poils comme le pénil à la puberté. Leur face interne est lisse, glâbre et de couleur rosée. On y remarque des follicules sébacés ou muqueux en assez grand nombre. L'accoucheur doit savoir même que la matière fournie par ces follicules peut devenir âcre et irritante, au point de faire naître

un écoulement qu'on a plus d'une fois pris pour une blennor-
rhagie, surtout chez les femmes malpropres.

Chez les jeunes filles, l'épaisseur des grandes lèvres est plus
grande en haut qu'en bas. Chez les femmes qui ont eu des
enfans, c'est ordinairement le contraire. Avant la puberté,
encore, elles sont très-rapprochées l'une de l'autre, et offrent
une densité assez prononcée. Après le mariage, elles s'écartent, deviennent flasques, bleuâtres, et perdent de leur régularité.

Composées, comme le mont de Vénus, de tissu cellulaire
filamenteux et de graisse, elles sont, comme lui, sujettes à
des inflammations phlegmoneuses accompagnées de douleurs
violentes, qu'il convient d'ouvrir de bonne heure et largement, en ayant soin de porter l'instrument à une grande profondeur, si l'on veut éviter la récidive et des trajets fistuleux.

Comme leur tissu est beaucoup plus mou que celui du pénil,
et qu'elles sont exposées à de plus nombreux frottemens, il
s'y forme non seulement des collections purulentes, mais
encore des épanchemens sanguins, séreux, etc., qui peuvent
acquérir un volume considérable.

Les grandes lèvres peuvent aussi devenir le siége de hernies et autres tumeurs qu'il importe de ne pas confondre avec
les précédentes. La fente qu'elles circonscrivent, et qui est
placée selon le diamètre coccy-pubien, porte le nom de *vulve,*
tandis que l'ensemble des parties génitales externes est plus
spécialement désigné par le nom de *pudendum.* Cette fente
renferme plusieurs objets qui sont, de haut en bas : les petites
lèvres, le clitoris, le vestibule, le méat urinaire, l'ouverture
vulvaire du vagin, l'hymen, la fosse naviculaire et la fourchette.

ART. 3.—Petites Lèvres.

Ainsi nommées parce qu'elles sont en effet moins grandes
que les précédentes, connues aussi sous le nom de *nymphes,*
les petites lèvres ont été comparées à la crète d'un jeune coq.
Nées chacune par deux branches, qui se continuent avec le
prépuce du clitoris, elles descendent, en divergeant, et se

terminent insensiblement vers le milieu de la longueur des grandes lèvres, vis-à-vis de l'ouverture du vagin. Leur consistance est ferme et leur couleur rougeâtre. Elles sont formées par un repli tégumentaire de nature muqueuse, très-fin et très-sensible, et, de plus, par un tissu érectile ou spongieux assez exactement semblable à celui du corps caverneux de l'homme.

A la naissance, les nymphes dépassent, en général, le niveau des grandes lèvres. Chez les jeunes vierges, au contraire, les grandes lèvres cachent presqu'en totalité les nymphes. Chez les femmes qui ont eu des enfans, les petites lèvres deviennent de nouveau très-saillantes, mais en même temps elles perdent de leur densité et de leur teinte rosée.

Sous ce rapport, il existe des variétés nombreuses. Tantôt, en effet, elles ne changent pas d'aspect. D'autres fois, elles acquièrent une longueur considérable, soit dans toute leur étendue, soit près de leur extrémité postérieure seulement. Cette hypertrophie, naturelle dans quelques cas, accidentelle le plus souvent, est quelquefois portée assez loin pour gêner le coït ; en sorte qu'autrefois on faisait assez souvent la résection des nymphes. Dans certaines contrées, elles sont naturellement beaucoup plus longues que dans nos régions européennes. En Perse et en Turquie, par exemple, au dire des voyageurs, on est fréquemment obligé de les exciser. Haller (1) le raconte des peuples méridionaux en général, des Maures et des Cophtes en particulier.

Depuis Kolbe, les naturalistes ont parlé d'un repli particulier, connu sous le nom de *tablier des Hottentotes*, et sur lequel Tackard (2), Sparman, Banks, Peron, Levaillant, Lesueur, et plusieurs autres ont donné des notions différentes. Évidemment dû au prolongement des petites lèvres, ainsi que l'avait déjà vu Ten-Rhyne, ce n'est point chez les Hottentots civilisés qu'on le rencontre, mais bien sur des hordes sauvages

---

(1) Denman, tom. 1er, p. 70.
(2) *Encyclop.* tome IX, p .320, *ou acadèm. de Berlin*, tome VII, p. 148.

des environs du Cap, découvertes par les Hollandais, qui les ont appelées *Bogismans* ou *Bochismans*, c'est-à-dire *habitans des buissons*. A cet égard, il n'est plus permis de conserver de doute depuis qu'un individu de cette espèce est venu se montrer à Paris sous le nom de *Vénus hottentote*. Effectivement, le dessin qu'en a donné M. Flourens (1), et les descriptions qu'en ont publiées MM. Cuvier (2) et Virey (3), font voir qu'au lieu de trois à quatre lignes, les nymphes de cette femme avaient plusieurs pouces de longueur. Il est vrai qu'il y a loin de ces dimensions à celles que certains voyageurs attribuent au tablier des Hottentotes; mais on conçoit très-bien une étendue de six à huit pouces dans un organe qui en a présenté trois, si, par des moyens usités dans le pays, on le soumet à des tractions continuelles et de plus en plus fortes, depuis l'enfance jusqu'à l'âge adulte.

Les usages des nymphes sont peu connus. Les anciens ont cru qu'elles servent à diriger le cours des urines, et de là leur nom de *nymphes*. Dionis (4), Levret et les auteurs qui les ont suivis, ont prétendu qu'elles se déplissent ou disparaissent pendant l'accouchement, de manière à favoriser l'ampliation de la vulve; mais cette assertion est tout-à-fait fausse. On dit enfin que, douées d'une sensibilité exquise, elles ont pour objet d'augmenter les jouissances vénériennes.

ART. 4.—Clitoris.

Le *clitoris* est un tubercule que quelques auteurs ont comparé à la luette, et qui représente en petit le pénis On y distingue une extrémité libre, arrondie en forme de gland, et un corps qui s'attache par deux racines aux branches ischio-pubiennes; mais il n'est point creusé d'un canal comme la verge de l'homme. Un repli de la peau l'enveloppe, lui sert

---

(1) *Journal complém.*, tome IV, p. 145.
(2) *Hist. nat. des mammif.*, par G. St. Hil., etc., p. 3.
(3) *Journal univ.*, tome VII, p. 160.
(4) *Traité gén. des Accouchemens*, p. 45.

de prépuce, et va se perdre dans les petites lèvres, auxquelles il semble servir de racine.

Pendant les premiers mois de la vie intra-utérine, le clitoris est aussi long et aussi volumineux que le pénis. A la naissance, il offre encore des dimensions considérables; mais dès-lors il cesse de croître, si même il ne diminue pas; en sorte qu'en général, à la puberté, il n'offre pas plus de quatre à six ou huit lignes. Toutefois, il est des femmes chez lesquelles il acquiert un bien plus grand développement. On l'a vu quelquefois parvenir jusqu'à la longueur d'un, deux, trois, et même de cinq pouces. Alors il diffère à peine de son analogue dans l'autre sexe.

Une pareille disposition est remarquable en outre, en ce qu'elle coïncide avec certains caractères qui ont pu porter à penser que les êtres ainsi conformés n'appartiennent pas plus à un sexe qu'à l'autre; c'est-à-dire que ces femmes ont en général peu de gorge, les traits durs, de la barbe, un caractère qui les porte à préférer les occupations étrangères à leur sexe. Elles sont grandes, et aiment à se procurer des jouissances illicites avec leurs semblables. En un mot, ce sont ces individus qui ont le plus souvent donné naissance aux questions relatives à l'hermaphrodisme.

La structure intime du clitoris est telle que, pendant le coït, le sang s'y accumule, le gonfle et en détermine l'érection. La membrane fine qui le recouvre étant de même nature que celle des petites lèvres, et très-sensibles, par conséquent, a fait dire qu'avec ces dernières, le clitoris est le principal siége de la volupté. De la Motte a très-bien vu qu'un pareil organe est incapable de mettre le moindre obstacle à l'accouchement, et se moque avec raison des craintes contraires plusieurs fois manifestées par Peu. Le clitoris est sujet à quelques affections morbides. Son extrémité peut se transformer en une masse fibreuse décrite par M. Deschamps, et qui a souvent été observée. Comme son excessif développement peut gêner la copulation, et que ses usages sont peu essentiels, on en a plusieurs fois opéré la résection. Il pesait neuf livres, dans

l'exemple de Molinetti (1), et l'opération eut un plein succès.
Kræmer (2) ne fut pas moins heureux, dans un cas où il était
long de trois doigts et avait la forme d'un choufleur. La science
doit un autre succès de ce genre à M. Macfarlane (3).

ART. 5.—Vestibule.

Circonscrit par le clitoris, la face interne des nymphes et
le méat urinaire, le *vestibule* est un petit espace triangulaire,
déprimé, correspondant à la partie la plus élevée de l'arcade
des pubis, par lequel Celse et M. Lisfranc ont conseillé de pénétrer dans la vessie, pour l'extraction de la pierre chez les
femmes, et qui ne remplit aucune fonction spéciale relative à
la génération, si ce n'est qu'il s'efface et se retire en arrière
pendant la grossesse.

ART. 6.—Urèthre.

Au dessous du vestibule, on aperçoit l'orifice de *l'urèthre*,
ouverture qui n'est séparée du vagin que par le tubercule,
plus ou moins saillant, qui en termine la *colonne* médiane
antérieure. Ce tubercule fait qu'on peut sonder quelques
femmes sans les découvrir, attendu qu'avec un peu d'habitude,
le doigt suffit pour le distinguer et diriger la sonde. Large,
conique, long de douze à quinze lignes, à peine courbé, l'urèthre de la femme ne présente ni prostate, ni bulbe. Sa paroi
inférieure est, pour ainsi dire, confondue avec la paroi vaginale antérieure, et serait froissée, contuse, déchirée, plus
souvent encore qu'on ne l'observe lors de l'accouchement,
s'il ne restait habituellement, dans le sommet de l'arcade
pubienne, un espace libre trop étroit pour que l'occiput, le
front, ou même la bosse pariétale du fœtus, puissent s'y loger.
Sa direction, son peu de longueur, son extensibilité et sa lar-

---

(1) *Collection de Bonet,* tome III, p. 309.
(2) Rougemont, *Bibl. de ch. du Nord,* tome Ier, p. 152
(3) *Med. chir. Review,* avril 1833.—*Archiv.* 2ᵉ Sér., tome II, p. 281.

geur naturelles rendent aisément compte de la facilité du .
cathétérisme, de la rareté des calculs chez la femme, et même
de la fécondation dans quelques cas où la matrice ne s'ouvrait
que dans la vessie. Dans un cas rapporté par Flamant (1), il per-
mettait facilement l'introduction du doigt. Le vagin était fermé
par l'hymen et la femme était grosse. Chez une femme qui
manquait de matrice et dont Meyer (2) fit la dissection, l'urèthre
avait fini par permettre le coït. Gruner (3) raconte une histoire semblable, et Morgagni (4) dit que le mari d'une autre
femme imperforée essaya, mais sans succès, d'en faire
autant.

ART. 7.— Hymen.

L'ouverture du vagin, irrégulière et plus ou moins grande
chez les femmes qui ont eu des enfans, plus arrondie, mais
de dimehsions également variables chez les femmes mariées
qui n'ont point encore été mères, est rétrécie chez les vierges
par l'*hymen*.

§ 1er Description.

Admis par les uns, rejeté par les autres, pendant plusieurs
siècles, l'*hymen*, et non la *membrane de l'hymen* comme on le
trouve écrit dans plusieurs ouvrages français, est un repli qui
existe constamment, s'il n'a été détruit, chez les jeunes filles.
Il paraît même que quelques animaux n'en sont pas dépourvus.
Dans un travail présenté à l'institut en 1805, M. Duvernoy (5)
cherche à prouver qu'on l'observe sur beaucoup de singes,
d'ours, d'hyènes, de lièvres, etc., et je crois pouvoir dire

---

(1) Villette, Thèse n° 225, Paris 1824.

(2) Rougemont, *Bibl. ch. du Nord.*, tome Ier, p. 242.

(3) *Ibidem.*, p. 243.

(4) *De Sedibus. et caus. Epist.* 46, § 12.

(5) Gaulier, thèse n° 150 Paris, 1827.

qu'il existe aussi chez la girafe. Cuvier l'accorde au daman (1), Steller au lamantin du nord, et je ne pense pas qu'on puisse le refuser à l'ânesse, à la jument.

Semblable à une demi-lune, dont le bord concave et tranchant serait tourné en avant, il offre alors deux extrémités qui se prolongent quelquefois jusqu'au point de se réunir sous l'urèthre, pour former une valvule circulaire, dont la largeur néanmoins diminue à mesure qu'elle se rapproche du méat urinaire. Se continuant, par son bord convexe, avec la membrane muqueuse du vagin et de la vulve, l'hymen peut rétrécir l'entrée du canal vulvo-utérin à des degrés extrêmement variés, le fermer même en totalité. C'est toujours de derrière en devant que son cercle se resserre. J'y ai rencontré des fibres musculaires entre-croisées, comme dans la matrice. Alor il était épais, résistant, élastique, très développé. Dautres fois, je l'ai vu mince, transparent comme un pellicule, et très fragile. En général, il est plus épais à la naissance qu'à toute autre époque de la vie. Chez les enfans nouveaux-nés, il offre souvent la forme, la teinte rosée et la mollesse des petites lèvres.

Regardé comme le sceau de la virginité par le vulgaire, long-temps considéré comme tel par les médecins légistes et par les magistrats, l'hymen a plus d'une fois été cause de jugemens iniques rendus par les tribunaux, soit en faisant condamner une femme innocente, soit, au contraire, en faisant absoudre celle qui n'était que trop scandaleusement coupable. Mais maintenant tout le monde est d'accord que mille causes étrangères au coït peuvent le détruire, et que la copulation n'en détermine pas toujours la rupture. Si cette membrane est mince, fine et large, quelques mouvemens brusques ou étendus des membres, quelques excoriations, l'apparition des règles, etc., peuvent la faire disparaître. Si elle est épaisse, musculeuse, élastique, mais étroite, l'union sexuelle ne sera point empêchée, et l'hymen pourra persister jusqu'à l'accouchement. S'il est large et résistant, en même temps qu'il ferme en partie ou complètement le vagin, il pourra former

---

(1) Cuvier, *anatomie. comparée*, etc.

une barrière insurmontable à l'écoulement des menstrues, et faire naître, en retenant le sang à l'intérieur du vagin et de la matrice, des accidens plus ou moins graves. Smellie et Denman citent des femmes chez lesquelles cette disposition produisit tous les symptômes généraux de la grossesse, et qui recouvrèrent leur état de santé habituelle dès que l'incision de l'hymen eut permis aux parties de chasser au dehors le sang qui les remplissait. J'ai été consulté pour une jeune dame de vingt-deux ans, dont l'hymen n'avait pas permis l'accomplissement du mariage. J'ai rencontré la même disposition sur le cadavre d'une femme d'environ quarante ans, qui avait cohabité long-temps avec son mari, mais sans avoir d'enfans. Règle générale, cependant, l'hymen se rompt à la première approche sexuelle, qui est acccompagnée, par suite de cette déchirure, d'une douleur plus ou moins vive, et quelquefois d'un léger écoulement sanguin. Une fois brisé, ses lambeaux se rétractent, et donnent naissance à deux ou plusieurs tubercules, connus sous le nom de caroncules myrtiformes.

§ 2. Ses principales *variétés* m'ont paru se réduire à six :

1° A l'état de demi-cercle, l'hymen peut former un repli étroit et assez solide pour permettre la copulation sans se rompre. Sans être très commune, cette nuance est loin d'être rare.

2° Son aspect de demi-lune fait qu'il se rapproche plus ou moins de l'urèthre par son bord concave, de manière à ne rétrécir l'entrée du vagin qu'en arrière. Alors le coït en produit à peu près constamment la rupture.

3° C'est un cercle, dont le bord libre, beaucoup plus mince que l'autre, est souvent comme frangé, et laisse une ouverture tantôt ronde, tantôt un peu allongée, mais en général plus rapprochée de la paroi antérieure du vagin que de la postérieure.

4° Souvent aussi c'est un disque ou diaphragme complet, ordinairement percé d'un certain nombre de petits trous à la manière d'un arrosoir, et quelquefois sans le moindre pertuis.

5° Au lieu d'une valvule simple ou d'un cercle, on voit une espèce de bride, de petit cordon, fixé sous l'urèthre et sur le bord concave de l'hymen, comme dans les exemples qu'en ont rapportés Smellie (1) et Millot (2).

6° Enfin il en existe parfois un second à quelques lignes au dessus du premier, ainsi que Willis, Ruysch et M. Legros (3) l'ont observé.

Chez une femme dont parle F. de Hilden (4), cette membrane, criblée de trous, avait permis la grossesse, quoique le mari eût demandé à divorcer pour cause de coït impossible. Dans l'observation de Viardel (5), elle offrait aussi quatre petits trous, ce qui n'en rendit pas moins l'incision indispensable. Il en était de même chez cette femme dont parle Flamant, d'après M. Villette (6), et qui avait l'urèthre si largement dilaté. Peu (7) remarque qu'elle n'offrait qu'un pertuis chez deux femmes qui n'en devinrent pas moins enceintes, et chez lesquelles on fut obligé de l'inciser au moment du travail. Elle formait un véritable cercle sur une fille de 22 ans, que Diemerbrœck (8) put montrer à ses élèves en 1671. Sur une autre, observée en 1666 par le même auteur, elle était complètement fermée. Le docteur Backer et Meriman (9), oncle, paraissent avoir rencontré deux ou trois cas semblables. Il devait en être de même dans les exemples de Chamberlain (10), de Fryer (11), et un de ceux de M. Nægelé (12), puisqu'il y avait rétention des menstrues et saillie de la membrane au dehors.

---

(1) *Traité théorique et pratique*, etc., tome II, p. 15.

(2) *Supplém. à tous les traités d'accouchem.*, etc., tome Ier, p. 50.

(3) *Thèse n° 256, Paris 1830.*

(4) *Trad. de* Bonet, p. 470, 471.

(5) *Observ. sur la pratiq. des accouch.* p. 164.

(6) *Loc. cit.* p, 19.

(7) *Pratique de accouch.* etc. p., 245 et 248.

(8) *Anatomie du corps humain*, tome Ier, p. 329.

(9) *Synops. on difficult parturit*, etc., p. 68.

(10) *Anat. de Cowper*, ou dans Burns, *principl. of midwif.* p. 68.

(11) *Med. fact. and obs.* vol. VIII, p. 132 — ou Burns, loc. cit.

(12) *Journal univ.*, Tome VII, p. 160.

Paré (1) la prit pour une production morbide chez une jeune fille où il fallut l'inciser.

§ III. *Incision.* Chez les femmes devenues enceintes malgré la persistance de l'hymen, on l'incise, ou pendant la grossesse, comme dans l'un des cas de Hilden, ou lors du travail comme le firent Peu chez cette femme qui ne conçut qu'après cinq ans de veuvage et deux ans d'un deuxième mariage, et Ruysch (2), ainsi que M. Nægelé (3). On l'incise aussi avant le mariage, pour donner issue aux règles, ou dans le jeune âge et par précaution. Cette incision est d'autant plus nécessaire, que la persistance de l'hymen favorise la perforation du périnée (4), qu'en retenant les règles, ainsi qu'on le voit dans les deux exemples d'Amand (5), il expose à des douleurs, comme pour accoucher, aux époques menstruelles (6), à l'ischurie (7), aux douleurs pendant la défécation (8), aux convulsions (9), etc. Cette incision étant quelquefois suivies d'accidens graves, de la mort même dans le cas de règles arrêtées, il vaut mieux la pratiquer dès l'enfance ; mais alors on aurait tort de s'en tenir à une simple fente, comme le veut Millot. Une incision cruciale est alors indispensable pour éviter la récidive que j'ai vu arriver deux fois.

ART. 8.—Caroncules myrtiformes.

Un grand nombre de physiologistes pensent que les caroncules myrtiformes constituent des organes spéciaux et indépendans de l'hymen. Ils se fondent sur ce qu'elles existent par-

---

(1) *OEuv.* etc., chap. 49, p. 519.

(2) Smellie, tome II, p. 21.

(3) Loc. cit.

(4) Sherwin, *Med. record.* p. 279.

(5) *Nouv. obs. sur les accouch.* p. 144, 312, obs. 34, 117.

(6) Kœymer, Burns, p. 68.

(7) Warner, Burns, id.

(8) Bardy, *Med. ch. Review.*, septembre 1807.

(9) Finney, *Med. comment.*, vol. III, p, 194.

fois, bien que la valvule vaginale soit intacte, et sur ce que le nombre et la situation de ces tubercules ne paraissent pas pouvoir être expliqués d'une autre manière. L'opinion opposée tend, il est vrai, à prédominer; mais comme ceux qui la soutiennent n'ont pas réfuté leurs antagonistes d'une manière assez convaincante pour dissiper tous les doutes, j'ai cherché la cause d'une pareille dissidence, et je pense l'avoir trouvée. Des quatre caroncules qu'on remarque communément à l'entrée du canal vulvo-utérin et qui correspondent aux quatre extrémités des diamètres vertical et transverse de cette ouverture, deux, celle qui avoisine le méat urinaire et celle qui est au devant de la fourchette, appartiennent aux colonnes médianes du vagin, tandis que les deux autres seules sont des débris de l'hymen. Les premières existent donc, même chez les vierges, tandis que les secondes ne doivent se rencontrer qu'après le coït. Il est clair, d'ailleurs, que ces dernières, ou les caroncules latérales, doivent varier pour le nombre, le volume et la situation, selon que l'hymen s'est rompu en deux, trois ou quatre lambeaux, d'une manière égale ou irrégulière, dans tel ou tel sens, et selon qu'il était lui-même plus ou moins épais et large. Ce sont elles que l'accouchement déforme et fait quelquefois disparaître, au lieu que les caroncules médianes grossissent plutôt qu'elles ne s'affaissent avec les progrès de l'âge.

ART. 9.—Périnée, fosse naviculaire, fourchette, frein, commissure.

Entre la commissure périnéale de la vulve ou des grandes lèvres et le bord convexe de l'hymen, ou la demi-circonférence postérieure de l'orifice externe du vagin, se voit la *fosse naviculaire*. La *fourchette* ou le *frein* en forme le bord antérieur, et ne doit pas être confondue avec son bord postérieur, qui est la même chose que la commissure. Le plus souvent la fourchette est déchirée lors du premier accouchement par le passage du fœtus, et la fosse naviculaire se trouve ainsi détruite pour jamais.

Séparant la vulve de l'anus, le *périnée* n'a guère qu'un pouce ou un pouce et demi de longueur. La peau en constitue le plan inférieur. Lorsqu'on les coupe, les poils qui la recouvrent produisent en repoussant l'effet d'une brosse, et occasionnent quelquefois alors des douleurs insupportables. Au dessus, c'est-à-dire entre la peau et le point où le rectum et le vagin se mettent en contact immédiat, il existe un espace triangulaire rempli par des fibres charnues, du tissu cellulaire, de la graisse, des nerfs et des vaisseaux, et qui, faisant partie du périnée, lui permet de s'allonger considérablement pendant le travail; à tel point, comme on le verra plus tard, que, d'un pouce qu'il présente dans l'état naturel, cet espace peut aller jusqu'à quatre ou cinq pouces au moment où la tête le presse le plus fortement.

Sans répéter ici ce que j'ai dit ailleurs (1) de la disposition des parties qui composent le périnée de la femme, je crois utile pourtant de rappeler en deux mots les dimensions moyennes qu'un grand nombre d'observations m'ont permis d'établir, relativement aux divers objets que je viens d'examiner :

1° De la partie supérieure du pubis au clitoris, deux pouces et demi.

2° De la commissure antérieure de la vulve à l'anus, trois pouces et demi.

3° Du clitoris à la commissure postérieure de l'ouverture vulvaire du vagin, un pouce et demi.

4° De la commissure postérieure de la vulve à la pointe du coccyx, trois pouces.

5° Du coccyx à l'anus, environ dix-huit lignes.

6° De l'anus à la vulve, quinze lignes, et quelques lignes seulement pour l'ouverture du rectum.

Il est encore utile de savoir que le muscle constricteur du vagin, l'analogue du bulbo-caverneux de l'homme, est renfermé dans l'épaisseur des grandes lèvres, et que, chez quel-

---

(1) *Anatomie chirurgicale*, tome II, p. 346.

ques sujets, il est assez fort pour se contracter avec énergie
pendant le coït et resserrer notablement l'entrée du vagin;
que la seule artère un peu volumineuse qui se trouve dans les
environs, l'artère honteuse, est comme reléguée vers la circonférence du détroit inférieur, et que, par conséquent, ce
n'est pas à cause de l'hémorrhagie que les déchirures de cette
région peuvent être dangereuses.

Sect. 2. État anormal.

'J'ai déjà parlé du développement anormal du clitoris et des
nymphes, ainsi que de la longueur extraordinaire de ces parties
chez certains peuples. Maintenant je dois faire remarquer qu'on
a vu les grandes lèvres manquer tout-à-fait, par vice de conformation. D'autres fois, elles adhèrent l'une à l'autre, soit dans
un point, soit dans toute leur étendue. Madame Boivin cite
trois exemples de ce dernier genre. Cassan (1) et M. le docteur
Rassi (2) l'ont observé chacun une fois. On l'observait fréquemment en Perse, en Égypte, en Turquie et dans presque
toute l'Afrique, où la coutume barbare de l'*infibulation* était usi-
tée (3). Qui ne connaît l'histoire de cette jeune romaine (4),
dont la vulve était agglutinée et qui se croyant ainsi à l'abri de
tout danger, se livra sans réserve au coït et devint enceinte
contre son gré? Une course à âne dans un cas! et un accouchement laborieux dans l'autre en avaient été cause chez les deux
femmes dont parle Amand (5). Borelli dit avoir vu, à l'hôpital
de Castro, une petite fille qui avait deux vulves l'une au-dessus

---

(1) *Thèse* n° 43, Paris 1826.

(2) *Archiv. gén.* tome XV, p. 266.

(3) Roderic-a-Castro, lib. 1°, c. 3. — G. Bauhin, c. 101, Villette, Thèse
n° 225, 182{.

(4) Voyez Lister, Villete, Thèse 1824. Consultez pour les anomalies
de la vulve et les apparences d'hermaphrodisme, Wrisberg, comment., etc. VI, p. 504, tab. XI et XII.

(5) Opér. cit. p. 44, 364, obs. 1, 119.

de l'autre. On pourrait dire aussi quand le vagin est complètement double, qu'il y a deux vulves latérales. Les mêmes anomalies se retrouvent dans les petites lèvres, et dépendent aussi plus souvent d'une maladie acquise que d'un vice primitif de conformation. Elles manquaient dans le cas indiqué par Mayer(1), et il y en avait trois sur la malade dont Neubaüer a parlé.

CHAPITRE II.

Parties internes.

Les parties internes de la génération de la femme se composent de la matrice, du vagin, des trompes, des ovaires, et d'annexes ligamenteux.

Sect. 1re. *État normal.*

ART. 1er.—Utérus.

L'*utérus,* ou la matrice, est une masse creuse destinée à loger et à nourrir l'œuf pendant la grossesse, et à l'expulser lors de l'accouchement. C'est donc l'organe essentiel de la gestation, et non pas de la génération, comme l'ont répété à tort plusieurs auteurs.

Situé dans l'excavation pelvienne, derrière la vessie, au devant du rectum, au dessous des intestins grèles, et se continuant en bas avec le vagin, l'utérus, dans l'état de vacuité, est généralement placé dans la direction de l'axe du détroit supérieur.

Sa *forme* est celle d'une poire ou d'une petite callebasse aplatie, ou bien encore d'un cône tronqué, resserré d'avant en arrière. Sa base est tournée en haut et sa pointe en bas. La bande verticale, qui, suivant Levret (2), se voit presque toujours à

----

(1) Rougemont. *Bibl. du Nord*, tome Ier, p. 249.
(2) *Art. des accouch.* p. 5o.

'l l'extérieur de l'utérus et semble le diviser en deux parties parallèles, n'existe réellement qu'à titre d'anomalie.

Pour l'intelligence des phénomènes de la grossesse, on divise
arbitrairement la matrice en fond, corps et col. Le *fond* comprend ce qui se trouve au dessus d'une ligne horizontale qui passerait d'une trompe à l'autre. Le *corps* s'étend de cette même
ligne jusqu'au resserrement qui marque l'origine du *col*. Ce dernier, plus ou moins renflé, forme la partie inférieure de l'organe.

§ Iᵉʳ. Surface externe.

On distingue à la surface externe de la matrice : 1⁰ une *région antérieure*, légèrement convexe, couverte dans sa moitié
supérieure par le péritoine, en contact dans le reste de son
étendue avec le bas-fond de la vessie; 2⁰ une *région postérieure*,
beaucoup plus convexe que la précédente, recouverte par le
péritoine dans toute son étendue, et séparée du rectum par un
espace ou fossette dans laquelle les intestins peuvent s'étrangler; 3° trois *bords*, dont l'un, *supérieur*, convexe et lisse,
correspond au fond, et les deux autres, *latéraux*, convexes
dans leur moitié supérieure, concaves en bas, sont comme perdus dans les ligamens larges; 4° trois *angles*, deux *supérieurs*
et latéraux, qui réunissent les trois bords et semblent donner
naissance aux trompes, aux ligamens de l'ovaire et aux cordons sus-pubiens. Le troisième, *inférieur*, beaucoup plus important que les autres, se voit dans le haut du vagin et mérite
une attention toute particulière. C'est la partie saillante du col.

Museau de tanche.

L'angle inférieur de l'utérus présente un orifice en forme de
fente, qui le divise en deux *lèvres* et lui a fait donner le nom de
museau de tanche, *os tincæ*, dont Aétius (1) se sert déjà. Burton (2)
le compare au nez d'un jeune chien, comme Mauriceau(3)l'avait

---

(1) Smellie, tome Iᵉʳ. p. 23.
(2) *Nouveau syst.* etc., p. 18.
(3) *Maladies des femmes gross.* édit. 1693, p. 29.

fait près d'un siècle auparavant. Je ne sais pour quelle raison Millot (1), qui appelle *orifice spécial* son ouverture inférieure, lui donne le nom de *gland.* De ces deux lèvres, l'*antérieure*, plus épaisse et un peu plus large que la *postérieure,* est aussi, dans le fait, un peu plus longue. Cependant, comme le vagin remonte plus loin en arrière qu'en avant, il semblerait, lorsqu'on touche une femme avec quelque soin, que la lèvre postérieure est plus longue que l'antérieure. C'est à cette particularité, sans doute, qu'il faut attribuer l'erreur où sont tombés, à ce sujet, plusieurs accoucheurs, qui, non contens de dire que la lèvre antérieure est la plus courte, l'ont encore représentée plus mince dans des dessins d'ailleurs très soignés. Pour se convaincre de la longueur relative des lèvres du col, il suffit de séparer complètement, sur le cadavre, la matrice du vagin. Alors on voit que sa lèvre postérieure est en même temps la plus mince, la plus étroite et la plus courte. Toutefois, cette différence n'est réellement sensible que chez les femmes qui ont eu des enfans. En ne l'admettant que chez les jeunes filles, en disant que la conception la fait disparaître, et que l'accouchement allonge surtout la lèvre postérieure, Levret (2) s'est évidemment trompé. Du reste, pour tomber d'accord sur ce point, il faut ne pas confondre le col lui-même avec ses lèvres. La longueur du premier en arrière n'empêche nullement son bord antérieur d'être le plus long. Chez les vierges, ces lèvres s nt très rapprochées l'une de l'autre. On sent à peine la fente linéaire qui les sépare, en la cherchant avec le doigt ; mais on la distingue en comparant, comme l'a fait M. Dubois, la sensation qui résulte de son attouchement à celle qu'on éprouve en appliquant la pulpe du doigt sur le lobule du nez. Quelquefois, cependant, au lieu d'une fente aussi étroite, on rencontre un orifice circulaire. Un auteur moderne est même parti de là pour avancer que telle était sa disposition naturelle ; mais c'est évidemment une erreur. Desormeaux pense que cette dernière

---

(1) Supplément ; etc. Tome Ier. p. 65.
(2) *Art des accouch.*, etc., p. 31.

forme se rencontre spécialement chez les femmes qui ne sont pas aptes à la fécondation. C'est une opinion qui a besoin de nouvelles preuves, car j'ai plusieurs fois constaté le contraire. En outre, il faut se garder de confondre la forme circulaire que je viens de mentionner, avec celle qu'on remarque assez souvent, à certaine période de la grossesse, chez des personnes qui ont déjà eu des enfans; ce qui, au reste, n'est pas toujours facile.

Avant d'être devenues mères, les femmes ont les lèvres du museau de tanche lisses, régulières et assez denses, quoique souples. La totalité du col se termine par une extrémité plutôt *accuminée* que renflée. Après un ou plusieurs accouchemens, sa fente est plus large, plus inégale. Ses lèvres sont plus écartées par leur extrémité libre. L'antérieure s'est allongée, se termine souvent en pointe, et présente des tubercules, des bosselures, qu'on remarque également sur la lèvre postérieure, et qui sont séparées par des rainures plus ou moins profondes, plus ou moins nombreuses, principalement à gauche. Il est vrai de dire, néanmoins, que cette dernière disposition ne démontre pas sans réplique qu'il ait existé plusieurs grossesses, attendu que des maladies peuvent aussi la produire. Il faut encore savoir que l'état opposé persiste chez quelques femmes après un grand nombre d'accouchemens. C'est ainsi que 'ai vu, chez une femme qui en était à sa septième grossesse, l'angle vaginal de la matrice plus régulier que chez une autre que je faisais toucher par comparaison, et qui était enceinte pour la première fois : mais en cela, comme en toute autre chose, il faut se souvenir de la règle, sans oublier les exceptions.

§ II Surface interne.

La matrice présente une surface interne qu'on appelle aussi sa cavité, et que les accoucheurs divisent en portion supérieure ou cavité du corps, et en portion inférieure ou cavité du col.

Cavité du corps. La première, de forme triangulaire, dont les parois ne sont séparées, dans l'état naturel, que par une couche plus ou moins épaisse de mucus, offre quelquefois, sur la ligne médiane, en avant et en arrière, une sorte de raphé ou crète qui en parcourt toute la longueur, et sur laquelle viennent se rendre quelques autres lignes obliques ou transversales. Les côtés de cette cavité, ainsi que son fond, sont presque droits, quelquefois légèrement convexes chez les jeunes filles, tandis qu'après l'accouchement ils restent, en général, assez fortement concaves. Ses deux angles supérieurs se continuent avec l'origine des trompes. Ils sont parfois dilatés en forme d'entonnoir, et doivent être considérés, selon M. Geoffroy-Saint-Hilaire, comme le rudiment des *aduterum* qu'on remarque dans la plupart des autres mammifères. Son angle inférieur porte le nom d'orifice supérieur, utérin ou interne du col, et fait communiquer les deux cavités de la matrice l'une avec l'autre.

Cavité du col. La cavité du col, de forme ovalaire, a douze ou quinze lignes de longueur, cinq à six lignes de largeur dans sa partie renflée, et d'une à deux lignes d'avant en arrière. On remarque sur ses deux parois, et principalement sur sa paroi postérieure, des replis ou lignes qui ont été bien étudiés, dans ces derniers temps. C'est une sorte de froncis qui ne paraît être que la continuation de ce qui a lieu dans la matrice elle-même, mais qui est beauconp plus développé. La crète médiane, la plus volumineuse de toutes, plus saillante au milieu qu'au deux extrémités, est comme formée par le rapprochement de plusieurs petits feuillets secondaires serrés les uns contre les autres. Les lignes transversales sont toutes obliques de haut en bas et des côtés vers la ligne précédente, sur laquelle elles se terminent à la manière des barbes d'une plume, sur leur tige moyenne. Légèrement concaves en haut, elles laissent entre elles des rainures assez profondes, où se trouvent toujours des follicules mucipares en assez grand nombre, et quelquefois de petites vésicules arrondies, transparentes, sortes d'hydatides, décrites autrefois comme des germes, et connues depuis long-temps sous le nom d'*œufs de Naboth.* Plus profondément, c'est-à-dire au dessous de ce réseau, qui constitue ce qu'on appelait *arbre de vie*, il en existe un autre , disposé un peu différemment, mais qui ne peut être examiné qu'en parlant de la structure de l'organe. A l'endroit où les deux parois du col se réunissent, et où les lignes transversales se confondent, c'est-à-dire sur les côtés, on voit aussi deux lignes longitudinales.

L'ouverture supérieure du col ayant été indiquée plus haut sous le nom d'orifice utérin, il est inutile d'y revenir actuellement. Quant à l'orifice inférieur, c'est lui qui sépare les lèvres du museau de tanche. Comme il s'ouvre dans le vagin, on peut l'appeler *orifice vaginal*. D'après ce qui vient d'être dit, et qui doit s'entendre du col pris chez une jeune femme, avant d'avoir été fécondée, on voit comment l'angle inférieur de l'utérus doit paraître assez aigu ; comment un peu plus haut le volume du col sera plus considérable ; et comment cette partie sera de nouveau resserrée et comme étranglée en se réunissant au corps. Comme le col est le point de l'utérus qui paraît le premier, et que, dans certains cas, il conserve plus de développement que le corps, jusque après la puberté, M. Martin (1) a proposé de lui appliquer le nom d'*uterum*, et de réserver l'épithète d'*aduterum* pour la cavité de la matrice elle-même, mais ce serait transformer en règle une variété, d'ailleurs trop rare dans l'adulte pour mériter beaucoup d'attention.

§ III. Dimensions.

Chez les femmes qui ne sont point encore mères, l'utérus, mesuré depuis la partie la plus saillante de son fond jusqu'au sommet de la lèvre antérieure de son col m'a présenté, terme moyen, vingt-six à vingt-huit lignes ; d'une trompe à l'autre, de dix-sept à vingt lignes ; d'avant en arrière, dans sa plus grande épaisseur, neuf à onze lignes ; au col, dix à douze lignes en travers, cinq à six lignes d'avant en arrière, huit à dix lignes transversalement à l'endroit de son étranglement, et quatre lignes d'épaisseur dans ce même point. Chacune de

---

(1) *Revue méd.* Tome III, p. 51, 1826.

ses parois est épaisse de quatre lignes au corps, de deux à trois lignes au col ; ses lèvres font, dans le vagin, une saillie de deux à trois lignes, et la fente qui les sépare offre à peu près la même étendue quand il y a eu grossesse.

Après plusieurs grossesses, l'utérus a de deux pouces et demi à trois pouces de longueur totale, vingt à vingt-quatre lignes de large à son fond, quinze ou seize lignes dans la partie la plus large de son col, douze à quatorze lignes d'épaisseur au corps, huit à douze lignes au col et dix lignes pour chaque paroi : l'orifice vaginal est de moitié plus grand que chez les vierges.

Dans le premier état, l'utérus pèse de huit à douze gros, et dans le second ordinairement deux onces. Ces dimensions, comme on voit, se rapprochent beaucoup de celles qu'a données Rœderer, et résultent d'un assez grand nombre de mesures prises sur le cadavre.

§ IV. Structure.

Une membrane externe, une membrane interne, **un tissu particulier**, des vaisseaux nombreux, des nerfs et du tissu cellulaire entrent dans la composition de la matrice.

A. Péritoine.

La *membrane externe*, de nature séreuse, appartient au péritoine. En arrière, elle descend jusqu'au dessous du col, sur la face postérieure du vagin ; tandis qu'en avant elle se réfléchit sur la vessie, après avoir enveloppé la région antérieure du corps de l'utérus et avant d'arriver au col. Très adhérente, et d'autant plus qu'on se rapproche davantage du bord supérieur ou de la ligne médiane, elle est assez facile à isoler, au contraire, en se portant du côté des ligamens larges. Les observateurs ne sont pas d'accord relativement à son épaisseur, sans doute parce qu'elle a souvent été confondue avec la couche qui se trouve immédiatement au dessous, mais qui doit réellement en être distinguée. Au total, elle est mince et très dense.

Lame sous-péritonéale. Cette sorte de doublure, qui donne à la couche séreuse une épaisseur empruntée, recouvre l'utérus de toutes parts, se prolonge dans les ligamens larges, et n'est, du reste, qu'une portion de la couche celluleuse générale, qui, dans ce point, revêt la plupart des caractères du tissu fibreux jaune; c'est-à-dire qu'elle est élastiqne, forte, serrée, et qu'elle peut se transformer en véritable tissu musculaire, ainsi que l'a remarqué madame Boivin (1), et que je l'ai observé moi-même plusieurs fois.

B. Tunique interne.

La *membrane interne* n'est pas admise par tous les anatomistes. Gordon (2), Chaussier (3), M. Ribes (4), la rejettent. Les dissections les plus soignées, la putréfaction, l'ébullition, les réactifs chimiques, n'ont jamais pu en démontrer l'existence à ces observateurs, si ce n'est vers la fin de la grossesse; mais alors c'était, selon eux, une pellicule de nouvelle formation, et non une membrane naturelle. Béclard professait aussi que la membrane interne de l'utérus n'est pas une lame muqueuse complète, qu'elle manque d'épithelium. Il est vrai que, hors le temps de la gestation, on ne peut pas toujours démontrer l'existence de la membrane muqueuse utérine; mais chez plusieurs femmes, mortes enceintes ou peu de temps après la couche, je suis parvenu à en enlever des lambeaux très-distincts. Quand même on ne pourrait pas l'isoler mécaniquement, l'analogie suffirait pour convaincre de sa présence. Les membranes muqueuses, exclusivement pourvues de villosités, fournissent seules du mucus dans l'état sain, des mucosités purulentes dans l'état pathologique; c'est à leur surface qu'on voit paraître les polypes, les exhalations sanguines. Or, les glaires, pendant le travail,

---

(1) *Mémorial de l'art des accouch.* 5e édit. p. 163, pl. 11 et 12.

(2) *Syst. of hum. anatomy,* 1815.

(3) *Trad. de Rigby* par Mme Boivin.

(4) *Soc. méd. d'Emul.* tome VIII, p. 608.

Tome I.   6

les écoulemens leucorrhéiques, la fonction menstruelle, etc.,
prouvent que l'intérieur de l'utérus remplit les mêmes fonctions et est sujet aux mêmes maladies que les membranes muqueuses. Si l'on peut, à la rigueur, refuser une *tunique*, on est
donc au moins forcé d'accorder une *surface* muqueuse à la
matrice.

Pendant plusieurs semaines, aucun organe de l'embryon
n'est, à proprement parler, revêtu de membrane muqueuse;
nul d'entre eux n'est divisible en lamelles de nature différente.
Tous sont formés d'un tissu homogène. Les intestins, comme
les autres organes creux, ont des surfaces, non *des membranes*,
interne et externe. Ce n'est que plus tard, peu à peu, et dans
le lieu même où on les observe après la naissance, que les distinctions de tissus établies par les zoologistes s'opèrent. Ainsi, l'intérieur de toutes les cavités, de tous les canaux qui
communiquent, de près ou de loin, avec l'atmosphère, offre
l'aspect des surfaces villeuses; mais à ce caractère fondamental
il vient s'en joindre d'autres qui varient selon l'organe, et
mettent chaque portion du tissu muqueux en harmonie avec
les usages de la partie qu'il concourt à former. Tantôt c'est
une lame mobile, épaisse et ridée, comme dans le canal alimentaire. D'autres fois, c'est un feuillet mince, lisse, et déjà
moins facile à séparer des couches environnantes, comme dans
les urétères, les canaux déférens, etc. Quoique folliculeux et
villeux, cet élément peut adhérer d'une manière assez intime
à la substance des organes, pour qu'il soit impossible de l'en
séparer; c'est ce qui a lieu pour la matrice. La nature, fidèle
à son grand principe, semble se complaire ici à varier les
formes sans multiplier les moyens. Elle se contente d'une
ébauche sur quelques points, tandis qu'ailleurs elle arrive de
suite au plus haut degré de perfection; mais d'un autre côté,
ce qu'elle laisse, pour ainsi dire, incomplet dans l'état normal, la maladie ou quelque autre état éventuel le termine parfois. C'est ainsi que la grossesse, un polype ou d'autres lésions,
ont, dans plus d'un cas, rendu la membrane muqueuse de
l'utérus tout-à-fait évidente.

C. Tissu propre ou parenchymateux.

Placé entre les deux couches précédentes, et formant à lui seul la presque totalité, la partie essentielle, fondamentale, de l'organe, le tissu propre de l'utérus a fait le sujet des recherches d'un grand nombre d'anatomistes; mais, malgré tant de travaux, les esprits sont loin encore d'être d'accord sur sa nature.

Nature du tissu propre de la matrice. Il est arrivé pour le tissu de la matrice ce qui a lieu en anatomie toutes les fois que l'on prend trop à la lettre les analogies, les comparaisons que quelques auteurs ont été forcés d'établir pour mieux faire comprendre leur pensée. Quand Vésale (1) eut dit que la matrice était un muscle, Walter (2), prenant pour type les muscles du squelette, et même le cœur et les intestins, ne fut point embarrassé pour prouver que Vésale avait tort. Si d'un côté, Ruysch (3), Noortwyck (4), Wrisberg (5), Meckel (6), Lobstein et la majorité des anatomistes modernes, se sont rangés à l'opinion de Vésale, on voit, de l'autre, Bœhmer, Blumenbach, Ramsbotham (7), alléguer des raisons, en apparence assez plausibles, pour démontrer qu'elle n'était pas fondée, du moins dans l'état de vacuité de l'organe. Denman (8) lui-même n'ose pas se prononcer sur ce point. De part et d'autre on a plus d'une fois rencontré juste; mais on s'est trop souvent écarté du but en invoquant des rapprochemens forcés, pour qu'il fût possible de concilier tant d'observations diverses.

---

(1) *De fabrica corp. hum.* Lib. V. cap. 15, p. 662.

(2) Meckel, *Man. anat.* tome III, p. 607.

(3) *De muscul. in fundo uter.* 1726.

(4) *Uter. gravid. hum.* etc., 4° 1726.

(5) *Commentat. phys. med.* etc.

(6) *Manuel anat.* tome III, p. 607-613.

(7) Ingleby, ou *Uterine hermorrage.* London, 1832, in 8°. p. 66.

(8) *Introduct. à la pratiq.* etc., tome Ier. p. 102,

Avant de soutenir que l'utérus renferme ou ne renferme pas de tissu musculaire, il eût fallu déterminer les caractères de ce tissu en général, faire comprendre que la couleur rouge ne lui est pas essentielle, puisqu'elle manque dans les muscles des poissons, des reptiles, et même dans la couche musculaire des intestins de l'homme ; qu'il en est de même de l'aspect fibreux, puisqu'on le rencontre dans les tendons, les aponévroses, etc., mais que seul il jouit de la faculté contractile et contient de la fibrine.

En second lieu, il eût été indispensable de reconnaître une vérité qu'on a trop oubliée de nos jours : c'est qu'avant d'arriver à son état complet d'organisation, la fibre charnue doit nécessairement passer par divers degrés de développement moins parfait ; que, dans quelques organes, elle reste à l'état rudimentaire et ne devient reconnaissable qu'accidentellement. Ainsi la trachée-artère et les bronches, les artères même des grands animaux, de l'éléphant entre autres, présentent évidemment des fibres musculaires, tandis que les mêmes organes dans l'espèce humaine n'en offrent que rarement de bien distinctes. La vésicule du fiel, les vésicules séminales, etc., en sont dépourvues, aux yeux du plus grand nombre des anatomistes contemporains ; mais qu'on examine ces réservoirs, quand leurs parois, fortement hypertrophiées ont été longuement distendues, et l'on sera bientôt forcé d'y admettre une couche musculaire, comme le voulaient les anciens et comme je l'ai observé moi-même. La matrice, avant la puberté, n'est qu'un muscle rudimentaire. Hors de la grossesse, son organisation s'ébauche, à la vérité, mais ce n'est qu'à la fin de la gestation, qu'il n'est plus possible d'en contester la nature. Tout prouve que le tissu cellulo-fibreux, élastique et jaunâtre, qui forme la base des ligamens inter-laminaires et inter-épineux des vertèbres, forme aussi la trame d'une foule d'autres organes. Nulle part il n'est plus abondant que dans l'utérus. Or, il semble que cet élément tienne le milieu, serve en quelque sorte de passage entre les systèmes cellulaire et musculeux. Les chimistes y ont trouvé de la fibrine, et j'ai vu tantôt un de ses points, tantôt un autre, sur différens cadavres, transformé en véritable tissu contractile. J'oserais presque dire que partout où on le rencontre, il peut se développer des fibres charnues accidentellement, et que ces fibres existent naturellement dans quelques espèces zoologiques.

C'est donc pendant la grossesse qu'il faut étudier le tissu de la matrice pour en reconnaître l'essence. C'est alors seulement qu'il est rouge, contractile, formé de fibres tomenteuses; qu'il renferme une grande proportion de fibrine, qu'il offre, en un mot, tous les caractères du tissu musculaire le mieux développé.

Disposition des fibres. Vésale, Malpighi et les premiers anatomistes qui les ont admises se sont contentés de dire que les fibres de l'utérus sont tellement enlacées qu'il est impossible d'en démêler la direction. Ruysch ayant avancé que, principalement rassemblées vers le fond de l'organe, elles constituent un muscle orbiculaire, une sorte de disque qui doit avoir pour usage de décoller le placenta lors de l'accouchement, porta Müller (1) à en placer un certain nombre vers le col, pour contrebalancer l'action des premières. Ce muscle, nié d'abord par Heister, Smellie, Haller, est considéré par Burton (2) comme l'origine des fibres rayonnées qui se portent vers le col, et par Deleurye (3) comme le centre de toutes les fibres de la matrice. Il paraît, au reste, que Levret (4) avait déjà entrevu les deux muscles orbiculaires de l'utérus; car il disait avoir reconnu des fibres en forme de tourbillons autour des trompes. Hunter (5), Sue, admettent qu'elles forment un certain nombre de couches diversement entrecroisées. A. Leroy (6) prétend qu'elles donnent naissance à deux plans ou muscles, l'un interne et l'autre externe.

---

(1) *Th. de Haller*, tome III, p. 489.
(2) *New System. of midwif.* 1758.
(3) *Art. des accouch.* etc., p. 46.
(4) Leroux, *sur les perte*, p. 5.
(5) *On gravid uterus*, etc. 1774.
(6) *Histoire de la gross. et de l'acc.* p. 58, 1788.

Meckel, qui, avec plusieurs anatomistes allemands, adopte en partie cette opinion, veut que chacune des deux couches principales puisse être subdivisée en plusieurs autres couches secondaires. Beaudelocque (1) et la plupart des accoucheurs français abandonnant tout espoir d'assigner à ces fibres une direction déterminée, se sont bornées à enseigner qu'elles sont toutes disposées en anses parallèles à l'axe de l'utérus ou en cercles placés horizontalement; que le corps et le fond de la matrice sont principalement formées par les premières, tandis que les secondes se trouvent plus spécialement dans le col. C'est même, comme on le verra plus tard, sur cette idée, qui appartient à Müller, qu'on s'est appuyé de nos jours pour expliquer l'effacement du col utérin pendant la grossesse, sa dilatation lors de l'accouchement, et les causes déterminantes de la parturition. Millot (2), qui décrit assez bien les deux muscles orbiculaires, en admet un troisième placé en travers, destiné à rapprocher les parois de l'organe (3). Enfin, madame Boivin, à laquelle on doit des recherches précieuses sur cette matière, a remarqué dans la matrice un bien plus grand nombre de plans charnus qu'aucun des auteurs qui l'ont précédée. Elle admet, 1° un faisceau longitudinal qui occupe la ligne médiane en avant et en arrière, et qui s'étend depuis le fond jusqu'au col; 2° sur chaque face de l'organe et de chaque côté de cette colonne verticale, trois plans de fibres transversales, qui vont se perdre en dehors, dans les trompes, les ligamens de l'ovaire, le ligament rond et les ligamens postérieurs; 3° aux angles supérieurs de l'utérus et profondément, un plan circulaire dont le centre correspond à l'origine des trompes, et qui se confond et s'entrecroise en haut avec celui du côté opposé; 4° très-près de la surface muqueuse, une dernière couche plus mince que toutes les autres.

---

(1) *Art des accouch.* tome Ier.

(2) *Supplément à tous les traités d'accouch.* etc ,tome Ier. p. 46.

(3) *Idem.* p. 403.

M. Guérin (1), alors prévôt de ma salle d'accouchement, a consigné, dans sa thèse, quelques détails qui, tout en confirmant les résultats obtenus par madame Boivin, en diffèrent cependant assez pour m'obliger à les rappeler en deux mots. D'après lui, le ruban médian, arrivé au col, se bifurque pour se croiser sur les côtés avec celui de la région opposée. Au-dessous du plan rayonné, on en trouve un autre dont les fibres obliques s'entrecroisent et forment le raphé de la ligne médiane. Un autre plan se voit au dessous du précédent : ce sont des fibres demi-circulaires. Elles constituent le col, les angles, et forment les trompes, du moins en grande partie. Enfin, M. Guérin dit avoir trouvé des fibres charnues autour des vaisseaux.

J'ai disséqué moi-même un grand nombre de matrices, à toutes les époques de la vie des femmes, soit à l'état de vacuité, soit au moment de la grossesse, et j'ai pu me convaincre que toutes ces manières de voir étaient fondées. L'entricaillement, noté par Malpighi et ses prédécesseurs, est incontestable, et n'exclut point l'existence du muscle dont parle Ruysch. Ce dernier auteur avait presque complètement raison. Il suffit d'examiner l'utérus, par sa face interne, à la fin de la grossesse, pour reconnaître le plan de fibres circulaires qu'il a mentionné. Seulement, au lieu d'un disque orbiculaire admis par le célèbre anatomiste hollandais, il y en a deux. Les deux couches dont parle A. Leroy, Rosenberger, Meckel, sont de toute évidence dans la dernière moitié de la gestation. Seulement il ne faut pas s'attendre à les trouver indépendantes l'une de l'autre. Les noyaux, les espèces de nœuds ou de pelotons, sur lesquels A. Petit (2) revient si souvent, sont aussi très-faciles à constater dans la dernière moitié de la grossesse, sur un grand nombre de matrices. Considérées d'une manière générale, toutes ces particularités

---

(1) Thèse n° 93, Paris 1828.
(2) *Naissances tard.* p. 128.

s'accordent très bien, en outre, avec l'idée de ceux qui veulent qu'il n'y ait dans la matrice que des fibres en anses ou verticales et des fibres en cercle ou horizontales.

Résumé. Au total, voici ce que j'ai observé de plus constant à ce sujet. 1º Au dessous du péritoine il existe une première couche mince, dense, élastique, cellulo-fibreuse et quelquefois, mais non toujours, musculeuse, dans laquelle les fibres n'ont aucune direction fixe; 2º une couche plus épaisse de fibres transversales, qui, réunies en différens plans, imbriquées à la manière des muscles constricteurs du pharynx, se portent toutes en dehors et convergent vers les quatre points principaux indiqués par madame Boivin, c'est-à-dire, vers les trompes, les ligamens ronds, les ovaires et les ligamens postérieurs; 3º plus profondément, se trouvent encore des fibres transversales; mais les fibres longitudinales et obliques prédominent, surtout au col, où elles forment la base des rides qu'on remarque à la surface interne de l'organe, et sont entremêlées de fibres véritablement circulaires; 4º enfin, en haut, on voit le prétendu *detrusor placentæ* de Ruysch, qui semble n'être qu'un épanouissement des fibres circulaires des trompes, et forme de chaque côté un large disque à cercles concentriques.

Toutes ces couches ont pour base le tissu cellulo-fibreux jaune, surchargé de fibrine. Le tissu charnu se développe dans cette trame primitive comme dans les intestins; mais comme la matrice a besoin d'une grande force, il n'est point étonnant que ses fibres, très multipliées, affectent des directions plus complexes et plus variées.

Vaisseaux. 1º Deux ordres d'*artères* arrivent à l'organe gestateur. Les unes, connues sous le nom d'*artères utérines*, fournies par l'artère hypogastrique, pénètrent dans sa substance par les côtés de son col. Les autres, les *ovariques*, données par 'aorte ou les émulgentes, rampent dans l'épaisseur du ligament large, se distribuent en partie à l'ovaire et arrivent ensuite aux bords du corps même de l'utérus. En se ramifiant, celles du côté gauche s'entrecroisent avec celles du côté droit, celles d'en haut avec celles d'en bas, et toutes, fortement serrées hors de la gestation, au milieu du tissu qu'elles sillonnent, sont pliées et repliées un grand nombre de fois sur elles-mêmes. Les *veines*, distribuées de la même manière que les artères, se rendent dans la veine iliaque interne, d'une part, et dans les veines ovariques de l'autre. Lors de la grossesse, ces divers canaux en partie déplissés et largement dilatés, rampent principalement entre les deux plans charnus sur lesquels A. Leroy a tant insisté. C'est un fait que j'ai constaté, non seulement sur le cadavre, mais encore pendant la vie en pratiquant l'opération césarienne au mois d'octobre 1833, en présence de MM. Maygrier, Moulin, Halma-Grand et Bintot. Du reste, je n'ai point encore pu m'assurer de l'existence des fibres musculaires que leur accorde M. Guérin.

2°. Les *veines* surtout acquièrent un tel volume dans l'épaisseur de la matrice pendant la grossesse, qu'elles forment d'énormes canaux de trois, quatre et cinq lignes de diamètre, dépourvus de valvules et collés par toute leur face externe avec le tissu charnu. Avec une telle disposition, la résorption des matières contenues dans l'utérus et la phlébite de cet organe, n'ont rien qui puisse surprendre. Aussi sont-ce des phénomènes qui s'observent fréquemment chez les femmes en couches (1).

3°. Les *vaisseaux lymphatiques de la matrice*, assez nombreux, vont se jeter dans les ganglions pelviens et iliaques. Disposés comme les veines à se remplir de matière hétérogène (2) et à s'enflammer (3), ils méritent aussi quelque attention sous le rapport pathologique. Les *nerfs* viennent du plexus sacré et du système ganglionnaire par les plexus rénaux et hypogastriques. Les premiers se distribuant presque entièrement au col, il est naturel de leur attribuer l'excès de sensibilité dont jouit cette

(1) Velpeau, *Thèse pour l'agrégat.* mars 1824.— *Mémoire sur la phlegmas. alba dolens*, *Archiv.* tome VI.—*Revue méd.* 1826, tome II, p. 440-559—Salles, *Thèse* n° 17. Paris 1827.—Dance, *Archiv.* tomes 18-19.

(2) Dumas, *Journal des Progrès.*

(3) Nonat, *Thèse* n° 98. Paris 1832.

partie, tandis que les seconds n'étant destinés, là comme partout ailleurs, qu'à la sensibilité végétative, devaient être répartis plus régulièrement dans toute l'étendue de l'utérus.

ART. 2.—Trompes.

Les *trompes utérines* ou de Fallope sont deux petits cylindres creux, longs de quatre à cinq pouces, du volume d'un tuyau de plume, étendus des angles latéraux de la matrice, avec lesquels ils se continuent, jusque auprès des fosses iliaques, où ils se terminent par une extrémité laciniée et flottante, qu'on appelle *morceau frangé* (*morsus diaboli*) ou le *pavillon* de la trompe. Ce tube tortueux, que Rufus et Galien connaissaient déjà, est renfermé dans le bord supérieur du ligament large. Sa cavité, assez large en partant de l'utérus pour admettre un stylet de moyenne grosseur, se rétrécit d'abord par degrés, et de manière que vers son milieu on peut à peine y faire passer une soie de sanglier. Elle s'élargit ensuite, et acquiert bientôt un calibre de deux à trois lignes. Parmi les franges qui terminent son extrémité libre, il en est une, plus dure et plus longue que les autres, qui se fixe sur l'ovaire et paraît être la véritable continuation de la trompe.

La *composition* des tubes séminifères est en tout semblable à celle de l'utérus lui-même. Ils sont enveloppés à l'extérieur par le péritoine, qui leur adhère intimement. Une membrane muqueuse, plissée dans la direction de leur longueur, les tapisse en dedans. Une couche assez mince de tissu charnu se trouve entre ces deux lames. Ses fibres sont de deux espèces, comme dans les intestins grêles. Les unes, longitudinales, ne sont que le prolongement du plan transversal, des faces et du fond de la matrice; les autres, en cercle, coupent perpendiculairement les premières, et semblent être une dépendance du disque orbiculaire des angles utérins. Quant à la tunique interne, on en a nié l'existence; mais aux preuves relatées plus haut je puis ajouter que, sur les organes sexuels d'une femme de moyen âge, j'ai vu, avec M. A. Baudelocque, la membrane muqueuse des trompes aussi mobile et aussi facile

à séparer que dans l'œsophage. J'ai constaté trois fois le même
fait depuis. Les replis valvulaires, invoqués par les auteurs
qui soutiennent que l'ovule peut facilement arriver dans la
matrice, mais qu'il lui est impossible de rétrograder vers l'o-
vaire, et surtout que la matière séminale de l'homme ne doit
pas traverser la trompe, n'ont jamais été que le produit de
l'imagination de ceux qui en avaient besoin pour défendre
des idées préconçues. La trompe reçoit tous ses vaisseaux des
branches ovariques. Ses nerfs appartiennent au grand sympa-
thique, et, comme l'utérus, elle a pour trame élémentaire
du tissu cellulaire élastique et fibreux.

ART. 3.—Ovaires.

Les *ovaires*, long-temps connus sous le nom de *testes mu-
liebres*, et qu'on peut appeler *glandes séminales* de la femme,
sont situés dans le haut du ligament large, en arrière et un
peu au-dessous de la trompe, près des angles supérieurs de
l'utérus, auxquels ils sont attachés par le *ligament de l'ovaire*.
Oblongs, légèrement aplatis d'avant en arrière, ayant le volume et presque la forme d'une amande ou d'une grosse fève
de marais, les ovaires ont un bord supérieur convexe et libre,
tandis que leur bord inférieur est droit, reçoit des vaisseaux
et va se continuer avec la frange ovarique de la trompe. Leur
surface, lisse ou à peine bosselée chez les femmes qui n'ont
point encore été fécondées, présente, au contraire, des inégalités, des fissures et des reliefs plus ou moins nombreux
chez celles qui ont eu des enfans.

Aussi éloignés, par leur aspect et leur nature, des glandes
salivaires auxquelles Péan les a comparés, que des glandes
séminales de l'homme, les ovaires ont une structure qui leur
est propre, comme tous les organes spéciaux. Une sorte de parenchyme d'un gris rougeâtre, formé de lamelles et de filamens diversement entrecroisés, constitue leur tissu principal,
en formant une masse plus homogène que la substance d'aucune autre glande. On admet depuis R. de Graaf, et il existe
réellement, en effet, dans ce parenchyme, de petites vésicules

transparentes, au nombre de douze à vingt, et qui portent le nom d'ovules ou de germes. On y rencontre aussi quelquefois des vésicules accidentelles, de véritables hydatides, qu'on recommande de ne pas confondre avec les premières, mais qui pourraient bien n'en être qu'une dégénérescence. Selon de Graaf : « Des nerfs, des vaisseaux préparans entrent dans ces vésicules, dans les tuniques desquelles plusieurs de leurs rameaux, après diverses divarications, s'épanouissent tout ainsi que nous voyons qu'il arrive au jaune de l'œuf des oiseaux encore attaché à sa grappe. » Une membrane forte, épaisse et très solide, sert de coque ou d'enveloppe à ce tissu, et cette membrane fibreuse n'est, d'après mes propres dissections, qu'une dépendance du ligament de l'ovaire. Le ligament de l'ovaire, long d'un à deux pouces, épais d'une à deux lignes, est formé par un faisceau du plan transversal de la face postérieure de la matrice. Arrivées à la pointe de la glande séminale, ses fibres s'écartent pour envelopper le parenchyme dont il a été question. La tunique propre de l'ovaire est, comme on le voit, tout-à-fait distincte de la couche péritonéale, dont il est cependant presque impossible de l'isoler. En l'appelant *dartos*, les anciens ne songeaient probablement pas que, comme le *dartos* de l'homme, cette tunique se rapproche en effet beaucoup, par sa nature, du tissu contractile ou musculaire.

Jusqu'à Fallope on a professé généralement que le germe était porté de l'ovaire dans l'organe gestateur, par différens canaux dont la trompe ne faisait pas partie. Le ligament de l'ovaire formait le principal et représentait le canal déférent. Warthon, Mauriceau, en admettaient un ou deux autres, qui, du bord de l'ovaire, venaient s'ouvrir dans le vagin; mais il est depuis long-temps démontré que le cordon ligamenteux de l'ovaire est plein, et ne renferme aucun canal. Toutefois, l'autre conduit, également oublié depuis plus d'un siècle, vient d'être rappelé à l'attention des naturalistes, par M. Gartner, de Copenhague, qui le regarde comme un organe constant dans les grands animaux quadrupèdes. Chez la femme, je l'ai cherché inutilement, et n'ai rien observé qui puisse en donner l'idée.

L'ovaire est l'organe essentiel de la génération, l'organe for-
mateur des germes.

ART. 4. Ligamens.

En abandonnant les organes génitaux internes, le péritoine
forme divers replis ligamenteux, qu'il convient de décrire
actuellement.

§ I. Ligamens larges.

Les principaux sont les *ligamens larges*, qui forment une
cloison transversale, et divisent toute la hauteur du bassin en
deux cavités, l'une antérieure, où se trouve la vessie, l'autre
postérieure, plus profonde, où se voit le rectum. Le double
feuillet péritonéal qui les constitue s'écarte en arrivant au
bord de la matrice, pour s'épanouir sur la périphérie de cet
organe. En dehors et en bas ils se déploient également pour
se continuer avec le péritoine qui tapisse l'excavation pelvienne.
Leur bord supérieur, libre, étendu des angles de l'utérus aux
fosses iliaques, est comme subdivisé en deux ou trois replis secondaires, qu'on appelle *ailerons*. L'un de ces ailerons, le postérieur, renferme l'ovaire et son ligament; un autre, le moyen,
selon M. Dubois et les auteurs qui en admettent trois, l'antérieur, au contraire, d'après Baudelocque, Désormeaux et tous les
accoucheurs qui n'en reconnaissent que deux, contient la trompe
et est le plus élevé. Le troisième, que mentionnent les uns, que
rejettent les autres, et qui, dans le fait, est à peine distinct
dans l'état naturel, se trouve au devant et au dessous des deux
précédens, et enveloppe le cordon sus-pubien. Les deux lames séreuses du ligament large ne se touchent pas immédiatement. Une couche, plus ou moins épaisse, de tissu cellulaire
les sépare, et cette couche, qui se confond en bas et en dehors
avec le tissu cellulaire sous-péritonéal ou le *fascia propria* du
bassin et des fosses iliaques, est même quelquefois sillonnée
par des fibres charnues; de façon qu'on retrouve dans les ligamens larges presque les mêmes élémens que dans l'utérus.

§ II. Ligamens ronds.

Les *ligamens ronds*, ou cordons sus-pubiens, faisceaux fibreux qui prennent leur racine au devant et un peu au-dessous de la trompe, pour suivre le demi contour antérieur du détroit supérieur, et venir se terminer dans l'aine et le mont de Vénus, après avoir traversé l'anneau inguinal, sont les seuls qui, avec les ligamens larges, aient été jugés dignes de quelque attention. Formés par des fibres rougeâtres et ondulées, qui naissent du plan transversal antérieur et moyen de la matrice, les ligamens ronds sont évidemment de nature musculeuse. Celui du côté droit est généralement un peu plus fort que celui du côté gauche. Dionis (1), qui les croyait creux, a dit et même répété plusieurs fois qu'ils avaient pour usage d'abaisser le museau de tanche, en se contractant pendant l'union sexuelle, et de le rapprocher ainsi des organes génitaux de l'homme; mais leur racine étant moins élevée que leur extrémité inguinale, il est clair que, s'ils se contractaient alors, ils produiraient bien plutôt un effet contraire. Sans eux l'utérus serait à chaque instant renversé en arrière par la vessie, que l'urine distend plusieurs fois dans les vingt-quatre heures. Ils le soutiennent aussi jusque vers le milieu de la grossesse. Ould (2), qui les regarde comme un amas de vaisseaux, se trompe évidemment en disant qu'ils empêchent l'utérus de peser sur le rectum. Mais on ne sait rien de plus sur les usages qu'on leur a dévolus, et je n'ai pas besoin de m'attacher à combattre les anciens, Spigel encore, qui voulaient que la semence les parcourût pour se rendre au clitoris. Tiraillés par l'ascension de la matrice, ils peuvent, quand la femme est debout, et surtout quand elle se tient à genoux, produire des douleurs assez vives dans les aines et dans les cuisses.

---

(1) *Traité genér. de l'Art des accouchem.* p. 40, 149, 358.
(2) *Art. d'accouch.* p. 17., ou Burton, p. 48.

§ III.

Douglas, Sue, madame Boivin, ont noté quatre autres ligamens, deux *antérieurs*, utéro-vésicaux, et deux *postérieurs*, utéro-sacrés. Les deux premiers, très-peu prononcés chez la plupart des femmes, se portant des côtés du col utérin aux parties latérales du bas-fond de la vessie, sont parfois formés de quelques fibres charnues qui semblent s'être détachées du plan transversal antéro-inférieur du col de la matrice. Les seconds, que Petit (1) décrit assez bien et que Deleurye (2) appelle ligamens ronds postérieurs, beaucoup plus forts et plus constans, naissent un peu plus bas de la face postérieure du col, se dirigent en arrière, forment chacun une demi-lune dont la concavité regarde la ligne médiane, et vont gagner les côtés du rectum, où ils se perdent dans le tissu cellulaire et le péritoine qui tapissent le devant du sacrum. D'après des faits nombreux, je pense qu'ils sont de la même nature que les ligamens ronds, et que leurs fibres charnues sont fournies par le plan transversal postéro-inférieur de l'utérus. En conséquence, on conçoit qu'ils puissent s'opposer à la rétroversion de la matrice, et, dans ce sens, être congénères des ligamens ronds; que leur usage soit d'empêcher le museau de tanche de se porter en avant, et que leur connaissance soit loin d'être inutile à l'accoucheur. Nous verrons même qu'un auteur moderne (3) en a fait le siége d'une maladie chronique fréquente assez grave des femmes en couches.

ART. 5. Vagin.

Le *vagin*, ou le canal vulvo-utérin, organe éducateur et d'accouplement, est un conduit cylindroïde, long de trois à quatre pouces sur un pouce de largeur environ, qui s'étend

---

(1) *Acad. des Sc.* 1760, in-12°, p. 66 de l'*Hist.* p. 312 *des Mém.*

(2) *Art. des accouchem.* p. 32.

(3) Ritgen, *Bulletin de Ferussac.* tome II, p. 189.

de la vulve, où il se continue avec les grandes lèvres et l'hymen, jusqu'au col de l'utérus, dont il embrasse la circonférence. Sa direction est à peu près parallèle à celle de la paroi postérieure de l'excavation, c'est-à-dire qu'il est concave en avant, convexe en arrière, en rapport avec l'axe du détroit périnéal, et qu'il forme un angle d'environ soixante-quinze degrés avec le grand diamètre de la matrice. Il résulte de cette disposition que sa paroi postérieure est plus longue que l'antérieure, et que ses deux extrémités, inclinées l'une vers l'autre en avant, représentent assez exactement les plans des deux détroits du bassin. J'ajouterai avec Smellie (1) que son ouverture vulvaire n'est pas au centre du détroit. L'anus, étant un peu plus rapproché des pubis que du coccyx, fait qu'il existe d'abord une assez grande distance entre la paroi postérieure du vagin et la fin du rectum.

Rapports. La région postérieure de sa *surface externe*, appuyée, dans les trois cinquièmes moyens de son étendue, sur le devant du rectum, concourt à former la cloison recto-vaginale. En se rapprochant de la vulve, son cinquième inférieur s'éloigne de l'intestin de toute l'épaisseur du périnée. Son cinquième supérieur, libre dans le bassin, est tapissé par le péritoine. Sa région antérieure est unie, au moyen d'un tissu cellulaire dense et serré, d'abord au bas-fond de la vessie, pour donner lieu à la cloison vésico-vaginale, ensuite à l'urèthre, d'où résulte la cloison urétro-vaginale. Sur les côtés, le vagin est entouré de vaisseaux, de nerfs, et d'un tissu cellulaire trèsabondant.

A *l'intérieur*, il offre des rides ou replis analogues à ceux qu'on rencontre dans la cavité du col utérin. La colonne médiane de ses parois, quelquefois divisée en deux, trois ou quatre petites colonnes parallèles, augmente d'épaisseur à mesure qu'on se rapproche de la vulve. Il en est de même des rides transversales; de manière que, lisse ou presque lisse en haut, le vagin est le plus souvent rugueux et plissé en bas, comme le palais de la bouche des animaux ruminans. J'ai

______
(1) Tome IV, p. 6, pl. 4.

déjà dit qu'en arrivant au-dessous du méat urinaire, et au-devant de la fourchette, ces deux colonnes médianes constituaient les caroncules myrtiformes, antérieure et postérieure. Plus prononcées chez les jeunes personnes qui n'ont usé que rarement du coït, et les femmes brunes ou qui ont la fibre sèche, que chez celles qui se trouvent dans des conditions opposées, toutes ces rides s'effacent pendant l'accouchement, mais, en général, pour reparaître peu de temps après.

La *cavité* vaginale se termine supérieurement par une rainure ou cul-de-sac circulaire, beaucoup plus profond en arrière qu'en avant. Souples, minces, et placées entre des organes susceptibles de se dilater et de se resserrer alternativement, les parois du vagin sont presqu'en contact immédiat dans l'état habituel ; mais comme elles jouissent d'une grande extensibilité, la capacité du canal vulvo-utérin varie considérablement. Quelquefois il est plus large dans sa partie moyenne que partout ailleurs, et cela parce que la matrice est trop abaissée. D'autres fois, c'est dans sa portion supérieure seulement, surtout chez les femmes qui ont eu des enfans, qu'on le trouve comme dilaté ; ce qui tient à ce que le col de l'utérus est resté plus gros qu'avant le mariage. Enfin, ce n'est guère que chez celles qui se sont à peine livrées aux plaisirs vénériens qu'il offre des dimensions égales dans toute sa longueur.

Structures. Deux couches entrent dans sa composition. L'une, *externe*, vrai prolongement des lames externes de la matrice, a pour base le tissu cellulo-fibreux jaune, et renferme des fibres charnues très pâles, peu nombreuses et entrecroisées, qu'il ne faut pas confondre avec les anneaux musculaires elliptiques de son orifice vulvaire, et qui appartiennent au muscle constricteur du vagin. Celles-ci, en effet, agissent sous l'empire de la volonté. Celles-là, au contraire, ne sont mises en action que par les jouissances de l'amour. Des artères, et surtout des veines très-nombreuses sillonnent ce tissu, et en forment, principalement en bas, une véritable couche spongieuse ou érectile, qui se gonfle sous l'influence des frottemens du coït, et peut se contracter alors au point de diminuer sensiblement

la largeur du vagin. Une observation de M. Halma Grand (1), porterait même à penser que dans certains cas, le vagin se contracte au point d'engourdir la main de l'accoucheur au moment du travail.

L'autre, *interne*, se continue avec la membrane muqueuse de la vulve, et se confond, sur les lèvres du col, avec celle qui tapisse l'intérieur de la matrice. Dans sa moitié la plus rapprochée du *pudendum*, elle offre tous les caractères des lames muqueuses les plus parfaites. On y remarque un épithélium, des follicules, des villosités, etc. Près du col, on ne peut plus la séparer des tissus qui l'entourent, et rien n'y démontre l'existence des follicules et des villosités (2). Elle tapisse tous les replis du vagin, mais ne les constitue pas, quoi qu'en aient dit une foule d'auteurs. Les follicules muqueux siégent particulièrement au fond de ses plicatures, où se cachent assez souvent aussi les chancres syphilitiques.

Deux glandules, notées de tout temps par les anatomistes, sous le nom de *glandes vaginales*, ou de *prostates* de Bartholin, et que l'on a eu tort de ranger parmi les follicules simples, se voient sous les caroncules myrtiformes latérales, entre la membrane muqueuse et la tunique charnue. Leurs usages sont peu connus. Toutefois Smellie (3), qui en place les lacunes ou orifices sur les côtés du méat, dit qu'elles lancent un fluide pendant le coït, et M. Gartner veut qu'elles servent de point d'origine ou de terminaison au canal qu'il croit avoir découvert.

CHAPITRE III.

Organes sexuels en général.

Les organes génitaux, pris sous un point de vue philosophique, peuvent être considérés comme une dépendance des lames tégumentaires. La membrane muqueuse en forme la partie la

---

(1) *Gazette méd.* 1831, p. 323.

(2) L'Hélut, thèse n° 45, Paris 1826.

(3) *Traité théoriq. et prat.*, etc., vol. Ier. p. 93.

plus essentielle et la plus constante. Dans les animaux inférieurs, comme chez ceux dont le système sexuel est le plus
compliqué, les germes sont créés au fond d'une cavité muqueuse, soit que cette cavité se réduise à une simple excavation, soit qu'elle constitue un canal droit ou tortueux. Seulement, la cavité génératrice est tantôt doublée d'une couche
homogène, également épaisse dans toute sa longueur, comme
dans les vers et les espèces qui n'ont pas d'utérus. Tantôt,
au contraire, cette doublure, d'abord très mince dans une
partie de son trajet, présente ensuite tout-à-coup une
épaisseur considérable dans un autre point, pour s'amincir
de nouveau dans un troisième, ainsi qu'on le voit chez la
femme.

Bien que, dans l'espèce humaine, l'appareil générateur ne
forme, comme dans les brutes, qu'un long canal étendu de
l'ovaire à la vulve, il n'en présente pas moins un appareil sé-
créteur des plus complets. Les ovaires constituent la partie
glanduleuse. La matrice est le réservoir, et le vagin le canal
excréteur; en sorte que, relativement à leurs fonctions particulières, on peut les diviser en organes formateurs, produc-
teurs du germe et de transmission, les *ovaires* et les *trompes ;*
en organe gestateur, la *matrice ;* et en organes éducateurs,
d'accouplement ou de copulation, le *vagin* et la *vulve.*

La dissection attentive de presque tous les grands animaux
confirme ce que j'ai avancé touchant la nature du tissu propre
des organes sexuels de la femme. Les fibres musculaires sont
on ne peut plus évidentes dans les cornes utérines de la vache,
de la jument, etc., où elles affectent la même disposition que
dans les intestins grêles. Il en est de même dans le col, où
elles sont principalement dirigées en travers, et dans les ligamens larges, où elles constituent plusieurs faisceaux distincts.

Dans les premiers temps de la vie intrà-utérine, les ovaires,
très-gros, et surtout très-allongées, forment une sorte de sac
jaunâtre, qui semble se continuer sans interruption avec les
trompes, comme dans les poissons. Très-petit proportionnellement, très-étroit et comme perdu dans la partie moyenne des
ligamens larges, l'utérus est d'autant plus épais qu'on l'observe

plus près du vagin, en haut duquel il se termine par un col mou, saillant et d'un volume considérable. A neuf mois, le vagin est long et assez large pour permettre l'introduction du doigt. La membrane muqueuse y est très évidente, ainsi que dans le col ; mais le corps de l'utérus est tellement serré, qu'il serait difficile d'en isoler les divers tissus. Depuis le moment de la naissance jusqu'à la puberté, les organes génitaux de la jeune fille n'éprouvent aucun changement notable. Rien ne décèle en eux le grand rôle qu'ils sont appelés à remplir un jour dans l'organisme, et leur évolution suit tout simplement la marche de l'évolution générale. C'est de douze à dix-huit ans, qu'ils se réveillent de leur long engourdissement. La matrice acquiert rapidement le double des dimensions qu'elle avait offertes jusque-là, soit en largeur, soit en épaisseur. La base du coin qu'elle figure, au lieu de rester en bas se porte bientôt en haut, et dès-lors la femme commence une ère nouvelle. Quoique moins marqués, les changemens que subissent les ovaires et les trompes n'en sont pas moins incontestables.

Tant que la femme n'a point eu d'enfans, les organes génitaux restent dans cet état. Après une ou plusieurs couches, les ovaires se couvrent de bosselures, de rides ou de cicatrices, et leur volume augmente encore un peu. Les trompes, à peu près étrangères à la grande révolution de l'organisme, ne diffèrent guère de ce qu'elles étaient avant la première grossesse ni de ce qu'elles seront après l'âge mûr, que par les maladies dont elles sont assez souvent le siège. La forme et les proportions de l'utérus se maintiennent. Seulement, il conserve un peu plus de volume. Le vagin diminue de longueur, et s'élargit en même temps que la force des ligamens ronds augmente plus ou moins. Dans la vieillesse, les ovaires s'atrophient, s'allongent et deviennent très-irréguliers. L'utérus tend à reprendre son volume primitif. La cavité de son corps se rétrécit au point que l'étranglement qui l'unit au col finit quelquefois par se fermer tout-à-fait, ainsi que l'a judicieusement fait remarquer M. Mayer (1), et que je l'ai observé plusieurs fois.

---

(1) *Archiv. génér. de med.* tome X, p. 98.

Sɛᴄᴛ. 2. État anormal.

Aussi nombreuses que variées, les anomalies de l'appareil sexuel semblent toutes dépendre d'un défaut, d'un arrêt ou d'une aberration de développement, d'une maladie antérieure ou postérieure à la naissance.

ART. 1ᵉʳ Annexes.

Aucun fait authentique ne prouve qu'on ait jamais observé l'absence complète et simultanée de tous les organes génitaux internes chez la femme.

§ 1ᵉʳ.—Ovaires.

Chaussier (1) fait mention d'une personne qui n'avait qu'un ovaire, qu'une trompe, et, pour ainsi dire, qu'une moitié d'utérus. M. Vidal (2) a fait voir depuis un fait semblable à la société anatomique.

L'absence des ovaires a plus d'une fois été constatée, quoique les autres parties génitales fussent dans l'état normal : un seul manquait sur le sujet dont parle M. Jadelot (3).

M. Renauldin (4) les a vu réduits au plus petit volume possible chez une femme âgée d'une quarantaine d'années. Les vésicules de De Graaf peuvent ne pas s'y développer, et cette anomalie entraîne nécessairement la stérilité.

Les ovaires peuvent sortir du bassin à travers les ouvertures de l'aine, descendre dans le sommet des grandes lèvres, ou passer du côté opposé à celui qu'ils doivent occuper, et produire avec les trompes un entricaillement difficile à démêler, comme je l'ai vu une fois.

§ 2.—Trompes.

Les *trompes* manquent très-rarement et ne se dévient pas sou-

----

(1) *Bulletin de la Faculté*, tome V, p. 436.
(2) *Rev. méd.* 1831, t. II, p. 325.
(3) Thèse de Cassan.
(4) *Revue méd.* 1826, tome II, p. 176.

vent non plus de leur direction habituelle; mais elles se ferment quelquefois accidentellement, tantôt du côté de l'ovaire, tantôt dans un point plus ou moins rapproché de la matrice, comme on le voit dans le cas relaté par Meyer (1) ou celui de M. Reynaud (2), et comme j'en ai disséqué un nouvel exemple au mois de mars 1833, à la Pitié.

ART. 2. Utérus

M. Renauldin cite un cas très-remarquable d'absence de l'utérus. Le col seul existait à l'état rudimentaire. Ce fait vient à l'appui de ceux qu'ont déjà rapportés Held, Theden (3), Engel, Lieutaud (4), M. Caillot (5), et de celui qu'a publié M. Breschet. Toutefois la plupart de ces exemples laissent beaucoup à désirer. Ils appartiennent presque tous à des femmes dont on n'a fait l'examen que pendant la vie. Ce n'est pas cependant qu'ils doivent tous être révoqués en doute. L'utérus manquait très-positivement sur une femme examinée par Meyer (6) et qui mourut d'une blessure par arme à feu. La même chose se remarquait chez la petite fille dont parle M. Rault (7). Un simple tubercule le remplaçait sur un cadavre disséqué par Dance (8). Son absence était complète sur une malade opérée par M. Macfarlane (9), et je l'ai vu réduit à un cordon celluleux chez une jeune fille de 19 ans.

§ 1.—Utérus double.

Quelquefois la matrice est très-allongée, comme chez les singes. Plus souvent elle est divisée en deux portions égales

---

(1) *Bibl. de ch. du Nord*, tome Ier, p. 155.

(2) *Journ. hebd. univ.* t. II, p. 78.

(3) *Bibl. de chir. du nord*, t. I^r. p. 133.

(4) Cassan, thèse n° 43, Paris 1826.

(5) *Soc. d'Émul.* tome II, p. 570.

(6) *Bibl. de ch. du Nord.* tome 1er, p. 132.

(7) *Bulletin de la Faculté*, tome 6, p. 51.

(8) *Archives*, tome XX, p. 522.

(9) *Med. ch. Review*, avril 1833.

ou inégales, en totalité ou en partie, à l'intérieur ou à l'extérieur seulement, et quelquefois en dedans et en dehors tout à la fois.

Tantôt c'est une sorte de sac accidentel, surajouté à l'organe naturel, dans lequel il s'ouvre, comme dans le cas rapporté par Dionis, ou bien avec lequel il ne communique pas, comme on le remarque dans l'observation de Canestrini (1).

Le plus fréquemment la division a lieu sur la ligne médiane, soit à l'extérieur et sur le fond, comme on en trouve un exemple dans les Commentaires de Leipsick, et un autre rapporté par Eisenmann (2), soit sur la face postérieure, ainsi que l'a vu Morgagni, soit sur le fond et les deux faces simultanément. Alors la matrice, véritablement bicorne, se rapproche plus ou moins de celle des quadrupèdes.

Tantôt la division ne comprend que la partie supérieure de l'organe, qui est, d'autres fois, séparé en deux portions jusqu'en bas. Tantôt les deux cornes se réunissent à angle aigu, et s'adossent par leurs faces correspondantes. D'autres fois elles affectent une position transversale et ne se réunissent que dans le haut du vagin, pour former le col.

A l'intérieur, la cloison est loin aussi de se présenter au même degré. Parfois, ce n'est qu'un simple éperon qui divise le fond de la cavité utérine en deux sinus, ainsi qu'on le voit dans l'observation d'Eisenmann. Sur la pièce déposée au Musée de la Faculté par M. Dupuytren, elle n'est représentée que par une double crête médiane, due à l'hypertrophie de la colonne verticale naturelle des cavités du corps et du col. Cette cloison peut s'arrêter à la partie supérieure du col utérin, ou descendre jusque dans le vagin, être entière et diviser la matrice en deux cavités parfaitement distinctes, ou bien être percée dans un point quelconque de sa longueur, et faire que l'une des moitiés de l'utérus communique librement avec l'autre. Le col

(1) *Hist. de uter. dupl.* 1778.
(2) Lauth, *Répertoire d'anat. et de phys.* tome V, p. 99

lui-même peut être unique, comme dans les faits relatés par Bauhin, Sylvius, Riolan, Celti, Purcell, Marquet, Ferlan, Tiedemann, Mᵐᵉ Boivin, Cruveilhier (1); ou double, comme l'ont vu Gravel, May, Mᵐᵉ De la Marche, Cruger, Bartholin, Haller, Littre, Lauth, de Tressan, Eisenmann, Callisen, Boehmer, Tiedeman, MM. Lallemant, Dupuytren, Duméril, Dubois, West, Cassan, Récamier, Garnier et Ollivier d'Angers, et comme je l'ai vu sur une matrice dont M. A. Bérard (2) a publié l'histoire, sur une autre présentée à l'académie par M. Moreau, et sur deux que j'ai observées moi-même.

Les cas de matrice double sont si fréquens au surplus, qu'il s'en rencontre chaque année de nouveaux exemples. Dance en a signalé plusieurs (3). MM. Jolly (4), Lerminier (5), Giraldès (6) sont venus en ajouter d'autres aux précédens et aux deux qu'indique Diemerbroeck (7). Millot (8), dit en avoir rencontré deux, mais sur le vivant. Chez le sujet de M. Waller (9), il y avait grossesse, et une caduque existait dans la deuxième corne.

Dans tous ces cas, les orifices utérins s'ouvraient dans le vagin simple ou double à son tour. Sur un sujet disséqué par Saviard et Duverney, l'un des cols, allait, au contraire, se rendre dans le rectum ; tandis que l'autre conservait sa position normale. On trouve un fait analogue dans les œuvres de Valisnieri. Au

---

(1) *Bibl. méd*, 1829, tome II, p, 444.

(2) *Clinique des hôp.*, tome Iᵉʳ, nᵒ 27.

(3) *Archiv. gén.*, tome XX, p. 522.

(4) *Journal hebd.*, tome III, p. 169.

(5) *Journal hebd.*, tome II, p. 120.

(6) *Rev. méd.* 1831, tome II, p. 385.

(7) *Anat. du corps hum.* tome Iᵉʳ, p. 695.

(8) *Supplém.* etc., tome Iᵉʳ, 78.

(9) *The Lancet*, 1829, vol. Iᵉʳ, p. 55.

Voyez encore Leveling, *de utero bicor.* 1781. — Acrell, *œuvre chirurg.* tome II, p. 96.—Bose, *De uteri per morbum bifid. exempl.* etc., 1779.

surplus, que le museau de tanche soit simple ou double, qu'il termine un utérus bicorne ou une matrice naturellement conformée, il n'est pas extrêmement rare de le voir s'ouvrir dans le rectum, la vessie ou l'urètre, et même à l'hypogastre au-dessus des pubis.

La question, si souvent débattue, des matrices doubles, se réduit donc à une pure logomachie? Si l'on entend par utérus double l'existence simultanée de deux matrices ayant chacune deux trompes et deux ovaires, il est clair qu'on n'en a jamais rencontré. S'il suffit, au contraire, pour constituer cet état, d'une division plus ou moins complète de l'utérus naturel en deux parties égales ou inégales, ayant chacune leur trompe, leur ovaire, leur cavité et leur col séparés, on en possède trop d'exemples, c'est une anomalie trop fréquente pour qu'on puisse conserver aujourd'hui l'ombre du doute à cet égard.

§ 2.—Anomalies diverses.

L'organe gestateur est encore sujet à d'autres irrégularités.

A. *Canal anormal.* M. Baudelocque (1) a découvert et fait dessiner un canal anormal, qui s'étendait de la trompe droite à la cavité du col en parcourant l'épaisseur des parois de l'utérus. Mme Boivin fait mention aussi d'une sorte de canal irrégulier qui semblait faire communiquer l'ovaire avec la partie supérieure du vagin; et, peut-être, n'y a-t-il pas loin de cette anomalie au canal mentionné par M. Gartner.

B. Plusieurs auteurs ont parlé de *matrices oblitérées* en tout ou en partie, soit par un vice primitif de développement, soit accidentellement. Sans admettre comme concluans tous les cas qui en ont été rapportés, je dois avouer que j'en ai vu plusieurs exemples chez de vieilles femmes et que M. Deschamps, interne à la Salpêtrière, m'a fait voir au mois de novembre 1833 une pièce où cet état avait été produit par de nombreuses tumeurs fibreuses encore peu développées. L'oclusion du col

----

(1) *Archiv gén. de méd.* tome IX, p. 410.

ou plutôt de l'orifice vaginal de la matrice a souvent aussi fixé l'attention des accoucheurs. Amand (1) en relate déjà un exemple. Celui de Morgagni (2) est plus complet, et ceux que Dance (3) a rapportés depuis ne permettent pas d'en révoquer en doute la possibilité. Il n'en est pas moins vrai que la plupart de ceux qui ont été donnés comme obstacle à l'accouchement sont controuvés, ainsi d'ailleurs que nous le verrons plus loin. L'oclusion du col empêche la fécondation et non la sortie du fœtus, à moins qu'elle ne s'effectue pendant la grossesse. Lauverjat (4) et Denman (5) me paraissent avoir déjà soutenu cette opinion.

Le col utérin peut offrir une *longueur* et un *volume* considérables, ainsi que Morgagni (6), Levret (7), Bichat, MM. Lallement, Segard, Gardien, Flamant (8), en citent des exemples remarquables. Sa position peut, en outre, être dérangée par des adhérences contre nature, qui fixent l'une de ses faces ou l'un de ses côtés trop près de la marge du bassin, soit en avant, soit en arrière. Deleurye (9) dit qu'il peut descendre jusqu'à la vulve, et Dance (10) a publié des faits analogues à celui de M. Lallement, à celui que la fameuse Malaure offrit à Saviard (11) il y a plus d'un siècle.

Son inclinaison en arrière ou de côté, par suite d'adhérence, est assez commune pour que j'en aie observé cinq exemples portés au point de rendre la fécondation impossible.

---

(1) *Nouv. obs. sur es accouch.* p. 63.

(2) Villette, *Thèse*, etc., Paris 1824.

(3) *Archiv. gén.* tome XX, p. 522.

(4) *Opér. César.* p. 42.

(5) *Introd à la pratiq. des accouch.* tome II, p. 68.

(6) Trad. de Destouet, *Lettre* 45, n° 11.

(7) *Journal* de Leroux, tome 41, p. 552.

(8) Stoltz, *Thèse Strasb.* 1826.

(9) *Art des accouchem* etc., p. 26.

(10) *Archiv.* tome XX, p. 522.

(11) *Observ. de chirurg.*, p. 70, *obs.* 15.

Si de telles observations n'étaient propres qu'à satisfaire une vaine curiosité, je m'y serais moins arrêté ; mais plusieurs d'entre elles se lient d'une manière intime à la pratique. D'autres donnent l'explication d'un certain nombre de phénomènes, dont il serait, autrement, difficile de se rendre raison : la stérilité, plusieurs grossesses extra-utérines, la superfétation, la rétention des règles, la fécondation par l'urèthre, la fécondation et l'accouchement par l'anus, le défaut de menstruation, par exemple. Quand l'utérus est double, si la femme devient enceinte d'un seul côté, et qu'il y ait en même temps deux orifices bien isolés dans le vagin, deux personnes différentes, quoique également instruites, peuvent établir un diagnostic tout opposé, même au moment de l'accouchement. Deux médecins distingués, dit M. Tiedeman (1), se rencontrèrent chez une femme qui se croyait sur le point d'accoucher. L'ayant touchée, l'un soutint que le col était dans l'état naturel. L'autre le trouva dilaté, et annonça que la tête était engagée. Un nouvel examen leur apprit que le col était double. M. West a fait part à l'Académie de Médecine d'un fait à-peu-près semblable, recueilli à la Maternité de Paris. Au commencement du travail, une des élèves crut non seulement que la dilatation n'était pas commencée, mais encore que le col n'était pas tout-à-fait effacé. L'autre le trouva dilaté de près d'un pouce. La femme est morte en couche, et l'ouverture du cadavre a fait voir la cause d'une pareille dissidence. L'utérus, double, se terminait dans le vagin par deux museaux de tanche.

S'il suffisait d'imaginer des lois pour forcer la nature à les suivre, je dirais avec M. Tiedemann et Meckel, que la plupart des conformations anormales de l'appareil générateur ne sont que la persistance d'un état primitif, mais naturel, d'organisation ; que l'utérus bicorne, par exemple, tient à ce que les deux moitiés cylindriques qui en constituent, dit-on, les premiers rudimens, se sont soustraites à la

____

(1) *Journal complémentaire*, tome VI, p. 571.

loi de conjugaison établie par M. Serres ; mais malheureusement, ici comme ailleurs, les causes, les motifs nous échappent le plus souvent, et ces brillantes conceptions ont le tort de n'être pas d'accord avec l'observation. Je puis affirmer, d'après des recherches nombreuses, que, dès leur apparition, la matrice et le vagin offrent au fond la même forme, les mêmes caractères généraux qu'après leur entier développement.

Art. 5. — Vagin.

Les conformations vicieuses du vagin ne sont pas moins fréquentes que celles de l'utérus.

L'*absence totale* de ce canal est assez commune. MM. A. Bérard (1), Boyer, Caillot, Willaume (2) et une infinité d'autres l'ont vu se terminer en cul-de-sac au-dessus de la vulve, et ne point s'ouvrir à l'extérieur. Dans quelques cas, son ouverture vulvaire existe, mais il est oblitéré vers sa partie supérieure et ne va pas jusqu'à l'utérus, ainsi que Flamant (3) paraît l'avoir vu. Tous les élèves de l'école de Paris ont pu observer une femme ainsi conformée, dans les salles de l'Hôtel-Dieu (4), où elle mourut après avoir été opérée d'une fistule à l'anus.

J'ai observé une disposition semblable chez une femme d'une trentaine d'années, qui était accouchée cinq ans auparavant, et qui n'avait point eu ses règles depuis. Une cuisinière, âgée de vingt et quelques années, robuste et parfaitement développée d'ailleurs, m'a présenté la même disposition à la Pitié, au mois d'octobre 1833. Dans le cas d'imperforation dont parle F. de Hilden (5), les règles se faisaient par le nez, et la femme

---

(1) *Clin. des hôp.*, t. Ier, n° 21.

(2) *Bibl. méd.* 1828, tome Ier, p. 157.

(3) Villette, *Thèse* n° 251, Paris 1824.

(4) *Journal des Progrès*, tome IX.

(5) *Collect. de* Bonet, p. 470.

ne voulut pas être opérée. La coarction du vagin, que Paré (1) appelle phymosis, doit être d'autant plus fréquente qu'une infinité de causes peuvent la déterminer. On peut voir à ce sujet les exemples qu'en relate Lauverjat (2). Peu (3), M. Ségalas (4), M. Keates (5), M. Barbotin (6), l'ont observée à la suite d'accouchemens laborieux.

Chez la femme observée par M. Lisfranc (7), l'accident était dû à d'anciennes ulcérations syphylitiques. Dans le cas de M. Lombard (8), une injection d'acide sulfurique avait été faite dans le vagin. Une brûlure(9), une longue suppuration(10) peuvent en faire autant. Je l'ai observé chez une jeune dame à la suite d'un suintement leucorroïque prolongé.

Dans l'observation de Sue, le rectum s'ouvrait dans le vagin, et le vagin dans la vessie. Néanmoins, le canal vulvo-utérin peut s'ouvrir dans la poche urinaire, sans que l'intestin soit dévié, ainsi qu'il résulte des faits rapportés par Maret, Palfin et Cassan. Plus souvent c'est dans l'organe de la défécation, à une hauteur variable, que le vagin vient se terminer.

La cloison qui le divise assez souvent est formée tantôt par une simple bride, connée ou accidentelle, placée en travers ou parallèlement à son axe, près de la valve ou du col, ou vers le milieu du canal ; tantôt par un repli valvulaire plus ou moins solide et tantôt par un véritable diaphragme. J'ai observé toutes ces nuances sur le vivant et sur le cadavre. Cette

---

(1) *OEuvr.* chap. LI., p. 750.

(2) *Opér. César.* p. 46 a 66.

(3) *Pratique des accouchem.* etc., p. 255.

(4) *Rev. méd.*, 1825 ; tome IV, p. 523.

(5) *Journal des Progrès*, tome XIII.

(6) *Bibliot. méd.* tome III, p. 437.

(7) *Id.* 1827, tome IV, p. 468.

(8) *Arch. v.* tome XXV, p. 568.

(9) De la Motte, p. 536, *obs.* 626.—Sorliat, *Eph. dec.* 1, *an.* 5. — Chambon, chap. XXXVII, p. 299, dans Villette, *Thèse*, etc., 1824.

(10) Denman, tome Ier, p. 108.

cloison peut donner au vagin l'aspect de deux canaux cylin-
droïdes adossés, ayant chacun un hymen, comme Callisen l'a
vu deux fois et Eisenmann une fois, ou un seul orifice externe,
comme l'ont noté Bartholin, Haller. Quelquefois elle n'existe
qu'en haut et en bas, et laisse communiquer les deux vagins
vers le milieu de leur longueur ou plus près du col. Plus souvent, ainsi que l'ont observé Majocchi, Boehmer, Cassan, etc.,
elle n'arrive pas jusqu'à la vulve. Elle n'est d'ailleurs, en général, que la continuation d'une disposition analogue de la
matrice.

§ 1er.—Moyens operatoires.

L'oclusion, l'absence, les coarctations extrêmes du vagin
gènent d'ailleurs assez les fonctions sexuelles pour qu'on ait
essayé d'y remédier à l'aide d'opérations diverses. Dans un
cas où l'étroitesse était assez grande pour empêcher la
copulation, la grossesse n'en eut pas moins lieu (1), et Deleurye (2) dit que Puzos avait observé un fait semblable. Il en
était de même chez cette femme dont parle Denman (3), et
qui, imperforée par suite d'un accouchement précédent,
attribuait son état à la persistance de l'hymen; puis chez cette
autre qu'indique Amand (4), ainsi que dans deux cas racontés
par Guillemot (5), et dans l'observation de M. Hare (6). Or,
un pareil état exige souvent le secours du chirurgien pendant
la gestation et au moment du travail. Nous serons donc obligé
d'y revenir à l'article *Dystocie*.

Hors l'état de grossesse il en résulte une déviation ou une rétention pure et simple des règles. L'impossibilité du coït justifie-
rait seule, au reste, l'emploi des ressources de l'art en pareil

---

(1) *Acad. des c. t* 12, p. 56.
(2) *Art des accouch.* p. 22.
(3) *Introd. à la prat. des accouch.*, tome 1er, p. 111.
(4) *Nouv. observat.* p. 44, obs. 1.
(5) *OEuvr.* p. 510-511.
(6) *The Lancet*, 1828, vol. I, p. 696.

cas, surtout si la femme est encore jeune. Tant que l'oclusion est incomplète ou n'est due qu'à une simple membrane, l'opération se réduisant à une dilatation ou à quelques incisions, ne peut être ni dangereuse ni difficile. Mais dans les cas d'oblitération parfaite ou d'absence du canal vulvo-utérin, il n'en est pas de même. Alors, en effet, on peut ouvrir la vessie, ainsi que le prouvent les observations mentionnées par MM. Mondat (1) et Lombard (2). Une dissection soignée en rend cependant le succès possible, et les observations de MM. Physick (3), Flamant (4), Willaume (5), Renauldin (6), Amussat (7), le démontrent sans réplique. Il y a pourtant un cas où toute tentative de ce genre doit être proscrite ; c'est lorsque rien n'annonce l'existence de l'utérus. L'opération n'aurait aucun but ici, et je ne sais comment M. Macfarlane (8), dont la malade est morte, a pu s'y décider. Une sonde dans la vessie, ou une main sur l'hypogastre pendant que l'indicateur de l'autre explore le rectum, permet toujours de s'en assurer. Cette femme, dont j'ai parlé plus haut, eût été en apparence facile à opérer. Elle le désirait fortement, et le vagin, terminé en cul-de-sac, d'un pouce de profondeur, était assez large, assez souple, pour favoriser le jeu des instrumens. Mais comme une exploration attentive des parties m'a donné la certitude que si l'utérus existe chez elle, c'est tout au plus à l'état rudimentaire, je n'ai voulu la soumettre à aucune tentative ; d'autant plus qu'elle jouit d'une excellente santé, et que des douleurs de reins, accompagnées de quelques coliques tous les mois, sont la seule incommodité qu'elle éprouve d'un pareil état.

(1) *De la Stérilité*, 4ᵉ édit. 1855, p. 196.
(2) *Archiv. gén. de méd.* t. XXV, p. 68.
(3) Dorsey. *Elem. of surg.* vol. II, p. 471.
(4) Thèse de M. Villete.
(5) *Bibl. méd.* 1828, t. Iᵉʳ, p. 156.
(6) *Soc. d'Émulation*, tome II, p. 574.
(7) *Jour. Hebd*, 1834. t. Iᵉʳ.
(8) *Med. ch. Review*, avril 1855.

ART. 4. — Hermaphrodisme.

On appelle *hermaphrodite* un être qui réunit les deux sexes. Ce nom, d'après la fable, tire son origine d'*Hermaphrodite*, fils de Mercure et de Vénus, qui fut condamné par les dieux à réunir son corps à celui de Salmacis, pour avoir méprisé les charmes de cette nymphe. Souvent débattue au sein des tribunaux dans les siècles passés, et parmi les physiologistes de tous les temps, la question de l'hermaphrodisme ou de l'*androgynie*, presque entièrement abandonnée vers la fin du dernier siècle, est sur le point de renaître et de diviser de nouveau l'opinion des savans.

Dans les plantes monoïques, les zoophytes, divers molusques, tels que l'huître et le limaçon, les deux germes sont portés par le même individu. On trouve déjà les sexes séparés, au contraire, dans les végétaux de la Diœcie, et, pour le règne animal, dans les vers, les insectes ; à plus forte raison dans les poissons, les reptiles, les oiseaux et les mammifères. En sorte que l'hermaphrodisme, dans l'espèce humaine, est, au moins en apparence, contraire aux lois qui président à la grande distribution des êtres vivans.

Toutefois, partant du principe que dans l'embryon le sexe n'est d'abord ni mâle ni femelle, M. Tiedmann admet la possibilité de l'androgynie, et son opinion est professée en Allemagne par Meckel et par beaucoup d'autres physiologistes. Il est vrai qu'on a souvent observé un assemblage bizarre d'organes qui paraissent appartenir à différens sexes, sur le même sujet. Mais la plupart des faits de ce genre, débarrassés des détails que leur ont prêtés l'ignorance et l'amour du merveilleux, peuvent aisément se rattacher à quelques monstruosités de l'un ou de l'autre sexe. On n'a point encore vu le même individu porter à la fois la totalité des organes génitaux de l'homme et de la femme. Tantôt c'est un clitoris énorme qui a fait croire que tel être était homme et femme tout ensemble, et, à l'instar de quelques gastéropodes, capable de féconder et d'être fécondé tour-à-tour. Tantôt c'est un pénis peu développé, un hypospadias, une fente plus ou moins profonde du scrotum, qui en ont imposé pour une vulve ou un clitoris, ainsi que M. Rullier (1) en a présenté un exemple à l'Académie, et que tous les médecins de Paris ont pu en observer un autre sur un homme qui s'est long-temps fait voir publiquement dans la capitale. D'autres fois c'est une descente, un prolongement du col de l'utérus, que des observateurs peu instruits ont pris pour le pénis, comme le firent les juges de Toulouse dans la fameuse affaire de Marguerite Malaure.

Dans certains cas, néanmoins, on peut être d'abord assez embarrassé pour établir un jugement : une personne qui offrait tous les caractères extérieurs d'une jolie femme se présente chez M. Marjolin, prie ce professeur de l'examiner et de lui dire à quel sexe elle appartient. Dans les grandes lèvres d'une vulve assez bien conformée, il sentit deux tumeurs oblongues et du volume des glandes séminales de l'homme. Il existait un vagin qui se terminait en cul-de-sac derrière le pubis, et la vessie s'ouvrait sous la racine d'un corps qui ressemblait bien plus au pénis qu'au clitoris. M. Mayer a disséqué un enfant de six mois qui n'avait point de vulve, qui présentait une verge parcourue par l'urètre, et sur les côtés de laquelle se remarquaient deux petites tumeurs arrondies renfermées dans un repli de la peau, et pourtant il y avait une matrice.

Girault et Lemonier (2) présentèrent à la Société de la Faculté de Médecine, chacun une pièce où se voyaient, dit-on, un pénis et une vulve, des testicules et des ovaires. Mais le modèle en cire qui en a été conservé dans les cabinets de l'École, est loin d'être tout-à-fait concluant.

La science possède des exemples encore plus curieux. En 1754, il mourut à l'Hôtel-Dieu (3) un garçon maréchal nommé *Jean Dupin*, qui avait à la fois une vulve et un pénis avec hypospadias, un testicule et une vésicule séminale à droite, une

---

(1) *Revue méd.* 1827, tome Ier. p. 446.—*Journal des Progrès*, tom. III.

(2) *Bulletin de la Faculté*, tome III, p. 125.

(3) *Acad. de Berlin*, tome VII, append. p. 153.

matrice, une trompe, un ovaire, un ligament rond et un ligament large à gauche.

Une observation, consignée par Petit de Namur dans les mémoires de l'Académie des Sciences, et reproduite par Pinel (1), serait au moins aussi intéressante, si elle était accompagnée de détails mieux circonstanciés. Avec les testicules sortis de l'abdomen, il existait une matrice, des vésicules séminales, des trompes et deux espèces d'ovaires chez le militaire, âgé de dix-huit ans, qui en fait le sujet. Le malade mort à la Pitié en 1832, que j'ai vu, et dont M. Bouillaud a publié l'histoire, offrait à l'extérieur presque tous les attributs du sexe mâle, tandis qu'à l'intérieur il portait deux ovaires, deux trompes, une matrice et une prostate très-reconnaissables. Un autre individu, que j'ai vu aussi à la Pitié, en 1833, n'avait pour tout organe sexuel qu'un tubercule pénien long de quatre à six lignes, et n'offrait ni mamelles, ni scrotum, ni vulve, ni poil, ni barbe. Du reste, il était grand, avait la voix féminine, et toute l'instabilité, toute la loquacité des femmes de la halle.

J'ajouterai que sur un embryon de vache, j'ai trouvé réunis les testicules et les ovaires, les conduits déférens et la matrice. Je ne crois donc pas qu'on puisse révoquer en doute aujourd'hui la réunion de plusieurs organes essentiels des deux sexes chez le même individu. Seulement, je ne pense pas qu'on y en ait encore observé l'ensemble.

On peut dire, sans pouvoir l'affirmer, que le sujet examiné par M. Marjolin était une femme avec hernie congénitale des ovaires et développement contre nature du clitoris. Celui de M. Mayer était très certainement une petite fille, avec hernie des ovaires également, et dont le vagin venait s'ouvrir dans la vessie pour se continuer avec l'urèthre. On ne peut réellement dire si la personne, morte âgée de dix-sept ans, à l'hôpital de Bourg (2), était fille ou garçon. Un pénis hypospade,

---

(1) *Mémoire de la Soc. méd. d'Émul.* tome IV, p. 340.

(2) *Bibl. méd.* 1828, tome Ier.

long de vingt-deux lignes, les deux petites tumeurs des anneaux, la proéminence du pénis, me feraient cependant
pencher pour le sexe mâle, quoiqu'elle n'eût pas de poils et
qu'on l'eût baptisée comme fille. Quant au sujet observé par
M. Ricco (1), et qui, femme à l'extérieur, était homme à l'intérieur, ce serait un des moins embarrassans. J'ai rencontré
moi-même trois cas semblables, et c'est un fait trop commun
pour exiger d'autres reflexions en ce moment.

De ces divers détails, il résulte que tous les cas d'hermaphrodisme connus peuvent se ranger en trois classes. Dans
l'une, la monstruosité existe avec le sexe mâle. Dans la seconde, le sexe féminin ne peut être méconnu. Dans la troisième, enfin, il est difficile de caractériser l'individu. Les
mémoires de l'Académie des Sciences, ceux de l'Académie de
Dijon, les Transactions philosophiques, les Bulletins de la
Faculté de médecine de Paris, un mémoire de M. Pierquin,
presque tous les recueils scientifiques, et, en Allemagne, un
travail du savant professeur Burdach, renferment, comme
celui de M. Isid. Geoffroy Saint-Hilaire, de nombreuses observations plus ou moins analogues à celles que je viens d'analyser, et pourront être consultés avec fruit.

TITRE DEUX.

Partie physiologique.

CHAPITRE PREMIER.

Fonctions préparatoires.

Sect. 1re. Puberté.

Comme chez les garçons, la nubilité ou la puberté s'annonce
chez les filles par de nombreux changemens. L'organisation
générale, qui, jusque-là, avait, pour ainsi dire, marché de
pair, semble tout-à-coup prendre une direction opposée dans

____

(1) *Gazette méd.* 1832, p. 75.

l'un et dans l'autre. La jeune personne devient plus timide et plus réservée. Ses formes s'arrondissent, sa voix change, mais pour revêtir un timbre plus doux et plus harmonieux. Sa gorge se développe. Le tissu cellulaire s'étend du devant de la poitrine et de l'hypogastre, comme de deux centres, pour se porter au cou, en même temps qu'il va matelasser mollement la racine des membres. Ses yeux, tout à la fois vifs et langoureux, annoncent un mélange de désirs, de craintes et de tendresse. Les sensations qu'elle éprouve, et le sentiment de sa propre faiblesse, font qu'elle n'ose plus approcher les compagnons de son enfance sans baisser les regards. D'un autre côté, la douce pudeur qui anime son visage, et les grâces de son maintien, ne tardent pas à déceler en elle une puissance qu'elle n'y soupçonnait pas ; mais une nouvelle fonction, le flux cataménial, véritable boussole de la bonne ou mauvaise santé de la femme, vient s'établir avec plus ou moins d'efforts au milieu de cette grande révolution, et, par les troubles ou les accidens qu'elle peut amener, remplit quelquefois d'amertume les beaux jours auxquels elle devait servir de prélude. Toutefois, cet ensemble de changemens n'est l'apanage que du plus petit nombre, et paraîtrait complètement idéal si on voulait l'appliquer à toutes les jeunes filles. Chez la plupart d'entre elles, en effet, surtout au milieu des villes, la puberté se manifeste d'une manière insensible, et le passage de l'adolescence à l'âge adulte est rarement accompagné de différences morales très brusques.

Sɛᴄᴛ. 2. Menstruation.

La menstruation ou *flux cataménial*, consiste dans un écoulement sanguin qui se fait par les parties sexuelles. C'est une fonction naturelle à laquelle les femmes ont de tout temps été soumises. Les suppositions d'Emmett, de Roussel, de M. Aubert, qui veulent que les règles soient un produit de la civilisation, ne me paraissent aucunement fondées. Il n'est pas vrai non plus que les femmes du pôle arctique, les indigènes du Brésil et de quelques contrées de l'Amérique, en soient exemptes. Toutefois, rien de semblable n'existe chez les animaux, à l'exception de l'orang, de quelques singes et de la chauve-souris, qui, au dire de plusieurs naturalistes, sont sujets à une sorte d'écoulement périodique. Si dans les autres espèces, telles que les quadrupèdes, les cétacés, les oiseaux, etc., on voit quelquefois des glaires, plus ou moins colorées, s'échapper du cloaque ou de la vulve, ce n'est, en général, qu'aux approches de l'accouplement, et il serait peu rationnel de comparer ce phénomène à la fonction menstruelle.

Les *menstrues*, encore connues du vulgaire sous les noms de *règles*, de *lunes*, de *mois*, de *fleurs* ou *flueurs*, de *purgations*, d'*affaires*, d'*époques*, naissent avec la puberté, cessent avec la fécondité, pendant la grossesse, et lorsque la femme nourrit. Dès qu'elles ont paru, la fécondation est possible, et tant qu'elles se renouvellent sans interruption, aux époques naturelles, on peut croire que la conception n'est pas accomplie.

Les observateurs ont souvent fait mention de femmes qui n'étaient pas réglées, qui ne l'avaient jamais été, et qui n'en jouissaient pas moins d'une bonne santé. Seulement, ainsi que le remarque Linné, elles étaient restées stériles. J'ai connu une dame non réglée, fraîche et bien développée, d'une santé florissante, mariée depuis dix ans, qui n'avait pas de plus grand désir que de devenir mère, et qui maintenant en a complètement perdu l'espoir. Son mari est jeune d'ailleurs, et, avant de l'épouser, avait engendré avec une autre femme. J'en ai observé une autre à l'hôpital de Tours, qui n'avait jamais vu, et qui cependant était mère d'un garçon de quinze à dix-huit ans, fort et bien constitué. V. D. Wiel (1) a rassemblé plusieurs faits semblables. De la Motte (2) en rapporte aussi un exemple, et M. Mondat (3) dit en avoir observé une autre

---

(1) *Obs. rar.* vol. II, p. 525.

(2) *Trait. complet des accouchem.*, etc, p. 55, obs. 24.

(3) *De la Stérilité*, 1855, p. 144.

chez une dame, mère de trois enfans. Une femme, dont parle M. Kahleis,(1) n'eut ses règles qu'après trois grossesses successives, et le même observateur cite deux autres exemples de grossesse sans menstruation préalable. M. Kleeman (2) parle même d'une femme qui, mariée à vingt-sept ans, ne vit ses règles que deux mois après son huitième accouchement, et continua ensuite d'être exactement réglée jusqu'à l'âge de cinquante-quatre ans. Il me parait que l'absence des menstrues tient le plus souvent à quelque vice de conformation de la matrice ou de ses annexes ; en sorte qu'on peut aisément comprendre comment elle est généralement un signe de stérilité.

ART. Ier. Éruption.

Dans nos régions tempérées, c'est entre la douzième et la seizième année que la menstruation commence ; un peu plus tôt, de huit à douze ans, dans les pays méridionaux, et un peu plus tard, de quinze à vingt ans, dans le nord. Quelques voyageurs prétendent même qu'en Turquie les femmes sont susceptibles de devenir mères à six ou sept ans. Le docteur Prideaux, par exemple, rapporte que Cadisja, âgée de cinq ans, était déjà menstruée quand Mahomet l'épousa. Mais cette histoire n'est qu'un conte populaire ; car je vois dans une traduction plus fidèle du Koran, que Cadisja avait quarante et quelques années lorsqu'elle devint la femme du prophète. D'autres avancent que, près des pôles et sur le revers des montagnes, il n'est pas rare de voir les règles ne se manifester qu'à vingt-trois ou vingt-quatre ans.

Ce que les climats opposés offrent en masse, se retrouve en détail dans chaque pays, parfois dans la même province, ou la même ville. L'habitation et les travaux de la campagne, la simplicité des mœurs, un régime frugal, comme la tempéra-

____

(1) *Journal complémentaire*, tome **XVIII**, p. 252.
(2) *Magaz. de Rust.* **XVIII**, ou Meissner, etc.

ture des régions septentrionales, reculent la première époque menstruelle. Une vie oisive, les arts d'imitation, tels que le dessin, la musique, la fréquentation des bals, des spectacles, les lectures et les images lascives ; la bonne chère, l'usage des liqueurs excitantes, et l'habitation des cités populeuses, comme l'atmosphère des zônes équatoriales, tendent, au contraire, à l'avancer. Les règles sont moins précoces aussi chez les femmes robustes, d'un tempérament lymphatique, chargées de graisse, dont la sensibilité est peu vive, que chez celles qui sont maigres, délicates, nerveuses, irritables et sanguines. A Paris même on en voit qui sont réglées à dix, onze et douze ans. J'en connais deux qui l'ont été, l'une à neuf ans et demi, et l'autre à dix ans et demi. Je vois une famille où la demoiselle, grande et forte à quatorze ans comme la plupart des femmes le sont à vingt, est entièrement pubère depuis l'âge de huit ans et demi.

On parle encore d'enfans qui ont été réglés dès la naissance, ou bien entre un et cinq ans. Lieberg dit à un an, H. Saxonia à cinq, Tulpius à quatre, Deckers à deux et à sept (1), A. Cooper (2) entre deux et trois, un autre à deux ans et demi (3), puis à huit et demi (4); mais il est permis de penser que, sinon dans tous les cas comme le croit M. Nægelé (5), au moins le plus souvent, cet écoulement n'était que le fruit d'une maladie, ou qu'il n'avait pas de rapport avec le flux cataménial. A ce sujet, je ne puis cependant pas taire un fait récemment publié : c'est celui d'une jeune fille de la Havane, dont les règles ont paru pour la première fois à l'âge de dix-huit mois, et qui depuis ont continué à revenir tous les mois. L'enfant a d'ailleurs de la gorge, des traits très prononcés, et tous

---

(1) **V. d. Wiel**, obs. rar. vol. I, p. 556.
(2) *Med. ch. trans.* vol. IV.
(3) *Med. and. Surg. Journal*, vol. XXVIII.
(4) *Id.* vol. XXIV, et Ryan, *man. of midwif.* p. 40-41, 1832.
(5) *Journal univ.* tome VII, p. 160.

les caractères d'une puberté anticipée. Un fait pareil, si ce n'est le même, se trouve dans les archives de Meckel pour 1827 et reproduit dans un journal anglais (1). Quelques gouttes de fluide menstruel parurent dès l'âge de neuf mois chez ce sujet. A onze mois on en vit un peu plus. A quatorze, à dix-huit mois il en vint encore davantage. Des poils existaient aux pubis. Les mamelles étaient très développées et la force de l'enfant considérable. On voit aussi d'autres personnes dans la capitale, qui n'ont été menstruées qu'à dix-sept, dix-huit, dix-neuf et vingt ans. A Gœttingue, Osiander (2) a noté que de cent trente-sept femmes trois ont été réglées à douze ans, huit à treize, vingt-une à quatorze, trente-deux à quinze, vingt-quatre à seize, onze à dix-sept, dix-huit à dix-huit, dix à dix-neuf, huit à vingt, une à vingt-un, et une autre à vingt-quatre ans.

M. Robertson (3) dit que, dans le nord de l'Angleterre, c'est à quinze ans que les menstrues paraissent le plus souvent, puis à quatorze, puis à seize, puis à treize et à dix-sept ans. Les recherches auxquelles je me suis livré tendraient à établir qu'à Paris leur apparition se fait le plus ordinairement à quatorze ans, puis à quinze, puis à treize, puis à seize, puis à douze.

Précédée d'un sentiment de lassitude générale, d'impatience dans les membres, de pesanteur aux lombes, de chaleur, de tension à l'hypogastre et au périnée, d'un léger prurit aux parties sexuelles, d'un écoulement muqueux, clair ou jaunâtre et plus ou moins abondant, chez beaucoup de femmes, la première éruption des règles s'effectue aussi quelquefois sans qu'aucun symptôme précurseur l'ait annoncée. En général, ce n'est qu'après trois ou quatre époques que les règles se régularisent. Aux époques suivantes l'écoulement dure depuis quelques heures jusqu'à huit jours; mais son terme moyen est de quatre à cinq jours.

---

(1) *The Lancet*, 1829, vol. I, p. 264.
(2) Schweighaeuser, *Archiv. des accouchem.* tome II, p. 152.
(3) Burns, *principl. of midwif.* p. 148.

La *quantité de sang* qui s'échappe à chaque période s'élève à deux cotyles, selon Hippocrate, ou à dix-huit onces d'après Galien. Haller l'évalue à six, huit ou douze onces, et Baudelocque à trois ou quatre onces seulement. En général, elle est plus abondante chez les personnes et dans les lieux où son apparition est le plus précoce; tellement que les femmes d'Europe qui vont habiter une zône beaucoup plus chaude, à Batavia ou à Java (1), par exemple, périssent souvent par suite de pertes menstruelles trop abondantes. Desormeaux a remarqué, et j'ai eu souvent l'occasion d'observer aussi que les filles de campagne qui viennent se mettre en service à Paris, voient cesser ou notablement diminuer leurs mois.

Comme chez la même femme les différentes périodes ne se ressemblent pas toujours, comme elles sont quelquefois alternativement plus fortes ou plus faibles de deux en deux, ou de trois en trois époques, il est impossible d'avoir à ce sujet des données fixes. Comme d'autre part on ne peut recevoir le sang qui s'écoule, que sur des linges ou dans de l'eau, il est évident que l'observateur portera souvent un jugement fautif, et qu'il ne doit compter que sur des résultats très approximatifs.

ART. II. Nature.

Le sang des règles a fortement exercé le génie des anciens physiologistes. Il est semblable, dit Hippocrate (2), à celui d'un animal qu'on égorge, ou bien, d'après Aristote (3), à celui qui coule d'une plaie simple. Cette opinion, qui ne compte plus qu'un très petit nombre d'antagonistes maintenant parmi les médecins, est cependant tout-à-fait erronée. Le fluide menstruel est une matière secrétée et non du sang ordinaire. J'y reviendrai tout à l'heure. Du temps de Pline, des idées bien dif-

---

(1) Schweighaeuser, *Archiv. des accouch.* etc., tome II, p. 146.

(2) Voyez Diemerbroeck, tome Ier, p. 110.

(3) *Hist. des anim. trad. de Camus*, etc., tome Ier, p. 419.

férentes de celles d'aujourd'hui régnaient à Rome, et sont encore très répandues dans le peuple. A en croire le célèbre naturaliste latin, le fluide menstruel, doué de qualités les plus malfaisantes, serait un poison dangereux dont les exhalaisons suffisent pour faire tourner les sauces de toute une cuisine, les fromages de toute une laiterie, pour rendre malades toutes les personnes d'une maison et faire faner toutes les fleurs d'un parterre. Les voyageurs disent que, même actuellement, dans quelques parties de l'Amérique, on redoute tellement les femmes pendant leur époque menstruelle, qu'il leur est défendu de sortir de chez elles, sauf le cas d'urgente nécessité ; encore faut-il qu'elles portent alors un signe qui avertisse de leur état, afin que chacun puisse les fuir. En ridiculisant, comme elles le méritent, de pareilles fables, les modernes ont peut-être trop négligé ce qu'elles peuvent renfermer de vrai. Il est rare que les préjugés du vulgaire ne cachent pas quelque vérité. Quand on songe à l'odeur que répandent les excrétions diverses des animaux, à l'arome qui s'exhale de la peau de quelques femmes, est-il permis de rejeter sans distinction tout ce qui a été dit sur l'excrétion menstruelle ? Je suis certainement loin d'ajouter foi aux puérilités racontées par Pline, Columelle et les Arabes ; mais je ne vois pas pourquoi les miasmes qui s'échappent d'une femme pendant le cours de ses règles seraient incapables de faire tourner un liquide aussi facile à décomposer que le lait, ni comment il leur serait impossible d'avoir la même influence sur quelques sauces. Ensuite il est évident que le liquide secrété, retenu plus ou moins longtemps dans les organes sexuels, chez les femmes malpropres, peut, en se décomposant, y acquérir des propriétés plus ou moins délétères.

L'*odeur* du fluide menstruel est trop variable pour qu'on puisse la comparer à celle du souci, plutôt qu'à tout autre. De ce qu'on le trouve liquide, quoique retenu depuis long-temps dans la matrice, quelques personnes se sont crues autorisées à conclure qu'il ne renferme point de fibrine. On le voit trop souvent, selon d'autres, sortir en caillots chez quelques femmes qui marchent après être restées plusieurs heures assises ou couchées, pour dire, avec Dionis, que le sang des règles ne se coagule point. J'ajoutais moi-même, dans la première édition de ce livre : S'il renferme moins de fibrine que celui des autres parties du corps, il n'en est pas entièrement dépourvu. Mêlé aux mucosités et à la sérosité que fournit naturellement la surface interne des organes génitaux, il est ainsi rendu plus visqueux, et ne doit pas offrir les mêmes caractères que celui qui sort d'une blessure.

Les observations que j'ai recueillies et les expériences que j'ai faites depuis me permettent de professer actuellement une doctrine plus décisive. Hunter (1) le fait déjà pressentir, les règles sont une *fonction secrétoire*. Les expériences de M. Mojon (2), indiquées par M. Sgorbati dès l'année 1812, puis par M. Lavagna (3) ont mis l'exactitude de cette opinion hors de doute. Hamilton (4), Jacopi (5), M. Ryan (6) la défendent aussi, et tout porte à croire qu'elle régnera bientôt seule parmi les savans. Il est évident maintenant qu'en général le liquide des règles ne contient point de fibrine. Aux analyses faites en Italie pour le prouver, on peut ajouter celles de M. Brande (7) et celles qu'annonce M. Davis (8) en Angleterre. Quant à son défaut de coagulibilité, il suffit, pour ne plus en douter, de voir l'état où il se trouve dans les cas de rétention la plus prolongée. Chez une femme, âgée de soixante-seize ans, et dont le vagin était oblitéré, la matrice largement distendue, contenait plus d'un litre de matière menstruelle, visqueuse et fluide (9). Il en était de même chez les deux jeunes personnes

---

(1) *On the blood*, p. 26.

(2) *Loi de la physiol.* 2me édit. ann. univ. de méd. 1815.

(3) *Archiv. gén.* tome V, p. 159.

(4) *Maladies des femmes.*

(5) *Élémens de physiol.* tome II.

(6) *Man. of midwif.* p. 40.

(7) *Id.* p. 42-47.

(8) *Med. ch. Rev.* april, 1835, p. 491.

(9) Bérard, *Clinique, des hôpitaux*, etc., tome Ier.

opérées par Amand. C'est la consistance et l'aspect que lui attribuent presque tous ceux qui ont été obligés d'inciser l'hymen ou le vagin pour lui donner issue, et c'est ainsi qu'il se présente habituellement quand il est pur. Du sang ordinaire s'y mêle assez souvent néanmoins, et de là l'erreur généralement admise; mais alors c'est un accident, et non plus la fonction dans son état naturel.

ART. III. Marche.

Chez la plupart des femmes le fluide des règles est d'abord très liquide, séreux, peu abondant et peu coloré. Le second jour, sa consistance et sa quantité augmentent. Le troisième, il est presque semblable à du sang qui s'échappe du nez pendant une épistaxis. Le quatrième, il reprend les caractères du second; et le cinquième ses apparences sont analogues à celles du premier. Quelquefois, au contraire, l'évacuation suit une marche plus lente, et n'est réellement abondante que le quatrième ou le cinquième jour, tandis que chez d'autres femmes le sang coule dès le principe en aussi grande quantité que le second ou le troisième. Dans certains cas il paraît un jour, ne revient pas le lendemain, et coule abondamment un peu plus tard. Le plus souvent il sort sous la forme de simples gouttelettes qui coulent en nappe, tandis que quelques femmes sont obligées de bien se garnir pour l'empêcher de tomber par plaques sur le sol.

Chaque menstruation est accompagnée de douleurs si vives aux lombes et à l'hypogastre ou de pesanteur si incommode sur le *fondement* chez quelques personnes, les femmes célibataires et celles qui n'ont pas eu d'enfans surtout, qu'on peut la considérer comme une véritable maladie. La dureté, la longueur, l'inextensibilité du col me paraissent être la cause de cet accident dans un certain nombre de cas. Le plus souvent il tient à un état d'irritation de la cavité utérine. C'est alors aussi que les règles donnent parfois lieu à l'expulsion de fausses membranes, de ces poches en forme de caduque, déjà de observées par Morgagni, et dont Chaussier, Burns (1), ont publié de nouvelles observations. La stérilité que Denman (2) attribue à cet état serait due, selon M. Mojon, à ce que l'orifice des trompes se trouve fermé par la production anormale; mais Morgagni prouve que toutes les femmes ainsi disposées ne sont pas stériles. J'ajouterai cependant que mes propres observations sur ce point sont bien plus en faveur des opinions de Denman ou de M. Mojon, opinion également professée par Delpech (3), que de celle de Morgagni, qu'il convient, je crois, de réserver pour les faits exceptionnels Les filles publiques et les femmes qui abusent du coït sont assez sujettes aux phénomènes dont il s'agit, et tout le monde sait que la stérilité se montre fréquemment chez elles.

ART. 4. Causes et périodicité.

Le *retour* des règles se fait ordinairement tous les mois, ainsi que leur nom l'indique, ou plutôt tous les vingt-huit ou vingt-neuf jours, ce qui le met en rapport avec les périodes lunaires. Chez une infinité de personnes on l'observe à des époques, ou plus rapprochées ou beaucoup plus éloignées. Tantôt il n'y a que vingt-deux, vingt, dix-huit, et même quinze jours entre chaque révolution menstruelle. Je connais une dame qui n'a jamais plus de douze jours francs. J'en soigne une autre qui est presque toujours dans le sang, et qui, du reste, se porte bien; seulement elle est maigre et d'une sensibilité extrême. C'est dans les pays chauds et chez les femmes nerveuses qu'on remarque spécialement ces retours fréquens des règles sans altération évidente de la santé. Au temps critique, la maigreur qui les accompagne assez fréquemment est remplacée par un embonpoint plus ou moins marqué; comme si les pertes auxquelles la nature s'était accoutumée tournaient alors au profit de l'organisme tout entier!

---

(1) *Principl. of midwif.* p. 163.

(2) *Introduction à la pratiq.* etc., tome Ier. p. 196.

(3) *Malad. réput. chirurg.* etc., tome II, p. 315.

D'autres femmes ne sont réglées que tous les trente-deux, trente-cinq, quarante jours, et même tous les deux ou trois mois, sans en être le moins du monde incommodées; ainsi qu'on le voit assez souvent dans le Groënland, la Laponie et autres contrées froides, et qu'il n'est pas rare non plus de l'observer dans nos campagnes ; mais aucune de ces anomalies ne contredit le principe établi par les physiologistes de tous les temps.

Sans oser mettre le simple résultat de mes observations en opposition avec ceux qui prétendent que toutes les femmes sont réglées dans la première quinzaine du mois, la moitié du 1ᵉʳ au 8, et le reste du 8 au 15, je ne puis omettre de dire néanmoins, que j'en ai vu autant qui étaient menstruées à la fin qu'au commencement de chaque mois de l'année. Je ne pense donc pas qu'il soit possible d'établir rien de fixe à cet égard.

Les *causes* de la menstruation ont long-temps divisé les physiologistes. Les uns ont dit avec Aristote et Galien, Simson, Astruc, M. Lobstein, que les règles dépendent de la pléthore générale ou locale, d'une surabondance de sang ; d'autres, avec Osiander, ont prétendu qu'elles tiennent à ce que le sang de l'utérus renferme une trop grande proportion de carbone et d'azote. Le docteur Clifton les rapporte à la faiblesse relative des parois veineuses, et à l'effort perpendiculaire du sang. Paracelse, Sylvius, de Graaf, Diemerbrœck (1), veulent qu'elles soient produites par un principe fermentatif. Stahl et M. Dugès pensent qu'elles naissent sous l'influence d'un *irritamentum*, d'un *molimen* particulier. Emett, qui en place la cause dans une érection, et Lecat, qui les qualifie de phlogose amoureuse, soutiennent qu'elles sont l'effet des désirs vénériens. Mais qui ne reconnaît ici ce vain étalage de mots dont on était si prodigue dans l'ancienne physiologie, et que de pareilles suppositions ne font que reculer la difficulté sans la résoudre ?

La *périodicité* des règles n'a pas été mieux expliquée que leur

---

(1) *Anat. du corps hum.* Tome Iᵉʳ. p. 309.

cause générale : Aristote, Vanhelmont, Méad, Hamberger (1),
et même encore notre élégant Roussel, l'ont attribuée à l'influence de la lune. Des médecins cette opinion est passée
dans le peuple, et les poètes l'ont transformée en proverbe
par ce vers :

Luna vetus vetulas, juvenes nova luna repurgat.

Mais pour en faire voir le peu de valeur il doit suffire de rappeler que la même femme peut être réglée aux différentes
phases de la révolution lunaire, dans l'espace de plusieurs ou
même d'une seule année. Toutefois, c'est un point qui réclame de nouvelles recherches, qui aurait besoin d'observations nombreuses et bien faites pour être complètement éclairci.

On s'est également livré à la recherche des *causes finales* ou
du but de la menstruation, et, il faut l'avouer, avec tout aussi
peu de succès. Que prouve-t-on, en effet, en disant que cette
fonction dispose et entretient l'aptitude de l'utérus à la fécondation ; que sa suppression pendant la grossesse permet à l'œuf
de se nourrir et de se développer sans affaiblir la femme ? On
sait que la conception n'a généralement point lieu tant que les
règles n'ont pas paru et dès qu'elles ont cessé d'exister ; mais
on ne sait ni pourquoi ni comment. Elles sont le signe de la
fécondité et non pas sa cause. Ce n'est pas l'absence des menstrues qui produit la stérilité, mais les femmes non menstruées
sont souvent stériles, parce que, dans l'un ou l'autre cas, il
manque quelque chose aux organes génitaux.

ART. 5. Siége et déviations.

Le *siége* de l'écoulement menstruel est un autre point sur
lequel les naturalistes disputent encore. Les Grecs, les Arabes
et la grande majorité des auteurs de tous les siècles le placent
dans l'utérus, soit dans le fond, comme Mauriceau (2) prétend
l'avoir constaté sur une femme pendue, soit dans le col, comme
le veut Colombo. Mais Sev. Pineau, Bohn, ainsi qu'une foule

---

(1) Davis, *principl. of obst. part.* 12 *and* 3 1833.

(2) *Malad. des femmes gross.* etc., p. 37.

de modernes, et Desormeaux lui-même, ont vu les règles s'échapper immédiatement du vagin ou de la surface interne des différentes parties qui composent la vulve ; l'utérus, a-t-on dit, ne peut pas les fournir lorsqu'elles coulent pendant la grossesse.

Il paraît facile de concilier ces opinions. Le sang des règles sort incontestablement de la cavité utérine dans le plus grand nombre des cas. Des faits très multipliés, authentiques, le prouvent sans réplique. On a vu la matrice remplie, distendue par la matière des règles, quoique son orifice fût fermé, chez des personnes dont les menstrues étaient depuis long-temps supprimées par l'effet de quelque maladie, ou n'avaient jamais paru par suite d'une conformation vicieuse du vagin ou de la vulve. Chez d'autres, mortes pendant leur époque, on a trouvé la cavité de l'utérus couverte d'ecchymoses, et quelquefois remplie de liquide cataménial. Si l'on emboîte le museau de tanche dans la cupule d'un pessaire en bilboquet, le liquide coule au dehors par le canal qui traverse la tige de cet instrument. Quand il y a descente, on le voit sourdre du col. En portant le doigt entre les lèvres du museau de tanche, on sent le fluide menstruel sortir directement de cette partie.

D'un autre côté, il est également certain qu'on l'a vu quelquefois transsuder de l'intérieur du vagin ou de la vulve. Je ne vois pas même qu'il puisse venir d'ailleurs, lorsqu'une femme enceinte continue d'être réglée jusqu'à la fin de la gestation, à moins qu'il n'y ait grossesse contre nature ou que la matrice ne soit double. Mais ce sont là des exceptions, des anomalies qui n'infirment nullement la règle. La menstruation est alors *déviée* de ses routes habituelles, comme quand elle se fait par l'urèthre, le rectum, les voies pulmonaires, les seins, ou un point quelconque des surfaces tégumentaires.

Malgré leur singularité, ces déviations ne peuvent cependant plus être révoquées en doute. Chez la femme dont parle M. Jacobson (1), les règles suintèrent d'abord par les ongles après un

---

(1) *Bibl. méd.* 1828, tome III, p. 28.

accouchement, puis par les gencives. Pendant six ans elles eurent lieu par les seins et vinrent ensuite des poumons. Dans le cas qu'indique M. Raynal (1), leur supression fut suivie d'une tumeur à l'hypogastre, tumeur qui s'ouvrit et leur donna issue pendant plusieurs années. Une malade observée par Chantourelle (2), les avait tantôt par le doigt, tantôt par l'angle de l'œil, tantôt par l'ombilic. Bonfils (3) les a vues sortir de la cuisse, du flanc, de l'aisselle dans un cas et de l'indicateur dans un autre. Une plaie de brûlure au bras en était devenue le siége chez les sujets mentionnées par M. Dupuytren (4) et M. Ansiaux (5). Dans le cas que mentionne M. Duparque (6), un épistaxis en tint lieu. C'est par les piqûres de sang-sues qui avaient été appliquées au genou et à l'épigastre qu'elles s'effectuèrent chez la malade de M. Clesio (7). Enfin, elles avaient en quelque sorte parcouru toutes les parties du corps chez cette malheureuse fille dont Gardien (8) raconte l'histoire. Toutefois ces irrégularités sont assez rares, et paraissent avoir été plus d'une fois l'effet de véritables maladies.

On a voulu connaître aussi la *source* immédiate des règles. Les uns l'ont placée dans les veines avec Vésale (9), dans les artères avec Ruysch (10), ou les capillaires artériels avec Winslow et Meibomius. Quelques autres ont cru la trouver dans des glandules spéciales avec Lister, ou dans de petits réceptacles particuliers, avec Simson (11), ou, enfin, avec Astruc,

---

(1) *Journal univ.* tome XIV, p. 561.

(2) *Transact. méd.* tome VI, p. 7.

(3) *Ibid.* p. 28-51.

(4) *Journal hebd.* février 1829, p. 257.

(5) *Clinique chir.* 2ᵉ édit. p. 505.

(6) *Transact. méd.* tome VI, p. 7.

(7) *Transact. méd.* tome VI, p. 32.

(8) *Accouchem.* tome Iᵉʳ, pag. 548. 1807.

(9) *De fabrica corp. human.* Lib. V, chap. 15, p. 652.

(10) *Épist. ad Boerhaave*, etc.

(11) Denman, tome Iᵉʳ p. 189.

Tome I. 9

dans de prétendus sinus veineux. Autant d'avis, autant de suppositions gratuites, qui toutes se rattachent à une question oiseuse autant que difficile à résoudre. Le fluide menstruel sort de la matrice par sécrétion, par exhalation ou par perspiration, mais sans qu'on sache s'il transsude plutôt des capillaires veineux que des capillaires artériels. Sous ce rapport, que l'écoulement ait son siége dans le corps ou dans le col de l'utérus, dans le vagin ou ailleurs, le mécanisme de la fonction est toujours le même, et c'est là ce qu'il importe de savoir.

ART. 6. Cessation.

L'âge auquel les règles cessent de paraître n'est pas moins variable que celui de leur première apparition. C'est le plus généralement de quarante-cinq à cinquante ans; mais certaines femmes en sont exemptes dès leur quarantième année et même à trente-six, trente, vingt-six ou vingt-quatre ans, comme Haller et d'autres en citent des exemples, et comme j'en possède aussi plusieurs. J'ai connu une jeune fille de vingt-cinq ans, qui n'était plus réglée depuis l'âge de dix-huit ans, et qui se portait bien. Une dame de trente-deux ans n'a plus rien vu depuis l'âge de 21 ans et n'en éprouve aucun accident. Quelques-unes continuent d'être menstruées, sans inconvénient, jusqu'à cinquante-cinq, soixante (2), soixante-cinq et même soixante-dix ans. On fait mention de personnes qui ont cessé de voir à l'époque ordinaire, et qui ont été réglées de nouveau à soixante-douze (3), à quatre-vingts (4), quatre-vingt-dix (5), quatre-vingt-quinze, et même cent-cinq ans, au

---

(1) *Bibl. méd.* 1829, tome III, p. 394.

(2) *Idem.*

(3) Ryan, *Manual of midwif.* p. 44.

(4) Dupeyron, *Acad. des Sc* 1768, hist. p. 94.

(5) *Med. and Surg. Journal*, vol. 5, p. 338.

rapport de Blancardi. Mais, comme le dit Desormeaux, si ces sortes de retours ne sont pas rares de soixante à soixante-dix ou soixante-quinze ans, il est sûr au moins qu'on doit plutôt les considérer comme le signe d'une maladie que comme une véritable reprise de la menstruation. Toutefois, le fait n'a rien en lui-même que les lois de l'organisme ne permettent de comprendre, et nous verrons que quelques femmes ont retrouvé ainsi leur aptitude à la fécondation. De même que certaines plantes reverdissent quelquefois un instant à l'automne, de même une femme peut, dans quelques cas, se rapprocher pour un moment de son jeune âge quand elle touche au déclin de la vie. C'est un dernier effort que la nature tente pour rappeler un temps plus prospère, mais qui ne sert malheureusement qu'à hâter une dissolution qu'elle cherche vainement à reculer. La personne réglée toutes les quatre semaines à soixante-quatorze ans et chez laquelle M. Kahleis(1) crut devoir employer les ferrugineux, avait cessé de voir à quarante-quatre ans. La même interprétation doit sans doute être donnée, du fait indiqué par Duverney, c'est-à-dire d'une femme encore menstruée à l'âge de cent-six ans. Il paraît cependant que la femme âgée de soixante-douze ans, et mère de quinze enfans, dont parle Harles (2) n'avait point discontinué de voir. Ainsi, dans l'ordre normal, les règles doivent cesser entre quarante et cinquante ans, dans nos pays tempérés; entre trente et quarante dans les climats chauds, et de quarante-cinq à cinquante-cinq sous les zônes plus froides. En d'autres termes, leur durée totale est à peu près partout d'environ trente ans. Là où elles sont précoces, elles se suppriment de bonne heure, et là où leur première apparition est tardive, elles se prolongent plus loin aussi dans le cercle de l'existence. Tous les faits qui résistent à cette règle générale me semblent devoir être rejetés parmi les exceptions ou les cas pathologiques.

L'âge du *retour* est marqué par la disparition graduelle des

---

(1) *Journal compl.* tome XVIII, p. 252.
(2) Kahleis, id.

attraits de la puberté. La gorge et les joues se flétrissent. La peau se ride, semble être trop large, et perd sa finesse. Les yeux se cachent dans les orbites. Une teinte jaunâtre prend la place de l'incarnat du visage. Ce coloris purpurin qui siégeait jadis avec les ris sur des lèvres de rose est incessamment chassé par une couleur bleuâtre et plombée. Tout indique bientôt que le temps des plaisirs est passé, et que la femme ne doit plus compter sur les agrémens spécifiques de son sexe. C'est donc avec raison qu'on a nommé cette époque *temps critique* ou *âge critique*. Les recherches statistiques publiées par Moret et Finlaison, MM. de Châteauneuf et Lachaise tendent à prouver qu'il ne meurt pas plus de femmes que d'hommes entre quarante et cinquante ans. Cependant les menstrues cessent rarement tout-à-coup et sans trouble. Tantôt leur suppression est précédée d'une diminution graduelle dans la durée de chaque époque et la quantité du sang qui s'écoule; ou bien, au contraire, d'une augmentation qui les transforme parfois en hémorrhagie assez abondante. Tantôt elles cessent, reviennent pour cesser et revenir encore, avant de cesser pour toujours. Il se manifeste des irrégularités dans leur marche. Un écoulement muqueux s'établit. Des lassitudes, des étouffemens, des maux de nerfs, des maladies graves même se déclarent chez quelques sujets. Tantôt aussi rien de tout cela n'arrive, et la santé qui, jusque-là, était restée chancelante, s'affermit très solidement. Les forces reparaissent, la maigreur fait place à l'embonpoint, et la femme ne trouve que des avantages à ne plus être réglée.

ART. 7. Rétention.

La secrétion menstruelle peut comme la secrétion de l'urine, de la bile, etc., être retenue dans ses réservoirs, s'accumuler et rester à l'intérieur de son appareil organique. La cause de cet accident se trouve tantôt dans l'imperforation ou l'oblitération du col, tantôt dans l'absence primitive, ou la conglutination accidentelle d'un point ou de la totalité du vagin, tantôt enfin dans une altération de la vulve, ou la persistance avec imperforation de l'hymen. Je ne puis que renvoyer sous ce rapport aux articles *hymen*, *canal vulvo-utérin*. C'est en traitant de la fausse grossesse et de la dystocie que j'aurai à décrire les symptômes que détermine la rétention des menstrues et les opérations qu'on peut lui opposer.

CHAPITRE II. *Reproduction.*

Destinée à perpétuer les espèces, la reproduction est une fonction propre aux êtres vivans. Les corps inertes sont produits, mais ne se reproduisent pas. La reproduction forme, sans contredit, le plus étonnant phénomène de la nature animée : aussi, que d'efforts on a tentés depuis l'origine des temps jusqu'à nos jours pour en connaître le mécanisme! L'homme qui pense, en effet, ne doit-il pas, avant tout, songer à se connaître lui-même? Y a-t-il rien dans l'univers qui puisse l'intéresser autant que sa propre origine? Cependant ces tentatives si multipliées, ces recherches si habilement conduites, ces travaux de toute espèce poursuivis avec tant de persévérance par les hommes les plus célèbres, n'ont guère servi, jusqu'à présent, qu'à montrer la profondeur du mystère qui couvre le point de départ de son existence.

Sect. 1re. Notions préliminaires.

§ 1. *Pythagore* (1) et ses disciples ont dit que l'embryon naît du sang menstruel, aidé d'une sorte de moiteur qui descend du cerveau pendant le coït, et que le tout se développe suivant les lois de l'harmonie.

§ 2. *Empédocle* (2) et Hippocrate (3), non moins obscurs à ce sujet, ont pensé que l'homme et la femme renferment l'un et l'autre des molécules d'embryons des deux sexes, et que ces

---

(1) Voyez Diogène Laërce, liv. viii-ix
(2) Delaméthrie, *Inst. Boerhaave.*
(3) *De genitura.*

molécules se réunissent dans la matrice lors de l'accouplement.

§ 3. *Aristote* (1) reproduisit, en la modifiant, l'idée de **Pythagore**, et, par une ingénieuse métaphore, fit de la matrice
un véritable atelier de statuaire, où la femme fournit le mar-
bre, l'homme le sculpteur, et où l'embryon représenterait la
statue.

§ 4. *Galien* émit une opinion diamétralement opposée à celle
du célèbre naturaliste de Stagyre ; il veut que l'embryon soit
produit par la semence de l'homme, et que la matière donnée
par la femme serve uniquement à le nourrir.

§ 5. *Harvey*, soutenu par la munificence d'un roi ami
des sciences, put faire des expériences innombrables sur des
biches, des daims, etc. Sa devise *Omnia ex ovo*, déjà émise,
quoique d'une manière moins absolue, par Fabrice d'Aqua-
pendente, le place naturellement à la tête des ovaristes. Il ne
faut pas oublier cependant que, d'après lui, l'œuf se forme
dans l'organe utérin, et après la fécondation au lieu de pré-
exister dans l'ovaire, comme de Graaf vint l'établir quelques
années plus tard. L'espèce de *contagion* et de *puissance plasti-
que*, qu'il invoque pour expliquer la conception, distinguent
encore son système de celui des ovaristes proprement dits.
Haller (2) avec son talent extraordinaire, Spallanzani avec sa
bonne foi et son esprit observateur si remarquables, multi-
plièrent presque à l'infini leurs expériences pour éclaircir cette
grande question, et leurs travaux ont conduit ou semblent
conduire à ce résultat commun, savoir, que l'union des
germes se fait dans l'ovaire, et que le développement du
produit de la fécondation n'est qu'une simple *évolution* et non
point une *épigénèse*, comme on le prétendait dans l'opinion de
Harvey.

§ 6. *R. de Graaf* (3) crut pouvoir démontrer comme Harvey

---

(1) *De gen. animal.*
(2) *Élém. physiol.* V. VIII, etc.
(3) *De mulier. organis*, etc. 1677.

que tous les animaux naissent d'un œuf, et dit que, dans l'espèce humaine elle-même, les germes existent dans l'ovaire,
sous la forme d'ovules ou de petites vésicules transparentes.
L'ancienne doctrine fut bientôt généralement abandonnée
sous le titre de *système du mélange des germes*, tandis que la
nouvelle hypothèse, connue sous le nom de *système des ovules*,
déjà entrevue par Falloppe et Roderie à Castro, revendiquée en
faveur de V. Horne et de Swammerdam (1), se répandit, pour
ainsi dire, avec la rapidité de l'éclair. C'est elle encore qui
domine actuellement, mais, comme on le pense bien, elle
n'est point arrivée jusqu'au dix-neuvième siècle sans subir de
nombreuses modifications.

§ 7. Bientôt après la découverte des ovules, Ham le physicien,
Hartsoecker l'opticien, Leeuwenhoeck et Swammerdam (2), af-
firmèrent que les germes existent tout formés dans le fluide
reproducteur de l'homme ; que ces germes, qu'ils appelèrent
animalcules, sont vivans ; qu'une seule goutte de sperme en
renferme plusieurs milliers, que la laite d'un seul poisson peut
en contenir 150,000,000,000, ou même 300,000,000,000 (3) ;
que, projetés dans la cavité utérine au moment du coït, ils
périssent tous, au bout de quelques jours, à l'exception de
celui ou de ceux qui sont assez heureux pour se fixer sur un
point de l'utérus, ou, selon d'autres, pour gagner la trompe ;
que l'un d'eux, dans ce premier système, arrive à l'ovaire,
entre et se loge dans une vésicule préparée à cet effet, pour
s'en retourner ensuite dans la matrice sous la forme d'un
petit œuf. De là un autre système, appelé depuis *système des
animalcules ;* système qui donne à l'homme une part immense
dans l'acte de la fécondation, tandis que l'hypothèse des ovules, telle que l'entendait de Graaf, accorde presque tout à la
femme. Ce que Diogène Laërce (4) nous apprend d'Héraclite

---

(1) Diemerbroeck. tome 1er, p. 584, 588.
(1) Arcana *detect. natur.*, etc.
(2) Colin, *Thèse*, etc., p. 18. — James, *Dict. de méd.* art. générat.
(4) *Oper. citat.*

et de **Pythagore**, ce que nous savons d'Empédocle, de Thalès, ce qui se trouve dans les œuvres même d'Hippocrate sur la génération est si obscur, qu'une foule d'interprétations diverses en ont été données. Aussi voit-on, sans surprise, Math. Gesner (1) et Heinius (2) faire remonter à ces auteurs le système des animalcules, et rappeler que Platon l'avait exposé dans le *Timée*, en disant vers la fin : « On sème dans l'utérus, « comme dans un champ, de petits animaux qui, à cause de « leur petitesse, échappent à la vue. » Mais ce n'en est pas moins le nom de Leewenhœck qui lui est resté, et la description de Valisnieri qui finit par l'emporter.

§. 8. La doctrine de l'*épigénèse* n'a jamais été totalement abandonnée. C'était la doctrine de Descartes (3), comme celle de tous les anciens. Mauriceau (4) l'a défendue jusqu'à la fin. Elle paraît encore la plus probable à l'auteur d'un article *génération*, faisant suite aux mémoires de l'Académie de Berlin (5). Blegny (6), antagoniste des ovaristes, et Lecat (7), qui ne croit pas aux animalcules, qui les range parmi les inventions du charlatanisme, malgré les raisons apportées en leur faveur par une demoiselle anonyme de Châlons, et qui rejette la génération par développement en général, s'en tiennent également à l'hypothèse du mélange des germes. Maupertuis (8) l'admet encore dans sa *Vénus physique*, publiée en 1754, en soutenant que la semence des deux sexes est formée de particules qui se mêlent dans la matrice, à

---

(1) Les ames, *ou Animal. d'Hipp. extrait* du 1er liv. de Diœta. 1757.
(2) *Académie de Berlin*, tome Ier. p. 110.
(3) *De la formation du fœtus*, art. 27.
(4) *Maladie des femmes grosses*, etc., p. 49.
(5) Traduction française, tome VII, *Append.* p. 46.
(6) *Journal de méd.* art. 2, p. 154.—*Bibl. de Planq.* tome V, p. 53.
(7) *Journal de Verdun*, 1740, p. 414.—*Bibl. de Planq.* tome V, p. 74.
(8) 1re partie, chap. 17. ou OEuv es, t. II, p. 85.

la manière d'élémens chimiques qui s'entr'attirent et se combinent. Buffon (2), qui fut sur le point de la faire revivre en la présentant sous un jour nouveau, prétend qu'au moment des plus vives jouissances il se sépare de toutes les parties du corps, et des deux conjoints en même temps, un nombre déterminé de molécules organiques; que ces molécules ont chacune une figure en rapport avec la partie d'où elles sortent, mais semblables dans l'homme et dans la femme; qu'arrivées dans l'utérus, toutes les molécules similaires se trouvent entraînées les unes vers les autres, de façon, par exemple, que celles qui ont été fournies par l'œil, le nez, ou l'oreille, ou le bras, ou le poumon, ou le cœur, ou le doigt de la femme, ne peuvent s'unir qu'avec les molécules du nez, de l'oreille, du bras, du poumon, du cœur et du doigt de l'homme.

§. 9. Il n'est aucune de ces opinions qui ne repose sur quelque fondement; qui n'ait été défendue avec talent, et combattue par d'assez bonnes raisons; qui n'ait encore ses partisans et ses antagonistes; mais la nature de cet ouvrage ne me permettant pas d'entrer dans d'assez longs détails pour les faire apprécier chacune à leur juste valeur, je m'en tiendrai à ce qui vient d'être dit.

Sect. 2. Actes divers de la reproduction.

La reproduction est une fonction extrêmement compliquée dans les êtres qui occupent le haut de l'échelle zoologique. Pour en bien comprendre l'ensemble, il faudrait l'analyser en quelque sorte dans les divers chaînons du règne animal. D'abord, il importe de remarquer que les mots *reproduction*, *génération*, *fécondation*, *conception*, ont chacun une acception grammaticale distincte, et qu'on a tort de les employer comme synonymes, surtout quand il s'agit des animaux mammifères. Le

---

(1) *Histoire gén. des anim.* tome XXII.

mot *reproduction*, par exemple, est applicable à la fonction entière, tandis que le mot *génération* ne devrait s'entendre que de la simple création des germes. Le terme *fécondation*, à son tour, n'exprime que l'action qui réunit les deux germes, ou par laquelle l'un de ces germes vivifie l'autre. Le mot *conception*, qui veut dire *retenir*, ne peut être raisonnablement employé que pour désigner l'action qui fait que le germe fécondé se trouve arrêté dans les organes sexuels. Enfin, le mot *reproduction* est le terme générique, tandis que les trois autres n'appartiennent qu'à des phénomènes séparés, qui peuvent exister seul à seul, ou qu'on rencontre tous ensemble, suivant la classe où on les cherche.

Les polypes, se reproduisant par des germes, ont une génération, mais pas de fécondation ni de conception. Les reptiles batraciens produisent aussi des germes. Ces germes sont de deux espèces, mâle et femelle. Il faut qu'ils se mêlent pour que la reproduction ait lieu; mais, comme le mélange se fait à l'extérieur, les batraciens n'ont pas de conception, quoiqu'ils aient la génération et la fécondation. Dans les oiseaux, il y a rétention du germe fécondé, et, par conséquent, *génération*, *fécondation* et *conception*. Dans les mammifères et l'homme, le germe vivifié et conçu se développe dans l'intérieur de l'animal. Il y a, de plus, *gestation*, puis *expulsion* ou *accouchement*. La fonction de reproduction se compose donc, dans l'espèce humaine, 1° de la *génération* ou formation du germe; 2° de la *fécondation* ou vivification du germe; 3° de la *conception* ou rétention du germe vivifié; 4° de la *gestation* ou grossesse; 5° de *l'accouchement* ou expulsion de l'œuf.

ART. 1er.—Des Germes.

Dans les animaux infusoires qui se brisent, et les zoophytes qu'on réduit en fragmens, pour donner naissance à autant d'êtres entiers, les germes ne sont autre chose que des parcelles analogues à la masse de l'individu d'où elles se sont séparées. En cela, leur génération est semblable à celle des plantes qu'on multiplie par bouture ou par écusson. Un peu

q   plus loin, les germes ne peuvent plus être produits que par
'   des organes particuliers qui constituent les sexes. Alors,
I   les sexes sont réunis tantôt sur le même sujet, et tantôt sur
)   deux sujets différens. Les limaçons, les huîtres, un assez grand
t   nombre d'autres mollusques et toutes les plantes *monoïques*
     sont dans le premier cas, c'est-à-dire *hermaphrodites*. Les
     plantes *dioïques* et la presque totalité des animaux se trouvent
     dans le second; de manière qu'ici la reproduction est bi-
     sexuelle, et que toujours le germe mâle et le germe femelle
     sont fournis par deux individus distincts.

§ I. Du Germe femelle.

Depuis les poissons jusqu'à la femme, le germe femelle paraît être formé dans l'ovaire. Partout il se présente sous les
apparences d'une vésicule connue sous le nom d'*ovule*. C'est un
fait que les recherches de Stenon (1), de Malpighi (2), de
Verheyen (3), et d'une foule d'autres ont confirmé depuis de
Graaf. Chez les reptiles et les oiseaux l'ovule est très-volumi-
neux, comparativement à celui de la femme. Dans tous les
mammifères, sa production n'a rien que de très simple. L'o-
vaire est une glande qui a pour fonction spéciale de sécréter
des ovules, comme le foie sécrète de la bile. MM. Prevost et
Dumas (4) assurent avoir constaté que les ovules sont bien
réellement formés par l'ovaire, et rien que par l'ovaire;
qu'ils existent constamment dans cette glande, chez les
femelles d'animaux adultes aptes à la fécondation; qu'ils
ne se développent qu'à la puberté, et ne se retrouvent plus
dans la vieillesse; que les animaux qui s'accouplent à toutes
les époques de l'année en présentent aussi, sans interruption,
jusqu'à ce qu'ils deviennent stériles, tandis qu'on n'en ren-

---

(1) Voyez R. de Graaf, *Oper. omnia,* in-8°. 1677. p. 3:0, tabl. 16.

(2) *De ovo incubato, et de formatione pulli in ovo.* dans *oper. omnia. Londini,* 1686.

(3) *Anat. corp. hum.* lib. 2, tract. 5.

(4) *Annal. des sc. natur,* t. Ier et II, 1824, puis 1825.

contre qu'au terme de l'union sexuelle chez ceux qui n'entrent en chaleur qu'une fois l'année.

Ces *vésicules*, d'abord extrèmement petites, finissent ensuite par acquérir le volume d'un grain de chenevis. Elles ne grossissent pas toutes en même temps. Une ou deux l'emportent ordinairement sur les autres, et arrivent les premières à l'état de maturité. Alors leurs parois sont épaisses et opaques. Elles proéminent plus ou moins à la surface de l'ovaire et menacent d'en déchirer la coque. Le germe, à cette période de son évolution, est composé de deux petites poches. L'une, externe, la plus grande, est adhérente au tissu de l'ovaire. L'autre, interne, plus petite, constitue, à proprement parler, l'ovule, tandis que MM. Prevost et Dumas proposent de conserver le nom de vésicule à la première.

Crinkshank, Home et M. Bauer (1), M. Plagge (2), qui ont aussi constaté l'existence des ovules, n'en décrivent pas le travail de maturation à la manière de Graaf. M. Baer (3) croit avoir prouvé que l'ancienne vésicule n'est réellement que la coque ou le nid des germes proprement dit. Un travail de M. Purkinge (4) porte enfin à penser que la vésicule séminale, se retrouve avec la même forme dans la cicatricule du germe de tous les êtres organisés. Du reste, il est bon de rappeler que Malpighi avait déjà donné de l'ovule une idée très-rapprochée de celle de MM. Prevost et Dumas et de M. Baer.

Après la découverte des ovules, et principalement dans le dernier siècle, on voulut savoir s'ils sont transmis de la mère à la fille avec le principe de ses organes, ou s'ils ne se forment au contraire qu'à l'époque de la puberté. Cette question, qui fit naître la célèbre théorie de l'emboîtement des germes, a surtout été débattue par Swammerdam, Haller et Bonnet (5).

---

(1) *Transact. philos.* 1817, p. 252.

(2) *Journal complém.* tome 15, p. 184.

(3) *De ovi mammal. et homin.* 1828.

(4) Mém. couronné par l'Institut en 1833.

(5) *Considér. sur les corps organisés*, 1762.

Ce dernier soutint avec chaleur qu'il fallait reporter l'origine des hommes qui couvrent, ont couvert, et couvriront encore le globe dans la suite des temps, à l'ovaire de la première femme, c'est-à-dire que les ovaires de la première femme devaient renfermer, emboîtés les uns dans les autres, les germes de toutes les générations qui se sont succédé et qui se succéderont dans l'avenir, en un mot, la nature humaine toute entière. Mais ces divisions infinies, dans lesquelles l'imagination se perd, ont fait rejeter l'idée de la préexistence des germes, et maintenant on ne les admet plus que comme le résultat d'une simple sécrétion.

§ II. Du germe mâle.

Le germe fourni par les animaux *mâles* est un liquide blanchâtre, gluant, connu sous le nom de *sperme*, de *matière prolifique* ou de *liqueur séminale*. Quand ce liquide sort de l'urèthre, il est composé d'une substance sécrétée par les testicules, du fluide exhalé par les parois des vésicules séminales et de la liqueur prostatique. Mais quel est le principe fécondant au milieu de ces divers élémens? Ce n'est pas l'*aura seminalis*; car Spallanzani (1) n'a jamais pu féconder les œufs de grenouille, à moins de les mettre en contact immédiat avec la laitance du mâle. Serait-ce la semence dans son ensemble telle qu'elle résulte du mélange que j'ai mentionné tout à l'heure? Non; car ce que fournissent la vésicule séminale, la prostate et l'urèthre, ne peut être considéré que comme le véhicule de ce qui vient du testicule. Sont-ce les animalcules? Plusieurs auteurs l'ont soutenu, et leur opinion a trouvé de nombreux échos dans les diverses parties du monde savant.

Les animalcules sont des corpuscules microscopiques doués de la facultés de se mouvoir spontanément dans un sens et dans un but déterminé. Leur extrémité renflée, qui est en même temps aplatie, donne naissance à la portion caudiforme, qui est fine et très-allongée. Au dire de quelques-uns, il y en

---

(1) Voyez *Opusc.* etc., 1777, et *Hist. de la gén.* 1787.

aurait de jeunes, de vieux, d'adultes, de faibles, de forts, de mâles, de femelles, etc. Et Plantade (1), sous le faux nom de *Dalempatius*, renchérissant encore sur ce qu'on avait déjà avancé à ce sujet, fit d'une goutte de liqueur prolifique une nation des mieux policées. La raillerie produisit à cette occasion ce que n'avaient point fait les raisons les plus péremptoires. L'hypothèse des animalcules parut absurde, et personne n'osa plus la défendre.

Déjà on avait soutenu que ces corpuscules existent, à la vérité, que tantôt ils offrent la forme qu'on leur avait assignée, mais que tantôt aussi ils en offrent une autre, et que dans tous les cas ils n'appartiennent pas plus au liquide séminal qu'à tout autre fluide du corps; en un mot, qu'ils ne jouent aucun rôle particulier dans l'acte de la reproduction, qu'au moins ils ne sont pas l'agent essentiel de la fécondation.

Selon MM. Prevost et Dumas, les animalcules décrits par Leewenhoeck n'existent que dans les organes mâles de la génération, et diffèrent des globules mobiles des autres fluides de l'organisme par leur forme, qui est toujours la même dans les mêmes espèces zoologiques, par leur mode de progression, par le lieu où on les trouve, etc. Ils offrent constamment une extrémité renflée et une portion allongée. Leur tête, tantôt ovalaire ou presque circulaire, tantôt en forme de lozange, ressemble d'autres fois à la massue du roseau des étangs; mais comme elle est en même temps aplatie, on ne peut la reconnaître qu'en la voyant de face. Leur pointe, tantôt droite, fort longue et conique, comme dans le coq, tantôt courte et fine, comme dans le chien, tantôt très allongée et flexueuse, figure assez bien la *queue* des vers tricocéphales, ou des vers les plus grêles qui habitent le corps humain. Au total, l'animalcule spermatique ressemble grossièrement au têtard des batraciens. Ses dimensions ne s'élèvent pas au delà d'un, deux ou trois centièmes de millimètre. On ne le voit point dans le liquide séminal avant la puberté, ni chez les vieillards, ni

______

(1) Gardien, tome Ier., p. 166, édit. de 1807.

dans l'intervalle des saisons où les animaux s'accouplent, ni chez le mulet, qui, comme on sait, est inapte à se reproduire. On ne le rencontre pas dans la matière fournie par l'urèthre, la prostate ou les vésicules séminales, et on le trouve avec les mêmes caractères chez tous les animaux où ces derniers organes manquent en tout ou en partie. C'est le testicule qui le produit, qui le sécrète. Tout animal fécond en renferme dans sa glande prolifique et souvent dans son canal déférent. Le mouvement de ces corpuscules semble se faire sous l'influence d'une volonté. Ils se portent toujours en avant. On peut les tuer par une décharge électrique, et dès lors leur mouvement cesse d'être actif. Sortant de la glande formatrice, la matière qui les invisque est trop épaisse pour qu'ils puissent s'agiter visiblement, mais il suffit de les mêler à quelque autre liquide, ou qu'ils viennent se délayer dans la vésicule séminale ou l'urèthre, pour que leur motilité soit aussitôt mise en jeu.

Les globules microscopiques simples, au contraire, n'ont ni tête ni queue, sont arrondis ou de forme irrégulière, tantôt plus gros, tantôt plus petits, ne se meuvent que sous l'influence d'une impulsion étrangère, et sans but déterminé. Ils existent dans tous les liquides de l'économie, dans le sang, dans le sérum, dans le lait, dans le liquide spermatique lui-même avant la puberté, comme à toutes les époques de la vie, et chez tous les animaux.

A l'aide de fécondations artificielles très nombreuses, MM. Prevost et Dumas se sont convaincus que les animalcules constituent seuls le germe. Jamais ils n'ont obtenu de vivification quand le liquide dont ils se servaient n'en renfermait plus, ou quand ces molécules vivantes avaient été tuées ou détruites d'une manière quelconque; tandis qu'il suffisait que la matière dont ils faisaient usage en contînt quelques unes pour que la fécondation eût lieu.

Quoique les expériences de ces physiologistes portent toutes le cachet de la bonne foi et d'une grande précision, je ne puis cependant pas taire les autorités qui ne permettent d'adopter les conclusions qu'on pourrait en tirer qu'avec une grande circonspection. Spallanzani, en Italie, a soutenu que les animal-cules sont complètement étrangers à la fécondation. Malgré les assertions de Gleichen (1), on s'en est tenu à l'opinion de Spallanzani, en Allemagne. MM. Bory de Saint-Vincent, Dutrochet, en France, sont à peu près du même avis. M. Virey les regarde comme contenant de petits ballons distendus par une sorte de pollen, et qui se brisent quand ils arrivent dans les organes de l'autre sexe. M. Raspail (2) s'élève aussi contre la doctrine des animalcules, qui, d'après lui, ne seraient que des débris organiques ou le produit de la décomposition du sperme.

Que croire au milieu de tant de propositions contradictoires? quelle opinion adopter? Quoi qu'il en soit, on peut regarder comme démontré que le germe de la femme est un ovule, que celui de l'homme est renfermé dans son liquide spermatique, et que ce liquide contient des animalcules, tels que Lewen-hoeck les a fait connaître ; mais que, dans l'état actuel de la science, l'importance relative de chacun de ces principes est encore inconnue.

La transmission de certaines dispositions morbides des parens aux enfans, ne peut être contestée. Les difformités elles-mêmes sont quelquefois héréditaires. Si on ne peut plus dire avec Aristote (3) que les boiteux engendrent toujours des boi-teux, les aveugles des aveugles, il est au moins positif que le fait arrive assez souvent. Aussi Mauriceau (4) rapporte-t-il que son maître d'école, qui était boiteux, eut trois garçons boiteux et une fille qui ne l'était pas. On sait, en outre, depuis Aris-tote (5), que les garçons ressemblent en général à la mère, tan-dis que les filles portent plutôt les traits du père, etc. ; mais il y a tant de variétés dans ces rapports, qu'il est impossible d'en rien conclure eu égard au mécanisme de la génération.

(1) *Annal. des scien., nat.* 1824, t. Ier, p. 16, 183, 185.

(2) *Arch. gén.*, t. XV, p. 283.

(3) *Hist. des anim.*, etc., t. Ier. p. 457.

(4) *Mal. des femmes grosses*, etc., p. 53.

(5) *Hist. des anim.*, trad. de Camus, t. Ier. p. 439

ART. 2.—Fécondation.

Lorsque les germes ont acquis tout leur développement, un phénomène nouveau, en réunissant quelques-uns de leurs principes, leur imprime le mouvement et la vie. Ce phénomène est la *fécondation*, qui, dans son mécanisme intime, s'opère peut-être toujours de la même manière, mais qui, en apparence, se fait de manières très diverses dans les différens êtres animés. Bien que le limaçon ait les deux sexes, il ne peut cependant pas se féconder lui-même. Un accouplement avec un être semblable à lui est encore nécessaire, et alors chacun d'eux féconde et se trouve fécondé simultanément.

De même que dans les plantes monoïques, le pollen ne rencontre, pour ainsi dire, que par hasard l'ovaire des individus femelles, de même dans beaucoup de poissons et de mollusques, le hasard seul semble conduire le mâle où la femelle à déposer ses œufs pour qu'il les arrose de sa laitance.

Dans les batraciens, tels que la grenouille, quoiqu'il n'y ait pas de copulation véritable, l'accouplement est néanmoins nécessaire, et la fécondation s'opère à l'instant où les œufs de la femelle s'échappent au dehors.

Enfin, dans les ophidiens, les oiseaux, les mammifères et l'homme, il faut que le germe du mâle aille féconder l'autre dans l'intérieur même des organes de la femelle.

§ Ier. Siége.

Le point des organes où les deux germes se rencontrent n'est point encore complètement déterminé. Est-ce dans l'ovaire? est ce dans l'oviductus? est-ce dans la matrice? Tous les anciens admettent que la vivification des germes a lieu dans l'utérus, soit qu'ils appellent à leur secours un principe nerveux des plus subtils, comme Pythagore, soit qu'ils invoquent une imprégnation magnétique, comme Harvey, soit qu'ils se contentent du liquide séminal de l'homme pour expliquer le fait. Presque tous les ovaristes, au contraire, ont pensé qu'elle ne pouvait être opérée que dans l'ovaire, et la grande majorité des physiologistes de l'époque actuelle partage cette opinion.

Mais ici la divergence est encore très grande. Pour les uns, la matière séminale, déposée dans le vagin, est absorbée, puis ramenée à l'ovaire par les voies circulatoires. Chaussier professait cette doctrine, qu'adopte aussi M. Dugès (1). Plusieurs s'en tiennent à l'*aura seminalis* de J. Fabrice (2), d'autres à une imprégnation magnétique ou à des émanations électriques (3), au simple ébranlement déterminé par le coït.

Parmi les animalculistes, les uns ont cru que la fécondation avait lieu dans la matrice, sans la participation des ovules, ou, avec Maupertuis, que les animalcules attiraient dans l'utérus les vésicules de l'ovaire pour en déterminer l'agglomération ou la germification. D'autres, avec Andry, ont supposé qu'un des animalcules, rencontrant un ovule dans la matrice, y entrait en soulevant une petite soupape, et que, dès ce moment la fécondation était opérée. Enfin, MM. Prévost et Dumas, revenant, sous ce rapport, à l'idée de Buffon, de Maupertuis, d'Aristote et d'Hippocrate, admettent que la cavité utérine est le siège de la fécondation.

Pour soutenir cette dernière hypothèse ils se fondent sur ce que jamais, dans leurs expériences, ils n'ont pu retrouver les animalcules dans les trompes, ni, à plus forte raison, sur l'ovaire; tandis que, maintes fois, ils en ont rencontré dans la matrice ou ses cornes; sur ce que les ovules ont besoin, avant de pouvoir subir l'imprégnation, de s'envelopper d'une couche de mucus, qu'ils ne prennent que dans la trompe en se portant de l'ovaire à l'utérus; sur ce que jamais ils n'ont pu féconder artificiellement les ovules pris directement dans l'ovaire, au lieu que rien n'était plus facile que de vivifier ceux qui avaient parcouru la trompe et l'oviductus, etc. Mais

---

(1) *Revue méd.* 1826, tome Ier. p. 356.

(2) *De format. ovi*, etc. 1625. ou *oper. omnia*, *ed. Albin.*, 1738, pag. et seq.

(3) *Encycloped* art. *générat.*

Ruysch (1) a vu de la matière prolifique dans les trompes d'une femme prise en adultère et tuée sur-le-champ par son mari. Haller (2) a rencontré du sperme dans les tubes séminifères de femelles d'animaux qu'il venait de sacrifier. Hunter (3) en dit autant d'une chienne qui fut tuée pendant l'accouplement. La cavité utérine d'une vache qu'on venait de conduire au taureau permit à Verheyen (4) de faire la même observation. D'ailleurs, est-on autorisé à nier l'existence d'un fait observé par d'autres, par cela seul qu'on l'a vainement cherché soi-même? De ce que les œufs de grenouilles ne peuvent pas être fécondés, s'ils n'ont été préalablement revêtus d'un enduit muqueux plus ou moins épais, a-t-on droit d'en conclure qu'il en est de même chez la femme? En outre, ces ovules, que MM. Prevost et Dumas ont trouvés impropres à la fécondation, n'avaient point été détachés forcément de l'ovaire sans que l'instrument ne les eût plus ou moins altérés. Si l'existence des grossesses ovariques est loin d'être démontrée, si le fait d'un embryon moitié dans la trompe, moitié dans l'ovaire, rapporté par Bussière (5), a besoin de nouveaux appuis; si un grand nombre d'observations de grossesses extra-utérines ne sont que peu concluantes, les expériences de Nuck, qui, après l'accouplement, plaça une ligature sur la trompe, et vit, en sacrifiant ces animaux un peu plus tard, que l'œuf, arrêté par le fil, s'était développé dans la moitié ovarique du canal séminifère, celles de Hayghton (6), qui n'a point vu la fécondation s'opérer du côté où la trompe avait été liée chez des lapins, paraissent prouver incontestablement, comme celles de Cruikshank (7), que l'union des germes ne se fait pas dans la matrice.

---

(1) Diemerbrœck, *Anatom. du corps hum.*, t. 1er.
(2) *Élémen. physiol.* tome VIII.
(3) *Transact. phil.*
(4) Colin, *Thèse* n° 156, Paris, 1829.
(5) *Id.* et Adelon, *Physiol.*, t. IV, p. 77.
(6) *Phil. trans.* vol. 87, p. 175. — Ou *Abrég.* vol. VIII, p. 112.
(7) *Ibid.* p. 129.

§ II. Mécanisme.

Quant au mécanisme de la fécondation, il est encore couvert d'un voile extrêmement épais. Après la puberté, l'une des vésicules renfermées dans l'ovaire grossit rapidement, proémine bientôt à la surface de cet organe, et en amincit peu à peu la coque. Au moment du coït, elle se rompt. Il s'en échappe un ovule beaucoup plus petit qui est le véritable germe. Ce germe s'engage aussitôt dans la trompe, qui s'était spasmodiquement appliqué, en manière de ventouses, sur le point de l'ovaire qui la renferme.

§ III. Corps jaune.

La capsule qui contenait le germe constitue, avant d'être déchirée, ce que, Valisnieri, Santorini, Cruikshank, Buffon, Home (1) ont appelé le corps jaune. De sa rupture il résulte une petite plaie saignante qui se ferme graduellement, et laisse à sa place une ride ou cicatrice déprimée, plus ou moins profonde, que Littre, Haller donnent, au contraire, pour le véritable corps jaune, détermination que paraissent adopter aussi MM. Prevost et Dumas, de même que M. Plagge (2).

L'étude que j'ai faite de ce qu'on a décrit sous le nom de corps jaune, m'oblige à ne me prononcer ni pour l'une ni pour l'autre de ces opinions ; car c'est une question qui exige évidemment de nouvelles recherches. J'ai souvent trouvé dans l'ovaire de la femme, même avant qu'elle n'ait été fécondée, une ou plusieurs masses jaunâtres, du volume d'un petit pois et quelquefois d'une aveline. La coupe de ces corps se présente tantôt à l'état de crudité, comme dans un tubercule pulmonaire non ramolli ; tantôt sous l'aspect de matière concrète fortement adhérente et légèrement grumeleuse ; tantôt, enfin, avec les apparences d'un kyste qui se liquéfie du centre à la circonférence. Le relief qu'ils font à la surface de l'ovaire

---

(1) *Philos. trans.* 1819, p. 59, et *Leotur.* vol. III, p. 306.
(2) *Journal complém. du Dict. des Sc. méd.* tome XV.

est parfois considérable. Quand ils se déchirent par suite de
leur maturité, il en résulte une sorte de caverne qui ne se ci-
catrise que lentement, et qui laisse une dépression assez profonde, comme trace de son existence. Sur l'ovaire d'une
femme, dont M. Cartereau, de Bar-sur-Seine, m'a envoyé les
organes génitaux, et qui était morte par accident à moins
d'un mois de conception, l'un d'eux aurait pu contenir un
grain de raisin, quoique sa perforation fût trop petite pour
admettre une semence de chenevis. Le point obscur est de savoir quels sont au juste les rapport du germe et de la vésicule avec cette production. Je puis seulement affirmer que la
fécondation n'est indispensable ni à leur développement extrême ni à leur rupture.

Ce qui a lieu pour un ovule peut également avoir lieu pour
deux, pour trois, ou pour un plus grand nombre. Que l'évolution de l'ovule soit mise en mouvement par l'ébranlement qui
accompagne le coït, par une sorte de commotion électrique, par
un *aura seminalis*, par un animalcule ou par un principe, quel
qu'il soit, de la matière prolifique ; que ce principe arrive directement au germe de la femme, ou qu'il n'y parvienne
qu'après avoir parcouru la circulation générale, toujours est-il
qu'après toute fécondation il se détache de l'ovaire un ovule
tellement modifié, qu'on y reconnaît bientôt un être semblable à celui qui l'a produit. Voilà ce que l'observation a démontré ; mais on n'en sait pas davantage. Les systèmes de la
préformation ou de l'*évolution*, de l'*emboîtement* et de la *pan-
spermie* (1), de l'*épigénèse* et de la *catagénèse*, la force *expansive*,
la force de *résistance* des anciens, le *nisus formativus* de Blumenbach (2), reproduit sous un nouveau point de vue par
M. Mayer (3), n'apprennent rien sur la nature intime de ce
travail extraordinaire autant que curieux, pas plus que la
force végétative de Tuberville Needham (4), que le senti-

____

(1) Cl. Perrault, *phys. et mecan.* tome II.
(2) *Inst. phys.* p. 159. § 588-601.
(3) *Journal des Progrès.* 1ᵉ sér. 1827.
(4) *Phil. trans.* vol XLV, p. 615, 1748, ou *abrég.* p. 604.

ment sourd et obtus imaginé par Diderot, que la force essentielle de Wolf (1); en sorte que sous ce point de vue, le *que sais-je?* de Montaigne peut encore être invoqué par l'observateur impartial.

§ VI. Fécondations artificielles.

La possibilité de féconder artificiellement les plantes ayant été mise hors de doute par Gleditch (2), qui fit ses expériences sur un palmier du jardin botanique de Berlin avec de la semence qu'on lui avait transmise de Leipsic, il était bien naturel de les essayer aussi sur les animaux. Malpighi (3) l'avait tenté sans succès sur des œufs de vers à soie, et Bibiena n'avait pas été plus heureux; mais Jacobi réussit complètement sur des truites et des saumons. Il parvint même, si on en croit Gleditch (4), à féconder les œufs d'une femelle morte et déjà putréfiée. Spallanzani poussa ce travail beaucoup plus loin que ne l'avait fait Jacobi. Les succès qu'il obtint sur des crapauds, des grenouilles, des salamandres, etc., l'encouragèrent à faire aussi quelques essais sur les mammifères, et il affirme n'avoir pas été moins heureux sur une chienne de la race des barbets que sur les batraciens. Rossi de Pise répéta cette dernière expérience, et parvint au même résultat. Cependant, malgré les assertions de M. Mondat (5), qui dit avoir été témoin avec M. Prinseteau de dix-huit succès sur trente essais que fit Morsaqui de Turin, au moyen d'un long tube de verre, servant à conduire l'*aura seminalis* du mâle dans le vagin de la chienne, beaucoup de modernes sont restés dans le doute à ce sujet. Quant à ce qui concerne les

---

(1) *Physiolog. de Haller*, tome VIII, p. 113.

(2) *Acad. de Berlin*, trad. française, tom. VII, *append*, p. 84, ou tome II, *des Mém.* p. 144.

(3) *Id. append.* p. 75. ou *oper. omnia*, Londin. 1686.

(4) *Acad. de Berlin*, tome VII, *app.* p. 84. p. 84.

(5) *De la Stérilité*, 4me édit. p. 17.

autres animaux, les batraciens surtout, c'est un fait que MM. Prevost et Dumas ont mis à l'abri de toute contestation dans ces derniers temps.

Rien ne prouve assurément que la chose soit possible chez la femme, bien que quelques auteurs l'aient pensé. La crédulité la plus irréfléchie a seule pu faire dire à Salmuth (1) que le sperme d'un homme lancé dans le pharynx d'une femme fut suivi d'une grossesse dans l'estomac. Si la fécondation s'est opérée par l'anus, dans le cas dont parle Louis (2), c'est que le vagin s'ouvrait dans le rectum. La même chose aurait lieu par l'urèthre si l'organe sexuel s'ouvrait dans la vessie. Si la conception a souvent eu lieu, malgré l'imperforation de la vulve, c'est qu'il restait quelques pertuis à l'hymen pour le passage de la semence. De tels faits prouvent qu'il n'est pas indispensable, dans tous les cas, que la liqueur séminale soit portée directement par le pénis jusqu'au col utérin ; mais ils n'autorisent nullement à penser que les fécondations réellement artificielles soient possibles dans l'espèce humaine. Du reste, il n'est pas d'hypothèse qui n'ait ici ses difficultés. On a pu révoquer en doute jusqu'à l'action des ovaires eux-mêmes dans les phénomènes de la reproduction. Une femme meurt, en 1824, à l'hospice de l'École de médecine ; depuis plus d'une année, son abdomen paraissait le siége de nombreuses tumeurs. Elle était enceinte de quatre mois. L'autopsie permit de constater l'existence de plusieurs centaines de masses cérébroïdes à la face interne du péritoine. Nous ne trouvâmes aucun vestige d'ovaire. Une trompe et la matrice se montrèrent seules dans l'état sain. On peut dire, à la vérité, que les ovaires ne sont devenus malades qu'après la fécondation ; mais les détails du fait rendent cette interprétation fort difficile à soutenir.

ART. 3.—Conception.

Quand l'union des germes se fait à l'intérieur, le produit

____

(1) Diemerbrœck, tome 1er. p. 512.

(2) *Acad. de Berlin*, t. 7. p. 51. — *Journal encyclop.* mars 1756, 5me part. p. 116.

nouveau qui en résulte est ordinairement retenu, arrêté, dans un point quelconque du système sexuel. Or, c'est ce phénomène qui constitue la conception proprement dite. Elle est distincte, comme on voit, de la fécondation; car toutes les fois que celle-ci se fait hors de l'animal, comme dans les poissons et plusieurs reptiles, on ne peut pas dire que la conception existe véritablement, tandis que dans les classes plus élevées on la rencontre toujours. Au premier coup d'œil, il semblerait inutile d'en faire un phénomène à part, et qu'on peut la confondre sans inconvénient avec la gestation; mais en y regardant de plus près, on ne tarde pas à se convaincre du contraire. Effectivement, les ophidiens et les oiseaux n'ont point de gestation, et cependant ils ont une conception. La conception comprend donc ce qui s'opère entre l'instant de la vivification et le moment où le germe fécondé commence à se développer, soit que pour cela il se fixe sur un point du canal de la génération, soit qu'il ait besoin d'être expulsé pour subir une incubation au dehors. Cependant, comme ce n'est en quelque sorte qu'un point abstrait dans la grande fonction qui nous occupe, tous autres détails à son sujet seraient complètement inutiles.

LIVRE III.

Gestation.

Si l'œuf fécondé ou conçu sort des organes de la mère avant que le germe ne commence à se développer, comme dans les oiseaux, il n'y a pas de gestation, et l'animal est appelé *ovipare*. Si l'embryon se forme en parcourant l'oviductus, mais de manière à ce qu'il ne se puisse séparer de sa coque qu'après la ponte, comme dans quelques reptiles, il n'y a point encore, à proprement parler, de gestation et les animaux sont dits *ovovivipares*. Toutes les fois, au contraire, que l'œuf subit en entier son incubation au dedans du système générateur, que le fœtus n'en est chasssé qu'au moment où le développement de ses divers appareils lui permet de vivre et de croître dans le monde extérieur, on dit qu'il y a grossesse ou gestation ; c'est ce qu'on observe dans les seuls mammifères. Alors il existe un organe gestateur, un utérus unique, ou une matrice et deux *ad uterum*, destinés à loger le produit de la fécondation jusqu'à sa maturité, et ces animaux sont nommés *vivipares*.

La *grossesse*, dans l'espèce humaine, est un des phénomènes de la reproduction qu'il importe le plus de bien étudier. Les mots grossesse et gestation ne sont point synonymes des mots *femme grosse*, *femme enceinte*. Les premiers expriment une fonction et tout ce qui la concerne, depuis son origine jusqu'à sa terminaison. Les seconds indiquent simplement l'état actuel d'une femme qui renferme en elle un *œuf fécondé* ou *conçu*.

Si l'ovule fécondé arrive sans obstacle dans la cavité de la matrice et s'y maintient, la grossesse est dite *bonne*, *naturelle*, *utérine*. S'il reste et se développe dans l'ovaire, s'il tombe dans le péritoine, s'arrête dans la trompe ou s'engage dans l'épaisseur des parois mêmes de l'organe gestateur, elle prend, au contraire, le nom de *mauvaise*, *contre nature*, *extra-utérine*. La première espèce est ensuite divisée en trois variétés: 1° grossesse simple, quand la matrice ne renferme qu'un œuf ; 2° grossesse double, triple, quadruple ou composée, quand il existe deux, trois ou quatre fœtus ; 3° grossesse compliquée, quand un polype, une grande quantité d'eau, une maladie quelconque du produit de la conception ou de l'utérus, viennent s'y joindre.

La seconde comprend quatre nuances, déterminées par le siége que choisit le germe fécondé, en sorte que les auteurs admettent: 1° une grossesse ovarique; 2° une grossesse abdominale ou péritonéale; 3° une grossesse tubaire ; et 4° une grossesse mixte ou interstitielle.

Après avoir remarqué qu'une foule de maladies font quelquefois naître la plupart des symptômes de la grossesse, les accoucheurs français, adoptant une première division plus générale encore, ont établi une grossesse *vraie* et une grossesse *fausse ou apparente*, distinctes l'une de l'autre en ce que la première est caractérisée par la présence, et la seconde par l'absence d'un fœtus.

TITRE Ier.

Vraie grossesse.

CHAPITRE PREMIER.

Grossesse utérine.

Dès que la grossesse a lieu, des phénomènes importans et nombreux se manifestent dans l'économie. Les uns sont locaux, physiques, matériels; les autres variables, fugaces, généraux. Il en est de communs à toute espèce de gestation, tandis que d'autres sont particuliers à quelques-unes seulement. Comme la grossesse utérine les réunit presque tous, et constitue d'ailleurs l'unique gestation normale dans l'espèce humaine, je ne parlerai d'abord que de ceux qui lui appartiennent.

Sect. Ire. Grossesse simple.

L'ébranlement général que détermine la copulation n'est que momentané, chez la femme comme chez l'homme, lorsqu'il n'en doit pas résulter de fécondation. Dans le cas contraire, l'état de turgescence, d'érection ou de spasme de l'utérus et des trompes, persiste et forme le prélude d'une vie nouvelle pour le premier de ces organes et de changemens nombreux dans tout l'organisme.

ART. 1er.—Changemens anatomiques.

L'abdomen et ses dépendances exige dès lors une attention toute particulière.

§ Ier. — Dans l'utérus.

Le travail qui s'opère dans l'utérus est surtout remarquable. Son volume, sa forme, sa situation, sa direction, sa structure, ses propriétés, tout va changer.

A. Volume.

Lorsque la conception est opérée, la matrice reste dans un état de fluxion qui en augmente insensiblement toutes les dimensions. Suivant quelques accoucheurs, cet accroissement suit une marche régulière et uniforme jusqu'à la fin de la grossesse. D'autres ont avancé qu'il est inégal et comme saccadé. Désormeaux (1) pense qu'il se fait avec lenteur dans les premiers mois, avec une grande rapidité, au contraire, dans les deux ou trois derniers, aux dépens des parois seules de l'organe d'abord, puis des parois et de la cavité tout ensemble. Ce n'est pas le corps seul qui subit cet agrandissement. Madame Boivin (2) soutient, mais à tort évidemment, qu'au second mois le col a déjà près de *deux pouces* de longueur. A la fin du troisième mois, le corps de la matrice a deux pouces et demi dans toutes les directions et trois pouces et demi dans le quatrième mois. A cette dernière époque, les rides supérieures du col se développent et s'étendent en nervures déliées.

A sept mois, le tiers supérieur du col est épanoui dans la région inférieure du corps, dont il se distingue quelquefois à l'intérieur par une zone rosée. Sa portion inférieure, plus blanche, offre encore quinze lignes, y compris le museau de tanche, dont la longueur est de cinq à six lignes. Le col présente ordinairement moins d'un pouce de longueur à huit mois ; néanmoins il ne se perd tout-à-fait dans l'ovoïde utérin que dans le courant du neuvième ; en sorte que, depuis le commencement de la grossesse jusqu'au moment du travail, il s'amincit, se déploie, s'évase par degrés avant de disparaître tout-à-fait. Smellie (3) dit que la quatrième partie du col est dilatée au troisième mois, et la moitié dès le cinquième ; mais il va certainement trop loin, au moins pour le plus grand nombre des cas.

J'ai cru remarquer comme Désormeaux qu'abstraction faite du museau de tanche, le col a perdu le tiers environ de sa longueur totale dès le cinquième mois, la moitié dans le sixième, les deux tiers ou les trois quarts dans le septième, les trois quarts ou les quatre cinquièmes à la fin du huitième, et que le reste s'efface dans le courant du neuvième. On aurait tort, toutefois de prendre à la lettre de telles

---

(1) *Dict. de méd. art. grossesse.*

(2) *Mémor. des accouch.* 1824.

(3) *Traité théorique et pratique*, tome Ier, p. 117.

assertions. L'observation plus souvent répétée, et des expériences mieux suivies ont singulièrement amoindri la confiance que je leur avais d'abord accordée. Les changemens que subit la longueur du col pendant la gestation, varient presque autant que ses caractères anatomiques dans l'état de vacuité. Ce que j'en ai dit ne doit, en conséquence, s'entendre que d'une manière très générale.

On dit qu'à terme, le diamètre vertical de l'utérus est de douze pouces, l'antéro-postérieur de neuf pouces, et le transversal de huit pouces et demi. Sur trois femmes mortes à terme avant la rupture des membranes, j'ai trouvé deux fois quinze pouces et une fois treize pouces au grand diamètre, une fois huit pouces et deux fois dix pouces d'avant en arrière, deux fois onze et une fois neuf pouces en travers. A la hauteur des trompes, sa circonférence est d'environ vingt-six pouces et de treize pouces seulement au niveau de la portion utérine du col. Levret (1) dit que la matrice, qui n'a que seize pouces de superficie dans l'état de vacuité, en offre trois cent trente-neuf à l'époque de l'accouchement; que le vide de cet organe, réduit aux quatre cinquièmes d'un pouce dans le premier cas, s'élève à quatre cent huit pouces dans le second ; que sa masse, qui n'est que de quatre pouces un tiers avant la grossesse, est de cinquante-un pouces lors de l'enfantement ; mais le vide de l'utérus est évidemment porté trop loin par Levret, car de cette manière il pourrait contenir dix-sept livres d'eau, tandis que l'œuf en totalité ne pèse en général que de sept à dix livres.

B. Forme.

Au lieu de rester aplatie sur ses deux faces, la matrice s'arrondit, et ne tarde pas à devenir complètement pyriforme. L'angle vaginal semble se resserrer, *s'amincir*. Son orifice devient quelquefois circulaire ou cesse de représenter une simple fente linéaire ou transversale, surtout dans les premières grossesse. D'autres fois il s'entr'ouvre assez largement. Ses lèvres s'épaississent et deviennent plus molles, principalement

---

(1) *Art des accouch.* 3ᵐᵉ édit.

chez les femmes qui ont eu plusieurs enfans. Dans quelques
cas de première gestation, il semble se fermer tout-à-fait, au
point que le doigt parvient à peine à le distinguer.

Ensuite l'utérus arrive graduellement à la forme d'un ovale,
dont la pointe serait tournée en bas. Sa paroi postérieure,
déjà plus bombée que l'antérieure, avant la fécondation, se
développe dans une telle disproportion que les trompes semblent descendre considérablement, et que leur racine finit par
correspondre au point de réunion des deux tiers postérieurs
avec le tiers antérieur de la circonférence utérine. Son fond
se distend aussi très fortement. De dimensions presque égales
dans tous les sens, vers le cinquième ou le sixième mois, l'organe gestateur offre alors la figure d'un vase sphéroïde, terminé
par un goulot très court. On pourrait le comparer à une vessie
dont l'extrémité uréthrale ou le col serait ficelé dans l'étendue d'un pouce ou deux. En imaginant alors que quelqu'un
relâche avec lenteur, et de haut en bas, les cercles du lien
qui le ferme, pendant qu'une autre personne souffle par son
fond pour la distendre, on aura une idée assez nette de l'effacement graduel du sommet de l'utérus.

Du reste, il m'a paru qu'au lieu de conserver sa ron-
deur, sa régularité des quatre premiers mois, comme on le
suppose généralement, l'utérus s'aplatissait un peu dans le
sens antéro-postérieur et que sa région sacrée était habituellement déprimée pour s'accommoder à la forme du promontoire, ou de la portion lombaire du rachis.

A la fin de la grossesse, le col n'est plus qu'un bourrelet,
formé par les lèvres seules du museau de tanche, et dont l'é-
paisseur varie selon que la femme est primipare ou qu'elle a
déjà eu plusieurs enfans. Dans le premier cas, ce bourrelet
existe à peine. Un cercle de plus en plus mince, le remplace
ordinairement, tandis que, dans le second, il conserve assez
fréquemment une épaisseur de deux, trois et quatre lignes
jusqu'à l'accouchement. Son *orifice* reste habituellement fermé.
Les bords en sont lisses, réguliers et minces jusqu'à la fin, quand
les personnes n'ont point encore eu d'enfans. Chez les autres,
il s'entr'ouvre de bonne heure. Nombre de fois, j'ai pu y in-

troduire l'extrémité du doigt, chez des femmes enceintes de cinq mois et demi ou six mois, qui servaient aux exercices pratiques de ma salle d'accouchemens. Plus évasé et plus mou en bas, il paraît plus dur et plus étroit en haut. Sa cavité ressemble à un doigt de gant plus ou moins allongé; de telle sorte qu'on peut toucher à nu les membranes et reconnaître la position de l'enfant plusieurs mois avant le terme du travail.

C. Position.

En même temps que l'utérus s'accroît en longueur et que son volume augmente, il éprouve d'autres changemens relatifs à sa position et à ses rapports. Le col s'abaisse, se rapproche de la vulve. Très marqué chez quelques femmes, à peine appréciable chez d'autres, ce phénomène se rencontre plus souvent, persiste plus long-temps chez celles qui ont le bassin large, la fibre molle ou naturellement relâchée, et moins communément dans les conditions opposées, quoiqu'il ne soit pas rare de l'observer chez quelques femmes jeunes et robustes, et lors de la première grossesse. Toutefois le museau de tanche ne tarde pas à remonter insensiblement par suite du volume de plus en plus grand que prend la matrice. C'est d'ailleurs un phénomène déjà signalé par Aristote (1), et que plusieurs accoucheurs ont noté depuis. A trois mois il occupe à peu près la même place qu'avant la fécondation. En continuant de s'élever ensuite par degrés, il parvient quelquefois jusqu'à la hauteur de l'angle sacro-vertébral, tandis que d'autres fois il redescend au contraire à partir du sixième, du septième ou du huitième mois, et se rapproche considérablement du détroit inférieur.

Le *fond*, qui dépasse à peine le niveau du détroit supérieur au troisième mois, s'élève à deux travers de doigt au dessus dans le courant du quatrième, s'approche de l'ombilic dans le cinquième, arrive au niveau de ce point central ou le dé-

---

(1) *Hist. des anim.* tome Iᵉʳ. p. 4.3.

passe même à la fin du sixième, monte encore dans le septième et dans le huitième, mais n'atteint ni le diaphragme, ni le foie, et ne va point non plus remplir la région épigastrique, comme l'ont dit par hyperbole ou par irréflexion quelques auteurs classiques, et comme Smellie (1) lui-même semble le donner à entendre. J'ai remarqué qu'il reste souvent dans la région mésogastrique jusqu'à l'accouchement. D'ailleurs, à part quelques cas exceptionnels, il ne peut guère en être autrement, puisque dans le dernier mois de la grossesse le centre du bassin est souvent séparé de l'ombilic par un espace de dix-huit à vingt pouces. Quoi qu'il en soit, l'utérus, comme accablé sous le poids de l'œuf dans le neuvième mois, semble s'affaisser et s'écraser en quelque sorte sur lui-même ; ce qui l'oblige à s'agrandir davantage, proportionnellement, en travers et d'avant en arrière, qu'il ne l'avait fait jusque là.

D. — Direction.

Tant que la matrice reste libre dans le petit bassin et n'est point arrêtée par la base du sacrum, sa moitié postérieure, formant une masse plus considérable que l'antérieure, tend à la faire basculer en arrière ; de façon qu'en s'abaissant, le museau de tanche doit s'éloigner du sacrum pour se rapprocher des pubis ; déviation que favorisent encore la distension et la déplétion alternative de la vessie urinaire. Mal soutenu en avant par les parois abdominales, pressé par les viscères, et d'autant plus que pour maintenir l'équilibre la femme est obligée de se déjeter la tête et les épaules en arrière, l'utérus, dès qu'il est assez développé pour toucher le promontoire, semble ne pouvoir s'élever qu'en suivant l'axe du détroit supérieur.

Obliquités. Appliqué postérieurement contre une partie solide, saillante et arrondie, il ne se maintient que difficilement sur la ligne médiane en se portant dans l'abdomen, et se dévie presque toujours d'un côté ou de l'autre, à droite huit fois sur dix,

---

(1) *Traité théorique et pratiq* etc., tome Ier. p. 117.

et de manière que l'un de ses bords, le gauche, si l'inclinaison
est à droite, le droit si c'est le contraire, se tourne bientôt en
avant ; d'où il arrive que sa région antérieure regarde un peu
à droite, dans le premier cas, et à gauche dans le second, en
un mot qu'il semble se tordre sur son grand axe.

1°. *Du corps.* On a expliqué de cent manières la cause qui
porte la matrice plutôt à droite qu'à gauche. La présence du
rectum, habituellement rempli de matières stercorales fort
dures, chez les femmes enceintes, a paru suffire à quelques-uns;
mais l'obliquité droite se remarque aussi chez les personnes qui
ne sont point constipées, chez celles mêmes qui ont la diarrhée.
Désormeaux (1) ajoute avec Rœderer (2) qu'en s'élevant dans
l'abdomen, l'organe gestateur est repoussé à droite par la
masse des intestins grêles et l'S iliaque du colon ; ce qui tient,
dit-il, à ce que le mésentère, fixé sur le devant du rachis,
est obliquement dirigé de haut en bas et de droite à gauche.
Mais il y a erreur de fait ici, c'est de gauche à droite que la
racine du mésentère se dirige, et je m'étonne que Désormeaux,
d'ailleurs si exact, ne s'en soit pas aperçu. En outre, si l'S du
colon est à gauche, le cœcum, plus volumineux, est à droite.
D'autres ont pensé, avec Levret (3), que l'insertion du placenta, en limitant la dilatation d'un point de l'utérus, pouvait donner lieu aux inclinaisons latérales. Millot (4) qui défend la même hypothèse, invoque de plus à l'appui, l'autorité de Guyot, Bœhmer et Le Blanc. D'abord il n'est pas
vrai que la portion utérine en contact avec le placenta se dis-
tende moins que les autres. Ensuite, en admettant ce fait,
pour qu'il fût de quelque valeur, il faudrait que le gâteau vasculaire de l'œuf s'attachât presque toujours à droite, ce qui
est contraire à l'observation. Madame Boivin (5) attribue l'obli-

---

(1) *Dict. de méd.* art. gross. 2ᵐᵉ édit.
(2) *Élément. Art. obstetr.* etc., 1753. cap. 17.
(3) *Art. des accouch.* etc., p. 49.
(4) *Supplément,* etc., tome Iᵉʳ. p. 151-159-160.
(5) *Mémor. des accouch.* 1824, p. 62.

quité droite à l'excès de force du cordon sus-pubien correspondant; mais alors l'angle droit de la matrice ne devrait pas
s'éloigner autant que le gauche du canal inguinal, et c'est le
contraire qu'on observe. J'admettrais plus volontiers que, ne
pouvant rester sur le devant de la colonnne vertébrale, l'utérus s'incline, en général, à droite par suite de l'habitude de
se coucher dans ce sens, et de se servir du membre thoracique
droit plutôt que du gauche. Avant d'accorder toute confiance
à cette explication, il faudrait, je le sais, avoir la preuve que
chez les femmes qui suivent des habitudes opposées, l'obliquité
droite ne se rencontre pas; mais Meirieu (1) nous apprend déjà
que l'utérus était incliné à gauche chez une femme gauchère.
MM. Lavagna (2), Guillemot (3) et Villate (4) ont d'ailleurs
rendu difficile la réfutation d'une pareille doctrine.

2°. *Du col.* Pendant que le fond et le corps de la matrice
s'inclinent en avant et à droite, le col se porte généralement en
arrière et à gauche. Cependant on aurait tort de croire qu'il en
est toujours ainsi. L'orifice peut rester au centre de l'excavation,
quoique les obliquités antérieure et latérale soient portées
très loin, ou bien se diriger beaucoup plus en arrière que ne
l'indique la position du fond. J'ai fréquemment rencontré son
plan parallèle à la face antérieure du sacrum dans les derniers
temps de la grossesse, quoiqu'il n'y eût pas d'ailleurs d'inclinaison en avant. Il peut aussi se tourner à droite, quoique le
fond soit incliné de ce côté, ce qui est beaucoup plus rare.
Ces obliquités du col sont si fréquentes que les plus anciens
auteurs semblent les avoir entrevues. Aétius (5), par exemple,
les indique déjà, et Moschion (6) cherche à en faire ressortir

(1) *Journal univ.* tome XXIX, p. 257.
(2) *Archiv. gén. de méd.*, tome V, p. 452.
(3 *Journal univ.* tome XXXVIII, p. 257.
(4) *Thèse*, n° 78, Paris 1826.
(5) Smellie, Traité thé. riq. et pratiq., etc. tome Ier, p. 25.
(6) Cap. 14., *ou Spach, Gynæciorum,* etc., 1597, p. 24, cap. 5.

l'importance pratique. Nous verrons, au reste, à l'article *Vices de situation*, qu'il en a été de même pour celle de la matrice.

E. — Épaisseur.

L'épaisseur de la matrice pendant la grossesse est un des sujets qui ont été le plus débattus parmi les accoucheurs. Galien (1) la dit plus forte au commencement, moindre au milieu, et moindre encore à la fin. Paul d'Égine parle dans le même sens. Mauriceau (2) prétend que l'utérus ne se distend, ne s'agrandit qu'aux dépens de l'épaisseur de ses parois. Dulaurens, Riolan, soutiennent, au contraire, qu'il devient plus épais; tandis que Vesale, Arantius, de Graaf (3), et Deventer (4) lui-même qui les invoque, croient que cette épaisseur reste la même. C'est aussi l'opinion de Nortwyck (5). De la Motte (6), Rœderer, partagent l'opinion de Dulaurens. Il en est de même de Lemoine et de Burton (7). Smellie (8), qui lui a trouvé trois lignes après une hémorrhagie, remarque que la matrice est plus épaisse après l'accouchement. Denman (9) pense comme Nortwyck. Dionis (10) admettait l'évaluation de Mauriceau. Quant à Levret (11), il se place entre Mauriceau et Deventer; ce qui n'a pas empêché Millot (12) et Girard (13) de Lyon de se déclarer en faveur des assertions

---

(1) *De uter. dissect.* c. VIII ou p. 280.

(2) *Maladies des femmes gross.* etc., p. 13.

(3) *Oper omnia*, chap. VIII, p. 128.

(4) *Obs. sur la man. des accouch.*, p. 27.

(5) *Anat. uter. grav. hum.* in-4°, 1745.

(6) *Traité complet*, etc., p. 855.

(7) *System. nouv. de l'art des accouchem.*, p. 31.

(8) *Trait. théoriq. et pratiq.* etc., tome Ier, p. 23

(9) *Introd. à la pratiq.* etc., tome Ier, p. 1.

(10) *Traité gén. des accouchemens*, etc., p. 36.

(11) *Art des accouch.*, p. 65.

(12) *Supplément*, tome Ier, p. 474.

(13) *Journal gén.* tome XLVIII, p. 287.

de Galien. Une telle divergence d'opinions, sur un fait facile à constater, a quelque chose d'assez étrange au premier coup d'œil, mais qu'on explique, cependant, en ayant égard à la position dans laquelle se sont trouvés les observateurs. Dans l'impossibilité d'ouvrir des cadavres, les anciens dûrent raisonner par analogie. Voyant que les parois de la vessie sont d'autant plus minces que ce réservoir est plus distendu, qu'il en est de même dans un bon nombre d'animaux pour l'utérus et ses cornes, ils ne pensèrent pas que dans l'espèce humaine il pût en être autrement. D'ailleurs, chez les femmes qui meurent d'hémorrhagie pendant l'accouchement ou dans le dernier tiers de la grossesse, chez celles qui sont affectées d'hydromètre, ou dont l'œuf renferme une trop grande quantité de liquide amniotique, la couche charnue de la matrice est en effet très mince, et quelquefois réduite à la moitié, au tiers, et même au quart de son épaisseur naturelle. Saviard (1), qui dit avoir trouvé quatre lignes à l'insertion du placenta et une ligne seulement dans les autres régions, a dû tomber sur un de ces cas.

D'autres furent entraînés à défendre l'opinion diamétralement opposée, parce que pendant les huit premiers jours qui suivent le part, temps où il succombe le plus de nouvelles accouchées, les parois utérines, en revenant sur elles-mêmes, s'épaississent effectivement au point d'offrir quelquefois jusqu'à un pouce et même quinze lignes dans le fond de l'organe. Mais depuis que des occasions nombreuses ont permis de mieux interroger la nature, les hypothèses fondées sur de fausses analogies, ou sur des faits exceptionnels et mal interprétés, ont fait place à la vérité.

Les parois de la matrice conservent à peu près la même épaisseur que dans l'état de vacuité pendant tout le cours de la gestation. Cette épaisseur, plus forte, au lieu d'être moindre comme le croit Jenty (2), à l'insertion du placenta, va géné-

---

(1) *Observ. de chir.*, p. 424, obs. 101.
(2) *Explicat. demonstrat. uteri prægnant.* etc., 1757.

ralement en diminuant du fond vers le col, où elle n'est souvent que de deux à trois lignes et même moins. Augmentant un peu dans tous les points de l'organe à la fois, jusqu'au troisième ou au quatrième mois d'imprégnation, elle semble quelquefois rester ensuite en arrière de ses limites primitives, pour les dépasser de nouveau dans les derniers temps de la gestation, excepté au col, qui s'amincit surtout alors. Elle était de dix lignes chez une femme tuée par une balle, à un mois de grossesse, et dont M. Cartereau de Bar-sur-Seine m'a envoyé la matrice. J'ai pu constater qu'elle était plus considérable encore en pratiquant l'opération césarienne chez une autre dame à terme, après la rupture des membranes. Elle est d'ailleurs très variable chez les différentes femmes, et fort inégale sur les divers points de l'organe. La région qui appuie contre l'angle sacro-vertébral est habituellement très mince. On remarque quelquefois la même disposition vis à vis des pubis. Il n'est pas jusqu'aux saillies de l'enfant qui ne puissent la faire varier. Plus considérable après qu'avant la sortie des eaux, elle est surtout énorme immédiatement après la couche. Un peu moindre dans le premier temps du travail, et vers le milieu de la grossesse, elle diminue sensiblement et quelquefois à un point extrême chez les femmes affectées de pertes, ou qui meurent d'hémorrhagie sans que l'œuf se soit rompu. Il est donc inutile de combattre Jenty, qui soutient que cette épaisseur est bien plus apparente que réelle, et que le sang accumulé dans les vaisseaux utérins en est l'unique cause.

F. — Structure.

Dans l'état de vacuité, l'organisation de l'utérus semble n'être qu'ébauchée. C'est pendant la grossesse qu'elle se perfectionne, qu'elle se développe. Ses fibres, qui étaient pâles, denses et formaient un mélange inextricable, se ramollissent, deviennent plus rouges et représentent bientôt des plans, des faisceaux faciles à reconnaître et à suivre. Le tissu cellulaire, auparavant si ferme, si serré, si élastique, se relâche, s'assouplit, se rapproche enfin du tissu cellulaire commun, et, de cette manière, permet aux autres élémens, qu'il tenait comme enchaînés, de suivre l'impulsion qui anime la totalité de la matrice. Les branches artérielles, plissées mille fois sur elles-mêmes, à l'instar du canal déférent, et bridées dans cet état par des lamelles élastiques et denses, cédant au relâchement général, s'allongent peu à peu. Les angles, d'abord si aigus, de leurs plicatures, s'émoussent, s'agrandissent ; finissent par ne plus offrir que des zigzags plus ou moins profonds, des tortuosités qui ne gènent en rien la circulation.

Les *veines* subissent les mêmes métamorphoses. Déjà plus grosses et moins tortueuses dans l'état naturel, elles s'élargissent et se développent plus rapidement encore que les artères. A terme, on les voit sillonner la couche charnue dans toutes les directions, et former un réseau qui la sépare pour ainsi dire en deux plans. Leur volume permet d'y introduire une plume d'oie, et même, dans quelques cas, l'extrémité du petit doigt. C'est en approchant de la membrane muqueuse surtout qu'elles se dilatent au point de former des cônes à base renversée ; cônes décrits par Astruc (1) sous le nom de *veines cœcales*, mais que Haller sut ramener à leur nature première, en les appelant *sinus veineux*, et auxquels Hunter ne veut pas qu'on donne de nom particulier.

Les vaisseaux *lymphatiques* sont tellement amplifiés, au dire de Cruikshank, que si on les injecte avec du mercure, ils peuvent égaler le volume d'une plume de corbeau, et former comme une enveloppe d'argent à la surface de l'utérus. Les *nerfs* eux-mêmes, suivant Hunter, augmentent aussi sensiblement de volume.

La membrane *muqueuse*, dont l'existence est si difficile à démontrer hors de la grossesse, devient plus évidente, plus rouge, plus villeuse. On peut en séparer des lambeaux distincts. Les plis qu'elle forme pour envelopper les rides du col se relâchent et disparaissent, mais seulement dans la dernière moitié de la grossesse. La membrane séreuse, de son côté, est

____

(1) *Maladies des femmes*, tome V, p. 11.

loin de rester étrangère à tous ces changemens. Bichat s'est
évidemment trompé en soutenant que le péritoine, non plus
que les autres membranes diaphanes, ne jouit d'aucune extensibilité. A la fin de la grossesse, le méso-rectum persiste.
Les ligamens larges et autres replis, tiraillés, ne sont point ef-
facés, quoiqu'ils aient perdu de leurs dimensions proportion-
nelles, et même un peu de leurs dimensions absolues. D'ailleurs, en admettant qu'ils fussent complètement déplissés,
leurs lames ne suffiraient pas pour ceindre une circonférence
de vingt-six pouces. Il est donc évident que le feuillet séreux
s'accroît en même proportion que la couche charnue de la matrice, et qu'il reste en contact avec les mêmes points des couches sous-jacentes, depuis le commencement jusqu'à la fin de
la gestation. J'ai même remarqué, comme M. Ristelhueber,
qu'au lieu de s'amincir, il augmente au contraire d'épaisseur,
et que ses adhérences se relâchent à peine pendant qu'il subit
cette ampliation.

G. — Propriétés.

A mesure que les vaisseaux utérins se déploient, le sang
s'y précipite, et la matrice finit par ne plus former qu'une
éponge gorgée de fluide. Comme les règles se suppriment dès
que la fécondation est opérée, c'est à ce phénomène que quelques auteurs ont attribué la plupart des modifications qu'é-
prouve alors l'utérus ; mais une telle opinion ne peut être
adoptée, car on observe les mêmes changemens chez les femmes
qui continuent d'être assujetties au flux périodique pendant la
grossesse et quand l'utérus est distendu par un polype, tandis
qu'on ne les rencontre pas dans les cas d'aménorrhée simple.
Dans l'état de vacuité, l'utérus peut être touché, heurté, pressé,
sans que la femme en éprouve pour ainsi dire de douleur.
Pendant le développement de l'œuf, au contraire, le moindre
choc, le moindre attouchement du fœtus sont à l'instant res-
sentis par la mère. La sensibilité et la contractilité s'y mettent
presque au même degré que dans les organes de la vie de relation. Toutefois la matrice est alors beaucoup moins irritable
qu'on ne l'admet généralement.

Pour expliquer le développement extraordinaire de la cavité utérine, les anciens et Mauriceau (1) lui-même ont dit que l'œuf en grossissant la dilate, comme on dilate un tube de verre en le soufflant, comme on distend une vessie en la remplissant de liquide ou d'air, comme on étale une boule de cire molle. En appelant au secours de cette hypothèse les lois que suit la marche des fluides qui transsudent à l'intérieur d'un vase inerte, Puzos ne l'a pas rendue plus soutenable. Puisque en physique on mesure la force d'impulsion des liquides par la hauteur et la largeur de la colonne qui les apporte, il est clair qu'ici l'effort distensif augmenterait en raison inverse de la résistance. Très faible dans le commencement, quand la densité de l'organe est considérable, il se trouverait, à la fin, doublé dix fois pour triompher d'une difficulté moindre. Serait-il mieux de dire avec Van-Helmont, que la matrice se dilate spontanément sous l'influence d'un *blas météorisant*, ou d'admettre avec Levret et les modernes que, comme le cœur et les tissus érectiles, elle s'agrandit d'une manière active et par la seule force de ses propriétés vitales? Mais en raisonnant ainsi, on exprime le fait sans en indiquer la cause. Toutefois il est certain que la force de dilatation, étrangère au produit de la conception, réside dans l'organe gestateur lui-même. Ce qui le prouve sans réplique, c'est que, comme l'ont remarqué Levret, Bertrandi, Meckel, Chaussier, et que je l'ai remarqué aussi cinq fois dans les grossesses contre nature, la cavité utérine, dépourvue d'œuf, se dilate comme dans la gestation ordinaire.

Pour expliquer cette dilatation, il est tout-à-fait inutile d'invoquer avec Malpighi un principe fermentescible contenu dans la semence, ou, avec Blumenbach (2), une action vitale particulière. La turgescence déterminée par la fécondation et entretenue par l'œuf en donne très bien la raison. La congestion dont l'utérus est le siége, y appelle un excès de nutrition. Les

---

(1) *Maladies des femmes grosses*, etc., p. 11.
(2 *Institut. physiolog.* §. 588.

molécules nouvelles qui s'y déposent sans cesse en allongent nécessairement les fibres. Les canaux vasculaires se déplissent et grossissent en même temps. Ce déplissement et cet allongement ne pouvant se faire sans augmenter l'étendue des cercles ou des courbes que représentent chaque fibre et chaque vaisseau de l'organe, font que l'ampliation de sa cavité est une suite inévitable de la nutrition augmentée de ses parois.

Leroux et Chaussier (1) ont établi, comme Deventer l'avait déjà fait, et contre l'opinion de Lemoine ou de Petit, que la cavité du corps de l'utérus se dilate d'abord en proportion bien plus grande que celle du col. J'ajouterai qu'elle se dilate réellement seule pendant les trois premiers mois. Burton (2) remarque avec raison, au surplus, que l'agrandissement de la matrice est entièrement dû au développement de ses fibres. Il se fait en tous sens et sans réaction comme le soutient Millet (3), de manière à n'avoir nul besoin de l'antagonisme que quelques auteurs ont supposé entre ses plans musculaires principaux.

Au surplus, l'œuf et la matrice se développent ensemble. Si le but ou la fonction du contenu n'est pas de forcer la distension, au moins sert-il à soutenir les parois, à maintenir l'irritation du contenant dans de justes proportions. Ici, comme toujours, la nature trouve le moyen de multiplier les effets sans augmenter le nombre des causes.

§ 2. — Annexes.

Les changemens qui s'opèrent dans la position, le volume et le poids de la matrice, doivent en amener dans la disposition des parties voisines.

A. Par suite de l'abaissement du col pendant les premiers mois, le *vagin* se raccourcit et devient plus large. Tiraillé par

---

(1) Leroux, *Pertes utérines*, etc., p. 20.
(2) *Systèm. nouv. de l'art des accouch.*, p. 225.
(3) *Supplém.* etc., tome I . p. 419.

l'utérus, un peu plus tard, il s'allonge et finit par former une sorte de cône dont le sommet serait à la vulve. En s'imbibant de liquides, ses parois se ramollissent. Ses colonnes antérieure et postérieure acquièrent parfois un volume considérable, surtout en approchant de l'extérieur.

B. Les *trompes*, retenues par les ligamens larges contre les bords de la matrice, grossissent, deviennent plus rouges, plus vasculeuses et comme spongieuses à la surface interne de leur pavillon.

C. Les *ovaires*, abaissés de la même manière, augmentent aussi de volume. Leurs vaisseaux se dilatent, deviennent quelquefois variqueux, au point de se rompre et de produire une hémorrhagie mortelle.

D. Les fibres des *ligamens ronds* se dessinent mieux, se développent, rougissent, de telle sorte qu'à l'époque de l'accouchement ils forment deux véritables faisceaux musculaires dont la contraction est tellement évidente dans certains cas, que, sur trois femmes différentes, j'ai pu la reconnaître et la faire apprécier par plusieurs personnes, pendant que la matrice se resserrait pour chasser le délivre.

Du reste l'abaissement de leur racine et de celles des trompes est beaucoup plus apparent que réel, bien qu'on ne puisse pas dire avec Burton (1) qu'ils n'éprouvent presque aucun changement sous ce rapport.

5.—Abdomen et viscères.

A. La *vessie* remonte au dessus du détroit supérieur. L'*urèthre* se cache derrière la symphyse des pubis, devient presque vertical. Son orifice s'enfonce sous le sommet de l'arcade, et le cathétérisme des femmes enceintes est ainsi rendu plus difficile. Il peut arriver que la poche urinaire, plus fortement comprimée au dessus qu'au dessous de son fond, vienne faire saillie dans le haut du vagin, ainsi que je l'ai souvent rencontré dans la dernière moitié de la grossesse.

---

1) *Systém. nouv. de l'art des Accouchem.* etc., p. 28

B. L'intestin *rectum*, comme étranglé supérieurement, ne recevant plus l'impulsion du diaphragme, se laisse distendre par les matières stercorales et déforme la paroi postérieure du vagin.

C. Les intestins *grêles*, soulevés par le fond de l'utérus, au devant duquel ils se placent quelquefois en partie, peuvent y être comprimés de manière à déterminer des coliques plus ou moins vives. D'autres fois, leur portion la plus mobile s'engage dans l'excavation *recto-vaginale*, où elle peut s'étrangler et faire naître des accidens graves ; mais le plus souvent ils se déjettent vers les régions lombaires, ou remontent directement en réagissant contre le colon transverse, l'estomac et le foie.

D. Le *diaphragme* lui-même, refoulé dans le thorax, dont il élargit la base et diminue le diamètre vertical, se trouve plus ou moins gêné dans ses mouvemens d'abaissement.

E. La *peau* du bas-ventre s'amincit, se couvre de taches blanchâtres et de vergetures disposées en zigzags ou en lignes courbes à convexité inférieure. Ses mailles s'écartent comme celle d'une étoffe qu'on tiraille et qui cède sans se déchirer. Après l'accouchement, elle paraît toute couverte de cicatrices réticulées, et se ride ou se couvre de plis. Chez les femmes de courte stature, comme le dit Desormeaux, et j'ajouterai chez celles dont le ventre acquiert un volume considérable, cet état du derme se propage jusqu'aux cuisses et aux fesses.

F. Les *muscles droits* s'élargissent aux dépens de leur épaisseur, se trouvent reportés sur les côtés, et entraînent avec eux l'artère épigastrique ; ce qu'il est bon de ne pas oublier dans l'opération césarienne.

G. Les *aponévroses* s'éraillent. L'anneau inguinal s'agrandit un peu ; mais c'est la ligne blanche qui subit le plus de changemens, parce qu'elle est plus spécialement chargée de résister au poids de la matrice et des viscères. Au lieu d'un pouce, elle en offre quelquefois quatre dans sa partie moyenne. Vers la fin de la grossesse on ne trouve plus à sa place qu'une toile, qu'un réseau à mailles plus ou moins souples.

H. L'*ombilic* s'entr'ouvre, devient plus saillant, plus mince ;

ce qui rend la production des hernies ombilicales très facile. Chez un grand nombre de femmes, il existe un tel écartement des fibres aponévrotiques sur la ligne médiane, qu'elle semble être percée d'une large ouverture lozangique ou elliptique, dont les extrémités se rapprochent tantôt plus, tantôt moins de l'épigastre et des pubis. Aussi, dans ce cas, reste-t-il après l'accouchement, sur le milieu de l'abdomen, une tumeur oblongue, une espèce d'éventration, que les grossesses subséquentes augmentent parfois au point de permettre à l'utérus de se renverser très fortement en avant, au dessus du détroit supérieur.

§ 4. — Bassin.

La pression exercée par la matrice sur les *vaisseaux* de l'excavation pelvienne gêne nécessairement la circulation veineuse des parties environnantes. Aussi voit-on souvent les organes génitaux externes et les membres inférieurs s'infiltrer, se couvrir de varices et devenir le siége de douleurs assez fortes, douleurs qui peuvent tenir encore à la compression *des nerfs* des plexus lombaires et sacrés.

Le *bassin* se relâche, et ses articulations, si fermes et si solides, se modifient tellement pendant la grossesse, qu'elles finissent, chez certaines femmes, par jouir d'une grande mobilité. Avicenne (1), Aétius (2), Fernel (3), et la plupart des anciens, l'avaient déjà remarqué, puisqu'ils mettent la rigidité des symphyses au nombre des causes d'accouchemens difficiles. D'ailleurs, la phrase suivante, tirée d'Hippocrate (4), en exprime évidemment l'idée :…. *Et totum quidem corpus dolor occupat*, dit cet auteur, *præcipuè verò lombos et coxendices , quæ ipsis diducuntur*. Dans son Commentaire sur l'Exode, Zoar (5) l'indique aussi très positivement. Il en est de même d'A. Bé-

---

(1) Lib. 3, *fen.* 21, trait. 1, c. 2.

(2) *Livre* 4, *serm.* 4, cap. 22.

(3) V. Swieten, *Aph. de chirurg.*, tome VII, p. 287.

(4) *De natura pueri.*

(5) Cap. Ier, et Pineau, *opuscul.* etc., p. 158.

nedictus (1) , de Spigel et de Gorrhœus (2). Cette opinion,
cependant, était généralement rejetée du temps de Paré (3),
quoique ce grand chirurgien assure avoir vu l'écartement des
symphyses en 1569, et que Riolan (4) parle dans le même
sens. S. Pineau (5), vivement combattu par les chirurgiens
de Paris, pour l'avoir soutenue, ne parvint à les convaincre
qu'en leur montrant, en 1579, le cadavre d'une nouvelle accouchée qu'on venait de supplicier. Dulaurens, Éverard (6),
Colombus, R. à Castro, ayant soutenu l'opinion opposée,
furent appuyés par Mauriceau (7) et Voigt, malgré les faits
invoqués par Courtin (8), par Guillemot (9), puis par Diemerbroeck (10). Depuis lors, Bertin et Bouvart, dans une thèse célèbre, accompagnée d'une pièce naturelle préparée *ad hoc*,
Deisch (11), qui observa, en présence de Seschius, un écartement de trois lignes ; Van-Swieten (12) qui vit cet écartement
porté à un demi-doigt, Smellie (13), Levret (14), Plessman,
Piet (15), Desault, Boyer, Baudelocque, Béclard, Chaussier,
madame Boivin (16), etc. , qui en ont tous relaté des observa-

------

(1) *Anat.* lib. V, cap. II.

(2) *Comment.* sur le liv. de *Nat. pueri.* etc

(3) Liv. 24 ch. XIII, p. 696.

(4) *Anthrop.* cap. 6.

(5) *Opusc. phys.* p. 157 à 160, in-8°.

(6) *Novus et genuinus hominis*, etc. 1661, p. 177.

(7) *Maladies des femmes grosses*, p. 165.

(8) *OEuvres* de Guillemot. in-folio p. 226.

(9) *Id.* p. 258.

(10) *Anat. du corps humain*, tome Ier, p. 676.

(11) *Thèse* de Haller, août 1740.

(12) *Aphorism. de chir.* tome VII, p. 676.

(13) Tome Ier, p. 73, tome II, *obs.* 1-2, *obs. empruntée* à Smollett, Hunter, Lawrence

(14) *Art des accouch.* etc , 3me édit., p. 5.

(15) *Journal gén.* tome II, p. 395.

(16) *Mémorial de l'art des accouch* p. 103. 3me édit.

tions nouvelles, ont détruit sans retour les argumens théoriques, entassés dans la thèse de Voigt (1), pour faire prévaloir l'opinion de Mauriceau.

Ainsi, la question est aujourd'hui complètement jugée sous
ce point de vue. Seulement, parmi les modernes, comme chez
les anciens, les uns admettent ce ramollissement comme phénomène constant, tandis que quelques autres n'en veulent
qu'à titre de disposition exceptionnelle. Si plusieurs le regardent comme un état propre à faciliter la parturition, comme
une sage précaution de la nature, d'autres en font une maladie dangereuse.

Nous verrons que chacun ici peut avoir raison. Ce travail
est assez modéré dans le plus grand nombre des cas pour que
la femme et l'accoucheur ne s'en aperçoivent pas, surtout
quand il se fait de longue main, comme le veut Deleurye.
Smellie l'a vu porté assez loin, au contraire, pour que les
os pussent chevaucher l'un sur l'autre. Denman (2) cite à son
tour des faits d'écartement considérable. Madame Boivin
dit qu'il n'est point rare alors de rencontrer quatre, six, huit,
dix et même douze lignes entre les pubis. M. Blundell (3) en
indique quatre exemples pendant la grossesse. J'en ai recueilli
de mon côté trois observations constatées par l'ouverture du
cadavre, et quatre sur la femme vivante. Dans quelques mammifères, les os du bassin s'éloignent à un tel point pendant la
gestation, qu'ils finissent par se trouver comme perdus au milieu des parties molles.

Nul doute que dans ces cas de ramollissement extrême la
station et la marche, fatigantes et douloureuses chez quelques femmes à la fin de la grossesse, ne puissent produire l'inflammation et la suppuration des symphyses, ainsi qu'on en
possède d'assez nombreux exemples. Alors il est juste de ranger,
comme le veulent Beaudelocque, Flamant, M. Michel (4),

---

(1) *Thèse* de Haller, ext. tome II, p. 112.

(2) *Introduction à la pratique*, etc., tome Ier, p. 17 à 25.

(3) *The Lancet*, 1828, vol. Ier, p. 55.

(4) *Thèse*, Strasb. 24 juin 1815.

la mobilité du bassin parmi les altérations pathologiques. On conçoit, du reste, que dans un cas de rétrécissement léger ce ramollissement puisse être jusqu'à un certain point avantageux à l'accouchement, sans qu'il soit permis de fonder la moindre espérance, avec Fernel, Pineau, etc., sur l'action des bains, des cataplasmes et autres moyens du même genre.

Est-il possible d'augmenter la mobilité du bassin sans inconvéniens à l'aide d'efforts mécaniques, de dilatateurs, par exemple? Peut-on croire que la pression exercée par la tête du fœtus n'est pas étrangère à sa production, quand le travail, accompagné de violens efforts, se fait avec lenteur ?

Je ne crois pas qu'il soit possible actuellement de révoquer en doute ce dernier fait. C'est pendant le travail qu'eut lieu l'écartement observé par Diemerbroeck, en 1654. Pêu (1) qui rejette comme impossible, je ne sais pourquoi, le ramollissement des pubis, rapporte trois exemples curieux de disjonction sacro-iliaque, opérée pendant la parturition. Une des observations de Smellie (2) appartient au même genre. J'en dirai autant du cas indiqué par Denman (3), et dans lequel on voit que l'accident fut accompagné de trois mois de souffrances. Bien plus, c'est que la rupture elle-même des symphyses est alors possible. Les observations de Dulaurens, Duverney, Ansiaux, de la Malle, Ristelhueber, de M. Bach (4), le démontrent sans réplique.

En résumé donc, un léger ramollissement des symphyses a lieu chez presque toutes les femmes pendant la grossesse. La mobilité du bassin n'en résulte que dans un certain nombre de cas. Par lui-même, ce phénomène n'est que rarement porté au point de constituer une maladie ; mais il prédispose évidem-

---

(1) *Pratique des accouchem.* etc., p. 183.

(2) *Traité théorique et pratiq.* etc., tome II, *obs.* 1.

(3) *Introduct. à la pratiq.* etc., tome 1er, p. 25.

(4) *Thèse*, Strasb. 28 août 1832. Voyez aussi les articles Bassin, articulat. et symphyséot. de cet ouvrage.

ment les articulations, qui en sont le siége, à diverses maladies.

D'après Baudelocque, les ligamens seuls participent à ce travail. Piet et Chaussier prétendent que les lames cartilagineuses y concourent également ; mais c'est une opinion qui ne peut pas être soutenue.

La symphyse des pubis, presque en **tout** semblable à l'articulation du corps de deux vertèbres, explique pourquoi le ramollissement l'envahit plus fréquemment, et toujours à un plus haut degré que les symphyses postérieures ; comment il arrive que ses surfaces sont ordinairement un peu plus écartées qu'avant la grossesse, chez la plupart des femmes qui ont eu des enfans, tandis qu'il en reste à peine des traces en arrière, à moins qu'un arthrite suivie de carie, n'ait été la suite de l'accouchement.

Les os du bassin eux-mêmes perdent quelquefois de leur consistance au point de devenir flexibles. Weidmann (1) en cite un exemple remarquable, au nom d'un accoucheur d'Offenbach. Le détroit inférieur était assez fortement resserré pour que la section césarienne parût indispensable ; mais en essayant de le traverser avec la main, l'accoucheur s'aperçut que les ischions et l'arcade des pubis cédaient comme des fibro-cartilages, et l'accouchement se termina sans opération. M. Hofmeister (2) a publié un cas à peu près semblable et qui n'est pas moins curieux. Au dire de M. Burns et des autres accoucheurs anglais, cet état existe souvent comme symptôme de la maladie dangereuse qu'ils décrivent sous le titre de *malacostéon*.

L'écartement des hanches et l'affaissement des crêtes iliaques, notés par Louis (3) et par M. Ribes (4), chez les femmes, comme suite de grossesse, sont aussi un signe de ramol-

---

(1) *Journal complément.* tome **XXXV**, p. 57.

(2) *Bulletin de Férussac*, tome VII, p. 164.

(3) Aubrespy, *Thèse* de Montp. 27 février 1807.

(4) *Soc. médicale d'Émulat.* tome VIII, p. 619.

lissement du bassin. M. Burns (1) dit, d'ailleurs, avoir observé qu'après quarante ans la portion large des os coxaux est sensiblement plus mince chez les femmes qui ont eu des enfans que chez les autres.

ART. 2. Phénomènes sympathiques.

Les nombreuses modifications matérielles qui viennent d'être énumérées agissent plus ou moins sur le reste de l'organisme, et font naître ce que l'on est convenu d'appeler signes *généraux*, *communs*, *rationnels*, *vagues*, *incertains*, *douteux* de la gestation.

A. C'est une opinion vulgaire déjà professée par Hippocrate et par Galien, que la copulation fécondante est accompagnée de jouissances beaucoup plus vives que dans le coït ordinaire, et ressenties dans le même moment par les deux conjoints. D'après Aristote (2), l'organe copulateur de l'homme se retire moins humide que d'habitude des parties de la femme, et la liqueur séminale n'est pas rejetée au dehors. Aussitôt après le coït, les deux êtres tombent dans une langueur, un abattement, une sorte de tristesse inaccoutumés. La femme éprouve une tendance aux évanouissemens, à la syncope, des horripilations, des coliques et une espèce de mouvement vermiculaire qui semble partir de l'utérus, et se propager dans les fosses iliaques ou les flancs. Des borborygmes, d'abord dans la matrice, qui paraît se remplir de gaz, ensuite dans tout le ventre, quelquefois un frissonnement général, dont l'abdomen est le centre, complètent la série des symptômes qui annoncent la fécondation.

B. A ce premier état succède la grossesse proprement dite. Les *yeux* perdent de leur vivacité, de leur brillant, expri-

---

(1) *Principl. of midwif.* etc., p. 2. Voyez aussi la thèse de M. Bride. sur les lésions mécaniques occasionées par la grossesse, Strasb. 5 juillet 1820, puis celle de M. Stoltz, août 1826.

(2) *Histoire des anim.* tome Ier, p. 425.

ment la langueur et semblent s'enfoncer dans l'orbite. Les *paupières* se cernent, s'entourent d'un cercle noirâtre, livide ou plombé. Le *nez* s'effile et s'allonge. La *bouche* s'agrandit par l'écartement de ses commissures. Tous les traits du visage se retirent en arrière, ce qui fait proéminer le *menton* en avant. La figure pâlit, se couvre de taches plus ou moins larges, plus ou moins nombreuses, tantôt rousses ou d'un brun plus ou moins foncé ; tantôt, mais plus rarement, d'un blanc mat ou comme laiteux, se *masque*, en un mot.

C. Le *cou* se gonfle, devient plus moelleux, est le siége d'une congestion déjà indiquée par Démocrite, selon Diogène, et que Catulle a mentionnée dans ces vers :

> *Non, illam nutrix, oriente luce, revisens,*
> *Hesterno collum poterit circumdare filo.*

congestion que Dumas dit avoir positivement observée. Les seins se développent, deviennent plus sensibles, plus fermes. Il est parfois possible d'en extraire plusieurs gouttes de sérosité blanchâtre. Leur mamelon se relève, proémine davantage. L'auréole s'élargit et brunit sensiblement. La finesse de leur couche tégumentaire augmente, et présente aussi quelquefois des taches blanchâtres, analogues à celles de la face.

D. Le *pouls*, d'abord embarrassé, acquiert de la fréquence, puis de la force et de la dureté, devient plus grand, plus plein, quelquefois inégal et comme rebondissant, brusque et fiévreux. Vers le terme de l'accouchement, on le trouve, dit Bordeu, comme convulsif, intermittent et serré. En somme, l'artère paraît plus tendue, bat avec plus de fréquence et de vélocité. La circulation étant plus active et le sang plus abondant, les hémorrhagies sont plus communes et plus dangereuses. Le sang qu'on tire de la veine, ou qui s'échappe accidentellement des organes, se couvre d'une couenne inflammatoire, tantôt plus, tantôt moins épaisse. La *température* du corps s'élève, et fait que les femmes enceintes supportent mieux le froid que les autres. La *transpiration* insensible est aussi plus abondante, répand une odeur de matières prolifiques dans le principe, aigre ou d'un genre particulier par la suite. Les *urines* coulent plus abondamment, se chargent d'un mucilage et déposent davantage. Toutes les *sécrétions* s'opèrent avec plus d'énergie. La salive, surtout, est souvent fournie en grande quantité, et de manière que certaines femmes sont attaquées d'un véritable *ptyalisme* pendant plusieurs mois. Le *foie*, troublé dans ses fonctions, détermine, dit-on, les taches ou éphélides du visage et de la peau.

E. Le *goût* et les digestions se pervertissent plus spécialement encore. L'anorexie, des nausées, des vomissemens même surviennent, et sont fréquemment suivis d'une perte complète de l'appétit. La femme ne désire plus, pour se nourrir, que des objets bizarres et quelquefois dégoûtans. Tantôt son plus grand bonheur est de manger de la terre glaise, de la cendre, de la chaux, de croquer du charbon. Tantôt ce sont des viandes à demi putréfiées, des araignées ou d'autres animaux immondes, qui font ses délices. En général, les choses grasses et le régime animal lui déplaisent. Les fruits et les légumes lui conviennent mieux. Quelques-unes recherchent avec ardeur les boissons acides, et ne veulent que des alimens préparés avec le vinaigre, tels que la salade, etc.

F. A cet état d'inappétence et de dégoût succèdent, après les premiers mois, un appétit très prononcé, presque vorace dans certains cas, des digestions faciles, l'envie de boire du vin et autres liqueurs spiritueuses. Dans le dernier tiers de la grossesse, les fonctions digestives se dérangent de nouveau, sans doute parce que l'estomac, alors trop à l'étroit, ne peut plus recevoir qu'en très petite quantité les alimens et les boissons.

G. L'état *moral* est aussi sujet à d'assez nombreux changemens. Quelques femmes, naturellement gaies, bonnes, aimables, deviennent tristes, mélancoliques, acariâtres, insociables, *et vice versâ*. Chez plusieurs, les passions, auparavant très modérées, acquièrent une violence extraordinaire, et passent pour avoir fait commettre les crimes les plus atroces. Chez d'autres, ce sont de simples envies singulières, comme de manger tel fruit, telle viande, tel gibier, tels mets, n'im-

porte à quel prix ; un besoin irrésistible de voler des objets de
peu de valeur ou dont elles n'ont que faire ; des dérèglemens
de mœurs ou de caractère. Il en est dont l'esprit n'est jamais
plus vif, plus pénétrant, plus agréable ; tandis que d'autres
tombent dans une sorte de stupidité, d'apathie insolites. Les
facultés intellectuelles augmentent en général d'activité, soit
toutes ensemble, soit seulement une d'elles en particulier.
Tantôt, c'est la mémoire, ou le goût des arts et des sciences
qui se modifie. D'autres fois, c'est le jugement qui devient
exquis, ou bien l'imagination qui s'exalte, à tel point que
quelques femmes sont parvenues, pendant leur grossesse, à
un degré de perfection surprenant, dans les travaux de l'esprit,
qu'elles avaient cultivés jusque là avec indifférence, et sans
aucun avantage. Quelques-unes perdent la raison et deviennent complètement folles, toujours à la même époque de leur
grossesse. On en voit d'autres dont la manie ne se dissipe et
qui ne rentrent dans le calme que pendant cette fonction.

Quelques-unes sont dans un état électrique particulier, et
M. Kuhn (1), qui prétend avoir vérifié cette assertion d'Osiander (2), cite une femme dont les cheveux s'écartaient et se
repoussaient manifestement pendant la grossesse.

H. Plusieurs *maladies* surviennent, se suspendent ou disparaissent. Tantôt c'est une odontalgie, sans qu'il y ait altération des dents, qui se renouvelle chaque fois que la femme
devient enceinte. Tantôt c'est une névralgie sus ou sous-orbi-
taire, faciale ou de toute autre espèce, la chorée ou danse de
Saint-Guy, des convulsions, ou des mouvemens hystériques,
épileptiformes. D'autres fois, c'est une phtisie très avancée,
qui semble rétrograder, ou même faire place à la santé la plus
florissante. Un assez grand nombre de maladies différentes,
telles que des inflammations lentes ou obscures de la poitrine
et des voies digestives, des lésions organiques, graves, profondes, sont dans le même cas. Mais s'il est vrai qu'après

(1) Meissner, *Progrès de l'art des accouchem.* etc., p. 20.
(2) *Journal* d'Hufeland, année 1816, cah. 16.

l'accouchement quelques-unes des altérations heureusement modifiées par la gestation ne reviennent pas, il est trop certain aussi que le plus grand nombre marchent dès lors avec une effrayante rapidité vers une terminaison fatale.

ART. 3. — Signes de la grossesse.

§ 1. — Signes rationels.

On vient de voir quelle est la série de phénomènes anatomiques ou sympathiques déterminés par la grossesse. Le nombre de ces derniers ne fait qu'en rendre l'appréciation plus difficile. Chacun d'eux peut exister, ils peuvent même se rencontrer tous ensemble, sans qu'il y ait gestation ; en même temps que, d'un autre côté, la grossesse a souvent lieu sans les déterminer. En outre, comment apprécier ceux qui tiennent aux sensations éprouvées au moment ou peu de temps après le coït ? Les femmes, comme l'espèce humaine tout entière, croient facilement à ce qu'elles désirent, et se cachent volontiers à elles-mêmes ce qu'elles redoutent. Elles éprouveront donc, ou n'éprouveront pas tel ou tel symptôme, suivant le désir qu'elles auront d'être ou de n'être pas enceintes. Comment reconnaître ensuite dans les troubles ou les dérèglemens de l'intellect ce qui appartient à la grossesse, et le distinguer de ce que peut feindre la perversité, ou de ce qui est le produit d'une véritable maladie ?

Quoi qu'il en soit, avec de l'attention, un accoucheur habile peut, dans bon nombre de cas, tirer un grand parti des signes rationels, pour établir son jugement. Par exemple, quand le masque de la figure se manifeste rapidement chez une femme qui ne l'a jamais porté, qui habite une grande ville, qui ne s'expose point aux ardeurs du soleil, il devient un signe très probable de grossesse. On en peut dire autant du cercle violacé des paupières, du gonflement et de la sensibilité des seins, quand ils sont étrangers à la fonction menstruelle; des nausées, du ptyalisme, des dérangemens des fonctions digestives, de la perversion des désirs et de l'appétit, quand ils ne sont point l'effet d'une suppression maladive de l'écoulement des règles. Quant à l'odeur répandue par la peau, à la transpiration, à la chaleur plus grande, à l'état du pouls, des urines, à la couleur du mamelon et de son auréole, au volume du cou, aux changemens des traits de la face, etc., leur existence est trop variable, trop fugace, ou se rattache à des causes trop diverses, trop difficiles à constater pour qu'on leur accorde la moindre confiance. Ce sont autant de ressources que l'homme instruit et loyal abandonne aux charlatans éhontés, au vulgaire crédule, ignorant et dupe. Je ne crois pas non plus que la douleur à l'occiput, indiquée par M. Beccaria (1) comme signe presque certain de grossesse, ait l'importance que lui accorde cet auteur, et qu'elle mérite plus d'attention que l'état du pouls, par exemple.

En somme, les signes rationels, réunis en certain nombre et bien appréciés, suffisent le plus souvent pour faire croire à l'existence de la gestation, mais jamais pour en donner la certitude, pour permettre de l'affirmer devant les magistrats, même en y joignant la suspension du flux périodique.

Menstrues. Chez les femmes qui n'ont aucun intérêt à tromper, ce dernier phénomène mérite la plus grande attention. Il est le plus constant et quelquefois le seul qu'on rencontre ; mais comme il est la cause ou l'effet d'un grand nombre d'affections tout à fait indépendantes de la grossesse, ce n'est pas une chose facile que de l'interpréter justement. S'il survient tout à coup, sans avoir été précédé d'aucun accident, d'aucune maladie qui puisse en expliquer l'apparition, chez une femme habituellement bien réglée, il peut constituer un signe presque certain, tandis que, dans les conditions opposées. sa valeur, toujours beaucoup moindre, ne peut être exactement déterminée que par un praticien circonspect et exercé. Je n'ai pas besoin de faire remarquer qu'il n'est d'aucune importance quand la grossesse arrive avant la première éruption des mois. On sait, au surplus, qu'une femme dont les règles sont supprimées depuis quelque temps, soit par suite de maladie, soit

____

(1) *Archives gén.* tome **XXIV**, p. 443.

tout simplement par suite des progrès de l'âge, peut devenir enceinte; que quelques-unes ne sont réglées que pendant la grossesse (1); et que la persistance des menstrues après la conception s'observe d'une manière presque épidémique, ou bien plus fréquemment du moins dans certaines années que dans d'autres. J'ai maintenant huit exemples bien constatés de cette persistance des règles pendant la gestation. Voyez, pour plus de détails, l'article *Menstruation*, dans ce volume.

Volume du ventre. Le développement de l'abdomen chez une femme en âge d'être fécondée suffit ordinairement au public pour faire présumer qu'elle est enceinte. Parmi les médecins il en est autrement. Tant de maladies diverses le produisent, qu'on doit, sous ce rapport, le ranger dans la même catégorie que la suppression des menstrues. Cependant il suit généralement une marche qui en fait un signe fort important, et capable à lui seul de donner, dans bon nombre de cas, la presque certitude qu'il y a grossesse.

Souvent le ventre se tuméfie ou se gonfle insensiblement dès les premières semaines qui suivent la conception. Ensuite, il s'affaisse et se déprime même vers le commencement du deuxième mois, d'où le proverbe trivial : *à ventre plat, enfant il y a.* Bientôt après, il se développe de nouveau d'une manière régulière, et pour ne plus s'arrêter, jusqu'au terme de la parturition. C'est d'abord sur la ligne médiane et dans la partie inférieure de l'hypogastre qu'il fait saillie; tandis que l'ombilic semble s'enfoncer au dessous de son niveau naturel. Jusqu'au quatrième mois, les régions iliaques paraissent s'excaver au lieu de proéminer en proportion de l'hypogastre. Vers la fin du troisième mois, le nombril se rapproche du niveau de la peau, qu'il ne tarde pas à dépasser, au point de former une exubérance d'un pouce ou deux, chez quelques femmes, dans le courant du cinquième, du sixième ou du septième mois. Au total, le ventre de la femme grosse a pour caractère spécial de se développer de bas en haut, et de rester

---

(1) Deventer, *Observations sur le manuel des accouch.* etc., p. 68.

encore long-temps aplati sur les côtés, quoique sa partie médiane fasse déjà un relief considérable. J'aurai occasion de revenir sur ce point, lorsque j'indiquerai les moyens de distinguer la vraie grossesse des lésions avec lesquelles on peut la confondre.

§ 2.—Signes sensibles ou physiques.

Les signes sensibles de la grossesse s'obtiennent à l'aide du toucher, de l'exploration abdominale et de l'auscultation, et se tirent des changemens matériels opérés dans l'utérus.

A. Du Toucher.

En tocologie, on donne le nom de toucher à l'introduction d'un ou de quelques doigts dans le vagin, soit pour reconnaître les maladies de la vulve, du vagin, de la matrice, de la vessie, du rectum, et de tous les organes contenus dans l'excavation pelvienne, soit pour s'assurer de la bonne ou mauvaise conformation du bassin, de la nature, de l'espèce et du degré de resserrement de cette cavité ; mais surtout pour apprécier les modifications que le col utérin, éprouve dans son volume, sa consistance, sa position, sa longueur ou sa température, ainsi que le poids, la forme, l'étendue, la situation et les dimensions de l'utérus lui-même pendant le cours de la grossesse. Je voudrais en conséquence que le toucher fût défini : *l'exploration des organes génitaux et du bassin de la femme, à l'aide des doigts ou de la main, portés à la vulve, dans le vagin, dans l'anus, ou sur l'abdomen.*

On a de tout temps regardé le toucher comme la boussole de l'accoucheur ; ce qui n'a pas empêché quelques personnes, Puzos entre autres, de s'élever avec force contre son emploi. Roussel dit même que «les accoucheurs devraient faire disparaître de leurs ouvrages les règles impertinentes qu'ils donnent sur le toucher.» Mais ici Roussel parle bien plus en rhéteur qu'en médecin. Ses argumens, tirés de l'abus, ne disent rien contre la règle. Si le toucher est insuffisant dans beaucoup de cas pour convaincre que la grossesse existe ou n'existe pas, jusqu'à deux ou trois mois de conception, il n'en constitue pas moins le moyen d'exploration le plus certain que l'on possède. Non seulement il sert à déterminer si la gestation a lieu, mais encore il en indique le degré, l'espèce. Lui seul peut apprendre si l'accouchement est prochain ou commencé, si le travail est avancé, si l'enfant se présente bien, si les secours de l'art sont inutiles ou nécessaires, si tout rentre bien dans l'ordre après la parturition, etc. Le toucher est donc le principal levier, ou du moins l'une des plus puissantes ressources de la science tocologique.

1° Toucher vaginal ou toucher proprement dit.

Position de la femme. Quand la femme est affectée d'ascite, d'hydrothorax, d'asthme, de lésion organique du cœur ou des gros vaisseaux, lorsque sa respiration ne se fait qu'avec difficulté, elle doit rester debout pendant qu'on la touche, afin d'éviter la fatigue et même les dangers que pourrait entraîner la position horizontale. Si elle est faible, au contraire, s'il y a menace de syncope, d'hémorrhagies, de convulsions; si l'utérus est fortement incliné en avant, ou si, par une autre cause le col est déjeté très loin en arrière, il est mieux de la faire coucher. Enfin, si l'on éprouve quelques difficultés, s'il reste quelques doutes, on doit l'examiner alternativement dans l'une et dans l'autre de ces deux positions.

Les muscles sont d'abord mis dans le relâchement. Si la femme est couchée, on lui fait fléchir à demi les jambes et les cuisses, ainsi que la tête et la poitrine, qu'on relève légèrement à l'aide d'oreillers ou de traversins. Dans le cas contraire, on la fait placer contre un mur, un meuble, un corps solide quelconque qui puisse la soutenir. Ensuite elle écarte et fléchit légèrement les membres pelviens, en même temps qu'elle incline un peu la poitrine et la tête en avant. Pour prévenir l'embarras d'une semblable posture, on lui permet de s'appuyer des coudes ou des mains sur les bras de quelque autre personne, ou tout simplement sur les bords d'une commode ou de deux chaises placées exprès à ses côtés.

Avant de commencer l'opération, il faut s'enduire le doigt de mucilage de graine de lin ou de racine de guimauve, d'huile d'olive ou d'amande, de beurre ou de saindoux, de cérat, de blanc d'œuf (1) ou d'une graisse quelconque. Le mucilage est ce qu'il y a de meilleur ; mais quand on n'en a pas sous la main, peu importe la substance à laquelle on ait recours, pourvu qu'elle soit onctueuse et non irritante.

Sans cette précaution on pénétrerait moins facilement dans le vagin. Les grandes lèvres et les poils qui les ombragent pourraient être tiraillés et l'opération devenir douloureuse pour certaines femmes. Si l'accoucheur avait quelque excoriation au doigt, c'est un moyen de ne pas s'exposer à contracter la syphilis, la gale ou autre maladie contagieuse dont la femme pourrait être affectée. On aurait tort d'admettre cependant qu'une telle précaution est indispensable. Il serait souvent possible au contraire de s'en abstenir sans inconvénient. C'est à titre de moyen simplement utile qu'il faut la recommander.

Il faut savoir toucher aussi facilement de la main gauche que de la main droite. Une position forcée de la femme, une difformité, une maladie, une altération momentanée quelconque du membre droit feraient bientôt regretter de ne pas s'y être exercé.

Se fondant sur ce que *deux doigts* peuvent mieux qu'un seul apprécier la forme et les caractères physiques d'un corps, Stein (2) a conseillé d'introduire ensemble l'indicateur et le médius. Quelques praticiens ont suivi ce conseil dans la patrie de l'auteur ; mais, à part quelques cas fort rares, on ne s'y conforme point en France. La sensation qu'on éprouve, au lieu d'être plus nette avec deux doigts, est au contraire plus confuse, et l'indicateur isolé pénètre très certainement plus loin que si on y joignait le médius. Ce n'est qu'au moment du travail qu'il serait permis de faire pénétrer la main tout entière dans le vagin, comme le conseillent Hensler (3), Flamant (4), M. Guillemot (5), etc.

---

(1) G. de la Tourette, tome Ier, p. 75 98.

(2) *L'art d'accoucher*, etc., trad. de Briot, tome Ier, p. 58.

(3) *Ibid.* p. 57. ou *de explorat. obsteir.*, etc. 1791.

(4) *Journal complém. des Sc. méd.* tome XXXVII, etc.

(5) *Thèse*, n° 164, Paris 1824.

Pour introduire le doigt, on peut le tenir étendu et fortement écarté des autres, ou bien fléchir ces derniers de telle sorte que le pouce se trouve caché dans la paume de la main. Le plus souvent ces deux méthodes peuvent être employées indistinctement ; mais la première ne convient pas aux femmes dont les parties externes de la génération sont gonflées, sensibles, enflammées ou douloureuses. La seconde étant applicable à tous les cas, est en conséquence préférable, ce qui ne m'empêche pas d'employer l'autre quelquefois.

Il n'est jamais indispensable de découvrir la femme pour cette opération. Quand elle est couchée, on se place à côté de son lit. La main portée sous la couverture, gagne la vulve en passant sous le jarret correspondant. Quand elle est debout, on doit mettre un genou à terre. Selon les uns, c'est celui qui correspond à la main employée. D'autres veulent que ce soit le contraire. Les premiers allèguent l'avantage de pouvoir donner un point d'appui au coude et obtenir ainsi plus de fixité et de sûreté dans les mouvemens. Pour moi, je pense qu'on peut très bien toucher des deux manières. Toutefois, j'ai, depuis long-temps, adopté la seconde dans ma pratique comme pour mon enseignement. Je trouve que le bras est plus libre, qu'on peut plus aisément l'incliner en avant ou en arrière, l'élever, l'abaisser ; qu'il s'accomode mieux à la stature nécessairement variable des femmes et aux divers degrés de la grossesse ou d'élévation de la matrice. Au surplus, c'est ici une affaire de choix bien plus que de nécessité.

L'indicateur, disposé comme il a été dit, ayant son bord radial tourné vers le sommet de l'arcade pubienne, est d'abord porté sur le périnée ou à la partie postérieure de la vulve. On en ramène ensuite la pulpe, en la traînant en avant, pour la glisser entre les grandes lèvres et pénétrer dans le vagin en suivant l'axe du détroit périnéal, ou de bas en haut et comme pour gagner l'angle sacro-vertébral.

Avant de chercher le col, il est bon d'explorer l'état du rectum, du bas-fond de la vessie, des colonnes longitudinales du vagin, la conformation des détroits et de l'excavation du bassin.

Après ce premier temps, on examine le museau de tanche. On évalue l'épaisseur et la longueur, soit absolue, soit relative, de ses lèvres, leurs bosselures ou leur tubercules et leurs dépressions ou scissures, leur état de régularité ou d'irrégularité, la forme de son orifice et sa direction. Ensuite on tente de déterminer la longueur du col, ainsi que le volume de la matrice, qu'on soulève pour en reconnaître la pesanteur.

Avec ces précautions il est souvent possible, dès la fin du troisième mois, lorsque la femme est maigre et que les parois du ventre offrent une certaine souplesse, de saisir l'utérus par son col et par son fond simultanément, de le faire basculer en arrière ou de côté, d'en apprécier la mobilité, la forme et le volume, d'en mesurer d'une manière fort exacte et la longueur et le poids, de s'assurer s'il est ou n'est pas dans l'état naturel, et si la substance qui le remplit est fluide ou non.

L'abaissement du col, son inclinaison légère, en avant ou en arrière, sa densité, sa longueur et son volume, un peu plus ou un peu moins grands, présentent des variétés trop multipliées et peuvent dépendre de causes trop diverses pour qu'on puisse leur accorder une grande confiance. Pour en juger d'ailleurs, il faudrait avoir touché la même femme une ou plusieurs fois avant qu'on ne soupçonnât l'état de grossesse, et chacun sait que cette condition ne se rencontre qu'assez rarement. En avançant, du ton capable qui le caractérisait, que la chaleur augmentée du col lui suffisait pour affirmer que la gestation a lieu, A. Leroy n'a fait que donner une preuve de plus de son arrogance et de sa témérité.

Hippocrate et les anciens physiologistes ont dit qu'immédiatement après la fécondation, l'orifice vaginal de la matrice se ferme pour empêcher la semence de s'échapper. Mauriceau et d'autres accoucheurs ont remarqué, en outre, que le col devient plus aigu dans le courant des deux premiers mois, qu'avant la fécondation; qu'il prend la forme d'un cône dont la base serait tournée en haut. Ces changemens arrivent, il est vrai, chez un certain nombre de femmes; mais ils manquent si souvent, sont si fugaces, ordinairement si difficiles à reconnaître, si peu marqués après la première grossesse, qu'il est presque impossible d'en tirer aucun parti.

Stein (1) affirme et croit comme Levret que, dans les deux premiers mois, la lèvre postérieure, naturellement plus courte, s'allonge et finit par se placer au même niveau que la lèvre antérieure; que la fente du museau de tanche se transforme en un orifice plus ou moins régulièrement arrondi et circulaire; que la face pubienne du segment inférieur de l'utérus donne naissance à une sorte de tumeur molle et plus ou moins saillante, et que ces changemens suffisent, le plus souvent, pour prouver que la femme est enceinte. Mais il est si commun de rencontrer la forme circulaire à l'orifice inférieur du col, chez les femmes qui ne sont pas grosses, qui ont eu déjà un ou plusieurs enfans, et même chez de jeunes personnes encore vierges, de voir, dans les mêmes conditions, la lèvre postérieure aussi longue ou même plus longue que l'antérieure, soit d'une manière absolue, soit en apparence seulement, que les assertions de Stein ne méritent réellement pas une réfutation sérieuse, quoi qu'en dise M. Stoltz (2) dans son excellente thèse.

Je ne puis pas taire cependant une particularité qui en a peut-être imposé, pour cette saillie antérieure dont il est vaguement parlé dans la traduction française de l'ouvrage de Stein. Il m'est arrivé plusieurs fois, et je l'ai fait remarquer à nombre d'élèves, de trouver, chez des femmes que beaucoup de personnes avaient déjà touchées, la lèvre antérieure sensiblement plus longue et plus molle qu'au commencement de notre séance pratique. En examinant alors cette lèvre avec soin, il était facile d'y sentir une véritable crépitation, et de voir qu'elle était boursoufflée, comme fongueuse; mais c'est là une disposition tout à fait étrangère à la gestation, et que les attouchemens fréquemment répétés auxquels nous avions sou-

---

(1) *L'art d'acoucher*, rev. par Gase, tome 1er, p. 55.
(2) Stra-b. 21 août 1826.

mis ces femmes avaient seuls produite. D'autres fois, on sent
en haut du vagin, immédiatement en avant de la lèvre antérieure, une tumeur plus molle, plus large, plus régulière,
moins élastique, et non crépitante ; mais cette saillie, que j'ai
rencontrée à toutes les époques de la grossesse dépend évidemment de la vessie, dont le bas-fond déprime plus ou moins
la paroi vaginale correspondante. Je n'oserais point affirmer
d'ailleurs qu'elle n'existe pas assez souvent aussi hors le
temps de la gestation.

2° Toucher anal.

Le toucher *par le rectum* est trop négligé non seulement en
tocologie, mais aussi en chirurgie. Il donne une grande liberté pour reconnaître la mobilité ou la fixité, le degré d'inclinaison, de sensibilité, le volume et la densité de l'utérus
pendant le premier tiers de la grossesse. Le pouce porté en
même temps dans le vagin permet d'explorer avec tout le soin
désirable la cloison recto-vaginale, ainsi que la longueur et
le volume du col. De graves erreurs pourraient aussi résulter
de son emploi. Par la vulve, le doigt, prenant son point d'appui sur le sommet de l'arcade pubienne, arrive promptement
au museau de tanche et se met presque nécessairement en rapport avec l'axe du détroit inférieur ; par l'anus, il est forcé de
se tenir éloigné des pubis, de s'incliner vers l'axe du détroit
supérieur, ou de suivre la paroi postérieure du bassin et de
perdre ainsi plus d'un pouce de trajet. Trompé par la position
du col alors beaucoup plus élevé qu'on ne s'y attendait, et en
même temps beaucoup plus déjeté en arrière, on peut prendre cet organe pour une saillie, une tumeur de la région postérieure de la matrice, croire à un renversement, à une
maladie dont il n'existe pas la moindre trace.

Jusqu'à deux ou trois mois, le toucher par le vagin ou par
l'anus ne peut pas plus que les signes rationels donner la certitude de l'existence ou de la non existence de la gestation. Il
permet quelquefois d'établir un diagnostic plus ou moins probable, mais jamais parfaitement certain, pendant cette pé-

riode : il n'est au fond que d'un assez faible secours jusque là ; en sorte que sans des raisons puissantes, on ne doit pas y soumettre les femmes.

Plus tard, si le praticien ne peut pas affirmer positivement à son aide qu'il existe un fœtus dans la matrice, il lui est du moins permis de s'assurer que cet organe a beaucoup augmenté de volume. Dès lors il ne s'agit plus que de distinguer la gestation véritable d'avec les maladies que l'on confond quelquefois avec elle.

On ne tarde pas, au surplus, à pouvoir exécuter le ballottement, à reconnaître les mouvemens spontanés de l'enfant, seuls phénomènes qui prouvent sans réplique que la grossesse a lieu.

5° Toucher abdominal.

L'exploration du ventre doit en outre être constamment ajoutée au toucher. Elle est d'un trop grand prix à mes yeux pour que je n'essaie pas de la tirer de l'oubli où elle est tombée parmi nous. On y procède de deux manières : 1° en tenant une main sur l'hypogastre, pendant que l'autre cherche à déterminer l'état des organes pelviens par le détroit périnéal ; 2° en agissant sur l'abdomen avec les deux mains, sans toucher aux organes génitaux externes. Cette dernière méthode ne suffit ordinairement qu'après le quatrième mois de la grossesse. L'autre peut au contraire, être employée à toutes les époques de la gestation. C'est à leur aide qu'on détermine le ballottement et qu'on reconnaît les mouvemens actifs du fœtus. En résumé, nul changement un peu considérable de l'utérus ou de ses dépendances ne peut échapper à l'exploration abdominale bien pratiquée.

Lorsqu'on veut procéder utilement à l'exploration abdominale, il importe que la femme soit couchée, et qu'elle n'exerce aucune espèce d'effort. Le ballottement et l'opération nécessaire pour déterminer les mouvemens du fœtus, permettraient seuls, dans certains cas, de la laisser debout, afin que le poids du fœtus tendît à le ramener vers le col et non du côté des lombes. Il faut qu'elle ait les jambes et les cuisses fléchies, en un mot, qu'elle soit placée comme pour la réduction d'une hernie. L'opération est plus facile à jeun, de même que dans l'état de vacuité du rectum et de la vessie.

S'il s'agit de l'exploration combinée, on commence par placer l'indicateur dans le vagin, aussi haut que possible derrière le museau de tanche, comme pour soulever la matrice et la porter au dessus des pubis. L'autre main, appliquée sur l'hypogastre, déprime lentement, mais avec force, les parois abdominales de haut en bas et d'avant en arrière. Alors il est presque impossible de ne pas saisir l'utérus par deux points opposés, même dans l'état de vacuité. Quand on y est arrivé, le moindre effort de la main de l'extérieur est aussitôt apprécié par l'autre, et réciproquement. On distingue ainsi, non seulement la longueur, mais encore les autres diamètres, les bosselures ou la forme arrondie de la matrice, sa mobilité, ses adhérences, et jusqu'à un certain point la nature de son contenu. Du reste, on n'obtient des résultats aussi précis qu'à l'aide de précautions importantes à signaler ici : 1° Le doigt qui soutient le col, ayant sa face palmaire tournée en avant et légèrement fléchie, doit soulever cet organe, de manière à lui faire suivre l'axe du détroit supérieur, quand on veut déterminer la longueur de la matrice; 2° on essaiera, au contraire, de le rapprocher des pubis, au risque de le faire basculer, de causer une espèce de rétroversion, lorsqu'on aura pour but de toucher l'utérus par ses faces ou par ses bords ; 3° dans le premier cas, la main de l'hypogastre, placée à un pouce au dessus de la symphyse, presse aussi dans l'axe du détroit supérieur ; mais de haut en bas ; 4° dans le second, elle doit rester très rapprochée des os, pour que l'extrémité des doigts puisse se diriger soit en arrière vers la face antérieure du sacrum, soit fortement en bas comme pour gagner la vulve à travers l'excavation ; 5° de toute manière, après avoir agi sur la ligne médiane, il faut en faire autant sur chaque côté, et suivre ainsi tout le contour du détroit. 6° Par cette manœuvre, les deux mains finiront souvent par se rencontrer; car la paroi du bassin n'a qu'un pouce et demi en avant et tout au plus trois pouces sur les côtés, tandis que

la main peut déprimer le ventre jusque dans l'excavation au
dessous du plan du détroit. 7° Chez une femme couchée, la
dépression abdominale permet d'arriver assez près des deux
tiers du bassin, au dessous du promontoire par l'hypogastre, pour que rien n'échappe à la recherche des deux mains
réunies.

Cela est tellement vrai, qu'en glissant par le vagin sur les
différens points de la moitié antérieure du bassin, l'indicateur
parvient sans difficulté au dessus ou au niveau du détroit, de
manière à pouvoir être distinctement senti par l'autre main,
soit au niveau des pubis, soit par le bord interne des fosses
iliaques. Aussi est-il rare qu'un simple engorgement des ovaires
ou des trompes, des annexes de la matrice en général, et même
des ganglions lymphatiques, que la présence du plus petit calcul urinaire, échappent à un pareil examen. On peut consulter,
à cette occasion, les dissertations de MM. L. et Th. Giraud (1), et
observer ce qui se passe dans les salles de chirurgie où se voient
beaucoup de maladies de l'utérus. Pour moi, je ne crains pas
de le dire, après l'avoir souvent éprouvé, en s'y prenant
ainsi on pourra constater l'état de gestation chez autant de
femmes dans le deuxième ou le troisième mois, que dans le
quatrième par le toucher simple.

Le toucher abdominal seul comprend plusieurs nuances.
En faisant faire quelques inspirations profondes à la femme
pendant qu'une main reste étalée entre les pubis et l'ombilic,
comme le recommande Rœderer, on distingue la matrice, à
sa fixité dans le centre de l'excavation ou de l'hypogastre. Une
pression douce permettant de toucher dans toute leur profondeur les fosses iliaques, d'atteindre sans peine l'angle sacro-
lombaire, et toute la portion abdominale du rachis, il est
impossible de ne pas rencontrer l'utérus dans le détroit ou au
dessus, s'il a pris quelque développement. Dans les trois ou
quatre premiers mois, il se présente sous l'aspect d'une tumeur dure, et plus ou moins arrondie, un peu plus près du

----

(1) Thèses, nᵒˢ 154 et 169, Paris, 1851.

promontoire que des pubis, quelquefois sur la ligne médiane, et souvent un peu de côté. A mesure que la grossesse avance ensuite, il prend de plus en plus les apparences d'un kyste, au contraire, eu égard à la main qui l'explore. Au lieu d'une masse solide, c'est un corps rénitent qu'il faut s'attendre à trouver entre l'ombilic et les pubis, ou vers l'une des fosses iliaques. On le distingue des autres viscères à sa circonscription, à sa régularité, à son aspect d'ovoïde, à sa tension. Sous ce point de vue enfin, il ne diffère d'un kyste de l'ovaire que par son siége, sa forme et le fœtus. La pression directe en arrière, avec une main d'abord, avec les deux mains ensuite, conduit bientôt sur quelques saillies de l'enfant, dont on apprécie ainsi jusqu'au volume après le cinquième mois, et qui se retire brusquement dans certains cas, ou du moins qui exécute presque toujours alors des mouvemens assez manifestes pour être reconnus. Il résulte de ces détails que l'exploration abdominale est un excellent moyen de constater l'existence de la grossesse, et que, dans plusieurs circonstances, elle peut tenir lieu du toucher interne auquel elle fournit d'ailleurs un puissant secours. Je m'empresse d'ajouter toutefois qu'elle n'est pas applicable à tous les cas. Les parois abdominales sont tellement épaisses chez les femmes grasses, et tellement denses ou résistantes chez celles qui sont robustes ou fortement musclées qu'elles détruisent tous les effets de la pression. Une grande irritabilité, une douleur dans quelque point du ventre, une maladie avec altération organique quelconque des viscères, une grande quantité d'eau avec un petit fœtus dans une matrice mince, en rendent aussi l'emploi ou difficile, ou peu concluant. Mais, à part ces exceptions et quelques autres, elle doit, ainsi que Stein (1) en convient déjà, compter en première ligne parmi les moyens de diagnostic dont l'accoucheur puisse disposer. Rœderer (2), qui l'avait aussi reconnu, donne sur ce point quelques préceptes, bons à rappeler,

---

(1) *L'art d'accouch.* tome 1er, p. 57.

(2) *Élem. art. obstetr.*, 1753, § 143, p. 164.

mais trop vagues pour être d'un grand secours aux praticiens. Baudelocque (1) l'ayant en quelque sorte confondue avec les manœuvres du ballottement, n'a pu la décrire convenablement. Un professeur de Hambourg, Wigand (2), n'aurait sans doute pas soutenu dès l'année 1807, qu'il est facile de reconnaître la grossesse dans les trois premiers mois, s'il n'avait accordé une grande confiance au toucher abdominal; toutefois, c'est à Joerg (3) qu'on doit d'avoir relevé l'importance d'un pareil moyen, en insistant sur sa valeur en 1814 dans deux ouvrages différens. Depuis lors, M. Schmidt en a rendu les avantages si évidens, qu'il ne serait pardonnable maintenant à aucun praticien de les ignorer.

4° Ballottement et mouvemens passifs du fœtus.

Pour obtenir le ballottement, après avoir préalablement placé l'indicateur sous le col, on applique le sommet de l'autre main sur le fond de l'utérus, à travers les parois du ventre, que l'on déprime soigneusement pour éloigner les viscères et la graisse. On saisit ainsi le plus exactement possible la matrice, par les deux extrémités de son grand diamètre, puis on lui imprime d'une manière subite et brusque un mouvement d'élévation avec le doigt qui est placé dans le vagin, pendant que la main de l'hypogastre attend et apprécie l'ébranlement reçu par l'œuf. Mobile, libre, et seule partie solide au milieu du liquide amniotique, le fœtus vient alors frapper le point diamétralement opposé à celui qui a reçu l'impulsion. Si la main de l'extérieur n'a ressenti aucun choc, on renvoie avec elle l'ébranlement à celle qui est appuyée sur le col. Si la première tentative ne réussit pas, on la renouvelle un plus ou moins grand nombre de fois, en donnant alternativement l'impulsion avec l'une ou l'autre main, et en prenant toutes les précautions convenables pour ne pas faire souffrir la femme. Comme le fœtus une fois déplacé doit retomber vers le point déclive, il est in-

---

(1) *Art des accouchem.* § 381.

(2) Schmidt, *Gross. dout.* trad. de Stoltz, p. 37, 1829.

(3) *Manuel des sages femmes.*—*Man. des accouch.*— Schmidt. p. 24-25.

dispensable que le doigt qui a donné le choc reste en place et tâche d'apprécier ce mouvement. Il arrive ici ce que l'on voit en physique, quand on fait des expériences pour étudier la transmission du mouvement : que le bocal plein d'eau vienne, en effet, à être frappé sur quelque point de sa circonférence, et sur-le-champ les figures de fantaisie qu'on y a suspendues à l'aide d'autant de bulles de verre ou de morceaux de liége, se porteront vers le point opposé du vase. Mais on comprend sans peine que pour obtenir un pareil résultat, il faut que le fœtus ait acquis déjà un certain volume ; que l'eau de l'amnios soit en quantité suffisante, que l'utérus et les parois de l'abdomen n'aient pas trop d'épaisseur, et que l'opération soit faite avec une adresse et une habileté qu'on ne peut acquérir qu'en s'y exerçant sur la nature.

Toutes les fois qu'un corps solide et mobile est venu frapper distinctement l'une des deux mains pendant qu'on exécute le ballottement, il ne peut plus y avoir de doute sur l'existence de la grossesse ; mais il faut prendre garde de s'en laisser imposer par le choc d'un liquide ou par tout autre mouvement de nature différente. C'est du quatrième au sixième mois seulement que le ballottement offre une ressource de quelque importance. Il est rare que le choc du fœtus puisse être apprécié avant la fin du troisième mois, et dans le dernier tiers de la gestation, l'état de la femme est, en général, trop facile à constater pour qu'on ait besoin d'un pareil secours.

Le ballottement n'imprime à l'œuf qu'un mouvement passif, qui est le même et quand le fœtus est mort et quand il est vivant, qui serait encore le même s'il était possible qu'un polype ou toute autre masse solide et volumineuse fût libre et mobile dans l'utérus rempli d'un fluide quelconque.

Les mouvemens propres, actifs ou spontanés donnent seuls la certitude que le fœtus est vivant.

5° Mouvemens actifs du fœtus.

L'enfant ne se meut d'une manière active qu'à partir du moment où son système musculaire a pris un certain développement : encore ses mouvemens doivent-ils être assez faibles d'abord pour que la femme ne puisse guère les apprécier que dans le courant du quatrième mois. Dans le principe, elle croit sentir des *pattes d'araignée*. Ensuite ils acquièrent une énergie variable, en raison de la vigueur du fœtus, du temps de la grossesse et de la bonne ou mauvaise santé de la mère. Le plus souvent, leur force augmente jusqu'à l'accouchement. Quelquefois ils augmentent pendant un ou deux mois, deviennent moins marqués dans le sixième et le septième, pour reprendre une nouvelle activité vers la fin de la grossesse. Désormeaux les a vus cesser complètement dès la fin du cinquième mois et l'enfant arriver néanmoins à terme, très fort et bien portant. D'autres fois, ils ne se manifestent pas du tout. Des praticiens extrêmement habiles, tels que Mauriceau, de La Motte, Baudelocque, etc., font mention de femmes chez lesquelles on les sollicita vainement, et qui n'en sont pas moins accouchées d'enfans robustes et bien développés. On croit que la pléthore, une gène, un embarras quelconque dans le cours des fluides de l'œuf, ou même de la femme, les rendent plus lourds, plus lents, plus obscurs et plus vagues ; que l'exercice libre et régulier de toutes les fonctions, la gaîté, le contentement de la mère, et la force modérée de l'enfant leur donnent plus d'énergie et de vivacité. Les femmes délicates, nerveuses, irritables, les ressentent plus tôt et plus vivement que celles dont la sensibilité est moins exquise, qui n'ont point l'habitude d'analyser avec autant de soin leurs sensations, et qui, par suite de leur tempérament ou de leur caractère naturellement moins inquiet, ont l'imagination plus calme et les organes moins impressionables. Les premières affirment quelquefois avoir senti *remuer* dès le troisième mois (ce qui ne paraît pas possible, puisque les muscles sont encore en grande partie gélatineux), tandis que les secondes ne parlent ordinairement de ce phénomène que vers la fin du quatrième mois.

Si les mouvemens du fœtus sont très prononcés, brusques, fréquens, il n'est pas nécessaire qu'ils aillent jusqu'à soulever visiblement les parois de l'abdomen, ainsi qu'on l'observe par fois, pour que la femme ne puisse, en aucune manière, les confondre avec des mouvemens d'une autre nature ; mais quand ils sont faibles et rares, rien n'est plus commun que de voir mettre à leur place des sensations qui en sont tout à fait indépendantes; de façon que l'accoucheur prudent ne prononcera jamais sur leur existence sans s'en être assuré par lui-même.

Pour cela, il suffit souvent d'appliquer la main, froide et nue sur l'abdomen. On peut néanmoins la frotter préalablement d'eau-de-vie, d'eau de Cologne, d'éther, etc., ou la tremper dans de l'eau froide, vinaigrée ou ammoniacée. Cette application produit dans la température de l'hypogastre une transition subite, qui réagit sur l'enfant et l'oblige à s'agiter comme convulsivement. Si ce moyen simple ne réussit pas, on place le plat d'une main, sur un des côtés de l'abdomen qu'on frappe convenablement avec l'autre sur le point opposé, comme quand on veut reconnaître l'existence d'une hydropisie. Le fœtus, ainsi brusqué, manque rarement de se mouvoir avec force. C'est une sorte de ballottement, qui a sur le ballottement proprement dit l'avantage de ne point exiger la présence du doigt dans l'intérieur des organes sexuels, mais qui a l'inconvénient de ne pouvoir être utilement employé qu'à dater du cinquième ou du sixième mois.

C. Auscultation.

Quand on a pratiqué le toucher habilement, quand on a essayé d'obtenir le ballottement, de sentir les mouvemens soit actifs soit passifs du fœtus sans succès; lorsque l'exploration abdominale n'a rien donné de satisfaisant, il ne reste plus que l'auscultation qui puisse résoudre le problème.

Lorsque Laennec eut montré qu'on peut *voir* avec l'oreille ce qui se passe dans la poitrine, il devint naturel de penser que l'auscultation serait bientôt appliquée à d'autres parties du corps pour en reconnaître les maladies ou les changemens fonctionels. Déjà MM. Mayor (1) et Fodéré (2) en avaient

---

(1) *Bibl. de Genève*, etc., tome IX, p. 249.
(2) *Dict. des Sc. méd.* ou Hohl *de l'explorat. en accouch.*, etc.

dit quelques mots relativement à la grossesse, lorsque M. de Kergaradec (1) soutint qu'on peut reconnaître la gestation d'une manière certaine à l'aide du stéthoscope. Deux sortes de bruits se font entendre dans l'utérus d'une femme enceinte : l'un, analogue, quoique plus brusque et plus court, à celui d'une respiration faible, ou *bruit placentaire ;* l'autre, semblable à celui que font entendre les battemens d'une montre enveloppée de beaucoup de linges, ou *bruit du cœur.*

1° Bruit du souffle.

Le premier, isochrone aux pulsations de la mère, est presque semblable à celui que font entendre les contractions musculaires, les gros troncs artériels resserrés spasmodiquement ou comprimés par quelque tumeur extérieure, le cœur lui-même dans certains états pathologiques jusqu'à présent peu connus ; on le compare encore au bruit d'une grosse corde métallique en vibration, au murmure sibilant, au râle sonore de la poitrine, au murmure d'une tumeur érectile, au susurrus d'un anévrisme variqueux.

M. de Kergaradec semble croire qu'il correspond au point d'insertion du placenta, et qu'il est produit par le passage du sang de la matrice dans les vaisseaux de l'œuf, ou tout simplement par la circulation utérine ou placentaire. Dans le plus grand nombre des cas, il faut une oreille très exercée pour le percevoir, et c'est cette circonstance sans doute qui a porté plusieurs médecins à en nier l'existence.

Partant de là, quelques personnes, MM. A. Baudelocque et Nauche (2) par exemple, ont même proposé un instrument nommé hystéroscope ou métroscope, propre à être appliqué sur le col par le vagin, à l'effet de mieux entendre ces bruits ; mais c'est une idée que je crois inutile de combattre.

J'ai vainement cherché le bruit de soufflet sur un bon nombre de sujets. Je l'ai entendu très distinctement, au contraire, chez

---

(1) *Auscult. appliq. à l'étude de la grossesse,* etc. Paris, 1822.

(2) *Malad. prop. aux femmes,* tome II, p. 752

beaucoup d'autres. Il était assez fort chez trois femmes qui sont accouchées à l'hôpital de Perfectionnement, et sur deux autres qui servaient aux exercices pratiques de mes leçons, pour que les étudians en médecine et les élèves sages-femmes les moins habiles aient pu l'entendre très manifestement. Je ne l'ai rencontré que dans la seconde moitié de la grossesse. Si Laennec et M. de Lens (1), qui disent l'avoir reconnu avant la fin du troisième mois, si M. Kennedy (2), qui prétend l'avoir souvent apprécié dès la dixième, la onzième ou la douzième semaine, ne se sont pas mépris, il me paraît, par cela seul, impossible de l'attribuer à la circulation utéro-placentaire.

Ce bruit a beaucoup occupé les accoucheurs dans ces derniers temps. Pendant que M. Meisner (3), en Allemagne, et M. Nægelé (4), dans la Grande-Bretagne, en contestent la valeur, on voit, dans les mêmes contrées, une foule de praticiens le donner comme signe certain et presque constant de la grossesse. M. Kennedy (5) l'a presque toujours rencontré, et le croit de nature à rendre l'exploration vaginale souvent inutile. Il en est de même de M. Elliotson (6). M. Fergusson (7) ne voit rien de plus positif en obstétrique. Enfin, il a suffi à M. Nægelé (8) pour déterminer et l'existence et la position des jumeaux dans deux cas bien authentiques. Le même désaccord s'observe en France à ce sujet. Si M. Forestier (9) s'élève avec violence contre l'auscultation appliquée à la grossesse, si M. Dugès (10) en révoque en doute

---

(1) *Auscult. mediate*, etc., 2me édit. tome II. p. 458.

(2) Dublin, *hospit. report.* vol. V, p. 260.

(3) *Progrès récens de l'art des accouch.* etc., p. 20, Leipzig, 1826.

(4) *The Lancet* 1830-1831, vol. Ier, p. 235, 395, 435, 497, 621, 622, etc.

(5) Dublin hosp. rep vol. V, p. 256.

(6) Ryan, *man. of midwif.* p. 121.

(7) *Transact. of* Dublin, 1830, vol I.

(8) *The Lancet*, 1830-1831, vol. Ier, p. 232.

(9) *Inutilité de l'auscultat.* ou *Lettre a M. de Kergaradec,* etc.

(10) *Revue méd. et man. d'obstet.* p. 80.

l'utilité, si M. Lenormand (1) lui accorde peu de confiance, M. Monod (2) croit, comme M. Kennedy, qu'elle rendra le toucher superflu dans le plus grand nombre des cas après le quatrième mois. La polémique qui s'est élevée entre MM. Næ-gelé, Clinton et Kennedy, prouve enfin que les opinions les plus opposées peuvent encore être défendues sur ce point. Au lieu de chercher le siége du bruit de soufflet dans la circulation utérine, M. Haus (3) le place dans l'aorte ou les artères iliaques, tandis que M. Kennedy (4) l'attribue, sans hésiter, à la circulation utéro-placentaire, et que M. Monod le rattache à la circulation placentaire seule.

Il s'en faut, comme on voit, que la nature d'un pareil bruit soit la même pour tous ceux qui s'en sont occupés. Le passage du sang de la matrice au placenta ne peut pas en être cause, car il n'y a point de circulation directe entre la mère et le fœtus. S'il en existe une entre l'œuf et l'utérus, elle est tout à fait capillaire, ainsi que je le dirai à l'article circulation du fœtus. Le placenta utérin et le placenta fœtal, admis par Hunter (5), les vaisseaux utéro-placentaires, annoncés par Albinus (6), M. Dubois (7), et sur lesquels se fonde M. Kennedy, n'existent point à la manière dont l'entend cet auteur. Son hypothèse est d'ailleurs renversée par ses propres observations. Il remarque, en effet, que le bruit de soufflet persistait dans un cas où l'enfant avait cessé de vivre par suite de la procidence du cordon, que MM. Collins et Darley ont pu l'entendre 44 heures après l'accouchement, que dans un cas d'hydrocéphalie, qui exigea la perforation du crâne, il le reconnut vis à vis des vaisseaux iliaques, quoique l'enfant fût

---

(1) *Journal gén.* tome LXXXVII, p. 203.

(2) *Repert. méd. chirurg.* 1er année.

(3) *Die auscultat*, etc., Wurtzbourg, 1823, trad. en franç. par Courtois.

(4) Dublin, *reports.* etc., vol. V, p. 241.

(5) *The gravid uter.*, etc., Birmingham, 1774, p. 45, tab. 19.

(6) *Uter. gravidi*, tab. 7.

(7) *Journal des découvertes*, par FOURCROY, n° 8, p. 207.

mort, etc. S'il existe, même après la délivrance, comment alors le rapporter à la circulation placentaire? M. Kennedy croit, il est vrai, répondre à la difficulté, en interpellant la circulation du placenta maternel ; mais tous ceux qui ont eu l'occasion d'examiner un certain nombre de matrices en état de gestation, savent qu'il n'existe point de placenta maternel dans l'espèce humaine. L'observation d'Olivry, répétée par M. Cazenave, par M. Monod, par M. Kennedy et par plusieurs autres observateurs, qui prouve que ce bruit cesse à l'instant où l'œuf est séparé de la matrice, perd ainsi toute son impor tance sous ce point de vue. Il y a plus, c'est que le bruit de soufflet peut exister sans grossesse. En voici un exemple : Une femme, âgée de 30 et quelques années, fut admise à l'hôpital Saint-Antoine, en 1829, dans les salles de médecine. Le bruit de soufflet s'entendait chez elle avec une grande facilité. M. Rayer, qui s'en était assuré plusieurs fois, ainsi que ses élèves, me pria de l'examiner. Je reconnus sans peine ce qui m'avait été annoncé. Par l'hypogastre, on aurait dit une matrice à quatre ou cinq mois de gestation ; par les organes génitaux, on trouvait une portion de sphère engagée dans le détroit, et que nous prîmes pour un polype. Cette malade étant morte plusieurs mois après, par suite du développement de ses tumeurs, une dissection attentive nous permit de constater que les deux masses fibreuses, dont elle était affectée, n'avaient aucune continuité, soit de tissu, soit de circulation avec la matrice, et par conséquent que le bruit de soufflet peut exister sans grossesse et sans développement marqué du système vasculaire de l'utérus. Peut-être cependant différait-il ici du véritable bruit de soufflet.

M. Kennedy (1) croit avoir remarqué qu'après l'accouchement, au lieu d'un murmure sibilant se terminant avec lenteur, c'est un bruit court et brusque qu'on entend. M. Monod (2), qui dit avoir constamment entendu le bruit de souffle après le

______

(1) Dublin, *hosp. reports.* vol. **V**, p. 269.
(2) *De l'auscultat. appliq. à la gross.* p, 8 et 13.

quatrième mois, en signale aussi les caractères propres, afin que l'observateur puisse ne le confondre avec aucun autre ; mais je puis affirmer que s'il existait une différence entre le bruit observé sur la malade de Saint-Antoine et celui que j'ai entendu maintes fois chez des femmes enceintes, elle était peu manifeste et difficile à saisir.

Puisqu'on entend ce bruit après la délivrance, il est inutile de discuter l'opinion de M. Monod (1) qui le rapporte à la circulation placentaire. On pourrait encore bien moins, par la même raison, le rattacher à la circulation cardiaque de l'enfant, comme le suppose M. Capuron (2). Avec un peu d'habitude et d'attention, on ne le confondra ni avec le bruit pulmonaire de la mère, ni avec le murmure fibrilaire des muscles du ventre, des intestins et de la matrice elle-même. Restent donc la circulation utérine proprement dite et le passage du sang dans les gros vaisseaux du bassin. En supposant qu'il puisse être entendu chez la même femme sur presque tous les points de l'utérus indistinctement, il ne serait plus possible de soutenir avec Laennec, MM. Monod, Kennedy, etc., qu'il est toujours en rapport avec l'attache du placenta. Malheureusement on n'a pas de faits assez concluans jusqu'ici, pour qu'il soit permis de prendre un parti définitif à cet égard. M. P. Dubois (3) dit, à la vérité s'être assuré plusieurs fois que le bruit de souffle occupe de larges surfaces ; mais, comme il avance en même temps, l'avoir entendu sur deux points de la matrice, distans de *quinze à dix-huit pouces* (4), on est porté à penser que quelques-unes de ses observations n'ont pas été faites avec toute l'attention désirable. En effet, le plus grand diamètre de l'utérus, pris au dessus du détroit, ne dépasse pas dix à douze

---

(1) *Auscultat. appliq. à la grossesse,* p. 30.
(2) *Archiv. gén. de méd.* tome 28, p. 27.
(3) *Rapport à l'Acad, sur un mém. de* M. Budson, p. 25 et 30.
(4) *Archiv. gen. de med.,* t. 27, p. 461.

pouces. Ce ne serait que du museau de tanche au milieu du fond qu'on pourrait trouver douze à quinze pouces, et non pas dix-huit.

Tant qu'à l'attribuer au système vasculaire utérin, c'est donc en le plaçant au niveau du placenta qu'on l'explique encore le mieux. Cependant, on ne peut se le dissimuler, plusieurs faits échappent à cette hypothèse. La raison n'est pas satisfaite dans les cas où l'oreille a pu l'entendre deux jours après la délivrance, ni dans ceux qu'a signalés M. Dubois, ni, à plus forte raison, dans ceux où il n'y a pas de grossesse.

On est ainsi ramené presque forcément à le chercher dans les vaisseaux du bassin, malgré tout ce qu'en a pu dire M. Kergaradec. La pression des artères en serait alors l'unique cause. Le volume de la matrice permettrait de concevoir comment il ne se laisse entendre qu'à partir du quatrième mois, sans rendre son existence impossible dans le courant du troisième, ainsi que MM. de Lens et Kennedy croient l'avoir observé. Comme plus tard, il est possible qu'en appuyant avec le stéthoscope sur l'abdomen, on oblige l'utérus à presser davantage, soit sur les artères iliaques, soit même sur l'aorte, et que de toute manière la pression des organes circonvoisins augmente de plus en plus, on comprendrait qu'il doive être d'autant plus fort que la grossesse est plus avancée. On s'expliquerait aussi son existence sur deux points différens par la pression, soit des deux iliaques, soit des iliaques et de l'aorte. Il en serait de même, quand il persiste après l'accouchement ou la mort du fœtus, et quand il coïncide avec un développement pathologique de l'utérus. On se rendrait également compte de sa cessation pendant les contractions utérines et de sa réapparition alternatives dans le relâchement observés par M. Kennedy sur une femme qui fut prise de perte plusieurs heures après l'expulsion du fœtus, et par M. Monod pendant le travail. J'ajouterai toutefois que le plus souvent ce bruit paraît tellement rapproché de l'oreille, et si positivement résider dans les parois de la matrice, occuper un espace si différent de celui que la position des artères pelviennes semblerait indiquer qu'on ne tarde pas à rejeter pour ainsi dire, malgré soi, la théorie de M. Haus. Un moyen de concilier tant d'opinions diverses, d'embrasser tous les faits, de faire disparaître la plupart des difficultés, serait d'admettre que le bruit de soufflet a son siége, tantôt dans les canaux vasculaires du bassin, tantôt dans ceux que parcourent les parois même de l'utérus; mais la question n'ayant point encore été envisagée sous ce point de vue, je ne crois pas devoir m'y arrêter plus long-temps.

Malgré l'incertitude dont on ne peut se défendre, par rapport à son siége, le bruit de soufflet me paraît être d'une haute importance en tocologie. Peut-être n'est-il pas le même, en effet, après l'accouchement ou hors l'état de gestation que pendant la grossesse, et n'ai-je pas saisi toutes les nuances de celui que j'ai entendu à l'hôpital Saint-Antoine.

Si on parvenait jamais à rendre toute méprise impossible sous ce rapport, son existence donnerait aussitôt la certitude que la grossesse a lieu, et que le fœtus est vivant. Il aiderait aussi à reconnaître les grossesses multiples et l'insertion du placenta; mais il est douteux que la pratique puisse en retirer des avantages réels pour constater l'état des parties dans le cas de pertes ou de maladie du délivre, comme l'espèrent MM. Monod et Hohl.

2. Bruit cardiaque.

Les battemens doubles, ou le bruit du cœur, ne peuvent être confondus avec aucun autre. On en compte de 120 à 150 par minute, tandis que le pouls de la mère ne bat que de 60 à 80 fois dans le même espace de temps. D'autant plus fort que le fœtus est plus développé, ce bruit n'est guère appréciable qu'après le quatrième mois. Son intensité est nécessairement variable, à raison d'une foule de circonstances difficiles à caractériser. On ne l'entend jamais mieux que quand une région de la cavité thoracique de l'enfant correspond à quelqu'un des points de la moitié antérieure de l'utérus. J'ai rarement manqué d'en constater l'existence, lorsque j'ai pu le chercher avec tout le soin convenable.

La courbure antérieure du fœtus et les rapports du cœur avec le rachis font que le dos est la partie le plus évidemment propre à transmettre les battemens doubles à l'oreille de l'observateur. Aussi est-ce entre les arcades crurales gauche ou droite et l'ombilic qu'on les entend le mieux et le plus souvent. On conçoit, d'après cette remarque, qu'ils peuvent changer de place si le fœtus change de position, et que pour affirmer qu'ils n'existent pas, il faut avoir exploré tour à tour l'hypogastre les flancs et les divers points de la circonférence du bassin.

Pour pratiquer l'auscultation, on fait coucher la femme, quoiqu'à la rigueur elle puisse rester debout, si la grossesse est avancée. L'oreille suffit, et réussit quelquefois mieux que le stéthoscope aux personnes qui n'ont pas l'habitude d'employer le cylindre. Seulement, on ne peut l'appliquer commodément que sur la moitié antérieure de l'abdomen ; encore le frottement des robes ou de toute autre pièce de vêtement de la femme, qu'il est inutile de découvrir pendant cette opération, peut-il fréquemment tromper sur la nature des bruits que l'on entend. Quoi qu'en disent M. Fodéré (1) et M. Siebold (2), qui l'appelle trompette auriculaire, le stéthoscope donne en général un son plus net et plus intense. On peut d'ailleurs l'appliquer à toutes les époques de la grossesse, et sur tous les points vers lesquels le dos du fœtus semble pouvoir se tourner. On le débarrasse de *son embout.* Après avoir senti la matrice, on le place d'abord à gauche, ensuite à droite, puis au milien de l'hypogastre. On le porte même aux lombes, sur la face postérieure du sacrum, sur les crêtes iliaques, le devant des pubis et sur toute l'échancrure antérieure du grand bassin.

Si la chose était toujours possible, il faudrait que le dos, le côté ou le devant de l'enfant, les parois correspondantes de

---

(1) *Journal de physiolog.* de Magendie, tome II, p. 116.
(2) Dublin, *hospit. reports,* vol. V, p. 25..

l'utérus et de l'abdomen, le stéthoscope et l'oreille de l'accoucheur ne fussent séparés par aucun vide, par aucune autre partie, ne formassent en quelque sorte qu'un corps continu, sans interruption aucune.

La nature du bruit cardiaque, le seul que MM. Mayor et Fodéré eussent indiqué, ayant été sur-le-champ déterminé, n'est devenu le sujet d'aucune controverse. Ce bruit n'a donc occasioné de discussion qu'en égard à la valeur qu'il convient de lui accorder. On avait d'abord pensé à s'en servir pour préciser la position du fœtus; mais j'ai vu, comme M. Monod, que le côté de la poitrine le transmet presque aussi bien que le dos. M. Bodson, qui s'en est beaucoup occupé, a soutenu que pendant le travail, les eaux étant écoulées, c'était un moyen de constater la vie ou la mort de l'enfant, et conséquemment de décider, dans les cas graves, s'il faut agir ou temporiser. La vérité est qu'on entend mieux le bruit du cœur, quand la poche est rompue qu'avant le travail, et qu'il donne la preuve que l'enfant n'est pas mort; mais il est certain aussi que sa faiblesse ou sa force n'est pas toujours en rapport avec la vigeur du fœtus. Qui n'a vu le cœur battre une et deux heures chez des nouveau-nés qu'on s'efforçait de rappeler à la vie par l'insuflation pulmonaire, et qui n'en sont pas moins morts sans pouvoir respirer? Tant de causes d'ailleurs peuvent faire varier ce bruit, qu'on s'exposerait à tomber dans de graves erreurs, en le prenant pour guide dans les cas graves. Outre ce qu'en ont dit MM. Kruhse (1), Reccius (2), Froriep (3), Ulsamer, Busch (4), Comins (5), etc., on trouvera dans le précieux travail du docteur Hohl (6) de

____

(1) *Diss. inaugural. de auscultat. obstetr.* etc., Dorpat, 1826.

(2) *Id. in graviditat.* etc., Marburgi, 1824.

(3) Handbuch der Geburtshülfe, etc., Vienne, 1828, § 192.

(4) Lehrbuch der Geburtskunde, Marburg, 1829.

(5) Lond. med. gazet. septembre 1829 ou 1830.

(6) *De l'explorat. en accouch.* 1re part., *auscultat.*, Halle, 1833.

nombreux et importans détails sur l'auscultation appliquée à la grossesse : c'est un livre qu'on ne peut trop consulter sur ce point.

Résumé. Le bruit du cœur est un signe certain de grossesse et de la vie du fœtus. Sa force indique en général la vigueur et la bonne santé de l'enfant ; ce qui pourrait être d'un grand secours lors de la parturition, quand il survient des accidens ou quand une opération grave paraît indispensable. Son existence simultanée sur deux points opposés de l'abdomen donnera la certitude que la matrice renferme deux enfans. S'il se rencontre chez une femme dont l'utérus est peu développé, nul doute qu'il n'y ait grossesse *extra-utérine ;* mais son absence, comme celle des mouvemens actifs ou passifs du fœtus, n'est point une preuve concluante que la gestation ou la vie de l'enfant n'existe pas.

Il y a loin de là, sans doute, aux résultats annoncés par M. Hohl ; mais je doute que l'état actuel de la science justifie des espérances plus étendues. Je terminerai cet article toutefois en donnant les conclusions pratiques auxquelles croit être parvenu cet auteur, relativement au diagnostic de la grossesse, les signes donnés par l'auscultation, sont d'après lui :

1° *La fluctuation,* difficile à percevoir, et sur laquelle il n'insiste pas. Il semble attacher de l'importance à la perception du placenta par la percussion, et donne les moyens de bien la pratiquer.

2° *Le souffle,* et 3° *les pulsations fœtales.*

Dans les grossesses multiples, l'auscultation donne un bruit placentaire plus fort, plus étendu, avec un bourdonnement intermédiaire plus soutenu : le bruit s'étend ordinairement d'un côté à l'autre. S'il existe deux placenta, il y a deux bruits. Il est vrai que dans les grossesses simples, le placenta peut être fort étendu ; mais d'abord c'est presque toujours dans des cas d'avortement ou de fausse couche. De plus, dans les grossesses doubles, le placenta offrira deux points où le bruit est plus fort. Enfin, on entend deux cœurs : dans le cas où l'un des fœtus serait mort, le diagnostic serait plus obscur ; l'étendue de bruit du soufflet l'aiderait. Si l'on était appelé après la sortie de l'enfant vivant, l'étendue du bruit de souf-flet et la perception de la fluctuation seraient des signes à joindre aux signes ordinaires. Dans le cas de trijumeaux, le bruit de soufflet est encore plus étendu. Quant aux bruits fœtaux, ils indiquent seulement qu'il y a plus que des jumeaux, parce qu'ils se confondent. Mettez deux montres ensemble, on les distingue à l'ouïe; quand il y en a trois, cela n'est plus possible.

Dans les grossesses extra-utérines, il doit y avoir un bruit de soufflet. Il est plus *distinct* et *s'entend plutôt* que dans les grossesses normales; il est sans résonnance. Il est plus fort dans les grossesses abdominales que dans les grossesses tubaires et ovariques. Les battemens fœtaux doivent aussi être plus distincts et plus précoces que dans les grossesses extra-utérines. Ces battemens serviraient encore à diagnostiquer la persistance de la vie de l'enfant : s'il y a une nouvelle grossesse utérine ou extra-utérine entée sur la première, l'auscultation sera d'une grande utilité.

L'auscultation, en faisant entendre les battemens fœtaux dans le ventre, pourra servir à faire reconnaître une déchirure de matrice.

Position du fœtus. Les battemens fœtaux répondent à la place qu'occupe la poitrine. A gauche et en bas, première position de l'occiput. A droite et en bas, deuxième ou troisième position de l'occiput. A gauche et en haut, première position du siége. A droite et en haut, deuxième position du siége. Le souffle répond à la face antérieure de l'enfant.

Ces règles générales souffrent des exceptions. Elles sont appuyées sur environ deux cents observations. M. Hohl n'a jamais pu distinguer de prime-abord la seconde de la troisième position de l'occiput; il a souvent remarqué le moment où la troisième se change en seconde. Dans la position mento-pubienne de la face, le cœur frappe en avant. Les positions de l'épaule pourraient encore être distinguées par l'auscultation, si le toucher laissait des doutes.

Il est de remarque que chez la même femme, la même position se reproduit le plus souvent aux diverses grossesses.

Il arrive, par exception, que la face antérieure du fœtus ne répond pas au placenta. Lorsque le placenta et les battemens fœtaux s'entendent à gauche, c'est presque toujours en première position que sont les enfans; à droite, c'est la deuxième se réduisant à la troisième. Dans presque tous les cas, il y a des circulaires du cordon autour du cou. L'auteur a observé que ces positions sont le résultat d'un déplacement pendant la grossesse, que l'on entend les battemens cardiaques, tantôt à droite, tantôt à gauche, jusqu'à ce qu'enfin ils se fixent dans la position qu'ils occupent au moment du travail.

M. Hohl établit que l'enfant vit, 1° quand on entend les battemens fœtaux, et le souffle isochrone au pouls, également forts et sonores; 2° quand, pendant les douleurs, les battemens du cœur ne diminuent que peu, pour reprendre leur force immédiatement après, et que le souffle s'entend dans le lointain et reprend aussi son rhytme immédiatement après. Il est faible ou malade, au contraire, quand le second coup du battement fœtal est le plus distinct, quand les battemens sont faibles ou intermittens, tremblans ou inégaux, trop nombreux ou trop accélérés; lorsque pendant les mouvemens ils cessent ou ne reprennent pas leur rhytme dans le repos; lorsque pendant la douleur le même effet a lieu; lorsque le bourdonnement cesse, et que pendant la douleur le souffle disparaît complètement.

Le fœtus est mort quand le souffle est faible ou nul, lorsque les battemens fœtaux sont nuls, quelle que soit la position de la mère.

M. Hohl soutient qu'il est toujours possible d'entendre le cœur du fœtus lorsque réellement il bat.

Jusqu'au septième mois, le souffle est borné, peu distinct, moins sonore, les battemens principaux sont plus séparés les uns des autres que plus tard.—Les battemens cardiaques sont nombreux, petits, faibles et bornés à une place moins étendue que plus tard. Les mouvemens du fœtus n'impriment pas à ces battemens des variations aussi marquées que dans les

deux derniers mois. Cette remarque a été faite aussi par
M. Kluge (1).

Pour la perforation du crâne, l'auscultation fait connaître la
mort de l'enfant.

Pour l'opération césarienne, il faut savoir si l'enfant est viable et vivant. Donc, etc. Il en serait de même pour la symphyséotomie dans le cas, dit l'auteur, où quelqu'un aurait encore
envie de la faire.

Pour la version, l'auscultation est utile en faisant connaître
la position et la vie de l'enfant.

Pour le forceps, il y a deux choses à décider : 1° le mode
d'application ; 2° l'époque. Le mode d'application dépend de
la position. — Le toucher trompe souvent dans ces cas, donc
l'auscultation est utile. L'auscultation, faisant connaître l'état de
la circulation de l'enfant, devra faire différer ou hâter l'application du forceps

Dans le dernier temps de l'accouchement, l'auscultation
fait connaître le lieu d'insertion du placenta, et est utile pour
le décollement artificiel. — L'insertion latérale étant la meilleure, c'est lorsqu'elle n'aura pas lieu qu'on devra craindre
une délivrance laborieuse. Lorsque après une ou deux heures
d'attente, le souffle continue d'avoir lieu comme dans l'état
normal, on peut espérer encore une délivrance naturelle. Mais
si le bruit a cessé, il faut opérer. — Ce serait encore le cas
d'agir si le bruit était avec sifflement comme dans les cas
d'adhérence. — L'auscultation fait aussi reconnaître un décollement partiel du placenta.

§ III. Époque de la grossesse.

Après avoir établi, au moyen du toucher simple, du ballottement, des mouvemens musculaires, ou de l'auscultation,
que la grossesse existe, il est encore utile quelquefois d'en
déterminer l'époque. A ce sujet, je ne rappellerai point ce
que j'ai dit des changemens qu'éprouvent de mois en mois le
col, le corps et le fond de l'utérus. Je me contenterai de faire re-

(1) *Gazette méd.* de Berlin, 5 septembre 1832.

marquer que pour se former une idée juste de ces changemens, de ceux du col surtout, il importe dans quelques cas de toucher autrement, qu'on ne le fait habituellement. D'abord, il ne faut pas entendre par *col*, la seule portion de la matrice qui fait saillie dans le vagin, mais bien toute la partie cylindrique du sommet de l'ovoïde utérin, sorte d'appendice qu'on ne sent en entier qu'en refoulant avec le doigt le cul-de-sac, au centre duquel se trouve le museau de tanche. Chez les femmes qui ont eu des enfans, on doit faire abstraction de l'épaisseur de ses lèvres. Enfin, lorsque l'utérus est oblique en avant et que le bassin n'est pas très large, l'orifice peut être tellement élevé, que, pour l'atteindre, il faille que le bord radial de l'indicateur soit tourné en arrière; ou que le périnée soit déprimé d'une manière quelconque, pendant qu'avec l'autre main, appliquée sur l'hypogastre, on repousse le fond de la matrice vers la colonne vertébrale. D'autres fois, particulièrement quand le détroit supérieur est très ample, le col regarde directement la face antérieure du sacrum. Pour l'atteindre alors on est obligé de porter le doigt presque horizontalement en arrière, et de le recourber ensuite en avant en forme de crochet. Sur d'autres femmes, on rencontre vers la moitié supérieure de l'excavation une tumeur arrondie dans la partie postérieure de laquelle le col paraît être creusé obliquement, à l'instar des urethères dans l'épaisseur des parois de la vessie. A l'aide de toutes ces précautions un accoucheur instruit pourra dire, à quinze ou trente jours près, quel est le terme de la grossesse; mais il serait dangereux d'oublier qu'il existe des causes d'erreur sans nombre, et que devant les tribunaux en particulier on ne doit jamais porter un jugement décisif, sans avoir préalablement acquis la certitude du fait sur lequel on se prononce.

Sect. 2. Grossesse multiple ou composée.

On a dû naturellement penser que l'utérus est plus volumineux, quand il contient deux ou plusieurs fœtus, que lorsqu'il n'en renferme qu'un seul. Aussi a-t-on donné comme signes de grossesse composée la plupart des phénomènes qui tiennent à la pression, au refoulement des parties molles du bassin et de l'abdomen. Mais tout ce qu'on a dit à ce sujet n'éclaire que très vaguement la question. Les varicosités, l'infiltration, l'œdématie, le gonflement, la gène dans les mouvemens des membres pelviens ; l'engorgement des grandes lèvres, la dyspepsie, la difficulté d'uriner, de marcher, de respirer, de digérer ; la forme elliptique ou aplatie de la poche des eaux ; la faiblesse des contractions utérines, les lypothimies et les syncopes ; le ventre plus large, plus arrondi, plutôt déprimé que saillant sur la ligne médiane ; les mouvemens du fœtus qui se font sentir avec plus de force et de fréquence, et des deux côtés de l'abdomen en même temps, etc., manquent trop fréquemment dans la grossesse double pour qu'on leur accorde une grande confiance. D'ailleurs, tous ces signes se rencontrent rarement ensemble, et le plus grand nombre d'entre eux peuvent exister, quoiqu'il n'y ait qu'un enfant dans la matrice ; ce que l'on conçoit sans peine, au surplus, puisque le volume de l'organe gestateur peut être à la rigueur beaucoup plus considérable, dans quelques cas de grossesses simples, que dans d'autres où la gestation est évidemment double ou triple.

Baudelocque prétend que le toucher peut amener à des résultats plus satisfaisans. Il dit, par exemple, que dans le cas où le ventre est très volumineux, s'il n'y a qu'un fœtus, le ballottement sera des plus faciles ; tandis que s'il y en a deux, on aura de la peine au contraire à le déterminer, et qu'on peut sentir distinctement leurs mouvemens ou leurs parties les plus saillantes, à travers les parois de l'abdomen, sur plusieurs points à la fois. On peut ajouter que l'auscultation devra faire entendre le bruit du cœur dans deux endroits, à quelque distance l'un de l'autre, et que si les battemens *dits placentaires* ont quelque valeur en accouchemens, on les percevra également sur deux points séparés.

La réunion de ces signes donnerait la certitude que la femme est enceinte de deux ou d'un plus grand nombre d'enfans ; mais leur absence est loin de former toujours un signe négatif de grossesse composée. Désormeaux cite un cas où le ballottement, des plus manifestes, coïncidait avec un très fort développement du ventre, et dans lequel cet accoucheur habile ne put reconnaître qu'un seul fœtus, bien que l'œuf en renfermât deux. D'un autre côté, l'oreille ne peut pas distinguer les battemens cardiaques des deux fœtus, quand ils sont placés au dessus ou au devant l'un de l'autre, en sorte qu'il est le plus souvent impossible d'affirmer, avant l'accouchement, si la grossesse est simple ou double.

CHAPITRE II. *Grossesse extra-utérine.*

Sect. 1er. Disposition anatomique.

Lorsque l'ovule se fixe, croît et se développe hors de la cavité utérine, il doit nécessairement causer dans l'organisme un trouble et des changemens autres que ceux qu'il détermine dans la grossesse utérine. Mais, comme les signes de la gestation peuvent varier alors, selon le siége du kyste, je ne les indiquerai qu'après avoir jeté un coup d'œil sur les différentes espèces de grossesses contre nature.

ART. 1er.—Grossesse ovarique.

Les animalculistes qui ont cru que les corpuscules vivans du sperme traversent la trompe pour aller joindre l'ovule dans la glande séminale de la femme, n'ont point essayé de contester l'existence de la grossesse ovarique, et parmi les accoucheurs modernes il en est peu qui songent à la révoquer en doute. Boehmer a même pensé pouvoir la diviser en externe et en interne. Cette question me semble donc avoir été jugée trop légèrement, et mériter un nouvel examen.

De quelque manière, en effet, que la fécondation ait lieu, que ce soit par un *aura*, par un animalcule, ou par tout autre principe de la semence, il faut que les germes des deux sexes se mettent en contact. Ce contact ne peut s'effectuer sans que la coque de l'ovaire et la capsule de l'ovule ne se déchirent; de façon que par cela seul qu'un ovule est vivifié, on ne peut plus admettre qu'il soit renfermé dans l'ovaire, à moins de croire avec Chaussier que le germe de l'homme ne parvient à celui de la femme que par absorption. On trouve un grand nombre d'exemples de grossesse de l'ovaire, dans les *Recueils scientifiques*. Une infinité de médecins et d'accoucheurs de mérite ont dit en avoir rencontré dans leur pratique; mais, quand on y réfléchit un moment, on ne tarde pas à s'apercevoir qu'aucune observation publiée jusqu'à présent, pas même celles de MM. Dondement (1), Condie (2), Gaussail (3), **Bouchenel** (4), ne prouve sans réplique qu'on ait réellement **vu** des grossesses ovariques; il est si facile de confondre cette sorte de grossesse sur le cadavre avec la grossesse abdominale; ceux qui en ont parlé donnent si peu de détails; l'anatomie pathologique était autrefois si peu cultivée, qu'on ne peut véritablement tirer aucun fruit de ce qu'en ont dit les anciens auteurs. Tant que les modernes n'auront point démontré, le scalpel à la main, que quelquefois l'œuf siége positivement dans l'ovaire, et non à sa surface ou dans les environs, la raison ordonne de ne pas admettre la grossesse ovarique.

J'ai appris, à mes propres dépens, combien il est facile de s'en laisser imposer sur ce point. En 1824 et 1825, je rencontrai des débris de conception extra-utérine sur quatre sujets. J'enlevai les parties sexuelles avec le plus grand soin, et je crus avoir quatre faits en faveur de la gestation ovarique. Je les présentai à la Société philomatique, où quelques membres manifestèrent des doutes sur la possibilité du fait. MM. de Blainville et Serres furent nommés pour assister à la dissection que j'en fis le lendemain. Nous acquîmes la certitude que trois de ces tumeurs étaient hors de la glande germifère. Nous éprouvâmes plus de difficultés pour la quatrième, qui ne dépassait pas le volume du pouce; mais enfin, après avoir isolé la trompe, qui était saine, nous reconnûmes que le détritus de conception occupait un sac particulier entre la couche péritonéale et la membrane propre de l'ovaire, qui en était

---

(1) *Thèse* n° 65, Paris 1826.

(2) *Rev. méd.* 1830, tome II, p. 290.

(3) *Bulletins de la Soc. anatomiq.* etc.

(4) *Journal des Progrés*, tome Ier, p. 25.

entièrement distinct. Aucun des faits qu'on invoque pour faire admettre ce genre de grossesse n'a certainement été examiné avec plus de soin. Sans les objections et la présence d'un défenseur habile de l'opinion opposée, nous fussions cependant restés convaincus que la tumeur avait son siége dans le parenchyme même de l'ovaire.

Peut-être d'ailleurs y a-t-il ici dispute de mots plutôt que de choses. Pour moi, je ne prétends pas soutenir qu'on n'a jamais observé l'œuf à la surface de l'ovaire, mais seulement qu'une fois vivifié, on ne l'a point encore trouvé renfermé dans la coque de cet organe comme dans un kyste. Il serait possible ensuite que les partisans de la grossesse ovarique n'entendissent autre chose par là que le développement du germe dans sa vésicule déchirée ou sur la périphérie de la glande qui l'a produit. La question alors ne souffrirait plus de difficulté, et tout le monde serait bientôt d'accord.

ART. 2.—Grossesse abdominale ou péritonéale.

La fécondation se faisant dans l'ovaire, il est tout simple que l'ovule vivifié tombe quelquefois dans le ventre, au lieu de s'engager dans la trompe. En réfléchissant à la disposition anatomique des parties, on est même porté à croire que cet accident ne doit pas être rare. Si la grossesse abdominale n'est pas plus fréquente, dit Bianchi (1), c'est que, la très grande majorité des germes qui s'échappent ainsi, meurent avant d'avoir pu se greffer sur la membrane séreuse qui les reçoit. Cependant quelques modernes ont prétendu qu'elle ne peut pas exister; que le péritoine n'est pas assez vasculaire pour fournir au développement de l'œuf; que, dans le cas où la dissection a permis de constater que le fœtus et ses annexes étaient dans l'abdomen, il y avait eu primitivement grossesse tubaire ou utérine. Il est vrai qu'habituellement la trompe, l'ovaire et quelquefois une partie de l'utérus lui-même, sont comme perdus dans la tumeur, et qu'alors il serait difficile d'affirmer que l'œuf n'a pas d'abord été renfermé hors de ce point, qu'il n'y est

____

(1) *De natur. vitios. morbosaque generat.* etc., et *Bibl.* de Planque, tome Ier.

pas arrivé par suite d'une rupture utérine; mais il est incontestable aussi que dans plusieurs des cas publiés la matrice et le conduit séminal conservaient leur état normal, étaient complètement étrangers au sac qui contenait le fœtus. La science en possède actuellement tant d'exemples qu'il est inutile de les rapporter tous. Je me bornerai à en rappeler quelques-uns. Et d'abord la plupart des grossesses attribuées jusqu'ici à l'ovaire, sont évidemment des cas de grossesses abdominales. Les quatre observations qui me sont propres sont dans ce cas. Il en est de même du fait rapporté par de Saint-Maurice (1), de ceux de MM. Doudement, Gaussail, Moreau (2), etc. Chez une femme de Pont-à-Mousson ouverte en 1662 (3), on trouva le fœtus libre dans l'abdomen. De nos jours M. Esquirol (4) a rencontré dans un kyste tout à fait indépendant des organes génitaux, un fœtus pétrifié au milieu des intestins d'une femme morte à 77 ans. Un exemple pareil, recueilli à l'hôpital Saint-Antoine, m'a été montré par M. Gaide (5), et M. Mojon (6) en a fait connaître une autre à l'Académie en septembre 1833. A ces faits il faut ajouter celui qu'a publié M. Pointe (7), et dans lequel on voit que le cordon s'insérait au mésentère, deux de ceux que cite M. Arnault (8), celui de M. Zais (9) qui trouva le placenta fixé sur le devant du rachis, celui de M. Bricheteau (10), et un autre dans lequel le placenta était attaché au rein et aux intestins (11). Si on objectait que, dans quelques-uns de ces cas, l'œuf a pu ne se placer dans le péritoine que par suite d'une rupture de la matrice ou de la

---

(1) Planque, *Bibliot. de méd.*, tome Ier, p. 120.

(2) *Archiv. gén. de méd.* 2me Ser. tom III, p. 142.

(3) Diemerbrœck, *Anat. du corps humain,* tome Ier, p. 312.

(4) *Archiv. gén.* tome XVIII, p. 213.

(5) *Id.* tome XVII, p. 297.

(6) *Archiv. gén. de méd.* 2me série, tome III, p. 142.

(7) *Gazette méd.* de Paris, 1831, p. 275.

(8) *Thèse*, n° 294, Paris, an 11.

(9) *Archiv. gén.* etc. t. XXV, p. 417.

(10) *Bibl. médicale*, 2818, tome LX, p. 354.

(11) Burns, *Principles of midwif.* p. 210.

trompe, rupture qui se serait cicatrisée depuis, je répondrais d'abord que, pour plusieurs, c'est une opinion insoutenable, et ensuite qu'il existe des observations plus concluantes encore. M. J. Cloquet (1) a vu sur une chatte, et M. Michon (2) sur un lapin, plusieurs fœtus greffés à l'intérieur du péritoine. Une pièce montrée à la Société anatomique par M. Cruveilher (3) suffirait d'ailleurs pour lever tous les doutes. L'œuf et le fœtus étaient fixés dans l'excavation recto-vaginale. La rupture du kyste ne datait que de quelques jours. Les trompes, les ovaires, ainsi que la matrice étaient intacts. Dans l'exemple rapporté par M. Ed. Porter (4), le placenta, inséré sur le ligament large, avait aussi laissé les annexes de l'utérus parfaitement libres. Dans celui de Thilaw (5), le fœtus avait huit mois. D'un autre côté, les médecins vétérinaires, plus à même que les accoucheurs de résoudre cette question, se sont entièrement décidés pour l'affirmative, en s'appuyant sur des faits nombreux et authentiques, observés depuis une trentaine d'années. D'ailleurs la différence qui existe entre la structure du péritoine et celle de la matrice ne peut réellement servir de base à aucun argument valable. L'ovule, comparable au bourgeon d'une plante, doué d'une vie encore très obscure, est disposé de manière à se coller sur la première partie vivante où la nature le maintient.

La vésicule fécondée, bientôt recouverte d'un velouté semblable au velouté de la racine des plantes, doit contracter rapidement des adhérences avec la surface sur laquelle elle s'arrête. Les liquides affluent en ce point; des phénomènes analogues à ceux d'une inflammation locale très circonscrite ne tardent pas à s'établir, et un sac accidentel s'organise autour du petit œuf, qui dès lors est pour ainsi dire en sûreté contre l'action des organes environnans.

---

(1) *Bulletin de la Faculté, de méd.* tome VII, p. 25.

(2) *Archiv. gén. de méd.* 2me série, tome III, p. 143.

(3) *Bibl. méd.* 1829, tome III, p. 367.

(4) *Journal univ.* tome XVIII, p. 111.

(5) Meissner, p. 72, n° 140.

ART. 3.—Grossesse tubaire.

Plus commune qu'aucune des autres, étant comme neuf sont
à trois selon M. Czihak (1), la seule que les partisans de la fécondation ovarienne n'aient pas contestée, la grossesse de la
trompe n'a pu être rejetée que par les auteurs qui ont cru que
la vivification se faisait dans l'utérus; mais on en possède
maintenant un si grand nombre d'exemples, qu'il n'est plus
permis de conserver le plus léger doute à cet égard. Outre
ceux qui se trouvent consignés dans les œuvres de Bartholin (2),
de Riolan, Portal, Dionis (3), d'Amand (4), de Bianchi,
Calvo (5), Duverney (6), etc., dans les dissertations de
MM. Bry (7), de Bouillon (8), Bonnie (9), Daynac (10), Doudement, Arnauld, Huber (11), de ceux dont il est fait mention
dans la *Revue médicale* (12), de ceux qu'ont rapportés MM. Val-
lerand (13), Ouvrard (14), Hoffmann (15), Wagstaff (16), Buschell (17), de Caignou, et d'une infinité d'autres qui ont été

(1) Meissner, *Progrès de l'art des accouch.* etc. p. 71.

(2) *Cent.* 4, hist. 14, p. 238.

(3) *Traité gén des accouch.* etc., p. 91.

(4) *Nouv· obs. sur les accouch* etc., p. 58.

(5) Planque, *Bibl. de méd.* etc, tome Ier, p. 160.

(6) Planque, opér. cit., tome Ier, p. 161.

(7) N° 13, Paris, 1808.

(8) *Bulletin de la Faculté,* tome VII, p. 450.

(9) N° 181, Paris 1822.

(10) N° 71, Paris, 1823.

(11) *Thèse,* Strasb. décembre 1821.

(12) 1826, tome Ier, p. 295.

(13) *Bibl. médicale,* tome VIII, p. 507, 1825.

(14) *Bibl. médicale,* tome IV, p. 153.

(15) *Bulletins de la Faculté,* tome III, p. 380.

(16) *Gazette méd.* 1851, p. 299.

(17) *Bulletin de Férusac,* tome II, p. 87.

consignés dans les *Recueils scientifiques, nationaux ou étrangers*, je dirai que j'ai vu, en 1816, sur le cadavre d'une femme morte à l'hôpital de Tours, un œuf bien complet au deuxième mois de son développement, exactement renfermé dans la moitié externe du tube de Fallope, dont la racine, le morceau frangé, le canal et toutes les autres parties étaient encore faciles à reconnaître. Chacun peut voir aussi, dans le muséum de l'École de médecine, un modèle en cire, qui démontre la même chose. On conçoit, au reste, que dans cette espèce de grossesse, le produit de la fécondation puisse se fixer sur tous les points du trajet de la trompe, mais que le plus souvent il s'arrêtera dans le pavillon, et qu'après un laps de temps assez court il doit être difficile de prononcer, au premier coup d'œil, si la grossesse est tubaire, plutôt qu'ovarique ou abdominale. On conçoit, en outre, que le conduit utérin, bientôt distendu, aminci, pourra se rompre et transformer la grossesse des trompes en grossesse péritonéale, en sorte que cette dernière peut être, en effet, primitive ou essentielle, et secondaire ou accidentelle. Ici toutefois le fœtus est nécessairent plus ou moins altéré.

Une femme, morte à la Pitié dans l'espace de six à dix heures, au mois de février 1834, et dont la pièce a été recueillie par M. Dupré, interne du service de M. Clément, m'a permis de constater de nouveau l'existence de la grossesse tubaire à l'état le plus complet possible. Le kyste, du volume d'une noix, occupait le milieu de la trompe. Ce conduit était seul déchiré, quoique le péritoine fût le siége d'un épanchement de plusieurs livres de sang. L'ovule, entier, granuleux, sans caduque régulière, adhérait par toute sa périphérie à l'intérieur de la trompe, mais sans continuité de tissu. L'embryon, développé comme à un mois, se voyait avec le cordon au travers des membranes. La vésicule ombilicale n'était pas plus difficile à reconnaître sous le chorion. Il n'y avait point de caduque dans l'utérus. Mais cet organe offrait une raréfaction extrème avec boursoufflement considérable et vascularisation de son tissu muqueux, comme dans les polypes du nez. Cette pièce curieuse a été présentée à une société savante, qui l'a lai-

perdre, et on en a publié une histoire tout à fait fautive dans la *Lancette* du jeudi 6 mars 1834.

ART. 4.—Grossesse interstitielle.

La grossesse que M. Mayer a proposé de nommer *interstitielle* n'a point été mentionnée mais elle semble avoir été entrevue par les anciens. Un fait dont Mauriceau (1) a reproduit la figure, et qu'il donne comme une hernie de matrice, fait que B. Vassal, qui l'avait recueilli, et tous les chirurgiens de Paris firent valoir en faveur des grossesses tubaires, me semble déjà s'y rapporter. Observée par MM. Schmitt (2), Albers (3), Hederich (4), Carus (5), MM. Cliet (6), Bellemain et Lartet, Dance et Moulin (7), elle avait été étudiée avec quelque soin par MM. Mayer et Meckel en Allemagne; mais, en France, il en avait à peine été question, lorsque M. Breschet, auquel MM. Bellemain et Lartet abandonnèrent la pièce qui avait servi de fondement à leur observation, entreprit d'en rassembler les faits connus.

Ce n'est point entre le péritoine ou la tunique muqueuse et le tissu propre de l'utérus que se loge alors l'œuf, mais bien dans l'épaisseur même de la couche charnue. Cinq fois sur sept, on l'a trouvé du côté gauche, soit au dessus, soit en arrière, soit en avant, soit au dessous de la trompe, qui, dans aucun cas ne communiquait, assure-t-on, avec la cavité où le produit était renfermé. Il est certain au moins que dans celui que j'ai pu examiner avec M. Breschet, il n'y avait point de communication entre la cavité naturelle des organes génitaux et la poche anormale qui contenait le fœtus. L'observation que

---

(1) *Maladies de femmes grosses,* etc., p. 71, tab. 8.

(2) Meissner, p. 75, n° 135.

(3) Salzbourg med. ch. Zeitung, 1821.

(4) Meissner, p. 76, et *Archiv.* de Horn, 1817.

(5) *Zur Lehre von Schwangerschaft und Geburt phys.* etc. 1822.

(6) *Compte rendu de l'Hôtel-Dieu de Lyon,* 1823.

(7) *Bibl. méd.* tome IX, p. 595, ou *Archiv. gén.* tome IX, p. 582.

M. Ménière (1) a recueillie en commun avec M. Dujardin ne me semble s'y rapporter qu'incomplètement. Dionis, Canestrini, Einsenman, Ramsbotham et M. Rizza (2) en ont relaté chacun une, qui paraissent s'en rapprocher davantage. Un fait, observé jadis par de la Borne (3), est plus concluant encore. Baudelocque (4) parle d'une tumeur située à la face postérieure de la matrice, tumeur qui contenait une masse charnue, et qui pourrait bien appartenir aussi à ce genre de grossesse. Enfin il est difficile de ne pas l'admettre dans le cas publié par M. Gaide (5) en 1830. Je ne crois donc pas, qu'à l'instar de M. Mondière (6), on puisse en révoquer actuellement l'existence en doute, et dire que les faits qui en ont été relatés se rattachent probablement à l'ulcération ou à la rupture de la matrice.

On s'est vainement efforcé jusqu'ici de dévoiler le mécanisme de ce genre de grossesse. M. Breschet a supposé que l'ovule, près d'entrer dans la matrice, peut, s'il rencontre quelque obstacle, s'engager dans l'orifice béant d'un des canaux veineux qui s'ouvrent à l'origine des trompes, et se porter insensiblement dans l'épaisseur même des parois utérines. Mais ces orifices n'existant pas, l'explication tombe d'elle-même. D'un autre côté, en admettant qu'à la naissance les angles utérins, très allongés, simulent en partie les cornes de la matrice ou les *aduterum* des quadrupèdes, M. Breschet présume que le passage étroit qui conduit alors dans le tube séminifère, peut, en s'oblitérant, forcer le germe à se dévier de sa route ordinaire. Mais s'il est vrai qu'une semblable disposition se rencontre quelquefois, j'ose au moins affirmer qu'elle est rare et n'entre point dans l'ordre normal. Ce n'est donc encore là qu'une hypothèse gratuite. Il doit en être de même du canal

---

(1) *Archiv. gén. de méd.*, tome XI, p. 169.

(2) *Journal compl.* tome VI, p. 259.

(3) Amand, *Nouv. obs. sur les accouch.* etc., p. 60.

(4) *Bulletins de la Faculté de méd.*, 1806, p. 29

(5) *Journal hebdomadaire*, tome Ier, p. 285.

(6) *Soc. méd. d'Émulat. Mém. sur les rup. utér.* 1834.

découvert par M. A. Baudelocque (1), dans le côté de l'utérus, ainsi que des cavités anomales citées par Morgagni, Valsalva, etc. On peut avoir recours aux variétés anatomiques, il est vrai, aux maladies, aux anomalies, aux déviations de toute sorte, et faire mille suppositions ; mais le plus sage est d'avouer franchement que le mécanisme de la grossesse interstitielle est encore totalement inconnu.

ART. 5. — Grossesse utéro-tubaire.

On trouve çà et là dans les annales de la science quelques observations qui porteraient à établir une dernière variété de grossesse, grossesse disposée de telle sorte, qu'une partie de l'œuf est renfermée dans la trompe, pendant que l'autre se voit dans l'utérus. Patune (2), qui en a, je crois, relaté le premier exemple, dit que le placenta contenu dans la matrice communiquait, par l'intermédiaire du cordon, avec le fœtus qui avait son siége dans le pavillon. Laugier (3) en indique deux, dont un sur sa propre femme. Le fœtus n'avait qu'un pied dans la matrice. Il fallut extraire le reste, ainsi que le délivre de la trompe. Hay (4) en a publié un autre presqu'en tout semblable à celui de Patune, puisque le placenta était dans l'utérus et l'enfant dans la trompe. M. Herbin (5) en a consigné un cinquième dans sa thèse, et le fait, publié par M. Mondat (6), semblerait également s'y rapporter. La tête seule, en effet, s'est trouvée dans la cavité utérine, tandis que le tronc de l'enfant tout entier occupait la trompe. Enfin M. Hoffmeister (7)

---

(1) *Archiv. gén. de méd.* tome XIX, p. 41.

(2) *Epist. contin. histor. fœtus sine involuer.* etc., 1765.

(3) *Journal de méd.* tome XLI, p. 151, 154, 156, 159, 1774.

(4) *Med. obs. and inq.* vol. III, p. 341, 2me édit. 1796.

(5) Montpellier, frimaire an 12. n° 8.

(6) *Archiv. gén.* tome II, 2me sér. p. 67.

(7) Meissner, *Was hat das neunzehnte Jahrhundert für die Geburtshulfe* etc., 1826, p. 251.

dit avoir trouvé dans l'abdomen un œuf entier avec un fœtus, dont le cordon allait par la trompe droite s'insérer dans la matrice où était le placenta.

Il serait peu raisonnable sans doute de nier l'existence d'une pareille grossesse, par cela seul que l'esprit ne s'en explique pas la possibilité d'une manière satisfaisante; mais comme les exemples qui en ont été donnés ne réunissent pas toutes les conditions désirables, et que par l'examen que j'en ai fait il me paraît possible qu'une contraction partielle, une poche accidentelle, ou même une rupture déjà ancienne de l'utérus, en aient imposé à ce sujet, je crois qu'il convient d'attendre, avant de l'admettre à titre de grossesse distincte.

Sect. II. — Marches des grossesses extra-utérines.

ART. Ier. — Causes.

La densité, l'épaisseur contre nature de la coque de l'ovule ou des enveloppes de l'ovaire, l'adhérence trop forte du germe, sa situation trop profonde ou trop rapprochée du ligament de l'ovaire, l'oblitération, la paralysie, le spasme, la mauvaise direction, l'excès ou le défaut de longueur, l'engorgement, le mouvement antipéristaltique de la trompe, le boursoufflement et les ulcérations de sa membrane muqueuse, l'endurcissement de son pavillon, de l'une ou de plusieurs de ses franges, le resserrement de son orifice externe, toutes les altérations et les anomalies que peut présenter ce canal, soit dans sa conformation, soit dans sa situation, une déchirure de l'utérus, invoquée par Boehmer, Bianchi et Weinkneicht, peuvent bien avoir produit quelquefois la grossesse extra-utérine; mais il est certain que, sous ce rapport, la science ne possède guère que des probabilités. Astruc a cru que les femmes non mariées étaient plus fréquemment affectées de ce genre d'accident que les autres. Kruger, qui partage cet avis, prétend que l'ovule reste dans l'ovaire, s'arrête dans la trompe ou glisse dans le péritoine, parce que la frayeur, la crainte, l'indignation, en saisissant les femmes d'une manière subite, au moment des plus vives jouissances ou peu de temps après, impriment à tout l'organisme un trouble qui doit retentir jusque dans les organes sexuels. Une observation de Baudelocque, puis une seconde de M. Lallemant et une autre de Bellivier, semblent venir à l'appui de l'opinion d'Astruc. Effectivement, chez les trois femmes qui en font l'objet, la conception extra-utérine paraît s'être effectuée à l'instant d'une violente frayeur que produisit le souvenir d'un oubli chez l'une, et chez les autres un bruit inattendu qui leur fit craindre d'être surprises en flagrant délit; mais comme on n'a rien noté de semblable dans les autres cas, on ne peut considérer cette explication que comme une hypothèse assez plausible.

M. Mojon pense que l'obstacle opposé par le caduque à la pénétration de l'ovule dans l'utérus, peut en être aussi la cause, et m'a dit avoir quelques faits à l'appui de cette supposition. Il n'est cependant pas probable que ce soit à une telle difficulté que la plupart des grossesses extra-utérines doivent être rattachées, et le plus sage est d'avouer notre ignorance sous ce rapport.

Ceux qui veulent que la fécondation se fasse dans le matrice, rejettent nécessairement toutes ces manières de voir et ne peuvent se rendre compte des grossesses extra-utérines qu'en imaginant un mouvement rétrograde au moyen duquel l'ovule se reporterait de l'utérus dans la trompe, etc. Les assertions de Planchon, qui affirme que dans les premières semaines de la conception, les trompes sont légèrement dilatées, les observations curieuses, rapportées par Patune et autres, dans lesquelles il est dit que le cordon ombilical d'un fœtus renfermé dans le pavillon frangé venait s'insérer sur un placenta globuleux dans la cavité même de la matrice, sont des faits rares qui auraient besoin d'être, ainsi que je l'ai dit, rencontrés de nouveau pour donner quelque poids à de pareilles conjectures.

ART. 2.—Signes de grossesses extra-utérines.

La *persistance des règles*, les douleurs hypogastriques plus vives, les nausées, les vomissemens plus fréquens, ainsi que plusieurs autres symptômes fâcheux, invoqués comme signes de la grossesse extra-utérine, l'accompagnent en effet quelquefois; mais comme ils manquent encore plus souvent, et qu'il n'est pas rare de les remarquer dans la grossesse naturelle, leur existence est par cela même d'assez peu de valeur. Si les seins ne subissent pas de changemens, ne sécrètent pas de fluide laiteux, si le ventre est inégal, si le développement de cette partie est plus rapide, se fait principalement sur le côté; si les mouvemens du fœtus se font sentir plus tôt, et à travers des parois en apparence fort minces; si l'utérus reste peu volumineux, dans quelques grossesses extra-utérines, le contraire arrive peut-être dans un plus grand nombre encore, et souvent on rencontre une ou plusieurs de ces irrégularités dans la grossesse simple elle-même.

Toutefois, s'il est vrai que la matrice augmente quelquefois de volume en pareil cas, il l'est aussi que les changemens qu'elle éprouve alors sont rarement assez marqués pour faire croire à l'existence d'une grossesse utérine de quatre à cinq mois. Si donc la tumeur abdominale s'est élevée de bonne heure au dessus du détroit marginal, et qu'on la trouve dans l'une des fosses iliaques; si elle paraît bosselée, variqueuse, et que des pulsations s'y fassent sentir; s'il est facile d'apprécier les saillies et les mouvemens du fœtus, bien que les parois du ventre conservent à peu près leur épaisseur naturelle, pendant que d'un autre côté on reconnaît par le toucher que le poids et le volume de l'utérus ne sont pas ou que très légèrement accrus, que le col n'a pas sensiblement perdu de sa longueur, quoiqu'il ait changé de position, de direction, de densité et même de forme, il est à peu près certain que la grossesse est contre nature.

Cependant on conçoit que si l'œuf s'est fixé sur un point quelconque de la périphérie de l'organe gestateur; que s'il s'est arrêté très près de la racine d'une trompe, entre le pavillon et l'ovaire, comme l'a vu M. Doudement (1); dans le

---

(1) *Thèse*, n° 65, Paris, 1826.

ligament large, comme dit l'avoir observé Bergeret (1), ou dans
l'épaisseur même des parois utérines, tous ces signes pourront,
à la rigueur, ne pas exister, et la grossesse contre nature être
facilement confondue avec la gestation ordinaire. Dans ce cas,
l'utérus se gonfle, se ramollit, subit plusieurs des changemens qui caractérisent la bonne grossesse. Sa cavité se remplit
quelquefois d'une matière concrescible, amorphe, sorte de
couche *anhiste*, observée par Bertrandi, Chaussier, etc., ou plutôt d'une végétation de la couche muqueuse. La forme du ventre et les mouvemens du fœtus n'offrent rien de particulier.
Le ballottement lui-même n'est pas toujours impossible à déterminer. Du reste, si, ce qui est rare, la grossesse extra-
utérine était double comme dans le cas indiqué par Mainal (2),
les deux tumeurs en rendraient évidemment le diagnostic plus
facile que quand elle est simple.

En général, les organes sexuels s'éloignent peu de leur état
naturel, quand le kyste fœtal n'est pas dans la trompe et ne
contracte pas d'adhérence avec la matrice. A ce sujet, l'observation recueillie par M. de Bouillon ne doit être considérée
que comme une exception peu commune. Ensuite, il est rare
que le col se raccourcisse sensiblement et que son orifice s'entr'ouvre d'une manière très prononcée. On le trouve beaucoup
plus bas, ou plus haut, plus en avant, en arrière ou de côté,
que ne semble l'indiquer l'époque présumée de la grossesse.

Au demeurant, ni les signes rationels, ni les signes sensibles, ne suffisent pour faire reconnaître la grossesse extra-
utérine jusqu'à la fin du troisième mois. A dater de cette époque, au contraire, il sera le plus souvent possible, à l'aide de
quelques-uns d'eux, ou de tous ensemble, d'établir un diagnostic presque certain. Leur témoignage fera tout au moins naître
des soupçons assez forts pour fixer l'attention du praticien.

Le lieu qu'occupe le kyste a d'ailleurs une grande influence
sur le diagnostic. Lorsque c'est dans la fosse iliaque ou dans

---

(1) *Journal* de Sedillot, ou Bonnie, *Thèse*, n° 181, Paris 1822.
(2) Guillemot, *Archiv. gén. de méd.*, tome **XXVIII**.

le ventre proprement dit qu'il existe, on a, d'une part, l'exploration abdominale, qui ne permet que difficilement de le méconnaître, et, de l'autre, le toucher qui montre bientôt que l'utérus n'a éprouvé que de légers changemens. Sur le devant de la matrice, il fera basculer le col en avant, tout en le poussant en bas, pressera la vessie et donnera lieu à quelques accidens de ce côté, se distinguera sous forme d'une tumeur vers l'hypogastre, en même temps que le doigt constatera par le vagin le peu de développement de l'organe gestateur. Dans l'excavation recto-vaginale, où elle finit le plus souvent par se fixer, ainsi qu'on le voit déjà par une observation de Saviard (1), la grossesse extra-utérine a des caractères si tranchés, qu'il est en général très facile de les saisir à partir du troisième mois. Le kyste, proéminant à la fois dans le haut du vagin et dans le rectum, est promptement reconnu par le doigt qui, dans certains cas, va même jusqu'à distinguer le fœtus ou ses différentes parties. La rétroversion seule pourrait en imposer alors ; mais on évitera la méprise en se rappelant qu'ici le museau de tanche est tout à la fois relevé et dirigé en avant, tandis que là il est repoussé au dessus des pubis avec la matrice qu'on trouve par l'exploration hypogastrique, et qu'il continue le plus souvent de regarder en bas. Entre l'utérus et le sacrum, au niveau du détroit, on aurait un abaissement et une inclinaison du col en arrière, il est vrai ; mais comme le raccourcissement du museau de tanche et les changemens du reste de l'organe ne se montrent point en même proportion il serait encore facile d'éviter l'erreur.

Quant aux signes distinctifs des différentes espèces de grossesses *extra-utérines*, je ne pense pas qu'il soit utile d'en parler ici. Leur connaissance ne serait d'aucune application. Tous ceux qui ont été mentionnés sont d'ailleurs trop incertains pour mériter la moindre confiance. Puisque, même sur le cadavre, on peut à peine décider, le scalpel à la main, si l'œuf a son siége dans la trompe ou l'ovaire plutôt que dans

---

(1) *Observ. chirurg.* etc., p. 268, *obs.* 60.

le péritoine, il serait en quelque sorte ridicule de vouloir en obtenir la certitude sur la femme vivante.

ART. 5.—Terminaison.

La grossesse extra-utérine se termine habituellement avant le cinquième mois. Martin (1), Turnbull (2), Baudelocque (3), MM. Arnault (4), Novara (5), Delisle (6), Rensi (7), Zais (8), Moreau et quelques autres l'ont néanmoins vu se prolonger beaucoup plus loin, et jusqu'au terme de la gestation ordinaire. Ces auteurs, Turnbull surtout, ainsi que Cyprianus (9), M. Wilmans (10), mentionnent même une circonstance fort remarquable ; c'est qu'alors il se déclare, à la fin, une espèce de travail, des douleurs intermittentes, quelquefois assez fortes, un commencement de dilatation du col, un écoulement de quelques mucosités, d'un fluide sanguinolent, et ce qui a paru plus étonnant encore, des contractions très manifestes de la matrice ou du kyste fœtal. A la rigueur, on conçoit une partie de ces phénomènes dans la grossesse tubaire. La trompe étant composée des mêmes élémens que l'utérus, il est tout naturel qu'elle jouisse des mêmes propriétés ; mais dans les grossesses abdominales, on ne peut expliquer les contractions du kyste qu'en admettant qu'il s'y est développé des fibres charnues, aux dépens de la couche cellulaire élastique qui double le péritoine du bassin.

La seule grossesse utéro-tubaire laisserait entrevoir la possibilité d'extraire le fœtus par les voies naturelles. Celle de l'exca-

---

(1) Planque, *Biblioth. de méd.* tome Ier, p. 159.

(2) *Journal de méd.* tome VI, p. 75.

(3) *Journal de méd.* tome V, p. 159.

(4) *Thèse*, n° 194, Paris, an XI.

(5) *Journal univ.* tome X, p. 119.

(6) *Id.* tome X, p. 384.

(7) *Lancette française*, tome IV, p. 25.

(8) *Archiv. gén. de méd.* t. XXV, p. 417.

(9) Planque, *Bibl. de méd.*, etc., tome Ier, p. 451.

(10) *Journ. hebd. de méd. et chir*, tome IV, p. 494.

vation et la grossesse interstitielle pourraient, à la rigueur,
encore se faire jour par le vagin. Le calibre de la trompe, son
peu de dilatabilité ne permettent d'y songer dans aucune
des autres espèces. Sous ce rapport, la grossesse *extra-utérine*
est donc toujours dangereuse et pour la mère et pour l'enfant,
ses terminaisons naturelles se rapportent à peu près toutes à
la mort du fœtus et à la rupture du kyste.

§ I. Mort du fœtus.

Il est rare que le fœtus continue de vivre au delà du
troisième ou du quatrième mois. Après la mort, qui arrive par
défaut de nutrition, ou par inflammation de sa coque, 1⁰ le
liquide amniotique, ainsi que les autres parties fluides de l'œuf
sont résorbées. L'enfant se durcit, se pétrifie, comme on le
voit dans une observation d'Amand (1), ou se transforme en
gras de cadavre. Le kyste se resserre, s'épaissit et devient
fibreux, fibro-cartilagineux, ou même osseux, et le tout se
résout en une tumeur solide, qui peut rester dans l'abdomen
indéfiniment, sans compromettre les jours de la femme.
Dans le cas emprunté par Van-Swieten à Camerer, le corps
anormal était si dur qu'il fallut une hache pour le fendre.
Le fœtus trouvé dans l'abdomen d'autant de femmes par
MM. Esquirol, Gaide, Mojon, y était resté au moins trente
ans. 2⁰ Le sac se transforme en un véritable foyer purulent,
le fœtus se décompose, se dissout, se putréfie. Alors le kyste
finit par s'ouvrir soit dans une cavité muqueuse, soit directement au dehors, soit immédiatement dans le péritoine.
Il s'était fait jour à l'intérieur de la vessie chez une malade
mentionnée par Van-der-Wiel (2), chez un autre sujet dont
l'observation est consignée dans les mémoires de l'Académie
de Dijon (3), chez un de ceux qu'indique M. Doudement (4),
celui que relate M. Wilmans (5), et chez l'individu dont parle

---

(1) *Nouv. obs. sur les accouch.* etc., p. 58.

(2) *Obs. rarior.* etc., Vol. Ier. p. 365.

(3) Bonnic, *Thèse.* n⁰ 181, Paris. 1822.

(4) *Thèse*, n⁰ 65, Paris, 1826.

(5) *Bulletin de Férussac*, tome XXI, p. 279.

Hamelin (1). L'ouverture eut lieu près de l'aine, dans le cas de M. Cohen (2), à l'ombilic dans l'observation de Glodat (3) et une autre encore (4). M. Gunning (5, l'a vu s'ouvrir sur un autre point du ventre, et M. Heiskell (6) à l'épigastre. Ce n'en est pas moins dans le canal digestif que la déplétion s'opère le plus souvent. C'est ainsi qu'on pourrait comprendre ces prétendues grossesses de l'estomac, ou ces exemples de fœtus rendus par le vomissement, dont parlent quelques auteurs. Nul doute, au moins, que les cas d'expulsion du produit de la grossesse par l'anus n'appartiennent à ce genre. On conçoit enfin qu'il puisse rompre la partie supérieure et postérieure du vagin.

3° Quelquefois l'œuf se remplit d'un liquide, tantôt plus, tantôt moins épais et transparent, de couleur jaune, brune, grise ou rougeâtre, mais non purulent, se change en un kyste où l'on a trouvé jusqu'à cent cinquante livres de matières fluides au milieu desquelles flottaient les débris du fœtus, ainsi que Vassal en rapporte un exemple.

Le premier cas est le plus heureux de tous. C'est à lui qu'il convient de rattacher le plus grand nombre de ces grossesses qui ont duré deux, quatre, dix, quinze, vingt, trente, et même quarante ans. Le second est toujours accompagné ou suivi de symptômes graves. L'inflammation se propage aux parties voisines, fait quelquefois naître une fièvre violente, et amène plus ou moins rapidement une terminaison fatale. Plus souvent la malade tombe dans l'éthisie, parce qu'une suppuration abondante l'épuise. Quelquefois aussi toutes les parties du fœtus sortent les unes après les autres ; le sac se vide peu à peu, se déterge, revient sur lui-même ; la suppuration se tarit gra-

---

(1) *Bulletins de la Faculté de médecine.*

(2) *Journal des Progrès*, etc., tome Ier, p. 260.

(3) *Journal de méd.*, 1765 t. XIV, p. 442, ou *Archiv.* t. XXVIII, p. 226.

(4) *Id.* tome XLIV, p. 442,

(5) *Journal des Progrès.—Archiv. gén.* tome XVII, p. 282.

(6) *Journal des Progrès*, tome XI. p. 242.

duellement, et la plaie finit par se cicatriser, ou du moins par se réduire à l'état d'un ulcère fistuleux, plus gênant que dangereux. C'est ce qui eut lieu dans les observations de M. Wilmans (1), de Riva (2), de M. Bonnie (3), de Littre (4), M. Boogaard (5), Harrisson (6) et une infinité d'autres. Alors, comme dans le cas de pétrification, de dégénérescence du fœtus, la grossesse extra-utérine permet souvent à de nouvelles grossesses normales de parcourir toutes leurs périodes sans accidens. Middleton (7) en avait déjà rapporté des exemples. M. Detwiller (8), M. Drake (9) en ont signalé d'autres en 1828, et la Revue médicale (10) en indique un où la présence d'un kyste extra-utérin dans l'excavation n'a pas empêché trois grossesses successives d'avoir lieu. Il en fut de même chez une des dames mentionnées par M. Daynac.

§ II. Rupture du kyste.

Toutes les espèces de grossesses extra-utérines peuvent se terminer par la déchirure de l'œuf ou du sac qui lui sert de matrice. La grossesse interstitielle et la grossesse abdominale en ont offert des exemples ; mais c'est la grossesse tubaire, qui finit le plus souvent de cette manière. Quoique très extensibles, les parois de la trompe sont trop minces, en effet, pour fournir sans difficulté à l'aggrandissement du kyste au delà du troisième ou du quatrième mois. L'observation de Portal

---

(1) *Journal Hebd.* tome IV, p. 496.

(2) Planque, *Biblioth. de méd.* etc., tome Ier, d. 128.

(3) *Thèse*, etc.—*Bulletin de la Faculté*, tome III, p. 335.

(4) *Académie des Sc. mém.* tome VII, p. 326, 1702.

(5) Amer. *journal, of med. Sciences*, etc., mai 1831, p. 248.

(6) *Bulletin de Férusac*, tome II, p. 320,

(7) *Philos. trans.* 1747, ou *the Lancet*, 1828, vol. II, p. 307.

(8) *The Lancet*, vol. II, p. 306, 1828.

(9) *Journal univ.* tome XLIX, p. 61. ou *the Lancet*, 1828, v. II. p. 307.

(10) 1829, tome IV, p. 302.

en est la preuve. Il en est de même de celles de MM. Buschell et Wagstaff. Tantôt la rupture se fait tout à coup comme chez cette femme que nous avons observée à la Pitié, et semble être l'effet d'un effort, d'un chute, etc.; tantôt, au contraire, elle se prépare et s'opère avec lenteur, par l'amincissement mécanique, le ramollissement, ou quelque autre altération d'un point de la poche fœtale.

S'il ne s'est point établi d'adhérences conservatrices, l'eau de l'amnios, le fœtus et le sang qui coule des bords de la déchirure, passent sur-le-champ dans la cavité péritonéale. Des lipothymies, des syncopes, des convulsions incessamment renouvelées, des douleurs atroces, enlèvent souvent la malheureuse femme en quelques heures. D'autres fois, la résistance vitale cède moins promptement. Une péritonite des plus violentes se déclare, et la mort survient le deuxième, le troisième ou le quatrième jour. Enfin, dans quelques cas rares, la nature, convenablement secourue, résiste aux premiers dangers de ce redoutable orage, et l'inflammation, en se prolongeant, permet aux matières épanchées de s'accumuler en un foyer plus circonscrit, et de donner naissance à un véritable abcès, qui peut encore laisser quelque espoir de sauver la malade.

Sect. 5. Traitement.

La difficulté de reconnaître avec certitude la grossesse contre nature dans les premiers mois de son existence, fait qu'on pense rarement à y remédier avant la naissance des symptômes qui annoncent la mort du fœtus ou la rupture de ses enveloppes. D'ailleurs, la puissance de l'art est tellement restreinte dans la plupart des cas, que les secours qu'il serait possible d'employer sont presque aussi dangereux par eux-mêmes que les terminaisons naturelles du mal. On aurait tort toutefois de rester inactif dans un grand nombre de circonstances. Si le kyste s'est ouvert spontanément soit au dehors, soit à la surface d'une membrane muqueuse, il peut être avantageux d'en agrandir l'ouverture. S'il est intact, et qu'il ne proémine qu'au dessus du détroit, la grastrotomie est indiquée. Enfin, l'incision en est facile par le vagin ou par l'anus, quand il occupe l'excavation recto-vaginale.

ART. 1er.—Débridement.

Comme il est presque impossible que le kyste se fasse jour à l'extérieur sans inflammation préalable, des adhérences, en général fort étendues, existent ordinairement autour de l'ouverture. Il est par conséquent possible de le débrider largement sans ouvrir le péritoine. Des vaisseaux d'un certain volume ou le voisinage de quelques organes importans pourraient seuls arrêter. Une large ouverture ayant l'avantage de favoriser l'extraction ou la sortie des diverses portions du fœtus, et de donner une libre issue aux matières accumulées dans le kyste, doit donc être pratiquée toutes les fois que la région perforée le permet. C'est un vaste abcès qu'il s'agit de vider et de mondifier, le plus promptement et le plus complètement possible. Du reste, le débridement multiple, tel que M. Vidal l'a proposé pour la taille et les hernies, devrait être adopté de préférence dans les cas où de longues incisions exposeraient à quelques dangers.

Si les parties du fœtus étaient arrivées dans la vessie, et que le cathétérisme en eût donné la certitude, on aurait à pratiquer la taille, soit par l'hypogastre, comme on l'a fait en Angleterre, soit par le vagin, comme l'a exécuté M. Flaubert (1).

ART. 2.—Gastrotomie.

Remède unique qu'on ait à proposer dans certains cas de grossesse extra-utérine, la gastrotomie compte déjà quelques succès. Outre les exemples que Donatus (2) et Cypria-

---

(1) Doudement, *thèse*, 1826, n° 65.
(2) Cap. XXII, p. 456., ou Planque, *Bibl. de méd.*, tome Ier, p. 162.

nus (1) en ont rapportés, la science possède aujourd'hui ceux
de MM. Novara (2), Hoffmann (3), Zais (4), Buth (5). Dans
le cas de M. Heim (6), la femme mourut, mais l'enfant fut
sauvé. La femme se rétablit, au contraire, dans le cas de
Ring (7). Dans l'observation publiée par M. Bouillon, la femme
a survécu dix-huit jours. Enfin M. Muller (8) dit avoir sauvé
la mère et l'enfant en opérant ainsi. Les craintes de Levret et de
Sabatier, relatives à l'hémorrhagie, à la suppuration, à la blessure du péritoine, sont évidemment exagérées. *A priori*, la gastrotomie semblerait même devoir être bien moins souvent fatale
qu'on ne le pense généralement.

Il est tout simple que, pratiquée en désespoir de cause,
comme on l'a fait jusqu'ici, elle n'ait pas toujours empêché la
mort. Je pense donc, avec Desormeaux, que si on y avait recours de bonne heure, lorsque le cortége formidable des
symptômes inflammatoires n'est pas encore développé, avant
que la péritonite ne constitue par elle-même une maladie
mortelle, on sauverait un assez grand nombre de femmes.

On a soutenu qu'en tous cas elle ne devrait pas être mise en
usage avant le septième mois de la grossesse, à moins qu'il ne
fût certain que le fœtus est mort, et le kyste ouvert, soit dans
le péritoine, soit à l'extérieur; qu'autrement on sacrifierait
sans avantage pour la mère un enfant qu'on aurait peut-être
pu conduire jusqu'à terme et obtenir vivant. Ce raisonnement
qui a bien quelque valeur ne doit pourtant pas arrêter; car
l'opération offre évidemment des chances de succès d'autant
plus nombreuses, que la grossesse est moins avancée. Ici, la
vie future du fœtus est trop peu probable pour qu'on puisse
en tenir compte et la mettre en balance avec celle de la mère.

---

(1) Guillemot, *Archiv.*, tome XXVII, p. 208.

(2) *Journal univ.* tome III, p. 119.

(3) *Bulletins de la Faculté*, tome III, p. 580.

(4) *Archiv. gén.* tome XXV, p. 417.

(5) *Id.* tome IX, p. 425.

(6) Meissner, p. 71. *Arch v. de Horn*, etc., 1812.

(7) *Med Reposit*, etc, Newyork, vol. III.

(8) *Bulletins de la Soc. méd. d'Émul* tome VIII, p. 406.

Du reste, l'enfant étant viable après sept mois, la raison et l'humanité veulent qu'on pratique alors la gastrotomie sans hésiter. Quand même l'accoucheur n'arriverait qu'après la rupture du kyste, il devrait encore ouvrir les parois de l'abdomen à l'instant même.

Avec l'opération la mort n'est que trop probable, mais sans l'opération elle est à peu près certaine. Il est bon de remarquer, au surplus, quele kyste acquièrt rarement un développement considérable sans contracter des adhérences avec le point correspondant des parois du ventre. En supposant que ces adhérences n'existassent pas, on pourrait d'ailleurs assez souvent les faire naître, à l'aide d'une pression longtemps continuée. Puis, s'il restait quelques craintes sous ce rapport, la science possède un moyen d'y porter remède. Ce serait d'adopter pour la gastrotomie la méthode de M. Graves (1), pour les abcès ou les kystes morbides de l'abdomen. Ainsi, au lieu de pratiquer l'opération sans désemparer, on l'exécuterait en deux temps. Le premier comprendrait l'incision de la peau, des muscles et des aponévroses jusqu'au péritoine. Le second n'aurait lieu que huit ou dix jours après, et serait relatif à l'ouverture du kyste. Dans l'intervalle, la tumeur, débarrassée de la résistance extérieure, s'engagerait plus ou moins entre les lèvres de la plaie, au pourtour de laquelle elle s'unirait de manière à rendre l'incision secondaire sans danger sous ce rapport..

Quand la gastrotomie n'est pas ou n'est plus applicable, par suite de la rupture du kyste fœtal dans le péritoine, on doit se borner à faire la médecine des symptômes, à modérer l'intensité de la phlegmasie, à prévenir, autant que possible, la formation du pus, à favoriser la production d'adhérences qui puissent circonscrire l'épanchement, à soutenir, ou bien à diminuer les forces, au moyen du régime ou des émissions sanguines, selon que les phénomènes de réaction ou d'épuisement sembleront le nécessiter.

----

(1) *Archiv. gén. de méd.* etc , tome XVIII, p. 295.

§ III. Incision par le vagin.

La plus fréquente des grossesses extra-utérines est, je crois, celle qui a son siége dans l'excavation, entre le rectum et le vagin, soit que l'ovule se fixe primitivement dans ce point, soit qu'il y descende avec la trompe ou l'ovaire. Or l'ouverture du kyste alors est, en général, facile et moins redoutable que la gastrotomie. C'est par le vagin qu'il convient de la pratiquer, à moins de contre-indication particulière. Le conseil en avait déjà été donné par Beaudelocque (1), puis par Guérin (2). M. Delisle (3), de Valognes, et M. J. Kiner (4) l'ont mise à exécution en 1818. M. Norman (5), de Caignou (6) chez une femme que j'ai vue avec lui, en ont fait autant. M. Grandval (7) rapporte un fait du même genre, et dans lequel on crut devoir appliquer le forceps sur les fesses du fœtus, dont la tête ne fut extraite qu'avec difficulté. C'est aussi par là que M. Gresely et M. Bouchenel ont pénétré, chacun dans un cas différent, mais en se bornant à une simple ponction. Une des femmes est morte d'hémorrhagie. Une autre était au quatrième jour d'une péritonite intense au moment de l'opération. Chez les malades de MM. Gresely et Bouchenel le kyste n'avait pas été vidé en entier. Trois fois l'enfant a été extrait vivant. Bien que sa tête et ses pieds, trop à l'étroit dans l'excavation, se relèvent en général au dessus du détroit, il est cependant facile de le distinguer à travers la paroi postérieure du vagin. Je pense donc qu'il serait mieux d'opérer

---

(1) *Journal gén. de méd.* tome V, p. 159.

(2) *Id.* Observ. de Colomb, etc., p. 158.

(3) *Journal univ. des Sc. méd.* tome X, p. 384.

(4) Daynac, *Thèse*, Paris, 1825. — Deneux, *Journal gén.* t. LXIX, p. 53.

(5) *Principl. of midwif.*, Burns, p. 212.

(6) *Lancette française*, tome II, p. 154.

(7) *Thèse*, n° 225, Paris, 1832.

avant la manifestation d'aucun symptôme grave, que d'attendre une apparence de travail. L'ouverture devrait être large. J'attendrais, pour effectuer la délivrance, que le placenta se fût en grande partie détaché, afin d'éviter l'hémorrhagie.

Si la vulve était fermée, comme dans un cas relaté par M. Bonnie (1), c'est par l'anus qu'on pénétrerait, et non plus par le vagin. On voit, par les observations de Littre (2), Guillerme (3), Giffard (4), Vaughan (5), Willmans (6), Ouvrard (7), celle de Planque (8), celle de Lucas de Saint-Lô (9), celle de Riva (10), une de Duverney (11), celles de Boogaard (12), Rensi (13), celle qu'on a extraite des journaux du Brésil (14), celle de Bergeret (15), et une infinité d'autres, qu'on est allé chercher les débris du fœtus par le rectum, et que beaucoup de femmes se sont rétablies après l'opération. Cependant, comme il serait plus difficile d'avoir ainsi l'enfant vivant, l'incision vaginale est évidemment préférable, quand on peut l'appliquer.

Enfin, lorsqu'on ne juge devoir employer ni l'une ni l'autre de ces opérations, et que le kyste s'est fait jour sur l'un des points indiqués, on aide à la sortie des lambeaux de l'œuf qui se présentent dans le vagin, la vessie, le rectum. On ouvre les

---

(1) *Thèse*, etc., n° 181, Paris, 1822.

(2) *Acad. des Sc.* t. VII, *mém.* p. 526, 1702, ou Planque, tome Ier, 144.

(3) *Id.* hist. p. 75-65.

(4) Smellie, *trait. théoriq. et pratiq.*, tome II, p. 258.

(5) Dorsey, *Elem. of Surgery*, 1823, tome II, p. 475.

(6) *Journal hebd. de méd.* etc., tome IV. p. 496.

(7) *Bibl. médicale,* etc., tome IV, p. 133.

(8) *Bibl. de méd.*, tome Ier, p. 95.

(9) *Id.* p. 126.

(10) *Bibl. de méd.* de Planque, etc., p. 128.

(11) *Id.* p. 161.

(12) North american, *journal of med. Sc.*, mai 1831, p. 248.

(13) *Lancette française*, tome IV, p. 25.

(14) *Revue méd.* 1832, t. II, p. 474.

(15) *Journal gén.* tome XIV, p. 289.

abcès s'il s'en forme. On s'oppose à la stagnation du pus ou des matières décomposées. En un mot, on met à contribution, tour à tour et selon les indications, les bains, les injections, les lavemens, une diète sévère, un régime analeptique, les saignées générales ou locales, le repos ou l'exercice.

TITRE II.

Fausse grossesse.

Des observations sans nombre prouvent que diverses maladies peuvent faire croire à l'existence de la grossesse chez des femmes qui ne sont pas enceintes, et réciproquement. « Une femme du faubourg Saint-Marceau était enceinte, dit M. Désormeaux. D'effrontés charlatans prononcent qu'elle est hydropique, lui plongent un trois-quarts dans l'abdomen, et cette malheureuse succombe quelques jours après!... Je fus appelé en consultation, pour décider s'il fallait pratiquer l'opération césarienne. La malade était affectée d'une péritonite dont elle guérit, et d'un squirrhe de l'ovaire dont elle mourut! » Contre des erreurs aussi grossières il est inutile d'invoquer les règles de l'art; mais il est des cas tellement obscurs, que le praticien le plus instruit peut réellement s'y méprendre. M. Lefebvre a fait voir, dans sa thèse, que les animaux eux-mêmes offrent assez souvent de semblables anomalies.

La rétention des menstrues, l'hydropisie ascite ou enkystée, la tympanite, les polypes, les squirrhes, les cancers de la matrice, des tumeurs développées dans l'ovaire, la trompe ou le bassin, et d'autres lésions encore, produisent souvent le plus grand nombre des signes rationels, et même plusieurs des signes sensibles de la grossesse. Cependant il faudrait être bien distrait ou bien peu exercé, pour qu'un examen un peu attentif ne permît pas d'éviter l'erreur dans presque tous ces cas. Résultant toujours d'un trouble fonctionel ou d'une altération de l'utérus, la fausse grossesse se divise naturellement en trois genres. 1° Fausse grossesse par dérangement des menstrues. 2° Fausse grossesse par lésion de la matrice ou de ses dépendances. 3° Fausse grossesse nerveuse.

C'est dans la deuxième espèce que le diagnostic offre le moins de difficultés.

Qui pourra confondre, en effet, les symptômes du squirrhe, du col et les ulcères de l'utérus, avec les phénomènes de la gestation, après avoir touché la femme? L'existence d'un polype n'est-elle pas le plus souvent accompagnée d'hémorrhagie? Permet-elle jamais le ballottement, et peut-elle faire croire aux mouvemens spontanés de l'enfant? La marche des accidens, l'état du col, etc., sont-ils en aucun cas semblables à ce qui a lieu dans la grossesse?

ART. 1er.—Rétention des menstrues.

L'accumulation du liquide menstruel, dans l'organe gestateur pourrait à la rigueur en imposer néanmoins, et en a fréquemment imposé pour une véritable grossesse.

Signes. Cependant, si la matrice est remplie par *du sang*, le toucher prouve que l'hymen est imperforé, que le vagin, ou quelques autres parties des organes génitaux ne sont pas dans l'état de conformation normale. Si c'est une femme mariée, ou dont les menstrues n'aient pas offert d'anomalie jusque-là, il existe en même temps des indices plus ou moins nombreux de maladie, qui éclairent le diagnostic. Le développement du ventre se fait par saccades, diminue quelquefois pendant un mois pour augmenter subitement à une autre époque. Les périodes menstruelles sont en général accompagnées de coliques assez vives. Quelque volumineux que soit l'utérus, on n'y distingue aucune bosselure, aucune partie solide par l'exploration abdominale, l'auscultation n'y constate ni double battemens, ni bruit de soufflet; enfin, les mouvemens du fœtus ne s'y rencontrent jamais.

Traitement. Une opération est l'unique remède d'un pareil accident. S'il tient à une oclusion du col, comme dans les cas observés par Dance (1) et par M. Prus (2), on peut se ser-

----

(1) *Bibl. méd.* 1829, tome III.—*Archives*, tome XX, p. 522.

(2) *Journal hebd. de méd. et de chirurg.*, tome VI, p. 49.

vir, pour faire la ponction, d'une espèce de pharyngotome, d'un gros et long trois-quarts, ou même d'un simple bistouri droit, garni d'une bandelette jusque auprès de sa pointe. On laisse ensuite une mèche ou mieux une canule de gomme élastique dans la plaie pendant quelques jours. Toutefois, comme le liquide contenu dans la matrice est presque toujours comme sirupeux ou grumeleux, et qu'il ne pourrait pas toujours sortir par une ponction, je crois que le plus sûr est de pratiquer une assez large ouverture avec l'instrument tranchant.

S'il y a oclusion du vagin, et qu'elle comprenne une certaine étendue de ce canal, l'opération n'est pas toujours sans danger. La distension des parties par le sang la rend moins difficile, cependant, que s'il n'y avait point de rétention des règles. Du reste, elle n'exige pas d'autres précautions que celles qui ont été rappelées en parlant des difformités de la vulve.

Lorsqu'il ne s'agit que d'une espèce de diaphragme, comme dans le cas dont parle de la Motte (1), un simple coup de lancette ou de bistouri peut suffire; mais il vaut mieux reporter l'instrument sur chaque lèvre de la division, afin d'avoir une incision radiée.

C'est à la vulve que l'obstacle se rencontre le plus souvent. Alors le sang occupe ordinairement le vagin et non l'utérus qui se trouve repoussé sous forme d'une petite tumeur au dessus du détroit. De là l'ischurie signalée par M. Coley (2). Les choses étaient dans cet état depuis longues années, chez une vieille femme, dont M. Bérard (3) a publié l'observation chez celles dont parlent Schenk, Siebold, et c'est ainsi que je les ai rencontrées chez deux sujets différens. La quantité de liquide qu'on retire par l'incision en pareil cas est quelquefois considérable. On en obtint huit livres chez cette jeune fille qu'on croyait grosse, et qui fut opérée par Uvier (4), médecin

---

(1) *Traité compl. des accouch.* p. 791, obs. 417.

(2) *Archiv. gén. de méd.* 2^mc *Ser.* tome II, p. 585.

(3) *Clinique des hôpitaux.* tome Ier.

(4) Paré, *OEuvres.*, etc., ch. L. p. 750.

du duc de Clèves. Il y en avait quatre livres dans le cas cité par Denman (1), et quatre pintes dans celui de M. Cabaret (2).

On a vu, d'ailleurs, la membrane se rompre, et le sang se répandre spontanément. M. Allaire (3) en rapporte un exemple curieux, recueilli chez une jeune fille âgée de 18 ans. Chez une autre, la tumeur, bleuâtre et molle, était si saillante à l'extérieur, que Macauluy (4) la prit d'abord pour la poche des eaux. L'opération n'en doit pas moins être pratiquée dès que la cause du mal est reconnue, et toutes les fois que la femme consent à s'y soumettre. Les faits relatés par J. Fabrice (5), Saviard (6), Smellie (7), Magnan (8), MM. Paul (9), Toulmouche (10), Gendron (11), prouvent comme ceux d'Amand, qu'elle a souvent été suivie de succès. Il est vrai, cependant, que la mort eut lieu dans le cas dont parle Platner (12), dans celui de de Haën (13), et dans un de ceux qu'indique Denman (14).

La malade étant située comme pour l'opération de la taille, et les parties convenablement tendues, on enfonce le bistouri par ponction si la membrane paraît mince, et si la tumeur bombe au dehors. Dans le cas contraire, la prudence veut qu'on pénètre à petits coups de dehors en dedans. De toute manière, l'incision doit être grande, et plutôt cruciale ou

---

(1) *Introd à la pratiq.* etc., tome Ier, p. 91.

(2) *Nouvelle Bibl. medicale,* etc.

(3) *Gazette méd* de Paris, 1832, p. 513.

(4) Smellie, *traité théorique et pratiq.* etc., tome II, p. 18.

(5) *Opérat. chirurg.,* etc., édit. 1620, in-8°, p. 308.

(6) *Recueil d'observ. chirurg.* etc., p. 10, *obs* 4.

(7) Loc. cit. t. II, p. 13 à 24.

(8) Burns, *principles of midwif.* etc., p. 72.

(9) *Bulletins de la Faculté.*

(10) *Archiv. gén.* tome XIX, p. 237.

(11) *Gazette méd.* 1832, in-8°, tome II, p. 559.

(12) *Collection de* Bonet, tome III, p. 136.

(13) Burns, *principl. of midwif.*, p. 73.

(14) *Introd. à la pratiq.* etc., tome Ier, p. 92.

radiée que simple. Il serait même bon d'en extirper les lambeaux, à l'instar de Celse (1), quand on craint qu'ils ne se rapprochent. On se comporte ensuite comme dans le cas de vaste abcès qu'on tient à ne pas laisser fermer. Le doigt devra être porté jusqu'au col de l'utérus, pour constater l'état du vagin. Une malade (2), dont on avait incisé l'hymen, continuant de souffrir, fut examinée de nouveau : il existait près du col un diaphragme percé, qu'on divisa largement, et la guérison eut lieu.

ART. 2.—Maladies de l'utérus ou de ses dépendances.

Dans le cas d'*hydromètre*, on a les mêmes ressources que dans le cas précédent. L'affection locale d'ailleurs est accompagnée d'une altération si profonde dans l'état général de la santé, que la méprise devient par cela même presque impossible quand on y réfléchit un peu.

Dans la *tympanite* utérine, la matrice peut acquérir un volume considérable, mais elle reste très légère, le ballottement n'existe pas, et la percussion du ventre détermine une résonnance qui dissipe aussitôt toutes les incertitudes.

L'*hydropisie enkystée*, les tumeurs fibreuses ou squirrheuses, tout développement anormal de l'ovaire ou des annexes de la matrice, pourraient tout au plus être confondus avec la grossesse extra-utérine, puisque le col ne subit alors que de légers changemens. Encore l'absence des signes positifs de la présence d'un enfant, l'état général et la marche des accidens suffisent-ils pour empêcher d'affirmer qu'il y a, et souvent pour porter à soutenir qu'il n'y a pas gestation.

Quant à l'*ascite*, à la tympanite péritonéales, à l'épanchement de pus ou de sang dans l'abdomen, aux tumeurs encéphaloïdes, fibreuses, scrophuleuses, stéatomateuses, ou de toute autre nature, aux nombreuses lésions des organes contenus dans le ventre, ce sont autant de maladies ou de symp-

---

(1) Lib. VII, cap. 28, et trad. de Ninnin, tome II, p. 560.
(2) Burns, *principl. of midwif.*, etc., p. 72.

tômes de maladies, qui ne ressemblent à la grossesse que par la distension de l'abdomen, qu'elles produisent, et par quelques autres signes moins concluans encore. Si le péritoine est distendu par des gaz, la percussion le fera reconnaître à l'instant. Dans l'ascite, le liquide, en se portant vers les points les plus déclives, d'après les lois de la pesanteur, donnera au ventre une forme trop facile à distinguer de celle qui appartient à la grossesse, pour qu'on puisse confondre ces deux états, et la différence est encore plus grande dans toutes les autres affections que je viens de nommer.

Cependant, s'il est vrai qu'avec de l'attention un homme instruit puisse éviter toute méprise dans le cas supposé de grossesse avancée, on doit admettre aussi que jusqu'au troisième mois le diagnostic n'est pas toujours facile. Une observation d'hydromètre et une autre de typanite utérine, qui se termina par une expulsion bruyante de gaz, recueillies par de la Motte (1), en sont la preuve. Les observations 2, 5, 15, 19, de Schmitt (2), témoignent du même fait. J'ai vu, de mon côté, la plupart des signes de la grossesse se terminer tout-à-coup vers le troisième mois par l'expulsion d'environ un verre de matière séreuse, chez une dame âgée de 31 ans, et qui a déjà éprouvé trois fois cet accident.

ART. 5.—Grossesse nerveuse.

Le groupe de symptômes connu sous le titre de *grossesse nerveuse* ou hystérique, est peut-être ce qui en a le plus souvent imposé sous ce rapport. On le remarque plus particulièrement aux approches du retour d'âge, ou chez les femmes non mariées, irritables et très nerveuses, chez celles qui, ayant perdu leurs premiers enfans, sont vivement tourmentées du désir d'en avoir de nouveaux, celles qui sont restées veuves pendant plusieurs années et croient être encore

---

(1) *Traité complet des accouch.*, p. 42, 45, *obs.* 16, 18.
(2) Trad. de Stoltz, p 55, 67, 94, 104

fécondes avec un second mari. Les menstrues se suppriment; des nausées, des dégoûts, des changemens dans les seins, dans la digestion, et quelquefois tous les signes rationels de la grossesse surviennent. Le ventre se gonfle, et parfois la femme va jusqu'à soutenir qu'elle sent le fœtus remuer avec force. Il y a plus, c'est que des accoucheurs habiles ont pu partager son erreur. Selon M. Orfila, M. Dubois n'aurait pas craint d'avouer qu'il s'y est trompé lui-même. Russel (1) parle d'une femme, qui, ayant tous les symptômes de la grossesse, suppression des règles, volume du ventre, seins gorgés de lait, mouvemens du fœtus, en fut débarrassée au bout de neuf mois par une perte. Les mêmes phénomènes revinrent ainsi tous les neuf mois pendant vingt ans. A l'autopsie on trouva les organes génitaux dans l'état naturel.

Une dame, âgée de trente-huit ans, n'ayant pas eu d'enfant depuis douze ans, me fit appeler, en 1823, pour prévenir un avortement dont elle se croyait menacée. Selon elle, sa grossesse datait de quatre mois. Le volume du ventre et de nombreux phénomènes sympathiques semblaient venir à l'appui de son dire. Elle avait senti remuer, et le léger écoulement sanguin qui l'épouvantait avait été provoqué par un exercice violent. Au bout de deux jours ses craintes furent calmées; mais elles reparurent deux mois plus tard. De nouvelles espérances leur succédèrent encore. Le terme désiré avec tant d'ardeur arriva. Les douleurs du travail survinrent. Une sage-femme instruite se rendit près de la malade, qui était au comble de la joie. Trois jours se passent au milieu de souffrances assez vives, sans que l'accouchement paraisse avancer. Je touche, et je trouve le col ainsi que la totalité de l'utérus dans l'état naturel! Je prononçai qu'il n'y avait point de grossesse, et quatre jours après, j'appris que le ventre était tombé, qu'il n'était rien sorti des parties sexuelles, et que la santé de cette dame était rétablie.

Entre autres observations du même genre, Mauriceau ra-

---

(1) Meissner, *Progrès de l'Art des accouch*. de 1801 à 1825.

conte celle d'une femme, âgée de 55 ans, qui, après avoir retenu la sage-femme, préparé la layette, etc., ressentit une apparence de travail au dixième mois, et vit le tout se terminer par la sortie d'eaux et de quelque gaz. Smellie parle d'une femme qu'un accoucheur voulait absolument délivrer, et qui n'était pas enceinte. Schmitt, dont le livre renferme tant de faits intéressans, parle d'une dame, qui était si convaincue d'être enceinte, qu'elle avait apprêté les langes de l'enfant, et qu'on ne put la désabuser qu'après le terme. Une autre, qui, dans douze grossesses antérieures, avait pu dire sans se tromper, *j'accoucherai tel jour*, crut en être à sa treizième gestation, et annonça que son terme était le 15 mai. Au jour indiqué, douleurs, convulsions. On touche, elle n'était point enceinte Pour l'en convaincre, il faut appeler un second accoucheur. Alors l'illusion cesse, et trois heures après, la santé se trouve rétablie. Le même auteur parle encore d'une jeune mariée presque enfant, et d'une nourrice qui tombèrent dans une illusion semblable.

ART. 4.—Résumé.

Au total, la grossesse apparente dépend 1° de la rétention mécanique des règles ; 2° de quelque irrégularité dans la fonction menstruelle ; 3° d'une affection de la matrice ; 4° d'une lésion des trompes ; 5° d'une maladie des ovaires ; 6° d'une affection des viscères abdominaux ; 7° de quelque affection du bassin ; 8° d'un état impossible à spécifier, et qui comprend les grossesses purement imaginaires, hystériques, nerveuses.

Dans presque tous ces cas, le toucher uni à l'exploration abdominale suffirait pour détruire l'illusion ; mais les malades chérissent tellement leur erreur, que le plus souvent elles ne veulent point se laisser examiner, d'autant moins, qu'en général, elles ne conservent pas l'ombre du doute sur leur état.

Le contraire arrive cependant chez celles qui craignent d'être grosses. Une dame âgée de vingt-six ans, que j'avais traitée d'une blémorrhagie quelques mois auparavant, est venue deux fois me consulter dans le mois de novembre 1833 ; effrayée qu'elle était par le développement de son ventre, les mouvemens qu'elle ressentait dans l'hypogastre et les autres signes rationels de la grossesse, la cessation des règles exceptée. La gestation aurait dû dater de cinq mois et demi. Une exploration attentive me donna la certitude que la matrice n'avait subi aucune ampliation, et la suite a confirmé ce diagnostic.

Le *traitement* de la fausse grossesse doit nécessairement varier en raison de l'altération organique ou fonctionelle qui la produit, et ne peut pas être convenablement exposé dans ce livre. Je rappellerai seulement que dans les grossesses hystériques, nerveuses ou imaginaires, c'est-à-dire sans lésion matérielle appréciable, les bains tièdes souvent répétés sont un des moyens qui en triomphent le mieux. Je m'empresse d'ajouter que le plus souvent, rien ne parvient à empêcher ce groupe de symptômes de persister tout le temps d'une grossesse naturelle, et qu'avant de disparaître, ils s'adjoignent fréquemment quelques-uns des symptômes d'un véritable travail.

Si tant de maladies peuvent en imposer pour une grossesse, il est possible aussi que la grossesse en impose à son tour pour diverses maladies. Les exemples en fourmillent dans les récueils scientifiques. Une femme qu'on traitait depuis plusieurs mois pour un engorgement hépathique, dans un hôpital d'instruction, guérit tout-à-coup en accouchant, un matin, au grand étonnement du professeur qui en avait fait le sujet de plusieurs leçons (1). Chez une autre, c'était une maladie de l'ovaire qui avait masqué la grossesse (2). Un fait semblable s'est passé dans un grand hôpital de Paris en 1832, et quel est le praticien qui n'en possède pas de plus ou moins analogue? Ici le tout est de soupçonner la chose. Dès lors, l'erreur est presque impossible après le quatrième mois. Maintenant au surplus, la circonspection est portée assez loin parmi les praticiens français pour qu'ils ne s'exposent plus aux malheurs re-

(1) *Clinique* de Strasb., *Gazette méd.* 1833, p. 25.

(2) Lenormand, *Journal gén.* etc., tome 87, p. 203.

prochés par Mauriceau (1) à certaines sages-femmes de son temps, à prononcer par exemple qu'une femme condamnée au dernier supplice n'est pas enceinte, quoiqu'elle le soit de cinq mois, ni à soutenir qu'elle ne l'est pas jusqu'au neuvième mois, malgré les signes les plus évidens, comme le fit cet accoucheur dont parle Schmitt (2), et comme on le voit dans l'observation de M. Moronval (3).

Je ne traite ici ni de la grossesse môlaire ni de la grossesse hydatique, parce que la môle et les hydatides de l'utérus, n'étant que des produits de conception dénaturée, font naître les mêmes phénomènes que la grossesse proprement dite. Je serai d'ailleurs forcé d'en parler à l'occasion des fausses couches, ou de l'avortement.

TITRE III.

Sexes du fœtus.

Sect. 1re.—Est-il possible de reconnaître les sexes pendant la grossesse ?

Quand on réfléchit aux raisons puissantes et variées qui doivent entraîner l'homme à chercher dans l'avenir ce qui peut servir ou gêner ses intérêts et ses passions, le désir de connaître le sexe d'un enfant encore renfermé dans le sein maternel n'a rien que de très légitime. La femme qui devient enceinte manque rarement d'attacher l'idée d'un plus grand bonheur à l'un des sexes qu'à l'autre. Dans les conditions les plus communes de la vie sociale, le mari lui-même est souvent tourmenté des mêmes inquiétudes. Qu'on joigne à ce sentiment si général les craintes d'une famille entière, menacée de s'éteindre par défaut d'enfans mâles ; les projets divers qui se croisent chez toutes les nations unies par les liens de la civilisation, quand la dynastie régnante d'un grand empire n'a plus d'espoir que dans l'être qui n'est pas

---

(1) *Maladies de femmes grosses*, p. 57.

(2) *Observ. sur les grossesses douteuses*, etc. 1829.

(3) *Journal complém.* tome XXIII, p. 281.

encore né, et l'on comprendra les efforts qu'on a faits de tout temps pour satisfaire la curiosité publique à ce sujet.

On a consulté tour à tour les astres, les dieux, les devins et les sorciers : à Rome, Livie eut la patience, en se faisant aider par ses femmes, de compléter l'incubation d'un œuf de poule avec la chaleur de ses mains; persuadée que s'il sortait un mâle de cet œuf, l'enfant qu'elle portait elle-même serait un garçon, et que le règne d'Auguste pourrait être ainsi continué. Les Égyptiens, les Indiens, comptaient sur l'état du ciel ou sur la nature des constellations au moment de la fécondation. Les Grecs et tous les peuples de l'ancien monde ont invoqué les phases de la lune. Mais il n'est malheureusement aucun de ces aruspices qui n'ait trompé l'ignorante crédulité des pauvres humains.

Fondés sur le principe contestable que l'embryon mâle se développe plus tôt que l'embryon femelle, Aristote prétend, ainsi qu'Hippocrate et beaucoup d'autres auteurs anciens, que la femme sent remuer plus tôt quand elle porte un garçon, et plus tard quand c'est une fille. Partant de la même idée, on a transporté à la mère la force relative du fœtus. On a dit qu'elle se sentait plus de vigueur, d'activité, de gaîté, de contentement; que ses yeux étaient plus vifs, sa figure plus colorée : *Si marem gerit, bene colorata est* (1); son pouls plus grand, plus fréquent, ses digestions plus faciles; que toutes ses fonctions, en un mot, s'exécutent plus librement quand elle doit accoucher d'un enfant mâle, que quand elle est enceinte d'une fille; qu'une raie brune ou noire sur la ligne médiane du ventre, une force plus grande, une coloration plus vive, les mamelons plus relevés, le sein plus dur, plus tendu, les battemens des carotides plus forts, les veines plus grosses à droite qu'à gauche, annoncent la présence d'un garçon; qu'en se levant ou en marchant, la femme avance ou le genou ou le pied droit le premier; que la matrice est inclinée à droite, que les urines sont habituellement chargées, qu'elles déposent un sédiment

---

(1) Hippocrate, *aphor.* 42.— Sect. 5, p. 94, v. Ier, édit. de Vanderlinden.

briqueté, si c'est un enfant mâle, et qu'on observe des phénomènes contraires quand le fœtus est du sexe féminin.

Je ne pense pas devoir combattre sérieusement les raisons
sur lesquelles les physiologistes et les médecins ont appuyé
ces assertions. Je n'aurais pas même cru devoir en faire mention, si elles n'avaient fait naître une foule de préjugés répandus
dans le vulgaire, préjugés qu'exploitent les charlatans et que
l'accoucheur le plus habile est souvent obligé de ménager
quand il ne peut les détruire. Je me contenterai de faire remarquer qu'on a rencontré et qu'on rencontre tous les jours,
aussi bien et pas plus pour un sexe que pour l'autre, les divers
phénomènes que je viens d'énumérer; que ce qui passe
pour indiquer un garçon, Osiander soutient, en s'appuyant
sur des chiffres, l'avoir plus souvent observé chez les femmes
qui ne mettaient au monde que des filles, et qu'aucun de ces
nombreux signes, établis *à priori*, d'après des notions fausses,
n'a jamais été confirmé par l'observation exactement suivie des
faits. Tout ce qu'on peut dire à cet égard, c'est que certaines
femmes éprouvent, quand elles portent un garçon, des symptômes tellement distincts de ceux qu'elles ressentent quand
elles sont enceintes d'une fille, qu'il leur est difficile de s'y
tromper; mais alors ce sont tantôt les signes attribués à la
grossesse du sexe mâle, qui annoncent la présence d'une fille,
et réciproquement. Le plus souvent c'est un mélange de phénomènes propres aux deux sexes opposés, qui revient toujours
avec les mêmes caractères, pour le même sexe; en sorte que
ces particularités purement individuelles, applicables seulement à quelques sujets, et d'ailleurs assez rares, ne peuvent
être de quelque utilité qu'aux seules femmes qui en sont
l'objet.

Les commères disent que si la première conception a eu
lieu dans le croissant de la lune, il en résulte un garçon, et
que si c'est dans le déclin de cet astre, au contraire, la femme
accouchera d'une fille. Quelques autres, non moins habiles,
admettent que l'enfant sera du même sexe que celui du dernier
accouchement, si la lune n'a pas changé dans les trois jours
qui ont immédiatement suivi celui-ci. Enfin, quelques accou-

cheurs, s'en rapportant franchement au hasard, s'enquièrent d'abord de ce que veut la famille ou la femme, et promettent tout bonnement ce que l'on désire d'obtenir. Il est plus prudent, je crois, de faire tout le contraire : si l'on demande une fille, promettez un garçon, *et vice versâ*. Si vous vous trompez, dit Mauriceau (1), la femme, heureuse d'avoir le sexe après lequel elle soupirait, pardonne aisément votre méprise et se contente de rire aux dépens de votre prétendu savoir. Si vous rencontrez juste, au contraire, malgré leur chagrin, les parens sont forcés de vanter votre habileté.

Sect. 2.—Est-il possible de créer tel ou tel sexe à volonté?

Le désir de connaître d'avance le sexe du fœtus a bientôt fait naître une des questions les plus piquantes de la physiologie. On s'est demandé si l'homme ne pouvait pas, à l'aide d'influences connues, déterminer la production d'un sexe plutôt que celle de l'autre. Ce point de la science, déjà discuté du temps d'Hippocrate, fixe encore actuellement l'attention de plusieurs naturalistes.

En s'appuyant, on ne sait trop sur quel motif, si ce n'est sur cette grande idée que le côté de la force appartient à l'être le plus fort, le père de la médecine (2) avance que dans les animaux et dans l'espèce humaine l'ovaire et le testicule droits fournissent les germes mâles, tandis que les germes femelles viennent des glandes séminales gauches : *Fœtus mares dextra uteri parte.* Aussi Fournier (3) dit-il comme de Saint-Germain (4) que « les mâles sont ordinairement conceus au costé droit et les femelles au gauche. » Sans jamais avoir été adoptée généralement, sans avoir jamais été fortifiée par une seule expérience directe, cette opinion des anciens a traversé les siècles, cependant, et compte encore

---

(1) *Maladies des femmes grosses,* etc., p. 82.

(2) *Aphorisme* 48, Sect. v.

(3) *L'accoucheur méthodique, qui enseigne la manière,* etc., p. 19.

(4) *Eschole des sages-femmes,* p. 122.

de nos jours quelques partisans, même parmi les médecins instruits. Toutefois, en admettant le fait, une difficulté très grande resterait à surmonter pour en faire l'application. Comment attirer dans la matrice la matière séminale des glandes droites plutôt que des glandes gauches, et réciproquement? Chez les quadrupèdes, il serait possible à la rigueur d'enlever aux uns la glande prolifique droite, aux autres la glande prolifique gauche ; mais quel homme consentirait à se procurer la faculté de procréer un garçon plutôt qu'une fille, aux dépens d'une pareille mutilation? Personne aujourd'hui, ne hasarderait même de se lier le cordon d'un côté pendant le coït, comme Dionis (1) prétend qu'on le faisait de son temps. Un autre expédient était évidemment nécessaire, et Millot a sérieusement conseillé aux conjoints de se tenir sur le côté où se trouve le germe du sexe qu'on veut obtenir , pendant la copulation fécondante. On pourrait, jusqu'à un certain point, pardonner aux anciens, qui croyaient que l'utérus de la femme était bicorne comme celui des brutes, de s'être rangés à cet avis , d'avoir cru que la semence de l'ovaire droit s'arrêterait peut-être dans la corne droite, si les deux individus prenaient la précaution de se placer sur le côté correspondant, lors du coït; mais au dix-neuvième siècle, des conjectures semblables ne sont que ridicules et ne méritent pas la peine d'être réfutées.

Au surplus , il est actuellement démontré que la base de cette hypothèse est entièrement fausse. Legallois a fait couvrir des femelles de lapin auxquelles il avait enlevé l'un des ovaires; ce qui ne les a pas empêchées d'engendrer des fœtus de sexes différens. Dans l'espèce humaine, les observations d'hommes qui, après avoir perdu l'une des glandes génitales, n'en ont pas moins produit des garçons et des filles , sont trop nombreuses pour laisser le moindre doute. Mauriceau (2) en recueillit une étant à Rome, et cite aussi celle d'un armurier

---

(1) *Traité gén. des accouch.* etc., p. 130.
(2) *Maladies de femmes grosses*, etc., p. 82.

de Paris. Je pourrais en relater deux du même genre, et la plupart des chirurgiens doivent en posséder de semblables. Je relaterai deux faits décisifs à ce sujet. Une femme mourut, il y a quelques années, à la Maternité de Paris. Elle était mère de dix à douze enfans des deux sexes, cependant ses organes sexuels étaient disposés de telle sorte qu'il n'y avait qu'un ovaire et une trompe, attachés à l'angle d'un utérus, réduit lui-même à l'une de ses moitiés. Dans l'observation recueillie par MM. Jouvet, Garnier et Ollivier (d'Angers), on voit que la femme était accouchée cinq fois; qu'elle avait eu quatre garçons et une fille; que les quatre premières grossesses semblaient s'être effectuées dans le sinus utérin gauche, et la cinquième et dernière seulement dans celui du côté droit. Enfin tous les naturalistes savent que chez les animaux où l'utérus est complètement bilobé, la même corne est souvent remplie en même temps par des fœtus mâles et par des fœtus femelles. En conséquence, l'argument de Millot (1), qui défiait de prouver qu'une femelle, privée d'un de ses ovaires, eut engendré les deux sexes serait aujourd'hui sans valeur.

En faisant justice de ces suppositions, les physiologistes n'ont cependant pas renoncé à l'espoir de connaître un jour les conditions qui font qu'un sexe se forme plutôt qu'un autre. Déjà M. Bory de Saint-Vincent a émis l'opinion hardie que certaines particules organiques sont susceptibles de passer presque avec la même facilité à l'état de végétal ou d'animal. M. Edwards a cru remarquer que les molécules de plusieurs conferves et autres êtres de nature douteuse peuvent être transformées à volonté en individus de l'un ou de l'autre règne organique. Enfin, on a fait connaître en 1825, à la Société Philomatique, des recherches qui tendraient à faire croire qu'en modifiant d'une certaine manière les influences sous lesquelles s'opèrent la fécondation et la reproduction entière des insectes, on parvient à faire naître tantôt des mâles et tantôt des femelles.

---

(1) *Supplem. à tous les traités*, etc., tome 1ᵉʳ, p. 99.

Les anciens agronomes étaient convaincus, et les gens de la campagne pensent encore, que si le vent du nord souffle, si la saison est plutôt sèche et froide que chaude et humide, lorsque les chèvres, les brebis et les vaches sont conduites aux mâles, le part fournira moins de femelles que si la conception a lieu sous l'influence d'un état opposé de l'atmosphère. Ils sont persuadés, en outre, que, pour avoir une plus forte proportion de mâles, rien n'est plus avantageux que de faire couvrir les femelles par le sujet le plus vigoureux de l'espèce. Aussi ont-ils soin de choisir le bouc, le bélier, le taureau ou l'étalon le plus actif, le plus fort, le plus jeune et le plus robuste qu'ils peuvent rencontrer.

Ces traditions viennent, en outre, d'être soumises au creuset de l'expérience, et pleinement confirmées par les recherches de M. Girou (1). Les observations de ce cultivateur ingénieux ont été faites en grand sur les chevaux, les vaches, les moutons, les oiseaux, etc., pendant plusieurs années consécutives, et, à ce qu'il paraît, avec le plus grand soin. Or, elles tendent à prouver que plus le mâle est vigoureux lors de la fécondation, plus on a de chances d'obtenir des mâles. Par exemple, dans un troupeau de brebis, les premières couvertes donnent moins de mâles que celles qui viennent immédiatement après, et celles-ci bien plus que celles de la dernière moitié, parce que le bélier ne semble jouir de toute son énergie prolifique qu'après un certain nombre de copulations, et qu'ensuite il s'épuise et perd peu à peu ses forces.

Sans parler de la fable qui, selon Aristote (2), dit que sur soixante-douze enfans, Hercule n'eut qu'une fille, on peut encore appeler d'autres raisons au secours de ces premières données : les pigeons, les tourterelles, les perdrix, et tant d'autres oiseaux qui s'unissent deux à deux pour chaque saison des amours, produisent à peu près le même nombre de mâles et de femelles. Les gallinacées, les poules de nos basses-

---

(1) *Revue méd.* 1828, tome IV, p. 545.
(2) *Histoire des animaux*, etc., tome Ier, p. 457.

cours, au contraire, les oies, les canards, les dindons, etc., où le même mâle suffit à plusieurs femelles, fournissent beaucoup plus de poulettes, de dindes, de cannes et d'oies proprement dites, que de coqs, de dindons, de canards et de jars ; tandis que les chiennes, les chates, les louves, qui se laissent ordinairement approcher par plusieurs chiens, etc., engendrent plus de mâles que de femelles. Enfin dans l'espèce humaine, on croit avoir aussi remarqué que là où la polygamie est permise, comme en Perse et en Turquie, il naît plus de filles que de garçons, et qu'en Europe, où cet usage n'est pas toléré, on voit en général le contraire, ou du moins que la proportion des deux sexes est à peu près égale. En France par exemple, M. Poisson (1) a constaté que les filles sont aux garçons : : 15 : 16.

En conséquence, il devient probable que la nature des sexes est déterminée par celui des deux époux dont la puissance prolifique, soit absolue, soit relative, est la plus forte à l'instant de la conception. De nombreuses recherches sont encore nécessaires, il est vrai, pour transformer cette proposition en vérité mathémathique ; mais, si jamais elle venait à être confirmée par des observations bien faites, il est évident que l'art de procréer les sexes à volonté ne serait plus une chimère, et qu'on ne devrait pas perdre l'espérance de pouvoir prédire aux femmes enceintes qu'elles accoucheront plutôt d'un garçon que d'une fille. Mais il est douteux qu'en adoptant la marche et le langage de M. Mayer, on arrive jamais à quelque chose de satisfaisant sur ce point intéressant de la physiologie. Je ne vois pas non plus comment M. Hoffacker (2), a pu dire que le sexe appartient au plus âgé des époux.

Sect. 3.—Influence des saisons et de la fortune publique.

Une question importante, qui découle naturellement de la

---

(1) *Journal des Progrès*, tome XVI, 254.
(2) *Ibid.*, tome XVI, 252.

précédente, serait de savoir si, dans les pays pauvres ou les années de disette, et dans les provinces où les habitans sont naturellement faibles, oisifs et malheureux, le sexe féminin l'emporte sur le sexe masculin. Pour la résoudre, il faudrait compulser les registres de l'état civil des peuples qui se trouvent dans les conditions les plus opposées. Ce travail, que divers modernes sont sur le point d'entreprendre, M. Bailly l'a déjà exécuté pour la ville de Celles, et il en résulte que la proportion des filles se trouve sensiblement plus forte dans ce canton stérile et pauvre que celles des garçons. Cependant M. Villermé, qui s'occupe avec une ardeur si louable de ce genre de statistique, et qui a fait des observations beaucoup plus en grand, n'est point arrivé aux mêmes conclusions. Il a vu que, dans la Sologne et autres départemens malheureux, il naît proportionnellement autant de garçons que dans les villes les plus opulentes et les plus agréablement situées ; que les paysans et les montagnards si misérables de l'Écosse, réduits à se nourrir de pommes de terre ou de haricots, procréent autant d'enfans mâles que les riches habitans des environs de Londres.

Après tout, s'il est exact de dire que la fortune ou la misère n'aient pas d'influence marquée sur la proportion des sexes, il n'y a pas lieu d'en être tant surpris, puisque alors l'homme et la femme sont placés dans les mêmes conditions. Cela prouve seulement que la force absolue n'est pas ici la condition essentielle, sans diminuer en rien l'importance de la force relative des conjoints.

Il n'est personne qui n'ait remarqué que les naissances sont plus nombreuses dans certains temps, dans certains pays, et plus rares dans d'autres ; mais on n'avait point encore essayé de donner l'explication de ces anomalies apparentes, ni de prouver qu'elles eussent quelque chose de fixe dans leur répétition. M. Villermé s'est chargé de ce double soin. Dans un Mémoire lu à l'académie des Sciences, il annonce que sur un total de 7,651,437 naissances ramenées à 12,000, 1,093 ont eu lieu en janvier, 1,136 en février, 1,117 en mars, 1,057 en avril, 1,000 en novembre, 981 en décembre, 981 en septembre,

964 en octobre, 965 en mai, 927 en août, 896 en juin, et 884 en juillet, et que, par conséquent, la fréquence proportionnelle des conceptions et loin d'être la même pour tous les mois de l'année.

M. Villermé, se fondant toujours sur des chiffres, passe successivement en revue, de la même manière, l'influence qu'exercent les fêtes et les réjouissances publiques, les premiers temps du mariage, les jeûnes et les privations, la température, le degré de latitude, le régime végétal ou animal, la prospérité, la civilisation, la liberté, la misère et les calamités des peuples sur le nombre des fécondations, et démontre qu'il naît beaucoup plus d'enfans sous un beau ciel, dans les contrées où les arts, l'industrie, le commerce et les sciences fleurissent, où l'atmosphère est saine et la terre fertile, que dans les conditions opposées; que la famine et les années de disette surtout amènent des changemens extraordinaires dans les mouvemens de la population, etc.

Pour ce qui est de la faculté de créer à volonté de beaux enfans, des enfans d'esprit et sans passions, je ne puis que renvoyer à la *Callipédie* de Cl. Quillet (1), à la *Mégalanthropogénésie* de M. Robert, ou bien au *Traité de la philopédie*.

LIVRE IV.

De l'OEuf.

L'œuf humain est constitué, ainsi que celui des autres mammifères, par le fœtus et ses annexes. Ayant traité fort au long des diverses questions qui le concerne, dans un autre ouvrage (2), je crois ne devoir en parler que très brièvement ici.

TITRE Ier.

Annexes.

Les dépendances de l'enfant se composent des membranes, du placenta et du cordon, des vésicules ombilicale et allantoïde et du liquide amniotique.

---

(1) Traduit en français en 1749.
(2) *Ovologie* ou *Embryot. humain.* etc. in-folio, 1833.

Comme elles offrent quelque différence dans la grossesse simple, la grossesse multiple et la grossesse extra-utérine, il convient de les étudier successivement dans ces divers conditions.

CHAPITR PREMIER.

Grossesse simple.

Sect. 1re. Membranes.

La coque de l'œuf est formée par trois couches concentriques, la caduque, le chorion et l'amnios; la première, fournie par les organes sexuels de la mère, les deux autres appartenant à l'ovule ou au fœtus.

ART. Ier.—Membrane caduque ou anhiste.

La membrane caduque est tellement évidente à toutes les époques de la gestation, qu'elle a dû être observée par tous les anatomistes qui ont étudié avec quelque soin les secondines humaines. Mais ces notions obscures n'étaient guère propres qu'à gener les recherches des observateurs, et ne peuvent en aucune manière être comparées à celle qu'en a donnée W. Hunter.

§ 1. *Formation.* L'imprégnation détermine dans l'utérus une excitation spécifique, suivie d'une exsudation de matière coagulable, qui se concrète et se transforme bientôt en une espèce d'ampoule remplie d'un liquide transparent ou légèrement rosé. En contact avec toute l'étendue des parois de la cavité utérine, cette sorte de vessie ou de membrane se prolonge quelquefois dans l'origine des trompes et la partie supérieure du col, sous la forme de cordons ou de bouchons. Les trous que Hunter, Denman (1), Blumenbach (2), y ont remarqués vis à vis des trompes et du col n'existent pas dans l'état normal. Rien n'autorise à croire, avec Millot (3), qu'elle soit formée par le fluide séminal.

---

(1) *Introd. à la pratiq. des accouch.*, tome Ier, p. 2¡5.

(2) *Institution. physiologic.* etc., § 570.

(3) *Supplément à tous les traités*, etc , tome Ier, p. 265

L'ovule, après avoir parcouru la trompe, déprime la membrane caduque pour se glisser entre elle et l'utérus, à la surface interne duquel il finit par se coller. Dès ce moment, la membrane anhiste se trouve formée de deux portions. L'une, très-grande, tapissant tout l'intérieur de la matrice à l'exception du point qui est en contact avec le germe, porte le nom de *caduque utérine* ou *externe*. L'autre, très petite, déprimée par la moitié inférieure de la vésicule fécondée qu'elle enveloppe, constitue la caduque *réfléchie, interne*, ou l'*épichorion*. L'étendue de la première augmente en même proportion que celle de l'utérus, et l'agrandissement de la seconde suit, de toute nécessité, l'accroissement du germe. Aussi la cavité qui les sépare, et qui n'est autre que la cavité déformée de l'ampoule primitive, est-elle d'autant plus considérable qu'on s'éloigne moins des premiers temps de la gestation.

§ 2. *Disposition*. La caduque utérine conserve une assez grande *épaisseur*, surtout aux environs du placenta, jusqu'à la fin de la grossesse. L'épichorion, au contraire, s'amincit insensiblement, et de telle sorte qu'à l'époque de l'accouchement il est quelquefois d'une ténuité extrême.

L'une, en s'enfonçant dans l'autre, finit par la toucher, un peu plus tôt ou un peu plus tard, vers le troisième mois par exemple. Ensuite ces deux feuillets restent dans un état de contiguité plus ou moins parfaite jusqu'à l'expulsion du délivre, sans se confondre, néanmoins, quoi qu'en aient dit Hunter et ceux qui, depuis lui, ont traité le même sujet. On voit donc que cette membrane se comporte relativement à l'ovule, comme la plèvre relativement au poumon, comme la membrane séreuse du péricarde relativement au cœur.

La *face externe* de la caduque est inégale et poreuse. En contact avec l'intérieur de l'utérus, elle recouvre le chorion jusqu'à la circonférence du placenta, mais ne se prolonge point d'abord sur la face spongieuse de ce corps. Dans le premier sens, ses adhérences sont faibles, n'ont lieu que par l'intermède de filamens muqueux très faciles à rompre et qui ne sont certainement ni des vaisseaux ni des nerfs. Dans le second, l'union est beaucoup plus intime, et d'autant plus que le développement de l'œuf est plus avancé. Pendant les deux premiers mois, en effet, il est assez facile encore d'extraire l'ovule de la portion de sac que lui forme l'épichorion ; tandis que, dans la suite, les nombreux filamens qui couvrent habituellement le germe, contractent des adhérences tellement solides avec la caduque réfléchie, qu'il devient de plus en plus difficile d'opérer cette séparation sans déchirure.

Quoique raboteuse, sa face *interne*, étant baignée par un liquide, est lisse cependant et comme tapissée d'une pellicule celluleuse. Lorsque le liquide a disparu et que la couche réfléchie est en contact avec le feuillet utérin, cette face revêt bientôt les caractères de la précédente. Le *liquide* qui remplit la cavité de la caduque, en tenant ses deux lames écartées, est parfois tout-à-fait limpide, mais le plus ordinairement il est rougeâtre, filant, semblable à du verre fondu ou mieux à du blanc d'œuf.

Si M. Granville (1) avait eu l'occasion de voir une seule fois la caduque entière dans le premier mois de la grossesse, il n'aurait pas nié l'existence de la *decidua reflexa*, et ne se serait pas moqué de ceux qui comparent cette membrane à un sac que repousse l'ovule en entrant dans l'utérus. La suite du travail de cet auteur prouve, d'ailleurs, qu'il n'a eu que des produits altérés sous les yeux, que ses occupations ne lui ont pas permis d'étudier à fond la plupart des auteurs dont il parle, et qu'il a dû observer bien superficiellement les faits qu'il expose. Il en est de même de M. Carus (2), qui dit que la caduque doit être considérée comme une couche floconneuse du chorion, et de M. Dewees (3) qui ne lui accorde qu'un seul feuillet.

A l'endroit où la caduque se replie pour envelopper l'œuf, elle forme un cercle qui offre d'abord l'aspect d'un simple repli plus ou moins régulièrement arrondi, mais qui se trans-

---

(1) *Graphic illustrat. of abort.* etc. London 1833, p. 5.

(2) *Gynæcologie*, etc. 2me édit. 1828, § 686.

(3) *System of midwif.* etc., 1825, p. 60.

forme ensuite peu à peu en un bord mince et tranchant, et finit par se continuer d'une manière évidente avec le pourtour de la masse placentaire.

§ 3. *Structure.* Tous ceux qui ont traité de la membrane caduque avec quelques détails, prétendent y avoir rencontré des vaisseaux, même en grand nombre, et par conséquent qu'elle est organisée. Je crois, au contraire, qu'elle n'a les caractères d'un véritable tissu à aucune époque de la grossesse. Il est si facile de se convaincre de son état inorganique, en l'examinant sur un délivre frais, que j'ai peine à comprendre comment cette remarque a pu échapper aux observateurs.

Il est vrai qu'elle est quelquefois tachetée de points rougeâtres, étoilés, ou de stries sanguines qui auront pu faire croire à l'existence de vaisseaux dans son épaisseur. Si M. Lesauvage (1), qui se croit obligé de soutenir encore l'ancienne doctrine, en la modifiant d'après une foule de suppositions gratuites, s'est trompé si complètement sur les caractères réels de la caduque, c'est que la pièce qu'il a eue sous les yeux était, comme il en convient lui-même, dans un état pathologique très prononcé. En écrivant depuis à l'Académie des Sciences que la caduque ne se développe qu'après l'arrivée de l'œuf dans la matrice, et que celle qui se montre sous la forme d'une ampoule, n'est qu'une production morbide, M. Coste (2) a prouvé que cette membrane n'a point encore été suffisamment étudiée par lui dans l'espèce humaine.

Les grossesses extra-utérines, la présence de certains polypes, quelques maladies de l'ovaire ou des trompes, déterminent parfois à l'intérieur de l'utérus un boursouflement, une végétation, un ramollissement qui en imposerait facilement, et qui a dû en imposer souvent pour une caduque véritable. C'est alors qu'on a pu croire la caduque organisée, vasculaire, molle, adhérente, percée vis à vis des trompes et

---

(1) *Archiv. gén. de médecine,* ᵐᵉ sér. tome II, p. 57.

(2) *Gazette méd. de Paris,* etc.. 1834, p. 62.

du col. La cavité utérine était dans cet état sur la pièce de M. Dupré. Cependant c'est une disposition qui n'a aucun rapport avec la caduque normale. On voit aussi à la face interne de la caduque proprement dite une pellicule extrêmement fine qui en aura plus d'une fois imposé pour une lame celluleuse. Enfin, assez fréquemment encore, elle semble être formée de fibres placées à côté les unes des autres ou même diversement entrecroisées ; mais ces taches, ces stries de sang, n'indiquent pas plus ici la présence de vaisseaux que quand on les rencontre à la surface des concrétions membraniformes que rendent les enfans atteints du croup.

Si la membrane caduque est tout simplement une couche *adventive*, comme l'appelle M. de Blainville, ou le produit d'une exsudation opérée dans l'utérus, le nom de membrane *anhiste* (1), que je propose de lui imposer, et qui équivaut à celui de membrane sans texture, me paraît être le seul qui puisse lui être utilement appliqué.

J'ai soumis à l'examen de MM. de Blainville, Magendie, Serres, Flourens et de beaucoup d'autres savans un œuf d'environ un mois, sur lequel tout ce que je viens de dire, et qui avait été dit déjà en grande partie par M. Moreau (2), de la caduque, se voit avec la dernière évidence. Cette pièce, que j'ai présentée à l'Académie des Sciences, dans la séance du 26 août 1833, m'a été donnée par M. le docteur Mavré. J'ai pu m'en servir, en novembre, pour montrer aux élèves l'exactitude parfaite des figures 2 et 3, pl. 8 ; 1, 2 et 3, pl. 10 de mon *Ovologie*. Si M. Burns (3) l'avait vue, il ne soutiendrait certainement plus, comme il le fait encore, que des deux feuillets de la caduque, l'un est vasculaire, très adhérent, et l'autre gélatineux. Elle n'aurait pas permis à un autre écrivain anglais (4) d'établir que la caduque existe d'abord

----

(1) De ἱστός, *tela*, tissu, et de l'α privatif.
(2) *Thèse* n° 186, Paris, décembre 1814.
(3) *Principl. of midwif.* etc., p. 212, Lond. 1832.
(4) *Edimb. med. and Surg. journal*, january 1834, p. 171

entre l'ovule et la matrice ; mais que le développement du placenta finit par la faire en partie disparaître dans une certaine étendue. M. Wagner (1), qui, dans un mémoire étendu sur la caduque, arrive aux mêmes conclusions que moi, donne, comme le fait Bojanus, le nom de *caduque secondaire* à la couche observée par M. Moreau et par moi, à la surface du placenta, et dit avoir constaté l'existence d'un bouchon gélatineux dans le col.

§ 4. *Usages.* Je ne m'arrêterai point à combattre l'opinion de ceux qui pensent que la membrane *anhiste* sert à nourrir l'embryon pendant les premières semaines de son existence. Il doit suffire de faire remarquer que le cordon ombilical est toujours inséré sur la portion de l'ovule qui n'est point enveloppée par cette concrétion, pour démontrer qu'elle est étrangère à la nutrition des premiers linéamens du fœtus.

Son usage est de maintenir la vésicule fécondée sur un point quelconque de la cavité utérine. On peut objecter, je le sais, que chez les animaux l'œuf se fixe et se maintient aussi solidement que chez la femme, et aussi bien lors des grossesses extra-utérines que dans la grossesse naturelle ; mais, chez les brutes, la surface de l'ovule et la forme des parties qu'il doit traverser sont loin d'être en tout comparables à ce qu'on observe dans l'espèce humaine. Les cornes utérines chez les femelles d'animaux, à la différence de la matrice dans la femme, ne se dilatent point assez pour que le germe qui les parcourt ou s'y fixe, ne puisse pas toujours être en contact avec les différens points du cercle auquel il correspond. Ensuite, quand le produit de la fécondation se développe accidentellement dans le péritoine, la trompe ou les parois même de l'utérus, il reste également contigu aux parois de la cavité qu'il s'est appropriée ; en sorte que la caduque, telle que je la conçois, n'est aucunement nécessaire dans ces deux circonstances, et que son absence, alors, ne prouve pas du tout que, relativement à la gestation ordinaire, elle n'ait point

---

(1) *Journal complém.* tome XXXIX, p. 63.

les usages que je viens de lui assigner. Si elle existe en pareil cas, ce n'est plus avec les caractères qu'elle offre dans l'utérus. Sur la pièce de M. Dupré, que j'ai eue sous les yeux à la Pitié, et que j'ai observée avec beaucoup de soin, la caduque ne formait qu'une couche, d'ailleurs fort irrégulière, placée çà et là sur toute la périphérie de l'ovule.

La membrane anhiste me paraît encore avoir pour but de circonscrire le placenta et de déterminer le lieu de son insertion ; mais je renvoie l'examen de ce point de doctrine à un autre article.

§ II. B. Chorion.

Pour qu'il ne soit plus permis de confondre à l'avenir le chorion avec aucune autre membrane, il suffira de se rappeler ce que je viens de dire de la membrane caduque, et qu'il constiue la première tunique solide de l'œuf en allant de la matrice au fœtus, ou la seconde en se portant de l'embryon vers l'utérus.

§ 1. *État primitif.* Dans un produit de dix à douze jours, le chorion offre les apparences d'une hydatide velue ou d'une petite vésicule transparente. Sa surface externe, libre d'adhérence, est comme fongueuse ou chagrinée dans toute son étendue. Son intérieur est rempli d'un liquide clair et glaireux, que M. Carus (1) suppose à tort appartenir à la vésicule ombilicale.

§ 2. *Granulations et villosités.* On pense généralement que le duvet qui le couvre est de nature vasculaire ; mais, dès l'année 1823, j'osai m'élever contre cette hypothèse. On observe les villosités du chorion avant que les canaux sanguins du cordon ne soient reconnaissables. Jusqu'à la sixième semaine, chaque flocon est au moins aussi volumineux qu'un des vaisseaux ombilicaux ; en sorte que ceux-ci n'étant qu'au nombre de trois, il est difficile qu'ils donnent naissance à ceux-là, qui se trouvent au

____

(1) *Gynæcologic.* 1828, 2ᵐᵉ édit. § 568.

nombre de plusieurs douzaines. Indépendantes les unes des autres, ces villosités sont régulièrement éparses sur toute la périphérie de l'ovule, tandis que le cordon et le placenta n'ont de rapport qu'avec un point de cette vésicule. Malgré les efforts sans nombre d'une infinité d'anatomistes habiles, personne n'a réellement démontré qu'elles fussent creuses plutôt que concrètes, vasculaires plutôt que des filamens celluleux solides. Elles forment de simples spongioles aréolaires, et non pas des conduits perméables.

La persistance *anormale*, ou le développement contre nature des renflemens dont il vient d'être question, m'a conduit à établir que les hydatides en grappes de l'utérus ne sont pas des vers vésiculaires, comme on le croit généralement, mais bien le produit d'un œuf avorté, dont les petits corps gangliformes ont pris un accroissement qui ne leur est pas ordinaire.

§ 3. *Épaisseur.* J'ai étudié le chorion soit à terme, soit aux autres époques de la gestation, sur un grand nombre de produits, et j'ai constaté qu'il est partout transparent et mince, sur le placenta comme ailleurs.

Hewson, après beaucoup d'autres, a soutenu que le chorion est formé de plusieurs feuillets, qui finissent par n'en plus constituer qu'un seul; que le placenta résulte du dédoublement et de l'épaississement de ces lames, dont les vaisseaux ombilicaux reçoivent partout une gaîne, etc. Mais j'ai déjà fait voir, en 1824, que la cause probable de cette supposition tient à la présence d'une couche concrète, lamelleuse, qui enveloppe effectivement les racines vasculaires du placenta et sépare ce dernier corps de la face externe du chorion. Aujourd'hui je puis ajouter que si Ruysch, Haller et tant d'autres ont pensé que le chorion est constitué par un nombre variable de feuillets, c'est qu'ils n'en avaient point encore séparé la membrane caduque. Si M. Dutrochet et M. Burdach lui accordent deux lames, cela tient à la manière dont ils ont interprété, chacun de leur côté, la disposition des enveloppes fœtales. Quant à l'assertion de M. Granville (1), qui veut

____

(1) Oper. cit. p. viij.

que le chorion soit non seulement bifolié, mais encore
trifolié, et que sa face interne soit villeuse comme l'externe,
elle s'explique par la confusion qui paraît exister dans l'esprit
de cet auteur sur tout ce qui concerne l'œuf. C'est la membrane de l'œuf humain que M. Carus (1) semble avoir le mieux
comprise, bien qu'il ait tort de la comparer à la coque de l'œuf
des oiseaux. Si M. Chevreul (2) en fait passer une lame sur la
face utérine du placenta, c'est que, comme les anciens, il ne
paraît pas connaître la membrane caduque.

A quinze jours, à trois semaines, comme à deux mois,
le chorion est simple dans l'espèce humaine, si, plus tard,
il s'y adosse d'autres lames, elles appartiennent à des corps
qui n'ont point encore été décrits, et qui ne peuvent, sous
aucun prétexte, être considérés comme une de ses dépendances.

§ 4. *Texture.* On ne peut rapporter le chorion ni au derme, ni
aux muscles, ni aux aponévroses, ni au péritoine. Il est difficile
de révoquer en doute sa nature celluleuse, et de nier son analogie avec les membranes séreuses, dont il offre, d'ailleurs,
tous les caractères tant physiques que physiologiques. Ren-
ferme-t-il des nerfs, des vaisseaux lymphatiques et sanguins?

Les lymphatiques que Schrœger et quelques autres croient
avoir rencontrées dans le chorion, ne me semblent y avoir été
observées que par M. Fohman (3), qui en trouve partout.
Quant aux nerfs, je crois pouvoir avancer qu'ils y sont aussi
étrangers que les exhalans et les vaisseaux lymphatiques.

La question relative aux *vaisseaux sanguins* mérite beaucoup plus d'attention. Blumenbach (4) en nie déjà l'existence.

Lorsqu'on cherche à séparer la couche anhiste réfléchie de
la face externe du chorion, on aperçoit bientôt un nombre

---

(1) *Gynæcolog.* 1828, § 687.

(2) *Précis de l'art des accouchem.*, 2me édit. p. 57, Paris, 1826.

(3) *Des Vaisseaux lymphatiq. du placenta et du cordon*, etc., Liége,
1832.

(4) *Institution. physiologic.* etc., § 572.

indéterminé de filamens qui vont de l'une à l'autre de ces deux lames, et sont d'autant plus multipliés qu'on se rapproche davantage de la circonférence placentaire ou de l'origine de la grossesse. Mais ces filamens, que Sandifort et plusieurs autres ont pris pour des vaisseaux, ne sont autre chose que des vestiges du *tomentum* villeux de l'ovule. Le chorion existe avant l'embryon. Il est, à part le point qui doit supporter le placenta, complètement séparé de l'utérus par une couche inerte. Les vaisseaux ombilicaux et placentaires n'apparaissent dans le nouvel être qu'à partir du moment où l'ovule se fixe à la face interne de la matrice. C'est donc dans l'aire circonscrite par la réflexion de la membrane anhiste seulement, que les villosités du chorion peuvent permettre aux vaisseaux de se développer.

§ 5. *Analogie.* Le chorion se trouve dans tous les *animaux vertébrés*, mais avec des modifications telles, que plusieurs physiologistes n'ont pu, jusqu'à présent, tomber d'accord sur sa nature. Dans les reptiles batraciens, il forme, comme chez la femme, la coque de l'ovule. Dans les sauriens, il offre déjà une épaisseur bien plus grande et beaucoup plus de solidité, quoiqu'il ait les mêmes rapports avec les organes de la femelle. Dans l'œuf des ophidiens, il constitue cette membrane si dense et si difficile à rompre qui en forme la coque ou l'enveloppe externe. Chez les oiseaux, le chorion est beaucoup plus éloigné du vitellus, et ne se forme réellement qu'après plusieurs autres lames. C'est lui qui tapisse la face interne de la coquille calcaire, et que l'on connaît sous le nom de *membrane de la coque.* Enfin, dans les mammifères, comme dans l'espèce humaine, il supporte le placenta ou les cotylédons, et n'est séparé de la matrice ou de ses cornes, dans le reste de son étendue, que par une couche anorganique, d'épaisseur et de consistance variables.

ART. 5.—Amnios.

Encore désigné par les épithètes d'*amiculum*, d'*agnelette*, d'*aurelia*, de *charta virginea*, etc., l'amnios est la membrane la plus interne de l'œuf humain. Lisse, transparent, séparé

du fœtus par le liquide du même nom, il adhère légèrement
au chorion à l'aide de filamens ou de lamelles muqueuses qui
recouvrent sa face externe.

Pendant les quinze premiers jours de la gestation, l'amnios
n'a de rapports immédiats qu'avec l'extrémité embryonnaire
du cordon ombilical, sur lequel il se replie un peu plus tard,
pour lui former une gaine et se mettre en contact avec la surface interne du chorion. Cette disposition se maintient, sauf
quelques exceptions, jusqu'à ce que les parois abdominales
soient complètement développées. Avant il n'y a aucune continuité entre la membrane agnelette et l'épiderme, mais
ensuite cette continuité, établie par les anciens, et de nos
jours par M. Mendini (1), qui croit en outre que le chorion
se continue avec les aponévrose, est difficile à contester.

Il en résulte que l'amnios est loin de toucher la face interne
de la tunique veloutée à toutes les périodes de la grossesse,
comme on le croit assez généralement, et que ces deux membranes sont au contraire séparées l'une de l'autre par un espace considérable, pendant un temps variable, ainsi d'ailleurs que de Saint-Hilaire, Blumenbach (2) et Hamilton (3)
le remarquent déjà.

Cet *espace*, d'abord très grand relativement à la cavité du
chorion, beaucoup plus grand que le sac amniotique lui-
même, pendant tout le cours du premier mois, diminue graduellement ensuite, en proportion de l'agrandissement de
l'amnios, et de manière qu'à deux mois il égale à peu près celui qui sépare l'embryon de son *agnina*. Enfin l'accroissement
disproportionel de cette dernière membrane finit par le faire
disparaître presqu'en totalité, et de telle sorte que vers le
quatrième ou le cinquième mois, il faut, en général, soupçonner qu'il existe pour le reconnaître.

Il est inutile de revenir sur ce que j'ai dit de la non exis-

---

(1) *Archiv. gén.* tome VI, p. 277.
(2) *Institution physiolog.* § 573
(3) *Outlines of midwif.* etc., p 69, 1784.

tence des vaisseaux dans le tissu propre du chorion, pour dé
montrer qu'ils manquent bien plus certainement encore dans
l'amnios. Rien, en effet, ne conduit à les admettre dans cette
dernière lame. Jamais elle n'est recouverte de villosités comme
la première. Jamais elle n'a de liaison intime avec aucun organe vasculaire, et tout ce qu'ont avancé les auteurs à ce sujet
se réduit, dans le fait, à de simples assertions ou bien à de
pures suppositions. Il était réservé à M. Granville (1) d'en
faire une membrane sécrétoire, et de lui attribuer un riche
appareil vasculaire. Quand M. Carus (2) dit qu'on trouve
l'amnios au dessous du chorion sous la forme d'un arachnoïde,
il s'en est certainement laissé imposer par quelque autre lamelle.

ART. 4.—Eau de l'amnios.

Outre le fœtus et le cordon, la membrane agnelette renferme un liquide, connu sous le nom d'*eaux de l'amnios*, ou
de *liquide amniotique*.

Dans l'origine, ces *eaux* ne forment qu'une couche peu
épaisse. Ensuite leur quantité proportionelle augmente très
rapidement jusque vers la fin du deuxième mois, époque à laquelle la membrane interne de l'œuf se met en contact avec le
chorion. A trois mois, le poids du liquide amniotique l'emporte encore de beaucoup sur celui du fœtus; mais à terme, le
fœtus l'emporte considérablement à son tour sur le poids du
fluide dans lequel il nage. Lors de l'accouchement, en effet,
il n'y a en général que d'une à deux livres d'eau dans l'amnios. Cependant il ne serait pas exact de dire que la quantité
de ce liquide diminue d'une manière absolue, depuis le milieu de la grossesse jusqu'au moment de l'enfantement : il est
certain au contraire qu'elle augmente jusqu'à la fin, mais
seulement dans des proportions moindres qu'au commencement de la gestation.

---

(1) *Grafio illustrat. of abort.* etc. p. ix.
(2) *Gynæcologie*, 1828, § 687.

Sous ce rapport, on observe d'ailleurs de nombreuses variétés. Au lieu d'une livre, il peut en exister quatre et même dix, ou bien à peine quelques onces. Son abondance est généralement en raison inverse de la vigueur, du volume, de la force du fœtus et de la constitution robuste de la femme. En sorte qu'un fœtus de cinq livres, par exemple, nagera dans deux, trois ou quatre livres d'eau, tandis qu'on n'en trouve qu'une livre autour d'un enfant de huit à neuf livres.

Son *odeur* nauséabonde, fade, offre, au dire de quelques auteurs, une certaine analogie avec celle du sperme. Au total, elle est à peu près semblable à celle qui s'exhale du ventre des animaux qu'on égorge. Onctueuse, un peu plus consistante que l'eau pure, l'eau de l'amnios est claire comme de la sérosité simple, ou de couleur légèrement citrine ou verdâtre. Ordinairement transparente, elle est assez souvent lactescente, trouble, mêlée de flocons albumineux, gris, jaunes ou noirâtres. Sa saveur est à la fois douceâtre et légèrement salée. Dans certains cas, elle est âcre et astringente au point de rider la peau des doigts de l'accoucheur, quand il les tient au delà de quelques secondes dans le vagin ou dans la matrice.

Il ne paraît pas qu'elle contienne plus de matière animale dans la première que dans la dernière moitié de la grossesse. Sa composition chimique ne laisse pas que d'être assez compliquée, et n'a guère été étudiée, du reste, que dans les animaux. Vauquelin et Buniva (1) y ont trouvé : eau 98,8 ; albumine, sels de soude et de chaux, 1,2 ; M. Berzelius prétend qu'elle renferme de l'acide fluorique ; Schéle dit y avoir observé de l'oxigène libre. M. Geoffroi-Saint-Hilaire y admet de l'air atmosphérique à l'état de mélange ; mais MM. Lassaigne et Chevreul ont reconnu plus tard que ce que l'un d'eux avait d'abord pris pour de l'air n'était autre chose qu'un gaz composé d'acide carbonique et d'azote.

Fondés sur quelques expériences de Monro, qui, poussant de l'eau tiède par les vaisseaux utérins, a vu ce liquide trans-

---

(1) *Soc. méd. d'Émulation*, tome III, p. 229.

suder à la surface interne de l'amnios; sur ce que, d'après Haller, les eaux s'imprègnent de l'odeur, de la couleur et de la nature même des substances médicamenteuses ou nutritives qu'on fait prendre à la femme; sur l'existence de prétendus vaisseaux entre la matrice et la coque de l'œuf, la plupart des physiologistes ont admis que le liquide amniotique était fourni directement par la mère. D'autres ont cependant soutenu le contraire, et croient avec Scheele, Winslow, Van-den-Bosch (1), M. Lobstein, qu'il vient principalement du fœtus, des vaisseaux placentaires en particulier. Chaussier, Béclard, Meckel, semblent professer une opinion mixte, et avoir eu pour but de concilier les deux hypothèses ci-dessus énoncées.

Ceux qui rapportent l'eau de l'amnios au fœtus en ont placé la *source* tantôt dans la sueur, la transpiration insensible ou la sécrétion urinaire, tantôt dans les glandes ou des corps particuliers du placenta, et d'autres fois dans les vaisseaux que Needham, Fabrice, Ruysch et Haller disent avoir observés entre les lamelles de l'amnios. Quelques-uns, parmi les anciens, en ont fait un *colliquamentum* venant de la semence, etc. Ceux qui l'attribuent aux organes de la femme ont tout simplement dit que ce liquide était versé par exhalation dans l'intérieur de l'œuf.

Je ne pense pas qu'il soit utile de réfuter une à une ces diverses opinions. Je me contenterai de rappeler qu'il n'existe aucun lien vasculaire entre l'utérus et les membranes; que la tunique veloutée est séparée de cet organe par une couche inorganique, la membrane caduque, et que, pendant plus d'un mois, l'amnios ne touche pas même la face interne du chorion. D'ailleurs la quantité proportionelle du liquide amniotique est trop grande dans le premier temps de la grossesse, pour qu'on puisse songer à le faire naître du fœtus directement.

Tout prouve que l'eau de l'amnios est le produit d'une transsudation ou d'une simple exhalation, comme la sérosité

---

(1) *De natur. et utilit. liquoris amnii*, 1792.

des plèvres, du péricarde, du péritoine ou de l'arachnoïde, comme l'humeur synoviale des gaînes tendineuses ou des articulations, et que cette perspiration n'a nullement besoin de canaux particuliers pour s'effectuer, que c'est un phénomène de pure imbibition vitale. Les matières filantes, l'aspect trouble, les flocons jaunes ou verdâtres qu'on y rencontre quelquefois ne lui appartiennent en aucune manière, et ne sont que des parcelles du méconium ou de l'enduit sébacé du fœtus, ou bien de la substance vitriforme et des vésicules qui existent primitivement entre les membranes.

Ses *usages* sont 1° de favoriser les mouvemens passifs ou actifs de l'enfant, qui, sans l'eau de l'amnios, serait pressé de toutes parts dans l'utérus, et ne pourrait pas se développer; 2° de permettre l'isolement des membres et de leurs différentes parties, d'empêcher les doigts de rester en contact et de se coller entre eux, de s'opposer à l'adhésion des avant-bras, des jambes et des cuisses avec la poitrine ou l'abdomen, comme il est arrivé dans un cas de grossesse double, cité par M. Morlanne (1), où l'on voit qu'un des fœtus vint ainsi collé, six semaines après l'écoulement des eaux; 3° de mettre l'enfant à l'abri des chocs et des secousses que peut éprouver la mère, et la matrice en particulier, de protéger cet être délicat contre toute espèce de compression, de lui former une espèce de bain tiède qui favorise la circulation des fluides, et de lui donner la facilité de céder aux lois de la pesanteur; 4° de maintenir les membranes écartées, de soutenir la dilatation de la matrice, d'exercer une douce pression sur le cordon et la périphérie du fœtus; 5° au moment du travail, de donner lieu à la poche amniotique, véritable segment de sphère, qui, en s'engageant dans le col, en favorise singulièrement la dilatation; 6° après la rupture des membranes, de lubrifier les organes génitaux, de les assouplir, et rendre, par là, le passage de la tête plus facile et moins douloureux; 7° enfin, de rendre les manœuvres beaucoup plus simples et moins dou-

---

(1) *Journal des accouchem.* tom II, p. 16.

loureuses quand on est obligé de porter la main dans la matrice.

Sect. 2. Des Vésicules.

ART. 1er.—Vésicule ombilicale.

La vésicule ombilicale est un organe que les anciens n'ont pas connu, dont les modernes ont beaucoup parlé, soit pour mettre son existence hors de doute, soit, au contraire, pour la rejeter parmi les anomalies ou les altérations pathologiques, mais qui n'a point encore été décrit d'une manière assez exacte pour que les physiologistes aient pu s'en former une idée nette. C'est au point qu'un savant estimé de l'Allemagne, M. Mayer (1), qui l'a décrite de la manière la plus étrange en 1832, dit qu'elle existe jusqu'à terme, et que son conduit ne devient perméable qu'après la quatrième semaine!

Les observations nombreuses que j'ai recueillies me permettent d'affirmer que l'œuf humain en est constamment, pourvu jusqu'à la huitième semaine. Si nombre de naturalistes ne l'ont pas rencontrée, c'est qu'ils la cherchaient sur des produits dont elle avait disparu, soit par suite des progrès naturels de la grossesse, ou de la rupture des membranes au moment de l'avortement, soit par suite d'une affection morbide quelconque, ou d'une décomposition de quelqu'une des parties qui entrent dans la contexture de l'œuf, ou bien enfin parce qu'ils n'avaient pas assez l'habitude de ce genre de recherches pour la découvrir quand même elle eût véritablement existé.

Sur un total d'environ deux cents produits, examinés avant la fin du troisième mois, je ne l'ai rencontré que trente fois dans un état qu'on peut appeler naturel.

§ 1. *Disposition.* C'est un petit sac pyriforme, arrondi ou sphéroïde, qui, vers le quinzième ou le vingtième jour de la fécondation, offre le *volume* d'un pois ordinaire, c'est-à-dire de deux à trois lignes de diamètre. Il est probable qu'elle acquiert ses plus grandes dimensions dans le courant de la troisième ou

------

(1) *Archiv. gén. de méd.* etc. 2me série, tome 1er, p. 270.

de la quatrième semaine. Du moins, au delà d'un mois l'ai-je toujours vue plus petite. J'avouerai qu'avant la fin de la première quinzaine je n'ai eu l'occasion d'en examiner qu'une seule, mais qui était, aussi, moins volumineuse. Blumenbach (1), qui la dit moins grosse qu'une graine de moutarde, et qui ne put la voir qu'au moyen du microscope sur une ovule d'un mois, s'est donc évidemment trompé à ce sujet. Quand elle est réduite au volume d'une graine de coriandre, ce qui arrive, en général, vers la sixième ou la septième semaine, elle cesse ordinairement de diminuer. Alors elle s'aplatit, et ne disparaît ensuite qu'insensiblement. Quelquefois on ne la trouve plus dès le troisième mois, tandis que, dans d'autres circonstances, on la rencontre encore sur des produits de quatre, cinq et six mois.

§ 2. Elle est incontestablement *située* entre le chorion et l'amnios. Si j'ai soutenu le contraire en 1824, c'est que je l'avais confondue avec un corps vésiculeux qui lui ressemble, jusqu'à un certain point, mais qui, dans le fait, en est très différent, ainsi que j'aurai occasion de le faire voir dans la suite. Il faut que M. Mondini, qui, m'assure-t-on, dit l'avoir injectée qui la place entre le chorion et le placenta, ait été trompé par quelque anomalie. J'en dirai autant de M. Lauth (2), qui la croit située dans la racine du cordon.

Jusqu'à trente ou quarante jours, elle est habituellement enveloppée dans le corps réticulé ou la couche vitriforme. Plus tard, elle se colle et s'applique ou à la face externe de l'amnios, ou sur la face interne du chorion. Il semblerait alors que l'une ou l'autre de ces deux membranes la renferme entre ses feuillets. C'est même ainsi qu'elle se rencontre le plus souvent, quoique je l'aie parfois trouvée entièrement libre sur des œufs de deux et même de trois mois.

§ 3. Les caractères du *pédicule* qui l'attache à l'embryon varient selon l'époque de la grossesse. Jusqu'à la fin du premier

---

(1) *Institution physiolog.* etc., § 579.
(2) *Nouveau manuel de l'anatomiste*, p. 616.

mois et dans l'état normal, je ne l'ai point vu présenter moins de deux ni plus de six lignes de longueur. A cette période de son développement, il offre souvent jusqu'à un quart de ligne d'épaisseur, et subit, en se confondant avec la vésicule, une sorte d'épanouissement infundibuliforme. Du côté de l'abdomen, il ne s'élargit pas, mais ne se rétrécit pas non plus d'une manière bien sensible. Sa continuité avec le tube intestinal ne peut plus être révoquée en doute actuellement chez l'homme. Avant que les parois de l'abdomen ne soient complètement formées, il est comme divisé en deux portions par l'amnios, qu'il semble avoir traversé ou perforé. L'une de ses portions se trouve entre le rachis et le lieu qu'occupera par la suite l'ombilic; l'autre reste à l'extérieur, entre l'amnios et la vésicule.

Après le premier mois, ce canal s'allonge, devient de plus en plus fin; sa portion ombilicale se perd dans le cordon, cesse de pouvoir être suivie jusque dans le ventre; sa longueur peut aller jusqu'à un demi-pouce, un pouce, et même jusqu'à un pouce et demi. Toutes les fois que j'ai trouvé la vésicule à une plus grande distance de la racine du cordon, cela dépendait évidemment de ce que son pédicule s'était rompu, par suite de tractions que les membranes exercent naturellement sur elle quand ces diverses parties contractent de bonne heure des adhérences un peu fortes les unes avec les autres. Selon que cette rupture s'opère plus tôt ou plus tard, que les adhérences sont plus fortes ou plus faibles, que la grossesse est plus ou moins avancée, on trouve le sac vitellin plus ou moins éloigné du cordon ombilical, ou, si l'on veut, plus ou moins rapproché de la circonférence placentaire.

Jusqu'à vingt ou trente jours cette tige est incontestablement creuse, puisque sur deux sujets il m'a été possible de faire passer le liquide de la vésicule dans l'intestin sans rien rompre. Elle s'oblitère à une époque qui ne m'a pas paru constamment la même. En général cependant, on peut dire qu'à cinq semaines, elle n'est plus perméable, et que son oclusion se fait de l'ombilic vers la vésicule, à mesure que le cordon se complète.

§ 4. Les *parois* de la oche vitelline sont fortes, résistantes, assez épaisses et très difficiles à déchirer. Elles ne m'ont jamais paru plus fragiles que les autres membranes de l'œuf, à moins qu'elles n'eussent été amincies auparavant par un travail morbide, ou mécaniquement. Lisses et régulières, quand la vésicule est pleine, elles se rident ou se plissent, au contraire, quand ce petit corps est vide. Leur couleur est ordinairement jaunâtre, mais peut-être cette teinte dépend-elle du liquide qu'elles renferment.

§ 5. *Des vaisseaux* artériels et veineux s'y distribuent visiblement. J'en ai observé non seulement dans l'épaisseur des parois du canal vittelo-intestinal, mais encore dans celles de la vésicule elle-même, deux fois dans celle-ci, plus de vingt fois dans celui-là. Dans le premier cas, je les ai vus former un très beau réseau, des ramifications arborescentes extrêmement faciles à suivre, sans aucune préparation particulière et même à l'œil nu. Dans le second, ils se réduisent à deux troncs, très fins du côté de la vésicule, de plus en plus gros à mesure qu'ils se portent vers l'abdomen.

Ces vaisseaux, connus sous le nom de *vaisseaux omphalo-mésentériques*, mériteraient mieux celui de *vitellins*. D'après mes propres observations, ils n'iraient point se rendre, comme on l'a dit, dans le tronc de la veine et de l'artère mésaraïques supérieures. J'ai remarqué qu'ils s'abouchent avec l'une des branches de second ou de troisième ordre de ces gros canaux, avec celles, en particulier, qui vont se distribuer au cœcum. Je les ai souvent suivis de la cavité abdominale, à travers l'anneau de l'ombilic, jusqu'à un et deux pouces dans le cordon, sur des produits de six semaines, de deux et de trois mois. Seulement, à ces différentes époques, ils finissent par disparaître et se perdre dans le tissu spongieux de la tige ombilicale, avant d'arriver à la vésicule. Plusieurs fois je suis parvenu à les injecter, et alors ils avaient le volume d'un gros cheveu. En général, leur finesse est assez grande, néanmoins, pour qu'il soit très facile de les rompre quand on les cherche sans y apporter les plus minutieuses précautions.

M. Spangenberg (1) prétend qu'ils étaient encore perméables chez un adulte ; mais ce fait aurait besoin d'être mieux constaté que ne paraît l'avoir fait l'auteur.

De nombreuses raisons, tirées de l'analogie, ont conduit à comparer la matière vitelline au jaune ou à la substance du vitellus des oiseaux. Sur la vésicule ombilicale la plus volumineuse, la seule peut-être que j'aie observée où cette matière fût dans l'impossibilité d'avoir éprouvé le moindre changement, elle était jaune pâle, opaque par conséquent, de la consistance d'une émulsion un peu épaisse, et différente, sous tous les rapports, de la sérosité ainsi que des autres fluides connus de l'organisme. Sur d'autres, je l'ai trouvée quelquefois plus liquide et plus claire, d'autres fois plus jaune et plus épaisse. Dans plusieurs, elle était composée d'un ou de deux petits grumeaux concrets, ressemblant d'une manière remarquable à du jaune d'œuf cuit et flottant au milieu d'un fluide peu coloré. On doit admettre, en conséquence, que c'est une substance nutritive, une sorte d'huile en grande partie semblable à celle qui constitue le fluide vitellin du poulet.

§ 6. Les usages de cet appareil sont donc évidemment relatifs à la nutrition des premiers linéamens du fœtus. Il me paraît fournir au développement de l'embryon jusqu'à ce que le cordon et les vaisseaux ombilicaux soient formés, ou plutôt jusqu'à ce que l'ovule soit exactement appliqué à la surface interne de la matrice. Alors de nombreux matériaux passent des parties de la femme à celles de l'œuf, et la vésicule ombilicale ne tarde pas à devenir inutile. Depuis le moment de la fécondation jusqu'au temps où l'ovule se trouve en contact immédiat avec la face interne de l'utérus, le produit de la conception humaine est presque en tout semblable à l'œuf des oiseaux. Libre et indépendant comme celui-ci de toutes les parties de la mère, il faut qu'il porte en lui-même un corps capable de servir à son évolution. Seulement chez l'un cet arrangement n'est que passager, tandis que dans l'autre il per-

----

(1) *Journal complém. des Sc. médicales*, etc., tome VI, p. 375.

siste jusqu'à l'éclosion. M. Carus (1) croit que c'est elle qui se détache de l'ovaire, et que le chorion l'enveloppe d'abord immédiatement. Elle devrait, d'après cet auteur, porter le nom de vésicule *stomacale* ou *intestinale*. Son usage, dit-il, est de former le tube digestif, après quoi elle rentre peu à peu dans le ventre; mais la description que je viens d'en donner suffit, il me semble, pour réfuter l'opinion de M. Carus.

ART. II. Allantoïde.

L'allantoïde a été admise et rejetée tour à tour dans l'espèce humaine, depuis qu'on cultive l'anatomie. Maintenant la plupart des auteurs s'accordent à en nier l'existence. Ceux qui l'ont décrite, en ont parlé d'après l'analogie, ou ont pris pour elle un organe avec lequel il importe de ne pas la confondre.

C'est le chorion, long-temps confondu avec la membrane anhiste, qu'on a le plus souvent décrit à sa place. Hoboken était dans ce cas, et je suis étonné que M. Carus (2) ne s'en soit pas aperçu.

§ 1. *Corps réticulé.* Sur un œuf d'environ vingt jours, l'espace qui sépare l'amnios du chorion était presque exactement rempli par une substance fongueuse d'un jaune rouillé, d'autant moins épaisse qu'on approchait davantage du point d'insertion de la tige ombilicale, et qui semblait être formée par une infinité de filamens et de lamelles, disposées sans ordre, de manière à constituer une sorte de magma réticulé.

Sur un autre œuf, de trois à quatre semaines, très récent, il existait immédiatement au-dessous du chorion, une toile d'un blanc mat, extrêmement fine, presque aussi facile à rompre que la rétine. Elle était remplie d'une substance émulsive ou crêmeuse, d'un blanc légèrement jaunâtre, qui tendait à s'échapper en grumeaux homogènes. Sa face interne donnait naissance à des filets et des lamelles, à des prolonge-

---

(1) *Gynæcologie*, 1828, § 669, 670, etc.

(2) *Gynæcologie*, 1828, § 691,

mens sans nombre qui s'entrecroisaient dans toutes sortes de sens à l'instar de ce qui a lieu dans la rate, la glande séminale, les corps caverneux et ainsi qu'on l'admet pour la membrane hyaloïde. Ces filamens allaient gagner, en traversant la matière blanche demi-liquide, une seconde lamelle qui touchait sans intermédiaire toute la périphérie de l'amnios, de la vésicule ombilicale et de son pédicule. Des lambeaux isolés, flottans et lavés, de ce sac m'offrirent une transparence presque parfaite et beaucoup moins d'épaisseur que l'amnios.

En somme, ce nouvel organe constituait ici une poche à doubles feuillets, moulée sur la cavité du chorion, emboîtant la vésicule ombilicale et l'amnios, à la manière des membranes séreuses, formant à l'intérieur un véritable réseau à mailles larges et inégales, dans lequel était logé le fluide émulsif. Ses deux feuillets, écartés de plus de trois lignes dans un point, se rapprochaient de plus en plus en se portant vers la racine du cordon ombilical. Près du ventre, ils semblaient se confondre l'un avec l'autre, mais leur extrême ténuité ne m'a pas permis de m'assurer avec quel organe abdominal ils se continuaient.

§2. *Matière vitriforme.* Depuis la cinquième semaine de la conception jusqu'à la fin de la grossesse, il existe entre le chorion et l'amnios une couche transparente, incolore, ou d'un jaune légèrement verdâtre. Cette couche, au lieu d'être de la sérosité simple, est lamellée à la manière du corps vitré. Elle diminue d'épaisseur en raison du développement des autres membranes. La quantité de fluide que renferment ses mailles est, au contraire, en raison inverse des progrès de la gestation. En s'amincissant, elle finit par ne plus former qu'une couche homogène et pulpeuse, par se transformer en un simple enduit gélatineux ou muqueux, qui disparaît lui-même en totalité chez beaucoup de femmes avant l'époque de l'accouchement. Plusieurs de ses lamelles se confondent avec l'amnios, principalement aux environs de la racine du cordon ombilical. La même chose arrive, mais plus rarement pour le chorion ; ce qui explique comment il se fait que la vésicule ombilicale observée après la sixième semaine de son développement, est très sou-

vent comme encadrée dans les feuillets de l'amnios ou du chorion. Cette matière occupe la place du corps réticulé, et,
comme ce dernier, se continue avec la substance gélatineuse
du cordon. Mais est-elle indépendante du sac poreux qui la
précède, ou bien n'en est-elle qu'une modification? Cette
dernière version me paraît, sinon certaine, du moins extrêmement probable.

J'ai observé, dans les mammifères, que l'ouraque, après
avoir traversé le cordon ombilical, s'épanouit en une toile
lisse, poreuse et comme criblée, qui finit par s'unir d'une
manière intime avec la face correspondante des membranes
entre lesquelles elle est naturellement placée. C'est dans cette
membrane qu'on rencontre, à d'autres époques, des pelotons
de matière grasse concrète, semblables aux *hippomanes* des
chevaux. Comme la vessie vient s'ouvrir dans son intérieur,
elle fait incontestablement partie de l'allantoïde.

Il existe donc entre le sac connu sous le nom d'*allantoïde* chez
les mammifères, et le corps réticulé que j'ai découvert dans
l'œuf humain, de très nombreux rapports.

§ 3. *Usages.* En soutenant que l'allantoïde est destinée à
contenir l'urine du fœtus, les naturalistes se sont principalement fondés sur sa communication avec la vessie dans les
brutes, sur la saveur salée du liquide qu'on y rencontre,
et, d'après Daubenton, sur l'odeur urinaire répandue par ce
liquide. Je ne pense pas que, même dans les vivipares, ces
données suffisent pour faire admettre une pareille opinion.
L'odeur urineuse est un caractère trop fugace pour qu'on y
attache une grande importance. Est-il bien certain, d'ailleurs,
que Daubenton ne se soit pas mépris? En second lieu, que
prouve ici la saveur salée? ne la rencontre-t-on pas dans l'eau
de l'amnios? n'est-ce pas de ce dernier liquide qu'elle avait été
transmise à celui qui l'a présentée?

Pour ce qui est de l'homme, que le corps réticulé soit l'a-
nalogue de l'allantoïde ou qu'il forme un organe différent,
qu'il communique par le moyen d'un canal avec la vessie ou
qu'il en soit indépendant, toujours est-il qu'on ne peut guère

songer à établir le moindre rapprochement entre la substance qu'on y rencontre et le liquide urinaire.

Ses fonctions, comme celles de la vésicule ombilicale, se rattachent, selon moi, à la nutrition des premiers temps du germe. Peut-être sert-il au développement de quelque organe en particulier, de quelque appareil spécial. A ce sujet on peut faire mille conjectures; mais dans la crainte de m'égarer dans le champ des suppositions, j'aime mieux attendre de nouveaux faits. Je me contenterai de faire remarquer que la face interne des lambeaux que j'en ai renversés était couverte d'une couche adhérente de la matière crêmeuse contenue dans son intérieur; que, vue au microscope, elle avait une apparence villeuse, et que, d'après cette double particularité, il est probable que la substance du corps réticulé est sécrétée par ses propres parois. Ce serait, au surplus, un argument en faveur de l'opinion de Harvey, de Jœrg et d'Oken, relativement au fluide de l'allantoïde des animaux. Je dirai encore que cette matière conserve son aspect floconneux, ses apparences d'une huile émulsive, ses caractères de substance nutritive, jusqu'à ce que l'ovule soit bien fixé dans la matrice, et qu'ensuite elle disparaît très rapidement en faisant place à la couche albumineuse qui doit persister beaucoup plus long-temps.

§4. Je ne parle point ici d'une troisième vésicule, décrite par M. Pockels (1), sous le nom de *vésicule érytroïde*, parce que je ne l'ai point observée, et parce que je crois, comme M. Carus (1), que l'observateur de Brunswick s'est mépris sur ce qui la concerne.

ART. 3.—Cordon et Placenta.

§ Ier. Cordon ombilical.

Le cordon ombilical est une tige qui attache le ventre du fœtus aux membranes de l'œuf, depuis le commencement jusqu'à la fin de la gestation.

---

(1) *Isis* du Dr Oken, décembre 1825.
(2) *Gynæcol.* 1828, § 673.

§ 1. *Dimensions.* Sa *longueur,* quoique variable, est en général la même, cependant, ou un peu plus considérable que celle de l'enfant, à l'époque de la naissance, c'est-à-dire de quinze à vingt pouces. Denman (1), Sandiford (2), Morlanne (3), MM. Maygrier (4), Schneider (5) ont parlé de cordons qui avaient jusqu'à quatre, cinq et six pieds. Hebenstreit (6) en a vu un de quarante pouces, Wrisberg (7) un de quarante-huit pouces, et M. Carus (8) un de cinq pieds cinq pouces. On en a vu d'autres qui n'avaient que quelques pouces, qui permettaient même au placenta de toucher immédiatement le fœtus. Dans un cas que m'a communiqué M. Levacher, il était si court, que le délivre fut obligé de suivre le fœtus. Mauriceau (9) en cite un de six pouces, Littre (10) un de neuf, Burton (11) un de dix, et deux un peu moins longs encore, Smellie (12) deux de six à sept pouces, Hayghton (13) un de sept, et Morlanne (14) un de six. Mais ces dimensions extrêmes sont rares, et quelques-unes des observations qui les constatent auraient besoin d'être renouvelées.

Tantôt plus *gros,* tantôt plus *grêle,* il offre ordinairement le volume du petit doigt. Mauriceau (15) dit l'avoir vu aussi

---

(1) *Introduct. à la pratiq. des accouch.,* tome Ier, p. 257.

(2) *Anatom. patholog. observ.* etc.

(3) *Journal d'accouch.* tome II, p. 17.

(4) *De la Sc. et de l'art des accouch.,* 1814, p. 146.

(5) *The Lancet,* 1829, tome Ier, p. 618.

(6) Burns, *principl. of midwif.,* p. 195.

(7) *Commentat. med. physiol.* etc., vol. Ier, p. 33.

(8) *The Lancet,* 1829, vol. Ier, p. 448.

(9) *Malad. des femmes grosses,* etc., *Obs.* 640.

(10) Burton, *Nouv. syst. d'accouch.,* etc., p. 441.

(11) *Id.* p. 231.

(12) *Traité théoriq. et pratique,* etc., tome II, p. 383.

(13) *The Lancet,* 1828, vol. II, p. 227.

(14) *Journal d'accouch.* tome II, p. 18.

(15) *Malad. des femmes grosses,* etc., *Obs.* 301.

gros que le bras. Ses anomalies, bien plus apparentes que réelles, sous ce rapport, tiennent à ce que son tissu spongieux est gorgé de fluides, ce qui constitue les cordons *gras*, ou presqu'entièrement desséché au contraire, et alors le cordon est *maigre*. Cependant elles peuvent dépendre aussi des variétés d'épaisseur absolue de ses vaisseaux ou de leur gaîne.

§ 2. *Nouures*. Quoique lisse et poli, à la manière des surfaces séreuses, le cordon ombilical de l'homme n'en présente pas moins très fréquemment des *nodosités*, de différens genres, sur lesquels je dois m'arrêter un instant. Ce sont parfois de véritables *nœuds*, simples ou composés. Plus souvent ce sont des replis, des anses vasculaires, soit des artères, soit de la veine. Les premiers se remarquent surtout quand le cordon est très long, sont dûs aux mouvemens du fœtus, s'effectuent de la même manière que les anses ombilicales qu'on trouve parfois autour du cou, des membres ou de toute autre partie de l'enfant au moment de la parturition, et ne sont même, on peut le dire, que le résultat définitif de cette dernière disposition. En général, ils n'apportent aucun trouble à la circulation. M. Rogers (1) dit que trois de ces nœuds sur un cordon n'empêchèrent point l'injection de pénétrer dans le placenta. Cependant le nœud était si solide dans deux cas observés par Van-Swieten (2) sur la même femme, que les vaisseaux en étaient oblitérés et le fœtus mort. Smellie (3) les accuse aussi d'avoir causé la mort de l'enfant.

Les seconds, connus de tout temps, sont plus souvent formés par la veine que par les artères, selon Harvey, par les artères que par la veine, au contraire, d'après les recherches d'Hoboken et les miennes. Produits par la plicature d'un ou de plusieurs de ces vaisseaux, à la manière des nœuds variqueux des autres parties du corps, il donnent plus de force au

---

(1) *The Lancet*, 1829, vol. Ier, p. 162.

(2) *Comment. sur les aphor. de Boerhaave*, etc., tome VII, p. 174.

(3) *Traité théoriq. et pratiq.* etc., tome II, p. 384.

cordon dit Dionis (1), et semblent jouer le même rôle que les intersections des muscles droits de l'abdomen. Il peut en exister un seul ou plusieurs sur le même cordon. Avicenne (2), Rhodion (3), parmi les anciens, et les commères de tous les temps prétendent que, par la quantité de ces nœuds, leur éloignement, leur rapprochement et leur couleur, on peut indiquer le nombre et le sexe des enfans que la femme est encore destinée à mettre au monde, l'intervalle qui doit séparer chacun de ses accouchemens, etc. Ces prétentions ridicules, enfantées par la superstition de nos pères, ne méritent sans doute pas d'être combattues sérieusement, mais on les rencontre encore trop souvent dans le public pour que j'aie cru devoir les passer sous silence. Quoique ces tortuosités n'aient jamais été accusées de troubler la circulation omphalo-placentaire, on conçoit néanmoins que si elles étaient nombreuses et très serrées, que si elles se présentaient sous des angles très aigus, le cours du sang pourrait être plus ou moins gêné dans ses propres vaisseaux par leur présence.

§3. *Lieu d'insertion.* Le point du ventre qui donne *insertion* au cordon ombilical est d'autant plus éloigné de la poitrine ou d'autant plus rapproché du pubis que la grossesse est moins avancée. A la naissance, il correspond en général, selon Chaussier et M. Bigeschi (4), au milieu de l'espace qui sépare le vertex de la plante des pieds. C'est au centre du placenta qu'il se termine ordinairement, mais on le voit quelquefois aussi se fixer très près de la circonférence de ce corps. Dans le premier cas, les branches qui le composent divergent en s'épanouissant dans la coque de l'œuf. Dans le second, il n'est pas rare de le voir ramper entre les membranes, plus ou moins long-temps avant de se perdre dans le parenchyme placentaire. D'un volume égal dans toute son étendue chez quelques sujets, il est

---

(1) *Traité général des accouch.*, p. 111.

(2) Canons, *cap.* 17, fen 21, lib. 3. p. 714, *Tract.* 2, in-fol. 1556.

(3) *Traduct.* de P. Bienassis, etc., 1535, Feuillet 5.

(4) *Bulletin de Férussac*, tome VII, p. 165.

chez d'autres beaucoup plus grêle près de sa racine qu'aux environs de l'abdomen, et réciproquement.

§ 4. *Développement.* C'est, fondés sur de fausses analogies, des données hypothétiques ou des observations inexactes, que les auteurs ont avancé qu'il ne commençait à être distinct qu'après le premier mois de la gestation. Les embryons les plus jeunes que j'aie disséqués avaient un cordon ombilical. J'en conserve plusieurs qui n'ont que douze, quinze jours ou trois semaines, qui n'ont que trois à quatre lignes de dimension et chez lesquels il existe déjà de manière à les égaler, à les surpasser même en longueur. En m'appuyant sur des faits très nombreux, je crois pouvoir établir, comme règle générale, qu'à toutes les époques du développement de l'œuf la longueur du cordon est à peu près semblable à celle du fœtus ou la dépasse un peu.

§ 5. *Bosselures.* Jusqu'à la fin de la troisième semaine il est grêle et cylindrique. Un peu plus tard, depuis la quatrième jusqu'à la septième, la huitième, ou même la neuvième semaine, il acquiert un volume proportionnel considérable, présente des bosselures, des vésicules ou des renflemens, que je n'ai trouvés décrits nulle part, qui sont au nombre de deux, trois ou quatre, et séparés par autant de collets ou rétrécissemens. Dans le cours du troisième mois il perd de son volume, par suite de l'affaissement de ces bosselures. Enfin à partir de là, il ne cesse plus de croître en proportion des autres parties du fœtus jusqu'à la fin de la grossesse.

§ 6. Sa *composition* est loin d'être la même à toutes les époques de son évolution. Dans le principe, il n'est réellement représenté que par un petit cylindre solide auquel l'amnios ne fournit point encore de gaîne. Dès la cinquième semaine, il renferme de plus le conduit de la vésicule ombilicale, les vaisseaux vitellins, et une portion de l'ouraque ou de l'allantoïde et des intestins. Toutes ces parties ne tardent pas à se trouver contenues dans une sorte d'étui commun constitué par l'amnios. Mais, vers deux mois, l'ouraque, le conduit vitellin et ses vaisseaux sont oblitérés ; de manière qu'à trois mois comme à neuf la tige ombilicale n'est plus formée que par les deux artères et la veine du même nom, par la gélatine de Warthon ou le tissu spongieux de Rouhault, et par la gaîne amniotique.

§ 7. Diemerbroëck (1), Wrisberg (2), Schrœger (3) et Michaelis ont admis des *vaisseaux lymphatiques* dans le cordon. Mais personne n'avait autant insisté sur leur existence que M. Utini (4), M. Fohman (5) surtout qui dit les avoir souvent injectés et qu'ils forment la plus grande partie du cordon ombilical. Reuss (6), Chaussier (7), Durr (8), croient y avoir trouvé des nerfs ; mais il est probable que ces auteurs s'en seront laissé imposer par quelques vestiges de l'ouraque, des vaisseaux ou du canal vitellins. Du moins n'ai-je jamais pu parvenir à vérifier leurs assertions, quelque soin que j'y aie mis. En cela mes recherches sont d'accord avec celles de M. Lobstein (9) et de Meckel (10). Il est d'ailleurs bien reconnu, quoiqu'en ait dit Fournier (11), que le cordon ne jouit d'aucune sensibilité.

Bien que dans l'homme il n'y ait ordinairement qu'une veine ombilicale, on cite des exemples cependant où il y en avait deux, comme dans une foule de mammifères, et ainsi que Courtin (12) l'avait déjà observé. D'autres fois, au lieu de deux artères on n'en rencontre qu'une seule, comme l'ont vu Haller, Wrisberg, Sandiford (13). J'ai observé un cas de ce

---

(1) *Anatom. du corps hum.*, tome Ier, p. 483, 490.

(2) *Archiv.* de Schweigheuser *Sur l'art des accouch.* etc., tome Ier, p. 163.

(3) *De fonct. placent. uter.* 1799, arch. de Schweigheuser, tome Ier, p. 179.

(4) Lauth, *Nouv. manuel de l'anatom.* p. 6.

(5) *Des vaiss. absorb. du placent. et du cordon*, Liège, 1832.

(6) *Obs. circa struct. vasor. in placenta human*,, etc. 1784.

(7) *Journal univ.* tome Ier, p. 253.

(8) *Diss. sistens fun. umbil. nerv. carer.* 1815.

(9) *De la nutrit. du fœtus*, Strasb., 1802.

(10) *Manuel anat.* tome III, p. 761,

(11) *L'accoucheur méthodique avec la manière*, etc.

(12) Guillemot, *OEuvres*, folio, p. 536.

(13) *Anatom. path.* lib. 1, cap. 5, et Mme Boivin, *Bibl. méd.* 1829., tome III, p. 14.

genre, et M. Blandin en a déposé un second dans le muséum de la Faculté.

Ces vaisseaux ne sont visibles que dans la première quinzaine du second mois de la conception, et ne se contournent en spirale qu'après la disparition des renflemens dn cordon, c'est-à-dire à partir de la septième ou huitième semaine. Cette torsion dépend des mouvemens de rotation que peut exécuter le fœtus dans l'intérieur de l'amnios. Elle se fait de gauche à droite dix fois sur douze, d'après F. Meckel et mes recherches particulières. Sur certains sujets, le cordon est roulé dans un sens près du placenta, et dans une direction opposée du côté du ventre de l'enfant. Quelquefois la spirale n'existe pas du tout. Le plus souvent elle forme une véritable corde, et c'est de là, sans doute, qu'est venu le mot de *cordon*. Tantôt les trois vaisseaux tournent sur un axe idéal. D'autres fois c'est la veine qui s'est contournée sur les artères; mais, en général, ce sont les artères qui se contournent sur la veine. Morlanne (1) a vu la veine et une artère se contourner paralellement sur la seconde artère.

Il est tout-à-fait inexact de dire avec Reuss et quelques autres anatomistes, qu'il existe des valvules dans la veine ombilicale. Une dissection attentive m'a cent fois convaincu du contraire. Rouhault avait déjà remarqué que cette veine a des dimensions doubles de celle de chaque artère.

La gaîne commune qui les enveloppe reste transparente jusqu'à deux mois environ, et permet, pendant cette période, de les voir distinctement dans son centre. Ensuite elle devient de plus en plus opaque à mesure que la grossesse avance. J'ai déjà dit qu'elle n'existait pas dans l'origine. On la voit se former par degrés entre le premier et la fin du second mois, en marchant de l'embryon vers la racine du cordon. L'amnios, d'abord comme percé pour laisser pénétrer dans l'abdomen le pédicule de la poche vitelline, se réfléchit ensuite sur la tige ombilicale à mesure que l'œuf grossit, et de manière à

____

(1) *Journal d'accouch.* tome II, p. 17.

ne constituer une gaîne complète aux vaisseaux du cordon, qu'au moment où les deux tuniques du fœtus sont en contact l'une avec l'autre.

Quoique ces vaisseaux ne se séparent et ne se divisent, en général, qu'en arrivant au placenta, on aurait tort d'en conclure néanmoins que le contraire n'a jamais lieu. Leur isolement peut s'opérer à la distance d'un, de deux, de quatre pouces de la face interne du chorion, et même tout près de l'abdomen du fœtus. Alors, leurs premières divisions, divergeant à l'instar des rayons intérieurs d'un parasol, ne tombent que sur des points assez rapprochés de la circonférence du placenta. Des exemples de cette espèce ont été cités et figurés par différens auteurs. J'en ai vu un dans les mains de M. Deneux, et moi-même j'en ai possédé deux. Wrisberg (1), Sandiford (2), M. Lobstein (3), en ont cité chacun un. Morlanne (4) dit en avoir rencontré deux, et M. Benckiser (5) en a rassemblé un grand nombre dans sa thèse. Dans le cas de Morlanne (6), le cordon n'avait que treize pouces de longueur, et Allan (7) dit que Lauverjat en avait observé un autre pareil. Les observateurs qui, comme Van-der-Wiel, Schurig, etc., ont cru qu'un seul fœtus pouvait avoir plus d'un cordon ombilical, ont probablement été trompés par cette anomalie, car il est à peu près certain que des cordons véritablement doubles n'ont jamais existé.

On trouve dans les recueils scientifiques des faits qui tendent à prouver que le ventre n'est pas le seul point sur lequel le cor-

---

(1) *Comment. med. physiol. anat.*, etc. vol. 1er, p. 5. *Tabul.* 2.

(2) *Anat. path.* lib. 11, p. 9, tab. 17.

(3) Eckardt, *Thèse*, Strasb. 25 pluv. an 11. — *Archiv.* de Schweighauser, tome 1er, p. 320.

(4) *Journal d'accouch.*, tome II, p. 22, ou *Journal gén.*, tome XI, p. 25.

(5) *Archiv. gén.* 2me sér., tome 1er, p. 151.

(6) *Recueil périodiq. de la Soc. de méd.*, etc. tome XI, p. 25.

(7) *Ibid.* p. 26.

don ombilical puisse se fixer ; qu'on l'a vu s'insérer sur la poitrine, le cou, les membres, etc. Mais aucune de ces observations n'est de nature à entraîner la conviction. Toutes doivent être accueillies avec la plus grande réserve. Elles mettent bien plutôt en évidence la crédulité des auteurs que la réalité de ce qu'ils voulaient démontrer. Cependant il existe à Bruxelles, dans le muséum anatomique d'un savant de cette ville, un fœtus qui a le cordon ombilical inséré sur le crâne, et que M. J. Cloquet a pu examiner. Si je pouvais parler de choses que je n'ai pas vues, je dirais que, dans ce cas, le cordon anormal appartenait primitivement à un second fœtus, qu'il ne s'était attaché qu'accidentellement au crâne, que le cordon naturel n'en existait pas moins, et que la racine de ce cordon crânien ne pénétrait point au-delà des tégumens. J'ai observé moi-même un sujet qui aurait pu faire naître des idées semblables à celles que je combats. Un fœtus monstrueux venu à sept mois et que je dois à l'obligeance de madame Jagu, avait le cordon ombilical tellement disposé, qu'au premier coup d'œil il semblait en avoir quatre, deux qui partaient du ventre, et les deux autres de la poitrine. Mais c'était tout simplement le cordon naturel replié plusieurs fois, et qui avait contracté, par les angles de ses replis, des adhérences avec les membranes de l'œuf ainsi qu'avec la peau du fœtus. Dans le cas indiqué par Portal (1), le cordon surnuméraire, fixé sur la tempe, coïncidait avec une monstruosité fœtale, et n'était peut-être, au surplus, comme le présume l'auteur, qu'un rouleau de membranes.

ART. 2. — Placenta.

§ 1. *Disposition.* Le *placenta* est cette partie de l'œuf qui se trouve en contact immédiat avec les organes de la mère, et qui se continue par sa circonférence et une partie de sa face utérine avec la membrane caduque repliée. Il n'existe que dans les ani-

----

(1) *Pratique des accouch.* etc., p. 98, in-4°, 1793.

maux mammifères, où il présente des formes très variées. Dans le chien, c'est une zone complète qui entoure la totalité du chorion. Le placenta des ruminans est multiple, et s'offre aux regards de l'observateur sous l'aspect de fongosités inégales et presque pédiculées. Dans les rongeurs, il est constitué par une masse circulaire, formée de deux plaques, jusqu'à un certain point dissemblables. Sur le cheval, il se réduit à une simple couche rougeâtre et granulée, qui recouvre toute l'étendue du chorion. Dans l'espèce humaine, où je dois surtout l'étudier, c'est un corps mollasse et spongieux, aplati, circulaire, ovalaire ou réniforme. Sa largeur, ordinairement de six à huit pouces, est quelquefois moindre et d'autres fois plus considérable. Il avait douze pouces dans un sens, et neuf à dix pouces dans l'autre, sur un délivre observé par madame Boivin (1). M. Berthelot (2) en cite un autre qui avait quinze pouces. On trouve un fait pareil dans l'ouvrage d'Amand (3). Son épaisseur est aussi très variable, et, en outre, fort inégale dans ses différens points. Généralement d'un pouce à un pouce et demi vers le centre, elle va en diminuant jusqu'à sa circonférence qui ne présente souvent que quelques lignes, mais qui est parfois, sur un ou plusieurs points, plus épaisse que le centre lui-même. Quand il est très large, son épaisseur diminue généralement en même proportion. Elle était réduite à deux ou trois lignes, dans les cas cités par Rigby, Schweighaeuser et madame Boivin. J'ai fait la même remarque sur un placenta dont le plus grand diamètre avait treize pouces.

L'une de ses faces, la face *interne*, regarde le fœtus, est tapissée par le chorion qui lui adhère, et par l'amnios qui peut toujours en être enlevé à l'aide de simples tractions. En s'épanouissant sur elle, les divisions principales des vaisseaux du cordon y forment un très beau réseau divergent.

(1) *Bibl. méd.*, 1829, tome III, p. 12 et 13.
(2) *Compte rendu de la Soc. de méd. pratiq.*, p. 12. Paris 1834.
(3) *Nouvelles obs. sur les accouch.*, p. 282, obs. 88.

Sa face *externe*, vue dans la matrice ou sur l'œuf entier, est poreuse et comme fongueuse, mais irrégulière. On n'y voit ni rainure profonde, ni orifice de sinus. Elle présente seulement quelques légères saillies. La membrane anhiste ne la recouvre point. Une simple pellicule la tapisse et en réunit les diverses bosselures.

Quand le délivre est hors de la matrice, au contraire, cette face est extrêmement inégale. On y remarque des lobes de volumes variés, séparés par des rainures plus ou moins prononcées; et cela, parce que, pour détacher et chasser le placenta, l'utérus, en roulant ce corps sur lui-même, a déchiré le feuillet mince et inorganique qui cachait l'intervalle de ses nombreux cotylédons.

Neuf fois j'ai pu l'observer en place, et dans aucun cas je n'ai pu y découvrir de sinus ni d'ouvertures qui eussent le moindre rapport avec ce que les auteurs ont décrit sous ce nom.

Dès le quatrième mois comme au terme de la grossesse, la circonférence du placenta se continue, sans ligne de démarcation bien tranchée, avec le double feuillet de la membrane caduque. C'est là, sans doute, ce qui a fait croire que la première de ces parties n'était qu'une portion épaissie de la seconde. En disant que le placenta se développe entre les deux lames de la caduque, M. Ingleby (1) prouve qu'il n'a jamais réfléchi à la disposition de cette membrane. C'est à tel point, que j'aurais pris son assertion pour une inadvertance, si MM. Stanley et Mayo (2) n'étaient venus l'appuyer depuis en affirmant qu'on voit, dans le muséum de Hunter, une portion de placenta couverte d'un feuillet de la caduque à chacune de ses faces! Comment n'ont-ils pas remarqué que le placenta fait partie du chorion, et que dès lors la caduque ne peut pas exister à sa face fœtale?

§ 2. *Composition*. Warthon, combattu par Arantius, a dit, un

______

(1) *On uterine hemmorrhg*. etc , p. 71.
(2) *The Lancet*, juin 1833, p 403.

des premiers, que le placenta est formé de deux moitiés, l'une utérine ou maternelle, l'autre membraneuse ou fœtale. Si Warthon et ceux qui, comme Hunter (1) et Blumenbach (2), ont admis cette division du placenta n'ont pas pris pour point de départ l'œuf des rongeurs ou des ruminans, je ne vois rien dans les apparences du délivre humain qui puisse expliquer leur erreur, reproduite d'ailleurs par beaucoup de modernes, et par Meckel (3) encore, qui dit que le placenta utérin, est beaucoup plus ferme que l'interne ou fœtal, etc.

Il suffit de jeter un coup d'œil sur la face poreuse d'un placenta quelconque, pour être bientôt convaincu qu'une de ses moitiés n'est point restée adhérente à la matrice; de remarquer que cette surface est lisse et couverte d'une lamelle mince, notée par ceux mêmes qui admettent les deux couches placentaires, pour voir que ce fait n'existe pas, qu'il ne peut pas exister.

A. Cette *membranule*, qui revêt la face fongueuse du placenta, me semble avoir été généralement mal comprise.

Jusqu'à la sixième semaine environ, il n'y en a pas vestige. Dès que les groupes tomenteux du chorion sont agglomérés en entier, elle se manifeste, au contraire, comme pour voiler leur sommet, et bientôt on la voit se continuer et se confondre avec le cercle de réunion du double feuillet de la membrane anhiste.

Elle ne renferme certainement pas de vaisseaux, et l'idée d'un sinus veineux circulaire, qui, au dire de certains anatomistes, existe au pourtour du placenta, ne peut être que le fruit d'une observation inattentive.

Le feuillet utéro-placentaire se comporte ici comme l'arachnoïde sur le cerveau. Au niveau des saillies et des bosselures, son adhérence est intime, tandis que vis-à-vis des anfractuosités interlobaires on peut toujours l'isoler sous la

---

(1) *Human gravid uter. exhibed in figures*, etc. Birmingham, 1774.

(2) *Instit. physiol. etc.*, etc. § 580, p. 291.

(3) *Manuel anat.*, *trad*. par Jourdan, etc., tome III, p. 764.

forme d'une lamelle fine et transparente. A l'instar de l'arachnoïde, encore, il reste à la surface et ne pénètre point, en général, dans le parenchyme. Sa nature est semblable à celle des pellicules qui enveloppent, immédiatement après leur formation, presque toutes les concrétions fibrineuses. Ce n'est point un tissu. En le plaçant dans l'eau, il se détruit, se dissout au bout de quelques jours avec la même facilité que toutes les autres concrétions membraniformes.

Une couche de dépôt, beaucoup plus épaisse que la précédente, entoure tous les troncs vasculaires. C'est elle qui a fait croire que les vaisseaux du placenta se ramifiaient dans l'épaisseur même de la caduque ; que le chorion était composé de plusieurs feuillets ; que la membrane anhiste envoyait une lame sur la face externe et une autre sur la face fœtale du gâteau placentaire, et que la pellicule si mince de ce dernier se repliait entre toutes les fibriles de ses lobes et lobules. Les lamelles dont elle est composée, produit d'une exsudation de la matrice, du chorion et de ses faisceaux tomenteux, ont, sous ce rapport, quelque analogie avec la membrane caduque ; mais elles en diffèrent en ce qu'elles ne sont évidentes que long-temps après l'arrivée de l'œuf dans l'utérus ; en ce que l'une jouit d'une grande souplesse et d'une certaine élasticité, tandis que les autres sont sèches, dures, et se brisent presque aussi facilement que le verre.

B. Les corps *glanduleux*, auxquels Blancardi, Malpighi attribuaient des fonctions importantes dans le placenta, ne sont plus admis par personne : ces anatomistes s'en étaient probablement laissé imposer par les granulations primitives et naturelles du chorion. On est à peu près d'accord actuellement pour ne point y admettre non plus de vaisseaux *lymphatiques*, bien que de la Motte (1) dise en avoir constaté l'existence, avec Méry, à l'Hôtel-Dieu, sur une femme morte sans être délivrée. Il en est de même pour les *nerfs*, que Verheyen, Chaussier, MM. Ribes, Home et Bauer disent y avoir vus.

---

(1) *Traité complet des accouch.* etc., p. 129.

Cependant le docteur Lauth (1) pense que des filamens lymphatiques, d'un genre particulier, en très grand nombre, vont du placenta à la matrice. Il est vrai qu'en séparant avec précaution l'œuf de l'utérus, on aperçoit une infinité de petits fils blanchâtres extrêmement faciles à rompre; mais il est certain aussi que de pareils filets se remarquent également lorsqu'on sépare la caduque des surfaces qu'elle tapisse, l'amnios du chorion, etc., que ce sont de simples tractus gélatineux ou muqueux, et non des vaisseaux de quelque nature que ce soit, ni des nerfs, ni même des filamens cellulaires.

Les belles injections de M. Fohmann (2), sembleraient cependant résoudre la question dans un autre sens. La planche annexée à son mémoire prouve, en effet, que le mercure passe assez facilement et dans le placenta et dans toutes les membranes de l'œuf. Mais, quand on remarque que, pour l'auteur, « tout ce qu'on prend pour du tissu cellulaire, la cornée transparente, la conjonctive, la tunique interne des vaisseaux, les membranes séreuses, etc., ne sont qu'un entrelacement de vaisseaux lymphatiques, » il est facile de voir que ses idées sur le système absorbant diffèrent à un haut degré de celles des autres anatomistes. C'est à tort aussi que les filamens, décrits par M. Lauth, sont rangés dans la classe des nerfs par M. Carus (3).

C. Les *vaisseaux sanguins* forment donc l'élément fondamental du placenta. Ces vaisseaux ne sont que l'épanouissement ou les ramifications de ceux du cordon ombilical, ne se développent, comme ceux du cordon, qu'après la troisième semaine, par intus-susception et graduellement. Avant cette époque, le velouté du chorion n'en renferme pas, et ce velouté peut être comparé jusque là au chevelu de la racine des plantes. S'il prend des fluides dans ce qui l'entoure, c'est à la manière des végétaux qu'il s'en imbibe, qu'il les absorbe. Les canaux

---

(1) *Nouveau Manuel de l'anat* etc., p. 614. Strasb. 1829.

(2) *Des vaiss. lymphatiq. du placenta*, etc. 1832.

(3) *Gynæcologie*, 1828, § 695 696.

vasculaires s'y forment plus tard comme dans les tissus nouveaux. D'abord beaucoup plus fins que les radicules au centre ou le long desquels ils siégent, ces canaux ne semblent pas en parcourir toute la longueur, même à une époque assez avancée de leur développement. Je les ai injectés à trois et à quatre mois avec de l'alcool coloré en rouge, avec de la gélatine, de l'essence de térébenthine, etc. Je les ai ensuite examinés au microscope, et bien que la matière se ramifiât en capillaires plus fins que ceux de la choroïde, elle s'arrêtait cependant toujours à une assez grande distance de l'extrémité des ramuscules villeux. De même que le tomentum primitif, cette portion non injectable m'a toujours paru dépourvue de canal central, de nature spongieuse, et n'absorber que par imbibition.

Les filamens blanchâtres qu'on trouve dans le placenta, même après l'accouchement, et qui se fixent sur le chorion, ne sont pas des vaisseaux oblitérés, comme l'affirment des auteurs contemporains. Semblables à ceux qui unissent le feuillet réfléchi de la membrane anhiste à la tunique villeuse, ils appartiennent à quelques branches primitives du chevelu de l'ovule, dans lesquelles les vaisseaux ne se sont pas développés.

Les capillaires veineux paraissent-ils avant les capillaires artériels? est-ce le contraire? Les assertions de Béclard, de Meckel, de M. Lobstein, relatives à ce point d'anatomie, ne sont rien moins que concluantes. Ayant toujours rencontré des rameaux artériels en même temps que des rameaux veineux, je suis porté à croire que ces deux ordres de canaux apparaissent simultanément; et comment pourrait-il en être autrement? Si le sang vient par l'un, ne faut-il pas qu'il retourne par l'autre?

En se séparant de la face externe du chorion, chaque faisceau vasculaire n'est composé que d'une veine et d'une artère, qui se contournent déjà en spirale. Bientôt le tronc se divise en deux branches de chaque espèce. Puis les branches en deux rameaux, les rameaux en deux ramuscules; en sorte que ces ramifications dycotomiques vont presque jusqu'à l'infini.

Pressées les unes contre les autres et réunies entre elles au moyen de la couche couenneuse, ces divisions et subdivisions produisent un lobe ou cotylédon du placenta. Dans les animaux ruminans, la vache en particulier, ces lobes, très éloignés l'un de l'autre, forment autant de placentas séparés.

Tous les vaisseaux d'un lobe communiquent les uns avec les autres, mais les expériences de Wrisberg, que j'ai répétées, prouvent qu'en général ils ne communiquent point avec ceux du lobe voisin.

Si quelques-uns de ces lobes s'écartent des autres, se trouvent à quelque distance du disque placentaire, ils donnent naissance à un petit placenta particulier, et c'est assurément là ce qui a plus d'une fois fait croire à l'existence de deux placentas pour un seul fœtus. Mauriceau (1) en a vu de presque aussi larges que la main. Leroux (2) cite un fait semblable. M. Deneux a vu deux lobes ainsi séparés sur le même placenta. J'ai rencontré trois fois de ces lobes distincts, simulant un placenta surnuméraire, et beaucoup de praticiens en ont signalés de pareils. Chaque lobe placentaire se colle à ceux qui l'entourent, comme les différens lobules d'un même cotylédon se collent entre eux. Leur adhésion, opérée dès le quatrième mois, peut encore être détruite à terme sans la moindre difficulté. Ainsi disposés, ils constituent le parenchyme du placenta, de façon que ce parenchyme est formé en entier par des vaisseaux, des filamens solides, des granulations et une matière couenneuse qui tient le tout aggloméré, mais non par une trame cellulaire analogue à celle des autres organes.

D. Reuss (3) a fait figurer, Albinus (4) avait déjà noté, MM. Dubois (5) Biancini (6) disent avoir injecté des artères

---

(1) *Maladies de femmes grosses*, etc. Observ. 129 6e2.

(2) *Traité des pertes de sang*, etc., p. 120.

(3) *Nov. obs. circa struct. vasor. in placent.* etc. in-4°. 1784.

(4) *Acad. annotation.* etc. Leid. 1754, et *uter. mul. gravid.*, 1749.

(5) *Journal des découvertes*, etc., par Fourcroy, n° 8, p. 207.

(6) *Archiv. gén. de méd.*, tome XVII, p. 265.

et probablement aussi des veines qui passent de la matrice au placenta, *et vice versâ*. J'ai cherché, mais en vain, ces *vaisseaux utéro-placentaires*, sur un grand nombre de sujets, et l'état des parties m'a convaincu que s'ils existent quelquefois, ils doivent manquer plus souvent encore. Toutes les fois que j'ai pu examiner l'œuf dans la matrice, après le troisième mois, sa surface, ainsi que celle de l'utérus, m'a paru lisse dans toute son étendue, aucun vaisseau ne servait à unir ces deux parties l'une avec l'autre. Les savans que je viens de citer auraient-ils été trompés par quelque anomalie, une disposition pathologique, ou quelque fausse apparence? Les observations publiées depuis la première édition de cet ouvrage, par MM. Seiler, Lee et Radford, me porteraient à le penser, puisque ces médecins ont évidemment pris une couche de la matrice pour la caduque externe. Me serais-je trompé moi-même? L'avenir et de nouveaux faits peuvent seuls résoudre cette question que j'abandonne aux observateurs.

§ 3. *Développement*. On a dit que, l'ovule étant arrivé dans la matrice, il s'élève sur sa face externe des villosités ramifiées qui traversent la couche anhiste, pour se mettre en contact avec l'organe gestateur, et que le placenta se forme ainsi; que ces villosités, d'abord régulièrement éparses sur toute la périphérie de l'ovule, ne tardent pas à se grouper, à se rassembler sur l'un de ses points, pendant que partout ailleurs il devient de plus en plus lisse et transparent; qu'on ne distingue le placenta qu'à partir de la fin du second mois; qu'alors il couvre les deux tiers ou au moins la moitié de l'œuf, et que sa largeur relative est d'autant moindre que la grossesse est plus avancée, etc.

Voici ce qu'on observe : après avoir glissé entre la face interne de l'utérus et la caduque, après s'être fixée sur l'organe qui doit la renfermer jusqu'à l'accouchement, la vésicule villeuse se trouve en contact avec lui par une de ses moitiés, tandis que l'autre déprime la membrane anhiste. Dès ce moment il reste un disque de l'ovule, qui n'est séparé des surfaces vivantes que par une couche couenneuse, et c'est là que le placenta se développe. Ce n'est que par là qu'il est possible au germe de puiser dans la matrice les principes de son alimentation, semblable, sous ce rapport, au végétal renfermé dans un vase qui ne communique avec le sol que par une ouverture circonscrite.

Le placenta naît donc, en quelque sorte, avec l'arrivée de l'ovule dans la matrice, et non pas simplement après les deux premiers mois de la gestation. Ses dimensions, relativement à celles de l'œuf, sont à peu près les mêmes depuis le commencement jusqu'à la fin de son développement. Il est inexact de dire, par conséquent, qu'à deux mois il couvre plus de la moitié du chorion, tandis que plus tard il n'en occuperait plus que le tiers, le quart, etc. Je suis autorisé à penser qu'il s'accroît dans les mêmes proportions que le point de la matrice avec lequel il est immédiatement en contact ; de manière que sa largeur, lors de la parturition, dépend des dimensions de l'utérus ou de celles du point de l'ovule laissé à découvert par la caduque au commencement de la gestation.

§.4. *Insertion.* Il est bien connu que le placenta *s'attache* tantôt au fond, tantôt en avant, en arrière ou sur les côtés, et quelquefois sur le col de la matrice ; mais jusqu'à présent on n'a que rarement cherché la cause de ces anomalies. En disant qu'il se fixe sur le point le plus vasculeux de l'organe, on émet une assertion vide de sens; car, en accordant que l'ovule soit d'abord entièrement caché dans le centre de la caduque, comme plusieurs auteurs l'ont prétendu et le prétendent encore, qui peut apprendre aux villosités que la matrice est mieux disposée dans tel sens que dans tel autre pour les recevoir? Puisque l'observation démontre que ces villosités recouvrent d'abord la vésicule en entier, au lieu de se développer sur un seul de ses points, pourquoi le placenta n'occuperait-il pas d'une manière plus ou moins égale toute la surface de l'œuf, au lieu de n'en recouvrir qu'un cinquième?

Si Osiander (1), Stein et quelques autres y avaient mû-

____

(1) *Denkwürdigkeitein für die Heilkunde und Geburtshülfe*, tome Ier, cah. 2, p. 309.

rement pensé, ils n'auraient sans doute pas avancé que l'insertion du placenta dépend de la pesanteur spécifique de l'ovule fécondé, et, par conséquent, de l'attitude prise par la femme immédiatement après la fécondation. En effet, deux remarques suffisent pour détruire ce système : 1° l'ovule vivifié n'abandonnant la trompe qu'au bout de huit jours, fait que l'attitude de la femme est indifférente jusque là dans la question actuelle ; 2.° quel que soit le temps qu'on veuille accorder à ce germe pour se porter de l'ovaire à l'utérus, il est clair qu'il trouve la femme plus souvent debout que dans tout autre position, et que si l'idée d'Osiander était exacte, l'insertion du placenta sur le col, au lieu d'être très rare, devrait être, au contraire, la plus commune de toutes.

Je crois avoir trouvé une explication beaucoup plus naturelle de ce phénomène, et j'ose la soumettre à l'examen des naturalistes. En entrant dans la matrice, l'ovule rencontre l'ampoule anhiste, et ne peut aller plus loin sans la décoller. Or si l'adhérence de cette ampoule est la même dans toute son étendue, la vésicule suit sa direction primitive, glisse vers le fond de la matrice, ou bien elle s'arrête en sortant du conduit séminal, et alors c'est à l'un des angles utérins que se fixe le placenta. Si l'adhérence est plus forte en haut qu'en bas, on conçoit que l'ovule puisse descendre plus ou moins près du col. Si c'est en avant, il se portera en arrière, et ainsi des autres points. Cette hypothèse est d'ailleurs confirmée par l'observation directe. Sur trente-quatre femmes, mortes enceintes, ou récemment accouchées à l'hôpital de Perfectionnement, j'ai vu que le centre du placenta devait correspondre vingt fois à l'orifice, trois fois en avant, deux fois en arrière, et trois fois au dessous de l'une des trompes, et six fois seulement vers le fond de l'utérus. M. Godron (1) qui, comme M. Stoltz, rattache la position du placenta aux rapports du plan antérieur de l'embryon avec la face interne du chorion, ne me paraît pas avoir des idées assez nettes sur la caduque et la disposition primitive du cor-

____

(2) *Thèse*, Strasb. 14 décembre 1833.

don, pour que son opinion sur ce point de doctrine ait une grande valeur.

§ 5. Le *mode d'union* du placenta avec la matrice est un autre point qui a beaucoup occupé les physiologistes. Nortwyk (1), Astruc (2), Mery (3), Hunter (4), Baudelocque (5), ont cru que les gros canaux veineux de l'utérus se continuaient sans interruption avec ceux du placenta.

Warthon, Reuss, et un grand nombre de modernes pensent comme Rœderer (6), que le point de la matrice, en contact avec l'œuf dans le commencement de la gestation, devient fongueux ; que ces fongosités, qui constituent le placenta utérin, s'entremêlent, s'unissent avec celles du chorion et qu'il en résulte une adhérence intime, que la matrice doit déchirer pour l'expulsion du délivre. A. Leroy (7) va même jusqu'à dire que, « dans le principe, l'arrière-faix n'est qu'une portion de la matrice. »

Selon Stein (8) et Astruc, les lobes du placenta s'impriment dans la matrice comme un cachet dans de la cire d'Espagne, et les ramifications de ses vaisseaux s'implantent dans les vaisseaux plus gros de l'utérus, presque comme les racines d'un arbuste s'implantent dans la terre. Asdrubali (9) pense que le placenta tient à la matrice comme la chair d'une pêche tient à son noyau. Leroux (10) avait soutenu que c'était à la manière d'une sangsue qui s'attache à la peau. D'autres ont pensé que cette union est semblable à la greffe d'un arbre, qu'elle se fait par le moyen d'un tissu cellulaire accidentel, de vaisseaux particuliers, etc.

Ce que j'ai dit plus haut de la structure et de la face externe du placenta prouve, il me semble, qu'aucune de ces hypo-

---

1) *Anat. uter. gravid. hum.* 4° 1745.

(2) *Malad. des femmes*, tome V, p. 224.

(3) *Mémoires de l'Acad. des Sc.* 1708 et 1714, p. 87, p. 12.

(4) *Human gravid uterus*, etc., 1774, tab. 28, 29, 30, etc.

(5) *Art des accouch.* etc.

(6) *Art des accouch.* trad. franç. p. 55, § 70.

(7) *Pratiq. des accouch. et Dissertat. sur la grossesse*, p. 59, 1787.

(8) *L'art d'accoucher*, etc. tome 1er, p. 67.

(9) *Elem. di ostetr.* etc. édit. Scattigna, 1811.

(10) *Observ. sur les pertes de sang*, etc. 1775.

thèses n'est rigoureusement exacte. La membrane qui couvre et unit les lobes du placenta m'a paru être le seul lien qui existât entre ce corps et l'utérus. J'ai remarqué de plus que l'adhérence de l'œuf était la même partout, qu'on peut la détruire avec le manche du scalpel, sans la moindre difficulté, sans rompre autre chose que des tractus muqueux analogues à ceux qui existent entre l'amnios et le chorion, entre la couenne croupale et la membrane qui l'a produite. L'erreur des auteurs à ce sujet tient évidemment à ce qu'on a rarement l'occasion d'observer l'œuf dans la matrice, et surtout à ce que chez les femmes mortes peu de jours après la couche, la surface interne de ce dernier organe reste boursouflée et comme fongueuse dans la portion qui correspondait au placenta.

Plusieurs régions du fœtus peuvent d'ailleurs contracter avec lui des adhérences. On voit, dans une thèse de Laflize (1), que, sur un fœtus d'environ sept mois, reçu par Collin le 25 septembre 1760, le placenta était confondu avec la voûte du crâne, dont tous les os plats manquaient. C'est sur la face et le devant du crâne qu'il s'était fixé dans le fœtus observé par M. Costallat (2). Un cas à peu près semblable fut communiqué, il y a quelques années, à l'académie de Médecine, par un médecin de Château-Renault (3). Le frontal, les arcades surcillaires manquaient, et le placenta adhérait au crâne. M. Lauroy (4), auteur de l'observation, dit aussi qu'il adhérait au cuir chevelu et que l'enfant a vécu trente-deux heures. Chaussier (5) l'a vu fixé sur le ventre d'un fœtus plié en deux, et dont les membres pelviens étaient appliqués contre le dos. Dans un autre cas (6), il adhérait au foie. Mais cette disposition coïncide presque toujours avec quelque autre monstruosité du fœtus.

---

(1) *Présidence de Jadelot*, Nancy, 18 août 1769.

(2) *Gazette méd.*, de Paris, etc., 1832, p. 757.

(3) *Revue méd.* 1829, tome II, p. 146.

(4) *Bibl. méd* mai 1829, tome II, p. 288, ou Lond. med. *Journal* 1830, p. 84.

(5) *Bulletins de la Faculté*, tome V, p. 310.

(6) *Id.* p. 313, *Dessins offerts par* Chaussier.

CHAPITRE II.
Grossesse multiple.

Ce que j'ai dit jusqu'à présent des diverses parties de l'œuf doit me dispenser d'entrer dans de grands détails relativement aux grossesses multiples. Si deux ovules arrivent chacun par une trompe, ou s'ils se fixent à une certaine distance l'un de l'autre, dans l'utérus, ils auront chacun un placenta, un chorion, un amnios et même quelquefois un épichorion distincts jusqu'à une certaine époque de la grossesse. S'ils ont déjà contracté quelque adhérence entre eux, au contraire, avant d'abandonner le tube de Fallope, s'ils restent très rapprochés l'un de l'autre dans la matrice, il peut arriver qu'un seul feuillet de la caduque les recouvre, que leurs villosités, ainsi que leur chorion, se confondent de très bonne heure. Alors, la cloison qui résulte de leur adossement peut se déchirer et faire que les deux fœtus se trouvent renfermés, lors de la naissance, dans une seule et même coque, comme les recueils scientifiques en offrent quelques exemples, et comme madame Boivin en a fait connaître un des plus authentiques. Cependant une pareille disposition est assez rare. Dans les délivres doubles, il m'a toujours été possible de suivre le chorion et l'amnios jusqu'à la cloison intermédiaire, où ces deux membranes se confondaient d'une manière plus ou moins intime. Sur un œuf double, d'environ trois mois, que je dois à l'obligeance de M. Moncourier, j'ai retrouvé non seulement le chorion, l'amnios et le placenta, mais encore la vésicule ombilicale de chaque fœtus, quoique les deux ovules se fussent adossés pour former la cloison intermédiaire.

Des quatre variétés établies par M. Guillemot (1), la première et la seconde sont les seules qui existent réellement dès le principe, encore celle où il n'y a qu'un chorion pour plusieurs amnios me paraît-elle fort rare. J'ignore si la troisième,

____

(1) *Archiv. gén. de méd.* 2ᵐᵉ série, tome Iᵉʳ, p. 55.

celle où deux embryons se trouvent dans une même coque, a véritablement été observée. Quant à la quatrième, c'est-à-dire, celle où deux ovules existent l'un dans l'autre, on ne peut l'admettre qu'à titre de monstruosité. Brendelius (1) dit que dans un part triple, un seul chorion contenait les trois amnios. Levret (2) dit aussi qu'alors il n'y a qu'un chorion pour deux amnios, que la couche externe au moins du chorion est commune aux deux fœtus; mais il est permis de douter que ces auteurs aient exactement fixé les rapports du chorion avec l'amnios. On peut en dire autant de Van-der-Wiel (3) qui parle d'un avorton contenu dans le délivre d'un autre fœtus, et de Richter (4) qui a fait une observation semblable. Les quatre faits de ce genre que j'ai pu étudier, m'autorisent à penser que le petit fœtus avait comme l'autre son amnios, au moins, si ce n'est son chorion. Que les fœtus se trouvent dans la même poche, par suite de l'usure, de la rupture d'une cloison intermédiaire, ou d'une disposition primitive, il n'en résulte pas moins le plus souvent une monstruosité remarquable : c'est qu'ils finissent par se souder l'un à l'autre par quelque point de leur surface.

Les œufs sont parfois si complètement distincts dans la grossesse multiple, au surplus, qu'ils sortent fréquemment ou peuvent être entraînés l'un sans l'autre au moment du travail, ainsi qu'on le voit par les observations de Saviard (5), de Mauriceau (6), Peu (7), Pinart (8), Chapman (9). Le plus ordinairement néamoins, ils adhèrent l'un à l'autre, ou sont

---

(1) *Cent. 5. obs.* 165, p. 376, ou Guillemot *Archiv.* tome Ier, p. 74.

(2) *Art des accouch.* etc., p. 71.

(3) *Observat. rarior.* etc., Vol. Ier, p. 325.

(4) Guillemo , *Archiv. gén. de méd.* 2me Sér. tome Ier, p. 73.

(5) *Recueil d'obs. chirurg.* etc., p. 357, *obs.* 82.

(6) *Malad. des femmes grosses.* etc. p. 191.

(7) *Pratique des accouch.* etc. p. 210.

(8) *Journal de méd.* décembre 1773, ou Guillemot, p. 70.

(9) *Med. chir. Transact.* vol. IX, p. 194, ou Guillemot, p. 71.

comme confondus par quelques points du placenta ou des membranes, quoique leurs cavités soient parfaitement séparées. C'est ainsi, sans doute, qu'il faut entendre les cinq poches séparées observées par Weiss (1) dans un seul part. En général, les vaisseaux des deux placentas ne communiquent point les uns avec les autres, pas plus que les vaisseaux des divers lobes d'un même placenta ne communiquent entre eux. On comprend toutefois que le contraire puisse avoir lieu, ainsi que des faits bien observés semblent le démontrer.

Du reste, cette communication se fait par de grosses branches, à la face fœtale, et presque jamais dans l'épaisseur ni à la face utérine du délivre. L'anastomose avait lieu de cette manière dans le cas cité par Smellie (2), et peut-être aussi dans ceux dont parle Levret (3), dans un autre recueilli par Sultzer (4), dans celui de Désormeaux (5), dans un autre de M. Moreau (6), et dans les trois cas que j'ai observés, dont deux avant le cinquième mois.

Quant aux cordons, leur nombre est déterminé par celui des fœtus. Si la tige qui se porte en travers d'un placenta sur l'autre, dans les pièces figurées par V. D. Wiel (7), tige qui formait un troisième cordon sur un délivre de jumeaux n'est pas une anse anastomotique comme dans les cas précédens, il est difficile d'en expliquer l'existence. Mery (8) parle d'un cas encore plus difficile à comprendre. Le cordon, unique en sortant du placenta, ne se divisait en deux pour se rendre à chaque fœtus qu'à quelques pouces de son origine.

Ainsi, quand chaque ovule se fixe séparément dans la matrice, une seule caduque utérine leur permet de se créer chacun une caduque réfléchie. Alors tous les délivres restent

(1) *Bibliothèque méd.* 1828, tome Ier, p. 274.

(2) *Traité théoriq. et pratiq.* etc., tome Ier, p. 121.

(3) *Art. des accouch.* etc., p. 70.

(4) *Soc. méd. d'Émul.* tome V, p. 149.

(5) *Bulletins de la Faculté*, tome V, p. 149.

(6) *Revue méd.*, 1826, tome III, p. 341.

(7) *Obs. rarior.* v. 1er, p. 3o8, tab. 6.

(8) *Acad. des Sc.* Burton, *Nouv. systém.* etc., p. 79.

indépendans jusqu'à la fin. En supposant qu'il n'y ait qu'un chorion, la caduque se comporte comme dans une grossesse simple, et le placenta paraît également unique. Seulement une ligne, une légère rainure en indique la démarcation à l'extérieur, de même qu'on observe à peu près constamment un reste de cloison à l'intérieur. C'est dans cette espèce que les anastomoses des cordons se voient le plus souvent. L'accolement des fœtus n'a lieu non plus que dans les œufs dépourvus de cloison. On voit par ce qui précède que les jumeaux du même sexe sont loin d'être toujours logés dans la même poche comme semble le croire Viardel (1), et qu'il serait inexact de soutenir avec Mauriceau (2), Peu (3), Dionis (4), que chaque fœtus a toujours sa poche séparée.

CHAPITRE III. *Grossesse extra-utérine.*

Si le chorion et l'amnios n'offrent rien de particulier dans les grossesses extra-utérines, il n'en est de même ni de la caduque, ni du placenta. Beaucoup d'observateurs ont remarqué que la cavité utérine se garnit alors d'une caduque comme dans la grossesse naturelle; mais cette opinion n'est fondée que jusqu'à un certain point. Assez souvent la matrice ne renferme rien qui puisse donner l'idée d'une caduque. Aux exemples que j'en ai relatés ailleurs (5), je puis ajouter ceux qui ont été montrés à la société anatomique par MM. Bonnet (6) et Gaussail (7). Ensuite, la matière épanchée ne présente point la forme d'une ampoule. C'est une substance molle, pâteuse, adhérente, difluente, qu'on ne sépare des parois organiques qu'en la râclant comme on le ferait pour le limon de la langue

---

(1) Peu, *Pratiq. des accouch.* etc., p. 310.

(2) *Malad. des femmes grosses*, etc., p. 191.

(3) *Pratiq. des accouch.* etc., p. 210.

(4) *Traité gén. des accouch.* etc., 257.

(5) *Ovologie* ou *Embryologie humaine*, etc., p. 9.

(6) *Revue méd.*, tome II, p. 411, 1830.

(7) *Id.*, 1831, tome III, p. 52, et *Compte rendu de la Soc. anat.* etc.

par exemple. Cette matière était rougeâtre et ne ressemblait nullement à une poche dans l'observation de Littre (1). Elle était purement gélatineuse chez une des femmes dont parle M. Doudement (2). Il en était de même dans deux des cas que j'ai observé. Rien ne prouve qu'il en fût autrement dans le seul exemple, sur trois grossesses extra-utérines, où M. Blundell (3) dise avoir rencontré une apparence de caduque. Enfin, le fait qui a servi de texte à l'excellente thèse de M. Huber (4) prouve aussi que la matrice était remplie de substances spongieuses en guise de caduque. Il en était de même de la pièce que j'ai pu étudier avec M. Dupré, en décembre 1833. M. Cruveilher dit aussi qu'il n'existait point de caduque utérine dans les cas de grossesse extra-utérine qu'il a observés.

Autour de l'œuf, qu'il soit dans la trompe ou ailleurs, ce n'est point une caduque à double feuillet, mais une simple couche anhiste, inégale et friable qu'on rencontre.

Le placenta étant dû à l'épanouissement, entièrement libre en pareil cas, des ramifications vasculaires du cordon, est lui-même fort irrégulier et en général très mince. La pellicule de sa face externe manque le plus souvent, et les adhérences de son chevelu aux parois du kyste fœtal sont ordinairement plus intimes que dans l'utérus.

Quant au kyste lui-même, il diffère naturellement selon que le germe s'est fixé dans la trompe ou sur le péritoine. Dans le premier cas, les tissus naturels le constituent en entier. Dans le deuxième au contraire, il doit se former de toutes pièces après la chute de l'ovule. On y trouve une surface externe d'apparence séreuse, une surface interne irrégulière, plus ou moins villeuse, et un tissu intermédiaire fibro-celluleux, comme lardacé dans certains points, et dans l'épaisseur duquel on observe parfois d'assez gros vaisseaux.

____

(1) *Académie des ..o.*, 1702, ou Pianque, tome Ier, p. 13-.
(2) *Thèse,* n° 65, Paris, 1826.
(3) *The Lancet,* 1828, vol. II, p. 611.
(4) *Thèse sur la grossesse extra-utérine,* etc.

TITRE II.

Fœtus.

CHAPITRE PREMIER.

Grossesse simple.

Les anciens conservaient le nom de γονη, semence, pendant les six premiers jours, au produit de la conception. Les neuf jours suivans, ils l'appelaient κυημα, puis embryon pendant douze jours ; ensuite ils se servaient du mot πεδιον, pour désigner le fœtus jusqu'au quarante-cinquième jour, et ces quatre époques prétendues étaient caractérisées par eux dans ces deux vers :

Sex in lacte dies, ter sunt in sanguine terni,
Bis seni carnem, ter seni membra figurant (1).

De nos jours on est également convenu de donner au germe dépourvu de ses membranes le nom d'*embryon* jusqu'au troisième mois de la grossesse, ou, suivant quelques-uns, jusqu'à ce que ses différentes parties soient distinctes les unes des autres. On l'appelle *fœtus* ensuite tant qu'il reste dans l'utérus, et c'est après la naissance seulement qu'on lui accorde le titre d'*enfant*. Quoiqu'une pareille division soit entièrement arbitraire et difficile à justifier, je crois cependant devoir la respecter en partie dans ce travail.

Sect. 1re. Embryon.

ART. 1er.—Embryon en général.

L'époque à laquelle l'embryon apparaît dans l'utérus est encore environnée d'épaisses ténèbres, et c'est en vain que depuis vingt siècles on cherche à pénétrer le mystère qui l'entoure. Au sixième jour, dit Hippocrate (2), la semence est

---

(1) Fournier, *L'accouch. méthod.* etc., d'après Dulaurens, p. 46.
(2) Liv. de *l'Age*, ou *de Naturâ. pueri*, ou Diemerbroeck, t. Ier, p. 404.

transformée en une bulle transparente, dans laquelle il s'é-
lève quelque chose de très délié, qui est probablement le nombril. Selon Haller (1) et la plupart de ses élèves, l'embryon
n'est apercevable qu'après le quinzième ou le vingtième jour.
Parmi les auteurs qui admettent, avec les anciens, que la fécondation s'opère dans l'utérus, les uns soutiennent que l'embryon se forme d'abord, et que les membranes se développent
ensuite. Les autres, prétendent que ce sont les membranes, au
contraire, qui paraissent les premières ; mais aucun n'a pu déterminer le jour où l'embryon commence à pouvoir être aperçu.
L'opinion de Haller, qu'on avait généralement adoptée
comme la plus probable, semble avoir été fortement ébranlée
par la publication d'un fait qui a paru de nature à dissiper
toutes les incertitudes. Je veux parler de l'observation recueillie par Home et M. Bauer (2), de Londres.

Toutefois, la sensation produite dans le monde savant, par
cette observation, me semble difficile à comprendre, et ne
pouvoir s'expliquer que par le vif besoin qu'on éprouve de
sortir du vague qui règne encore dans la science, sur ce point
intéressant d'histoire naturelle.

Rien ne prouve assurément que le corpuscule que Home
et M. Bauer ont découvert au milieu d'une masse de lymphe
coagulable, fût un germe plutôt que toute autre chose.

Les expériences de R. de Graaf et de Nuck, répétées par
Duverney, Hayghton et Cruikshank, ont dès long-temps démontré, si elles sont exactes, que le produit de la fécondation
met au moins quelques jours à se porter de l'ovaire dans la
matrice. On ne sait pas, à la vérité, si ce temps est toujours
le même chez le même animal, ni s'il y a quelque chose de
fixe dans les différentes espèces. Il n'est pas encore prouvé non
plus, quoi qu'en aient dit Diemerbroeck (3) et quelques obser-

____

(1) *Élément. physiol.* vol. 8.
(2) *Trans. philos.*, 1817, p. 252.
(3) *Anatomie du corps humain, etc.* tome 1er, p. 295.

vateurs modernes, que des ovules non fécondés arrivent véritablement de la même manière dans l'organe gestateur. Seulement il paraîtrait que cette période est de trois jours pour
les lapins, et d'après MM. Prévost et Dumas, qui ont fait
dans ces derniers temps de nombreuses recherches à ce sujet,
de six à sept ou huit jours pour la chienne.

Une aussi simple remarque suffit pour réduire à leur juste
valeur les assertions d'Hippocrate (1) et de Mauriceau (2),
qui disent qu'à sept jours toutes les parties sont visibles dans
le fœtus. Elle montre aussi ce qu'on doit penser d'Autenrieth (3) qui prétend avoir mesuré un embryon d'une semaine,
de Walkers (4) qui l'a vu mucilagineux dans la matrice jusqu'au huitième jour, de l'observation d'Ev. Home, et de quelques-unes de celles de M. Pockels (5) encore invoquées par
M. Granville (6).

Straton et Dioclès, selon Macrobe (7), pensent que le fœtus ne
commence à présenter la figure humaine que vers le trente-cin-
quième jour, et qu'il est alors de la grosseur d'une abeille. Aristote (8) veut qu'à quarante jours l'embryon soit de la grandeur
d'une fourmi de la grande espèce : on en distingue les membres, dit-il, et toutes les parties, la verge même, si c'est un fœtus
mâle. Deleurye (9), croit qu'il a d'abord la forme d'un petit
lézard. D'autres ont dit, avec moins d'exactitude, que l'embryon est vermiforme, oblong, et renflé au milieu, du quinzième au vingtième jour. Il en est de même de Meckel (10),

---

(1) *Liv. des chaires*, ou Diemerbroeck, tome Ier, p. 404.

(2) *Supplem. ad hist. Embryon. hum.* etc. Tubing. 1797, in-4°

(3) *Maladies des femmes grosses*, etc., p. 67.

(4) Granville, *Grafic. illustrat. of abort.*, etc. p. 7.

(5) Isis du docteur Oken, etc. décembre 1825

(6) Oper. citat.

(7) *Com. sur le livre des songes*, etc., Diemerbroeck, tome Ier, p.
404.

(8) *Hist. natur. des animaux*, etc. tome Ier, p. 427.

(9) *Art. des accouch*, etc. p. 52.

(10) *Manuel anat.* trad. par Jourdan. tome III, p. 777.

quand il avance que la partie qui paraît la première correspond généralement au torse, et que l'embryon est presque entièrement droit. En reproduisant les idées du célèbre anatomiste allemand sur ce point, Ph. Béclard (1) est tombé dans la même erreur. M. Adelon (2) n'a pas rencontré plus juste, en admettant comme Denman (3) qu'à trois semaines l'embryon n'offre pas encore de traces de la tête, et que le ventre apparaît sous la forme d'une saillie conique appuyée sur la membrane interne de l'œuf. Je ne sais pas non plus sur quel motif se fonde Chaussier (4), pour avancer qu'à « dix jours l'embryon n'est qu'un flocon grisâtre, semi « transparent, qui se liquéfie promptement, et dont la forme « ne peut être déterminée. » Il est sûr encore qu'en le comparant avec Ruysch (5) à une semence de laitue, à un grain d'orge, comme le fait Burton, ou bien à celle du marteau de l'oreille, comme Baudelocque, on ne devait avoir sous les yeux que des produits dénaturés. Ce n'est pas à un grain de blé non plus qu'il faut le comparer. Il existe déjà dans les ovules de douze jours non altérés. En voici la preuve : Une sage-femme était au dernier jour de ses règles lorsque son mari revint de Rouen, où il avait passé deux mois. Les approches conjugales n'eurent lieu que le lendemain, et le treizième jour cette dame, déjà mère de six enfans fit une fausse couche. L'ovule, qu'elle m'envoya sur-le-champ pouvait avoir moins, mais ne pouvait pas en conséquence avoir plus de douze jours. Or l'embryon y était très distinct, ainsi que les vésicules et toutes les membranes.

ART. 2   Rachis.

L'embryon humain ressemble d'abord jusqu'à un certain point à celui des serpens. C'est une tige courbée, formant un cer-

---

(1) *Thèse*, n° 265, Paris, 1820, p. 59.

(2) *Physiol. de l'homme*, tome IV, p. 225.

(3) *Introd. à la Pratiq. des accouch.* tome Ier, p. 225.

(4) *Tabl. synoptiq. sur l'accouch. et le fœtus*, etc.

(5) *Thesaur.*, 6, n° 43, 44, 45. — Burton, *Nouv. syst.*, etc. p. 124.

cle presque complet, qui, dans cet état, peut avoir deux à trois lignes de long vers la troisième semaine, mais qui en offrirait au moins quatre à cinq, si elle était redressée. De ses deux extrémités, l'une est renflée et arrondie, tandis que l'autre se termine en forme de pointe. Creuse, demi-transparente, cette tige paraît être remplie d'un liquide limpide, au milieu duquel on remarque, même à l'œil nu, un filet opaque, blanc ou jaunâtre, qui représente le système cérébro-spinal.

Mes observations semblent prouver : 1° que le rachis est la partie fondamentale du corps ; 2° que cet axe paraît avant tous les organes; 3° qu'il existe seul pendant assez long-temps ; 4° que sa forme ne diffère pas essentiellement dès le principe, de celle qu'il présente aux autres époques de la vie intra-utérine ; 5° que, jusqu'à vingt et quelques jours, l'embryon n'est ni droit, ni renflé au milieu ; 6° que la tête et le cou forment au moins la moitié de sa longueur ; 7° que sa courbure est d'autant plus rapprochée de celle d'un cercle, qu'il est moins développé ; 8° que les dispositions de sa circonférence externe diffèrent peu d'abord de ce qu'elles seront par la suite, tandis que son contour intérieur ou sa concavité mérite la plus sérieuse attention par les changemens qu'elle éprouve.

C'est sur cette face concave, en effet, que vont apparaître successivement tous les organes. Rien n'est admirable comme ce développement. On dirait une véritable végétation. La mâchoire inférieure, les membres, la masse qui doit remplir le ventre et la poitrine, croissent et proéminent en avant, à la manière des bourgeons qui sortent d'une branche d'arbre ou de l'aisselle d'une plante.

Le cercle rachidien se remplit ainsi peu à peu. Le front s'écarte du coccyx. Les portions thoracique et abdominale de la tige primitive sont alors forcées de se redresser. La tête reste penchée sur la poitrine, mais de manière, cependant, que le menton finit par prendre la place qu'occupait le front. Le coccyx ne se déjette non plus en arrière que très tard. C'est le développement du bassin et des membres pelviens qui le repousse dans ce sens.

En voyant les portions latérales et antérieure du corps ne

se montrer qu'assez long-temps après la tige vertébrale, j'ai été plus d'une fois tenté de croire que l'évolution organique s'opère réellement des côtés vers la ligne médiane, mais une observation attentive et souvent répétée m'a forcé d'abandonner cette hypothèse. La ligne médiane de la face et du cou ne m'a jamais présenté de vide. Je l'ai trouvée aussi complètement formée au vingtième jour qu'au soixantième. Je n'ai point vu non plus les organes thoraciques tout-à-fait à nu. Si la masse aux dépens de laquelle ils semblent se développer paraît n'être recouverte que d'une toile très fine, pour ce qui doit appartenir au ventre, les parois de la poitrine n'en offrent pas moins leurs apparences naturelles, dès qu'on la distingue.

ART. 3.—Tête et organes des sens.

La *tête* forme, dans le commencement, une sorte de massue très allongée. Sa croissance ensuite se maintient en rapport avec celle du reste du rachis; mais l'apparition de l'abdomen et du thorax semble bientôt lui faire perdre une partie de son énorme volume. La face n'existant pas d'abord, non plus que la poitrine, fait qu'il n'y a vraiment pas de cou primitivement. A cinq semaines, la face est très distincte du crâne. La tête, bien isolée du torse, n'offre plus l'aspect d'un simple renflement pyriforme. Sa portion crânienne permet encore, le plus souvent, de reconnaître dans la vésicule qu'elle constitue la disposition de l'encéphale. Sa portion faciale est déjà tout-à-fait opaque.

§ I. Bouche.

La bouche est le premier organe des sens qu'on aperçoive. Le plus jeune embryon que j'aie observé me l'a présentée. Par conséquent, elle existe du douzième au vingtième jour, et forme alors une ouverture extrêmement large, elliptique ou triangulaire. La mâchoire supérieure, étant très saillante pendant que l'inférieure est au contraire très courte, fait que la bouche de l'embryon humain ressemble singulièrement à celle de l'embryon de la couleuvre.

Les anatomistes ont varié sur l'idée qu'ils se sont faite du mode de formation de la lèvre inférieure. Tous ont pensé qu'elle était primitivement composée de deux portions latérales qui finissent par se réunir sur la ligne médiane, comme les deux pièces osseuses qui la supportent; mais il n'en est pas de même pour la lèvre supérieure. Tant qu'on a cru que la mâchoire d'en haut ne renfermait que deux os, la lèvre correspondante a paru ne devoir être formée que de deux pièces. Depuis qu'on admet un os inter-maxillaire, il est généralement convenu que cette lèvre se développe au contraire par trois points, un tubercule médian et deux parties latérales, qui, en se réunissant, donnent naissance aux deux colonnes ou crêtes naso-labiales. C'est à l'aide de cette théorie que les auteurs modernes expliquent la formation du bec-de-lièvre, simple ou double, qui, selon eux, ne doit jamais se rencontrer sur la ligne mitoyenne. Enfin, renchérissant encore sur ces divisions déjà trop multipliées, on est allé jusqu'à soutenir que la lèvre supérieure se développe par quatre points séparés.

Je crois pouvoir affirmer que de pareilles idées, y compris celle que M. Monod (1) vient d'émettre, n'ont pu naître que d'une observation peu attentive ou trop rarement renouvelée. Dans le cours de la période que j'examine, la lèvre inférieure commence à pouvoir être distinguée. Le menton en fait proéminer la partie moyenne en avant. Son bord libre, assez mince, n'est interrompu par aucune scissure, et représente un demi-cercle fort régulier. Plus longue que la précédente, sa courbure est aussi plus profonde. Au total, sur des embryons de six semaines, comme sur d'autres qui n'avaient que vingt et quelques jours, j'ai trouvé le bord des deux lèvres parfaitement formé et sans division aucune. Je suis aussi forcé de révoquer en doute l'existence de l'os inter-maxillaire lui-même dans l'espèce humaine à l'état normal.

§ II. Nez.

Il est inexact de dire que l'organe de l'olfaction ne peut être reconnu que vers la sixième ou la huitième semaine.

---

(1) *Archiv. gén. de méd.* 2 sér. tome IV, p. 545.

A trente jours il est souvent possible de distinguer ses ouvertures antérieures, qui sont arrondies, se voient immédiatement au dessus de la bouche, regardent directement en
avant et ressemblent à deux petites taches noirâtres. Seulement la saillie nasale proprement dite, n'existe pas encore,
non plus que la voûte naso-palatine. Il est vrai, cependant,
que sur divers embryons de cinq à sept semaines les ouvertures du nez ne m'ont pas paru bien évidentes, tandis qu'une
éminence assez prononcée en occupait déjà la place.

§ III. Yeux.

L'organe de la vision paraît en même temps que la bouche, sinon plus tôt. Je l'ai reconnu sur des embryons dont
la longueur ne dépassait pas quatre lignes, et jamais on
ne le cherche en vain dans le cours de la quatrième semaine.
Alors il est d'une simplicité surprenante, eu égard à ce qu'il
doit être par la suite. Dépourvu de paupières, d'angles oculaires, d'appareil lacrymal, semblable à un disque circulaire
d'une demi-ligne de diamètre, et légèrement convexe, le bulbe
visuel n'est séparé de la surface du corps que par une rainure
superficielle très étroite, qu'on n'aperçoit même qu'en la
cherchant avec la pointe d'une aiguille. Deux taches semblent
le constituer en entier. L'une, d'un blanc jaunâtre, en forme
le centre. L'autre, de couleur noire, offre l'aspect d'un cercle
qui renfermerait la première d'une part, et se continuerait de
l'autre avec les tégumens. La tache centrale est d'abord beaucoup plus large que le cercle noirâtre qui l'entoure, mais en
général celle-ci m'a paru l'emporter sur l'autre vers la fin de
la sixième semaine. Le tout représente indubitablement la
sclérotique ainsi que la cornée transparente qui est encore complètement opaque et semble ne différer de la nature des ongles
que par sa couleur. On dirait vraiment une portion de peau ou
d'épiderme qui se modifie en raison des besoins de l'organisme. Loin d'être dirigés en avant pendant cette période, les
yeux sont, au contraire, fortement tournés de côté, comme
dans la plupart des animaux quadrupèdes.

§ IV. Oreilles.

L'oreille se manifeste aussi de très bonne heure. Elle est reconnaissable à trente jours au plus tard, et ne subit pas de changement bien remarquable jusqu'à six ou sept semaines. D'abord elle se montre sous les apparences d'un simple orifice de follicule cutané, ou d'une dépression pyramidale peu profonde et très étroite. Quelques jours plus tard, on la prendrait, an premier coup d'œil, pour une piqûre de sangsue, avec cette différence néanmoins qu'au lieu de trois angles elle en offre ordinairement quatre. Il n'existe aucune trace, aucun rudiment de pavillon. Son ouverture est à fleur de peau, et, comme l'œil, l'organe de l'audition ne paraît être qu'une modification d'un point de la couche tégumentaire. De cinq à six semaines, les angles rentrans de cette dépression cruciale ou rhomboïdale, commencent à dépasser le niveau de l'enveloppe cutanée. Le tragus paraît le premier, l'anti-tragus vient ensuite, puis le reste de la conque. Toutes ces parties naissent par une sorte de végétation excentrique, et restent quelque temps avant de s'incliner vers la tête et de se contourner sur elles-mêmes.

ART. 4.— Membres.

C'est inutilement que j'ai cherché à voir si les membres paraissent les uns avant les autres. Toutes les fois que j'ai pu distinguer les appendices du thorax, les extrémités pelviennes étaient également visibles. Leurs dimensions ne m'ont point offert non plus cette grande disproportion indiquée par les auteurs. Il n'y a d'abord qu'un très petit intervalle entre eux. Les premiers sortent de la partie antérieure des rubans latéraux de la tige rachidienne, à peu près à une égale distance du sommet de la tête et de la pointe du coccyx, en supposant l'embryon redressé. Les seconds se voient à une ligne environ au dessus du coccyx, qui est recourbé de derrière en devant et comme caché dans leur intervalle.

Tant qu'aucun organe du ventre et de la poitrine n'est développé, les membres sont moins rapprochés de la convexité que de la concavité du cercle rachidien ; mais leur racine semble être d'autant plus reportée en arrière qu'on s'éloigne davantage de la quatrième semaine.

La main se montre la première, sous la forme d'une sorte de palette à bord libre, mince et non divisé. Le pied n'en diffère pas sensiblement. Ces deux parties ont une face légèrement concave, qui est tournée vers la ligne médiane. Plus ou moins inclinés l'un vers l'autre, leurs bords regardent principalement en devant.

De trente à quarante jours, l'avant-bras et la jambe sont déjà reconnaissables, et la pointe des doigts commence à s'isoler. A quarante-cinq ou cinquante jours, le coude et le bras se détachent de la poitrine, comme s'ils y avaient été collés auparavant à l'aide d'une membrane. Le talon et le genou s'isolent aussi d'une manière évidente. Toutefois, la cuisse paraît très courte, ainsi que le bras ; ce qui tient sans doute à ce qu'elle n'est encore que très incomplètement dégagée des côtés de l'abdomen. Tous les doigts sont fort distincts, et la couche gélatineuse qui en réunit la base, ne s'étend déjà plus jusqu'à leur extrémité unguéale. Le pied a cessé de ressembler à la main. Les orteils sont autrement disposés que les doigts. En un mot, ces deux organes présentent à peu près la forme qu'ils doivent offrir à l'époque de l'accouchement. On voit que l'un est destiné à la station, et que l'autre doit servir à la préhension des objets. Cette seule particularité aurait dû suffire pour mettre dans tout son jour l'erreur des sophistes qui voulaient que la marche primitive de l'homme fût semblable à celle des quadrupèdes.

ART. 5. — Coccyx et organes génitaux.

Par ce qui précède, on a déjà vu que pendant les trois premières semaines le tronc se termine inférieurement par une extrémité vermiforme, et que cette sorte de queue sacro-coccygienne, fortement recourbée en avant, se redresse insensiblement à mesure que sa concavité se remplit. Je dois dire actuellement que ses bords ne tardent pas à se continuer avec la masse abdominale, ou bien à être cachés par la racine des membres pelviens. L'espace qui existe entre elle, l'ombilic et les pieds, espace qui n'a guères qu'une ligne ou une ligne et demie d'étendue, jusqu'à cinq ou six semaines, reste assez long-temps sous la forme d'une excavation. Par la suite, la végétation des organes génito-urinaires le remplit peu à peu. Le développement ou l'allongement concentrique des parois abdominales, des bords du coccyx et du sacrum finissent enfin par le combler.

Vers quarante ou quarante-cinq jours, un point noir se distingue au devant du coccyx et marque la place de l'anus. Un peu plus près de l'ombilic, on voit un tubercule conique, creusé d'une gouttière sur sa partie inférieure et qui forme le rudiment du clitoris ou du pénis, suivant le sexe. Une scissure, tantôt plus, tantôt moins large et profonde, se porte de l'une à l'autre de ces deux parties. Plusieurs fois cependant l'espace qui les sépare m'a paru lisse sur des embryons bien conformés; de façon que jusque-là rien n'indique, à l'extérieur, les différences sexuelles. On serait tenté d'admettre le sexe mâle chez tous les embryons; car, dans le fait, il n'y a ni grandes lèvres ni scrotum, et le prolongement sous-pubien est le même chez tous les sujets.

ART. 6.—Ombilic et deuxième période embryonnaire.

Ordinairement le nombril n'existe pas, à proprement parler, jusqu'à quinze ou vingt jours, et le cordon vient tout simplement se perdre au-dessous de la masse viscérale de l'abdomen. Les parois du ventre ne tardent pas néanmoins à lui donner naissance, en se portant de haut en bas et des côtés vers la partie antérieure, en convergeant enfin vers la tige omphalo-placentaire.

Après la sixième semaine ou le cinquantième jour, l'organisme de l'embryon se perfectionne très rapidement. Les *yeux* deviennent plus convexes. Bientôt un cercle palpébral très distinct les entoure, en s'inclinant sur leur circonférence. Les deux extrémités du diamètre vertical de ce cercle, en se rapprochant peu à peu, lui donnent promptement la forme d'une ellipse, et dès lors les deux angles oculaires existent. A neuf ou dix semaines au plus tard, les paupières se touchent par leur bord libre, et sont tellement agglutinées, sur quelques sujets, que plusieurs observateurs ont cru qu'elles étaient soudées. Avant, ce bord était mince et comme tranchant. Maintenant, son épaisseur l'emporte sur celle de la paupière elle-même. Ces voiles recouvrent complètement le devant de l'œil, mais leur demi-transparence en laisse facilement apercevoir la couleur. La tache centrale, indiquée précédemment, jaunit et devient plus large. Il est aisé de se convaincre qu'elle constitue la cornée, et que sa face postérieure est en contact avec une substance de même couleur. Le cercle noirâtre s'est également agrandi. Reporté plus en arrière, on voit qu'il appartient à la sclérotique, et que sa teinte dépend de la couche qui le tapisse en dedans.

Le *nez* surtout éprouve des changemens remarquables. La saillie qu'il forme au dessus de la lèvre en s'élevant, par degrés, force son ouverture antérieure à s'incliner insensiblement en bas. Son intérieur, qui fait partie de la cavité buccale jusqu'à la cinquième semaine, commence à s'en séparer dans le cours de la sixième.

La *bouche* ne subit pas de métamorphose essentielle. Sa profondeur augmente. La langue qui, comme l'a bien vu M. Froriep (1), apparaît de bonne heure, s'élargit en s'amincissant. La mâchoire inférieure proémine davantage; ce qui rend plus évidente l'échancrure cervicale antérieure. Les lèvres sont plus distinctes, mieux isolées, mais leur forme est la même.

L'*oreille* externe, réduite aux apparences d'une morsure de sangsue chez un embryon de quatre à cinq semaines, acquiert promptement les caractères qui lui sont propres. Toutes les parties de son pavillon se déroulent. Après le tragus et l'anti-tragus, on voit paraître la rainure de l'hélix, et la conque, par conséquent. Le lobule ne tarde pas à se manifester, non plus que le reste de l'hélix, avec lequel il se continue. Enfin,

---

(1) *Développement de la langue*, tabul. 1ª, fig. 1, 2 à 8

l'anthélix lui-même est déjà visible à soixante-dix jours. Quoique tous ces objets se forment en arrière du conduit auditif,
l'oreille paraît néanmoins se porter en avant pendant cette période, et se rapprocher beaucoup des angles de la bouche et
des yeux.

Les *membres* arrivent très vite à la forme de leur état complet. A huit ou neuf semaines, tous les doigts sont isolés, ou
ne tiennent plus les uns aux autres que par une couche gélatineuse, transparente. On distingue leurs trois phalanges, qui
tendent déjà à s'infléchir en avant La dernière offre sur sa
face dorsale une tache ou plaque qui doit être considérée
comme le rudiment de l'ongle. Des lignes opaques font
connaître la place qu'occuperont les os du métacarpe. La longueur proportionelle du bras et de la cuisse, relativement à
l'avant-bras et à la jambe, n'a plus rien d'extraordinaire. L'ébauche de l'épaule et de la hanche ne peut plus être méconnue.

La pointe *coccygienne* est plus complètement cachée par les
membres pelviens, et moins proéminente que quinze jours
plus tard. L'anus cesse de présenter l'aspect d'une tache noirâtre déprimée. A soixante jours, il forme une petite saillie
conique, d'un jaune plus ou moins foncé, et non encore perforée. Le tubercule génital continue de s'allonger. Sa base
s'entoure d'un bourrelet fort épais. On voit naître à quelque
distance de son extrémité libre une rainure circulaire, qui
correspond à la couronne du gland. La gouttière de sa face
inférieure est entièrement fermée sur une foule d'embryons,
tandis que chez d'autres elle se prolonge encore, sous la
forme d'une fente, jusqu'à une ligne du tubercule anal. Le
développement du périnée, du bassin et de l'hypogastre, fait
que le cordon ombilical, qui dans la première période paraissait être inséré entre des membres inférieurs, tout près
du coccyx, s'éloigne considérablement de ces parties en se
rapprochant du centre de la saillie abdominale. Le cercle
de l'ombilic finit par s'unir d'une manière tellement intime
avec la tige qui le traverse, et sur laquelle il se prolonge
même, qu'il n'existe plus aucune ligne de démarcation entre
les tégumens de l'un et la gaîne de l'autre. Alors si, comme

jusqu'à la naissance, le volume du ventre paraît énorme, il faut l'attribuer en partie à ce que les organes contenus dans le bassin d'une part, et dans la poitrine de l'autre, n'arrivent que très tard à leur développement parfait.

ART. 7.—Dimensions.

L'embryon étant courbé sur son plan antérieur, tant qu'il reste libre au centre de l'œuf, c'est dans cette position qu'on devrait toujours le placer, il me semble, pour en mesurer la longueur. Comment obtenir des résultats fixes autrement? Si, jusqu'à six semaines, on veut le redresser, le devant du cou, les parois abdominales manquent rarement d'être déchirés. A deux mois, la consistance des parties permet le plus souvent d'éviter un semblable inconvénient, mais le redressement est plus ou moins complet, et de là de nombreuses variétés dans les résultats. Enfin la flexion habituelle des membres abdominaux en rend l'extension trop difficile, pour qu'on puisse faire entrer leur longueur en ligne de compte dans une détermination rigoureuse.

Les auteurs n'ayant point averti qu'ils eussent plutôt suivi telle méthode que telle autre, il est presque inutile de chercher ailleurs que dans cette omission la cause du peu d'accord qui règne entre eux à ce sujet. Il est vrai que les précautions les plus minutieuses ne permettront jamais de spécifier, à une ligne près, la longueur du grand diamètre d'un fœtus âgé de plus d'un mois ; mais heureusement une pareille précision ne peut être que d'une faible importance aux yeux de l'observateur. Dans le cas actuel, les mesures que j'indique devront, s'entendre du plus grand diamètre de l'embryon, lorsqu'il est naturellement recourbé, c'est-à-dire de l'espace qui sépare, dans cette position, l'occiput du coccyx. Or, je crois que ce diamètre ne dépasse point dix-huit à vingt lignes, avant la fin du second mois. Je suis, en conséquence, obligé d'avouer que M. Richard s'en est tenu au simple raisonnement pour ce qu'il a dit du fœtus dans une thèse, d'ailleurs excellente. L'observation directe, en effet, ne lui eût pas permis d'avancer qu'un embryon de quelques jours à une ligne et demie de long, qu'il offre un cou, et qu'il n'a pas de membres, que son grand diamètre n'est que de cinq lignes à quarante jours, de sept lignes à quarante-six jours, de dix lignes à cinquante-deux jours, et d'un pouce à cinquante-quatre jours !

Des mesures prises sur un nombre considérable de sujets, m'ont donné les résultats suivans : douze jours, trois lignes ; quinze à vingt jours, cinq à six lignes ; un mois, huit à dix lignes ; six semaines, un pouce à quinze lignes ; deux mois, dix-huit à vingt-quatre lignes ; à trois mois, trois pouces ; à quatre mois, cinq pouces ; à cinq mois, six à sept pouces ; à six mois, huit à neuf pouces ; sept mois, neuf à dix pouces ; huit mois, dix à onze pouces ; neuf mois, onze à douze pouces. Les mesures annoncées par Levret (1), et si souvent répétées depuis sur sa parole, sont encore plus inexactes que celles de M. Richard, puisqu'il veut qu'à huit jours l'embryon ait cinq à six lignes, puis un pouce à quinze jours, un pouce et demi à vingt-un jours, deux pouces à un mois, quatre pouces à deux mois, six pouces à trois mois, et ainsi de suite de deux en deux pouces jusqu'à terme.

Voici d'un autre côté les caractères les plus généraux que présente le fœtus, vu à l'extérieur aux différentes phases de son évolution.

Sect. 2. Fœtus.

ART. 1er.—Ages et développement graduel.

La *peau* de l'embryon humain n'existe réellement pas jusqu'à une époque assez avancée de son développement. L'espèce de cercle qu'il constitue d'abord n'est qu'une substance gélatineuse, homogène, peu consistante. Ce n'est qu'après le deuxième mois que l'épiderme peut être distingué du derme.

A *trois mois*, les tégumens sont distincts, encore gélatineux néanmoins, et d'un rose clair. Les paupières et la bouche restent fermées. Le nez est très saillant, la tête très grosse. On aperçoit, par transparence, les arcs costaux et les os de l'avant-

---

(1) *Art des accouch.* etc., p. 419.

bras. Les doigts et les orteils sont parfaitement isolés et re—
couverts, sur la face dorsale de leurs extrémités, par une plaque rougeâtre qui a la forme de l'ongle.

A *quatre mois*, la peau est beaucoup plus consistante, et
se trouve déjà doublée de granulations adipeuses dans certains points. La tête commence à se couvrir de duvet. Le
scrotum ou les grandes et les petites lèvres se forment. L'anus
est ouvert. En y comprenant les membres pelviens, qui sont,
quoi qu'on en ait dit, aussi longs que les membres thoraciques, le fœtus offre cinq à six pouces de dimension.

A *cinq mois*, un léger duvet et quelques parcelles d'enduit
sébacé se remarquent parfois sur différens points de la peau.
Les cheveux commencent à poindre, mais sont encore blancs
ou sans couleur déterminée. Les tégumens sont moins trans-
parens, quoique toujours rosés, et peu extensibles. Les ongles sont évidens. Le cordon ombilical est déjà fort éloigné du
pénis ou du clitoris. On ne distingue pas de pupille, et le
fœtus a de sept à huit pouces de longueur.

A *six mois*, époque de la viabilité, le duvet de la peau et la
couche sébacée sont manifestes, au moins dans les aisselles
et les aines. Les cheveux sont faciles à distinguer des autres
poils. Les paupières ne sont plus transparentes. On dit qu'il
n'y a pas de pupille. Il m'a semblé à moi qu'elle était au contraire extrêmement large. L'appendice xiphoïde occupe le milieu du grand axe du fœtus, dont la longueur totale est de
neuf à dix pouces.

A *sept mois* les cheveux, sont plus longs et moins pâles, le
duvet et l'enduit cutané plus généralement répandus. La peau
est moins colorée. Les ongles sont larges. La membrane pu-
pillaire se rompt, selon les auteurs ; mais il n'est pas sûr que
cette membrane existe réellement dans le sens où on l'entend
généralement. J'ai des raisons de penser que l'iris naît d'a-
bord par un simple anneau, qui s'accroît ensuite d'une ma
nière concentrique, pour ne plus laisser à la fin que l'ouverture connue sous le nom de pupille ou de prunelle. *L'ombilic*
est encore au dessous de la partie moyenne du fœtus. Les
organes génitaux externes sont tous apparens, excepté les

glandes séminales dans le sexe mâle. Le fœtus , bien étendu , a près d'un pied de longueur.

A *huit mois*, le fœtus ne se distingue que par sa maturité plus grande. Sa longueur est d'environ quinze pouces. Ses cheveux sont déjà plus ou moins colorés. Sa peau, couverte de matière sébacée et de duvet, est épaisse et moins lisse qu'aux époques précédentes. La mâchoire inférieure, qui était d'abord très courte, est maintenant presque aussi longue que la supérieure, et les ongles offrent une certaine consistance.

A terme, les dimensions et le poids d'un fœtus, bien que régulièrement développé, sont loin d'être toujours les mêmes. Cependant leur connaissance, même approximative, est tellement importante, dans la pratique des accouchemens, qu'on a dû en rechercher presque avec le même soin les points extrêmes et le type le plus commun. A cette époque, l'étendue du diamètre occipito-coccygien est de douze pouces ; tandis que la longueur moyenne d'un fœtus allongé, prise du vertex au talon, est de dix-huit pouces. Dix-sept, seize, dix-neuf, vingt et même vingt-un pouces sont des mesures encore assez ordinaires ; mais il est rare de ne rencontrer que douze pouces, ou d'en trouver vingt-trois. Les observations d'enfans longs de vingt-cinq pouces, comme Millot (1) en cite encore un exemple, vingt-huit, trente pouces et même trente-six pouces, ou de dix, huit ou six pouces seulement, telles qu'on en trouve dans les anciens *recueils scientifiques*, observations que le vulgaire accueille toujours avec une sorte de bonheur, peuvent être hardiment rangées parmi les contes populaires.

Le poids du fœtus est habituellement de six livres, souvent de six livres et demie ou de sept livres, quelquefois de huit livres, rarement de neuf à dix. Sur quatre mille enfans nés à la Maternité de Paris, dans un espace de temps déterminé, madame Lachapelle n'en a pas rencontré un seul qui pesât douze livres. Baudelocque, qui dit en avoir reçu un de treize livres moins un quart, soutient qu'il est incroyable qu'on en ait observé de plus volumineux. Fréquemment aussi le poids

---

(1) *Supplément à tous les traités*, etc., tome II, p. 486.

de l'enfant n'est que de cinq livres, de quatre livres, quelquefois même de trois, de deux livres et demie, selon Chaussier,
mais dans ces derniers cas, il me paraît évident que la gestation n'était pas arrivée à son terme.

Tous les jours on entend parler dans le monde d'enfans
qui pesaient quinze, dix-huit, vingt, vingt-cinq et jusqu'à
trente livres en naissant. Ces histoires, qu'on retrouve dans
plusieurs auteurs du seizième, du dix-septième et même du
dix-huitième siècle, sont dues à ce que, ne se donnant jamais
la peine de placer de pareils enfans dans la balance, on accorde
facilement douze à quinze livres à celui qui n'en pèse en réalité que sept ou huit. Un nouveau-né de huit à neuf livres est
énorme, en effet. Les personnes qui entourent l'accouchée
manquent rarement de s'écrier, en le voyant, que c'est un
enfant de douze ou quinze livres. Heureux encore si, pour
rendre le fait plus curieux, quatre ou cinq livres ne s'y trouvent pas ajoutées, quand la cinquième ou la sixième langue
le raconte ! C'est ainsi que Millot (1) a pu croire aux quinze
livres de celui qu'il a reçu. Quelques erreurs ont par conséquent dû se glisser dans l'observation de Hagen (2), qui dit
qu'un enfant reçu par Voigtel pesait seize livres, et dans celle
de Sander (3), qui affirme que dans deux familles, ils pesaient
tous plus de quinze livres. Il suffit, au reste, de se rappeler
que trente livres forment le poids d'un enfant de deux à trois
ans, pour réduire à leur juste valeur toutes ces fables, fondées sur de grossières erreurs d'observation. Levret (4), qui
accorde au nouveau-né de sept à huit livres, au lieu de onze
à douze qu'indique Mauriceau, va certainement encore trop
loin ; mais il m'a semblé que Chaussier était resté un peu au
dessous de la réalité, et que six à sept livres forment le poids le
plus généralement observé.

---

(1) *Supplément à tous les traités*, etc., tome II, p. 119.

(2) Stark, *Archiv. des accouch.*, tome II, p. 32.

(3) Eckardt, *Thèse*, Strasb. 25 pluviose an 11.

(4) *Art des accouchem.*, etc., p. 418.

Si la longueur absolue du fœtus est sujette à tant de variétés, on conçoit que la longueur proportionelle de ses différentes parties ne doit pas offrir plus de fixité. Néanmoins on est quelquefois obligé d'y avoir recours en médecine légale pour la détermination des âges. Selon Chaussier, en prenant dix-huit pouces pour terme moyen, on trouve dix pouces quatre lignes du vertex à l'ombilic ; sept pouces huit lignes de l'ombilic à la plante des pieds ; onze pouces neuf lignes du pubis au vertex ; six pouces trois lignes du pubis au talon ; deux pouces trois lignes de la clavicule à l'extrémité inférieure du sternum, et six pouces de l'extrémité du sternum au pubis. Du sommet d'un acromion à l'autre, on trouve quatre pouces et demi, faciles à réduire à trois pouces et demi par la pression des épaules. La plus grande épaisseur antéro-postérieure du thorax est de quatre pouces, tandis qu'il n'y a que trois pouces entre les crêtes iliaques.

ART. 2.—Tête du fœtus à terme.

La tête étant de toutes les parties du fœtus la plus volumineuse et la moins compressible, a besoin d'être étudiée avec un soin tout particulier. Les os qui la composent, ses articulations, ses diamètres, ses mouvemens et le degré de réduction dont elle est susceptible, doivent être exactement connus de l'accoucheur. Elle est constituée, comme chez l'adulte, par le crâne, qui en est la partie intéressante, et par la face, qui n'est encore que très peu développée.

§ 1. *Os du crâne.* Chez le fœtus à terme, le *frontal*, l'*occipital*, les deux *pariétaux*, les deux *temporaux*, le *sphénoïde* et l'*ethmoïde*, sont loin de présenter la même solidité que chez l'adulte. Ils conservent encore une grande flexibilité et sont séparés les uns des autres par des espaces membraneux plus ou moins larges. Le frontal est formé de deux pièces symétriques. La portion épactale ou aplatie de l'occipital, la portion écailleuse du temporal sont encore assez souvent séparées du rocher et des masses condyliennes. L'apophyse basilaire, le corps du sphénoïde, la portion pierreuse de l'os des tempes, et les différentes pièces qui composent la

base du crâne au contraire, sont déjà presque entièrement os-
sifiées, ou du moins ne forment, pour ainsi dire, qu'une
masse incompressible avec les cartilages qui les unissent.

§ 2. Les *sutures* du crâne de l'enfant sont et plus nombreuses,
et plus mobiles, et plus larges que celles de l'adulte. Comme
elles servent, avec les fontanelles, à caractériser les positions
de la tête, il importe à l'accoucheur de les avoir toujours pré-
sentes à la mémoire.

La suture *sagittale*, *droite* ou *antéro-postérieure*, s'étend
de la racine du nez à l'angle supérieur de l'occipital, et peut
être subdivisée en deux portions, la portion naso-pariétale,
qui réunit les deux pièces de l'os frontal, et la portion pariétale, qui résulte de l'adossement des deux bords pariétaux.
La suture *fronto-pariétale*, *coronale*, *transversale* ou *antérieure*,
croise à angle droit la précédente au point de jonction de ses
deux moitiés. La suture *occipito-pariétale*, *lambdoïde*, *postérieure*
ou *occipitale*, ne semble être qu'une bifurcation de la suture
sagittale. Quant aux sutures *écailleuses* ou temporo-pariétales,
étant cachées par une couche épaisse de parties molles, elles
méritent à peine d'être mentionnées dans un livre d'accouchemens.

La suture *lambdoïde*, ainsi nommée à cause de sa ressem-
blance avec le Λ majuscule des Grecs, est peut-être celle qui
induit le plus souvent en erreur, parce qu'il est très facile de
la prendre pour la suture fronto-pariétale. Elle en diffère cependant en ce que ses deux branches, obliques l'une à l'autre
ainsi qu'à la suture sagittale, forment véritablement deux sutures distinctes et indépendantes, tandis que les deux moitiés
de la suture antérieure ne sont que la continuation l'une de
l'autre, ne constituent qu'une seule et même ligne.

§ 3. Il existe ordinairement aux points de croisement ou de
terminaison de ces sutures, des espaces membraneux qu'on
appelle *fontanelles* ou *fontaines* du crâne.

La fontanelle *antérieure* ou frontale, qu'on nomme aussi fontanelle bregmatique, parce qu'elle correspond en effet au
bregma, forme le rendez-vous commun de quatre angles osseux, des angles supérieurs des deux pièces de l'os du front,

et des angles antéro-supérieurs des pariétaux. Selon que ces angles sont ou plus saillans ou plus mousses, elle est ou plus étroite ou plus large. De forme losangique, elle se prolonge en général beaucoup plus entre les deux portions du coronal qu'entre les pariétaux.

La fontanelle *postérieure* ou occipitale, qui fait partie du sommet de la tête, occupe le point où la suture sagittale se confond avec la suture lambdoïde. Toujours très étroite, elle est à peine distincte chez un grand nombre de sujets. Sa forme triangulaire ne permet pas de la confondre avec la précédente; mais comme une suture médiane divise quelquefois l'occipital en deux, et que l'angle supérieur de cet os peut manquer, il faut se rappeler qu'il n'en part que trois branches de suture, ou que, s'il y en a quatre, les deux latérales se dirigent obliquement vers les apophyses mastoïdes, et ne se croisent pas à angle droit comme celles de la fontanelle frontale. C'est la plus importante d'ailleurs, puisque c'est elle qui annonce le sommet de la tête.

Les fontanelles *inférieures* ou latérales, au nombre de quatre, deux de chaque côté, se voient au point de terminaison des sutures antérieure et postérieure, et ne sont d'aucun usage dans la pratique des accouchemens.

Il peut en outre exister sur le crâne des espaces accidentels capables d'en imposer pour une fontanelle. Un fœtus qu'il fallut extraire avec le forceps et que je pus examiner ensuite avec M. Malgaigne, avait au milieu de la suture fronto-nasale un point large de huit lignes et long de dix, absolument dépourvu d'os. La couche fibreuse, les tégumens et la dure-mère n'offraient rien de particulier. La circonférence osseuse était arrondie, solide, épaisse, et le tout ressemblait parfaitement à une fontanelle. On conçoit aussi qu'une grande partie, que la presque totalité de la voûte osseuse du crâne puisse manquer, ainsi que le prouve une observation de Mursinna (1).

§4. On divise encore la tête en cinq *régions* ou *ovales* : l'une

---

(1) Eckardt, *Thèse*, Strasb 25 pluviose an 11.

supérieure, où l'on remarque, en arrière le sommet, en avant
le bregma et le synciput, au milieu le vertex, et qui est limitée, en bas, par la circonférence occipito-frontale ; une autre, inférieure, qui est représentée par la base du crâne et la
partie postérieure de la face ; une troisième, antérieure ou faciale, qui est renfermée dans la circonférence fronto-menton-
nière ; les deux dernières, latérales ou temporales, qui comprennent ce que les trois précédentes laissent entre elles, et
dont les dimensions, eu égard à l'accouchement, sont en rapport avec celles du diamètre occipito-mentonnier, ce qui en
rend les présentations très désavantageuses.

§ 5. *Forme*. La tête du fœtus, principalement remarquable par
la flexibilité de sa voûte, offre, dans son ensemble, la forme
d'un ovale, dont la disposition a fait naître une sorte de que-
relle scientifique entre MM. Capuron (1) et Van-Solingen (2).
Le premier de ces auteurs veut que la grosse extrémité de la
tête soit tournée en arrière, tandis que le second la place, au
contraire, en avant. Si la bosse occipitale externe occupe le
centre des détroits pendant la parturition, il est difficile de ne
pas accorder à l'accoucheur hollandais que le gros de l'ovale
soit représenté par la face ; mais, quand on saisit la tête par
le menton, sa grosse extrémité est incontestablement tournée
en arrière. Dans cette question, comme dans une foule d'autres, il y a plutôt dispute de mots que de choses. Toutefois
puisque tous les diamètres de la moitié postérieure du crâne
ont près de trois pouces et demi, tandis que le plus étendu
de ceux de la face n'a que trois pouces tout au plus, il est évident qu'on doit se ranger à l'opinion de notre compatriote,
et dire que l'occiput forme réellement la grosse extrémité de
la tête du fœtus.

§ 6. *Diamètres*. Les axes ou les diamètres de la tête sont des

---

(1) *Annales de la méd. physiologiq.*, 1823, tome IV, p. 480, et tome
VII, p. 99.

(2) *Réponse à M. Capuron*, trad. par Galandat, *Journal univ.*, tome
XXXII, p. 161.

lignes fictives qui la traversent d'outre en outre, dans une direction déterminée. On peut les multiplier à l'infini; mais ceux qui se mettent parfois en rapport avec les diamètres ou les axes du bassin, méritent seuls de fixer l'attention. Je pense qu'il suffit d'en établir sept :

1° L'*occipito-mentonnier*, long de cinq pouces, qu'on tire de la partie la plus saillante de l'occiput à la pointe du menton, et qu'on appelle encore le grand diamètre ou le diamètre oblique, que Flamant nomme diamètre sus-occipito-mentonnier, est le plus étendu.

2° L'*occipito-frontal*, long d'environ quatre pouces, s'étend de la bosse occipitale au front. On l'appelle aussi le diamètre droit ou antéro-postérieur.

3° Le *bi-pariétal* ou transversal, qui va d'une bosse pariétale à l'autre, a trois pouces un quart ou trois pouces et demi.

4° Le *bi-temporal* ou le plus petit, se mesure de la racine d'un apophyse zygomatique à celle du côté opposé. Sa longueur est de deux pouces et demi à trois pouces.

5° Le *vertical* ou *trachélo-bregmatique*, qui traverse la tête perpendiculairement en descendant du vertex à la partie antérieure du trou occipital, offre environ trois pouces et demi.

6° Le *fronto-mentonnier* ou facial, a trois pouces d'étendue.

7° Enfin, l'*occipito-bregmatique*, le plus important de tous, dont l'extrémité postérieure doit se placer entre la bosse et le grand trou de l'occipital, et aller se terminer à la fontanelle antérieure, a quatre pouces moins un quart.

Smellie (1) donne à la tête trois pouces et demi d'une oreille à l'autre, et quatre pouces et demi du front à l'occiput; mais la différence des mesures anglaises explique le fait. En disant que le grand diamètre s'étend du menton au bregma, Levret (2) se méprend évidemment. M. P. François (3) a tort aussi de croire que si le diamètre bi-pariétal a trois pouces

---

(1) *Traité théorique et pratique*, etc., tome IV, p. 2, tab. 1re.
(2) *Art des accouch.*, 3me édit., p. 77.
(3) *Thèse*, n° 71, Paris 1832.

et demi, le bi-temporal doit avoir trois pouces ou trois pouces deux lignes. Enfin, M. Burns (1) se trompe également, s'il s'est servi des mesures anglaises, en ne donnant que trois pouces un quart à trois pouces et demi, à la ligne qui sépare les deux bosses pariétales.

§ 7. *Circonférences.* Ces divers diamètres sont accompagnés d'un pareil nombre de circonférences, qui doivent porter le même nom, et dont la longueur est également variable.

1° La circonférence *occipito-mentonnière*, ou grande circonférence, qui divise la tête en deux moitiés latérales exactement semblables, passe en même temps sur les deux extrémités de l'axe occipito-mentonnier qui en mesure la longueur en se répétant trois fois, et sur celles des axes fronto-mentonnier, occipito-frontal, vertical, et occipito-bregmatique.

2° La circonférence *faciale* passe sur le front, le menton et les pommettes.

3° La circonférence du *diamètre vertical*, passe en même temps un peu au devant des bosses pariétales et coupe ainsi la tête en deux, transversalement.

4° Celle du diamètre *occipito-frontal*, qui embrasse en même temps les extrémités du diamètre transverse, sépare horizontalement la voûte de la base du crâne.

5° Celle de l'axe *occipito-bregmatique*, qui est aussi la circonférence spéciale du diamètre bi-pariétal, est la plus importante de toutes, parce que c'est elle qui se trouve le plus souvent en rapport avec le cercle des détroits du bassin.

6° Enfin la circonférence du diamètre *bi-temporal*, ou la plus petite, passerait en même temps sur les extrémités du diamètre vertical ou du diamètre occipito-bregmatique. Elle ne doit être admise que dans l'état de plus grande réduction possible de la tête. Alors sa connaissance devient du plus haut intérêt en pratique, parce qu'en mettant sa corde de tension, c'est-à-dire l'axe bi-temporal en rapport avec les diamètres

-----

(1) *Principl. of midwif.*, p. 25.

viciés du bassin que doit traverser l'enfant, on verra si , rigoureusement parlant, l'accouchement est possible ou non.

§ 8. *Variétés*. Ces dimensions peuvent subir divers degrés de
réduction et d'allongement, soit sous l'influence des seules contractions utérines , soit par l'action mécanique des instrumens
qu'on emploie quelquefois lors de la parturition. Ainsi le diamètre occipito-frontal , pressé par ses deux extrémités, peut
se raccourcir de plusieurs lignes, par le croisement des bords
correspondans de l'os frontal , de l'occipital et des pariétaux.
Il en est de même des axes transverse et occipito-bregmatique , toutes les fois que la pression porte principalement sur
les deux points opposés de leur circonférence.

Il résulte de cet arrangement : 1° que les diamètres de la
voûte du crâne sont seuls réductibles pendant le travail de
l'enfantement ; 2° que l'accouchement est physiquement impossible sans secours, toutes les fois que les diamètres du bassin ont moins d'étendue que ceux de la base de la tête du fœtus ; 3° que de cette manière, le bulbe rachidien, le mésocé-
phale , les tubercules bijumeaux et les pédoncules du cerve-
let et du cerveau , qui composent les parties fondamentales de
l'encéphale , sont à l'abri de toute atteinte; tandis que les
lobes cérébraux et cérébelleux , qui sont presque étrangers au
maintien de la vie végétative , peuvent seuls être légèrement
comprimés.

§ 9. *Céphalométrie*. Les variétés sans nombre dont les dimensions de la tête sont susceptibles, ont dès long-temps fait sentir
aux accoucheurs la nécessité d'un moyen qui permît de les
apprécier pendant que le fœtus est encore renfermé dans les
organes de la mère ; mais il faut l'avouer, quoi qu'en puisse
dire Flamant, toutes les tentatives faites jusqu'à présent pour
atteindre ce but ont été vaines. Tout en faisant grâce au lecteur de la description ou seulement de l'énumération des divers céphalomètres proposés à différentes époques , je crois
cependant ne pouvoir me dispenser de dire quelques mots
des recherches qu'a faites sur ce sujet un de mes anciens condisciples.

En mesurant un certain nombre de têtes sèches, M. le docteur Foullhioux (1) a reconnu : 1° qu'une ligne tirée de la suture fronto-nasale au bord alvéolaire supérieur représente, à très peu de chose près, la moitié d'une autre ligne tirée de l'angle supérieur au grand trou de l'occipital ; 2° que l'espace qui sépare les sutures fronto-nasale et fronto-pariétale l'une de l'autre est égal à celui qui existe entre le bord postérieur du coronal et la pointe de l'occipital ; 3° qu'en ajoutant cinq à six lignes à l'arc occipital, on a la longueur de la suture sagittale ; 4° que le diamètre bipariétal est plus long de six lignes que la suture sagittale ; 5° que la ligne faciale répétée trois fois donne aussi l'étendue du diamètre transverse ; 6° que le diamètre occipito-frontal, dépasse de neuf lignes la longueur du bipariétal. De façon que si, lors du travail, on peut mesurer avec quelque exactitude, soit la ligne fronto-maxillaire, soit l'arc naso-pariétal, soit l'arc occipital, soit enfin la suture sagittale, il est facile de déterminer ensuite les dimensions des axes antéro-postérieur et transverse du crâne.

Les assertions de M. Foullhioux, soumises à d'assez nombreuses contre-épreuves, m'ont paru vraies, en général ; mais j'ai vu aussi que les différences proportionelles qu'il a voulu établir sont trop variables pour qu'on puisse en tirer un grand parti. Quand même elles seraient constamment et rigoureusement exactes, comment apprécier au juste, à travers les parties molles et surtout dans le sein de la femme, la longueur précise de l'arc occipital, de l'arc frontal, ou même de la ligne faciale ? La chose me paraît impossible.

Du reste, il est bon de remarquer avec MM. Clarke (2), Burns (3) et Ryan (4), que la tête des garçons est d'un vingt-huitième ou d'un trentième plus grosse que celle des filles ; ce qui fait comme le dit Bland (5) que, toutes choses égales

____

(1) *Revue méd.* 1825, tome III, p. 182.
(2) *Phil. trans.* vol. LXXVI. *Voyez* aussi *l'abrégé*, vol. XVI.
(3) *Principl. of midwif.*, etc., p. 26.
(4) *Manual of midwif.* etc , p. 20.
(5) *Phil. trans.* vol. 71. *Abrigd.* vol. XV, p. 118.

d'ailleurs, il meurt plus de garçons que de filles pendant le travail.

§ 10. L'*articulation* de la tête avec la colonne vertébrale mérite la plus sérieuse attention. C'est pour ne l'avoir pas suffisamment étudiée qu'une infinité d'accoucheurs et de sages-femmes amènent souvent privés de vie des enfans qui étaient forts et pleins de vigueur quelques minutes auparavant.

L'union de l'atlas avec l'occipital est une articulation très serrée, qui ne permet guère que des mouvemens de flexion et d'extension. Celle de l'atlas avec l'axis est un ginglyme rotatoire, tellement disposé, que, si le mouvement de pivot de la tête est porté au delà d'un quart de cercle, les surfaces articulaires s'abandonnent aussitôt, et que la moelle épinière est à l'instant comprimée ; déchirée ou violemment contuse ; en sorte que, si le menton du fœtus dépasse le niveau de l'épaule en se portant en arrière, la mort arrive sur le champ. D'un autre côté, c'est dans l'articulation occipito-vertébrale qu'on trouve la cause des présentations si fréquentes du sommet, en comparaison de celles de la face. En effet, considérée dans le sens antéro-postérieure, la tête, appuyée sur le sommet du rachis, représente un levier du troisième genre. Pendant les efforts de la parturition, la puissance étant évidemment figurée par la colonne vertébrale, le point d'appui et la résistance doivent nécessairement se rencontrer aux extrémités du diamètre occipito-mentonnier. Or, si l'occiput s'abaisse presque toujours, tandis que le menton ne descend que très rarement le premier, cela tient à ce que la puissance agit avec plus d'avantage sur l'extrémité occipitale de ce levier que sur l'extrémité opposée, les condyles étant plus rapprochés de la première que de la seconde de ces deux parties.

ART. 3.—Attitude et position du fœtus.

§ 1. Pendant tout le cours de la grossesse le fœtus est courbé sur sa face antérieure ; de manière à former une sorte de cercle plus ou moins complet. A terme, on le trouve la tête penchée sur la poitrine, les pieds relevés contre le devant des jambes, les jambes contre la face postérieure des cuisses, les cuisses sur la face antérieure de l'abdomen, les talons croisés et très rapprochés des ischions, les bras appliqués sur les côtés du thorax, les avant-bras fléchis et croisés sur le devant du sternum comme pour loger le menton entre ses deux mains. Il forme donc une masse ovoïde dont la grosse portion, tournée vers le fond de la matrice, est représentée par l'extrémité pelvienne du tronc, et le sommet par l'extrémité céphalique qui appuie sur le col de la matrice. Dans cet état, son grand diamètre, le diamètre *occipito-coccygien*, n'a que dix à douze pouces, et peut même être raccourci d'un à deux pouces par la pression de ses deux extrémités.

§ 2. Il paraît probable que ce sont les lois de la pesanteur qui président à la *position* du fœtus, jusqu'au dernier temps de la gestation. Comme suspendu d'abord dans le centre de l'œuf, au moyen du cordon ombilical, libre et très mobile au milieu du liquide amniotique, il se porte naturellement vers le point le plus déclive de la cavité qui le contient. Le cordon étant inséré beaucoup plus près du coccyx que de l'occiput, fait que c'est l'extrémité céphalique de l'enfant qui suit alors la partie déclive de la matrice. Or, puisque, même quand la femme est couchée, le col de l'utérus est plus bas que le fond, il est clair que la tête doit être tournée vers le détroit supérieur, dans la très grande majorité des cas, ainsi d'ailleurs que l'observation le constate tous les jours, et que M. Termonini (1) s'est particulièrement efforcé de le prouver. Fondés sur le sentiment d'Aristote (2), beaucoup d'auteurs avaient d'abord admis cette hypothèse. Mais dans le seizième et le dix-septième siècle, on voulut trouver la cause du phénomène dans la volonté du fœtus. Sentant l'air, dit Paré (3), l'enfant s'efforce de sortir la tête la première. Il se tourne la tête en bas, dit Mauriceau (4), afin d'être mieux disposé pour sortir. Les modernes en étaient revenus à l'opinion des anciens, et la question paraissait définitivement jugée, lorsque M. Dubois est venu re-

---

(1) *Arch. gén.*, tome VI, p. 287.

(2) *Histoire des animaux*, etc., tome Ier, p. 435.

(3) *OEuvres compl.* etc., Chap. XIII, p. 695.

(4) *Maladies de femmes grosses*, etc., p. 205.

produire la doctrine du moyen âge devant l'académie de Médecine. Des expériences nombreuses l'ont amené à conclure en effet, que c'est l'instinct et non la gravité qui conduit la tête vers l'orifice extérieur. En soutenant des enfans morts-nés dans une baignoire pleine d'eau, il a vu que le siége, ou le dos, se tournait aussi souvent que la tête vers le fond. Les fœtus morts, ceux qui ne sont pas viables, les monstres, étant dépourvus d'instinct, viennent moins souvent par la tête que les enfans vivans et bien conformés. La tête venant aussi la première dans les animaux, c'est encore à l'instinct qu'il faut s'en prendre alors, attendu que les lois de la pesanteur produiraient ici tout le contraire.

A ces argumens, on peut objecter que les conditions indiquées par M. Dubois diffèrent considérablement de celles qui existent chez une femme enceinte. Dans la matrice, le fœtus occupe une cavité ovalaire dont tous les plans convergent et tendent à conduire vers le col la portion la plus régulière et la plus solide du corps qu'elle contient. L'orifice en est le point déclive non seulement dans la station verticale, mais aussi dans le décubitus dorsal. Les sauts, la marche, tous les mouvemens de la femme, ceux du fœtus même, doivent l'obliger à descendre plutôt par la tête que par le siége. Bien que le cordon ne le tienne plus flottant à la fin de la grossesse, il n'en favorise pas moins ce genre de glissement. Si le fœtus se place autrement quand il s'agite spontanément, le repos le ramène bientôt à sa première position. La moindre fréquence des positions de la tête, lorsque le fœtus est mort ou monstrueux et dans le cas d'avortement, s'explique par la mollesse, le peu de volume, ou l'irrégularité des parties, et dépose en faveur de l'ancienne hypothèse au lieu de la détruire. Dans les brutes, la disposition des organes de la mère, la pesanteur relative des parties du petit rendent également compte du fait, et ne font sentir nulle part la nécessité d'en charger l'instinct. Je persiste donc à croire que la pesanteur et les rapports anatomiques de la mère et du fœtus sont les causes qui portent la tête vers les détroits du bassin.

§ 3. Quelques anciens admettaient une autre situation de la

tête. Selon Hippocrate et Galien, le fœtus a la tête en haut,
l'extrémité pelvienne tournée vers la marge du bassin, et la partie
postérieure du siége appuyée contre l'angle sacro-vertébral, jusqu'aux environs du septième mois. Alors, par des mouvemens
brusques et comme convulsifs, dit Arantius, il se renverse
tout-à-coup en faisant *la culbute ;* de façon que le front vient
prendre la place qu'occupait le siége, et réciproquement. Cette
hypothèse, généralement adoptée en France jusqu'au temps de
Baudelocque, encore défendue depuis par plusieurs auteurs,
principalement en Allemagne, est maintenant abandonnée au
vulgaire, qui commence lui-même à ne plus y croire. Elle a
d'ailleurs trouvé des antagonistes à toutes les époques de la
science. Varon ne l'admettait pas; Colombus la rejette aussi (1).
Aristote (2) avait déjà dit que, dans les animaux, les petits se
présentent par la tête à toutes les époques de la gestation.
De la Motte (3) soutient que le fœtus n'a point de position fixe, qu'il ne fait pas plus la culbute à sept mois qu'à
cinq, à six, à huit ou à neuf. Smellie (4) parle dans le
même sens. Toutefois Levret (5), ne tenant aucun compte des
argumens de De la Motte, ne craignit pas d'affirmer qu'il avait
des preuves de l'existence de la culbute. Ould et Burton (6)
croient qu'elle n'a lieu qu'au moment du travail, tandis que,
suivant Rœderer (7), elle se fait insensiblement à mesure que
la tête grossit. J'ajouterai que Girard (8) de Lyon n'a pas dé-
daigné de plaider encore en faveur de ce prétendu mouvement, en essayant, de nos jours, de prouver que le fœtus est

---

(1) Guillemeau, *OEuvres*, p. 220. ou de *Ke anatom.* etc.

(2) Smellie, tome 1er, p. 16, ou *Hist. des anim.* tome 1er.

(3) *Traité compl. des accouch.* etc., p. 119.

(4) *Traité théorique et pratiq.* etc., tome 1er, p. 182.

(5) *Art des accouch.* 3me édit p. 77.

(6) *Nouv. syst. des accouch.* p. 141.

(7) *Elem. art. obst.* p. 56, § 82, 83, etc.

(8) *Journal gén.* tome XLVIII, p. 286.

d'abord placé en travers, et qu'il ne change de position qu'après le sixième mois.

Si la femme enceinte meurt avant le septième mois de la grossesse, la tête du fœtus est tournée vers le col utérin, comme au terme de l'accouchement. J'ai ouvert le cadavre de cinq femmes mortes entre le troisième et le sixième mois de la grossesse, et dans quatre l'occiput regardait en bas. Qui n'a vu le fœtus venir par la tête dans l'avortement aussi bien qu'à l'époque naturelle de la parturition? Depuis le mois d'octobre 1823 jusqu'au mois d'avril 1826, huit fausses couches de quatre à sept mois se sont effectuées sous mes yeux à l'hôpital de Perfectionnement. J'en ai observé en tout vingt-cinq actuellement. Or, je n'ai vu que quatre fois, sur cette quantité, le siége se présenter le premier. D'un autre côté, il n'est pas rare de rencontrer le col assez ramolli avant le septième mois, pour permettre au doigt de s'y introduire, de toucher l'œuf à nu dans l'utérus. Presque toujours, alors, on acquiert la certitude que c'est la tête qui est en bas. Une autre raison, que les modernes ont donnée comme décisive, mais qui me paraîtrait peu concluante si elle était seule, est tirée de la longueur du fœtus, mise en rapport avec les dimensions de la cavité de la matrice. On a dit : le fœtus étant long de dix à douze pouces dès le sixième mois, il est physiquement impossible qu'il se tourne, à dater de ce moment, dans l'utérus dont les diamètres transverse et antéro-postérieur n'ont que de six à huit pouces. Sans doute ; mais on oublie que le fœtus est pelotonné dans l'amnios, et qu'au lieu de douze pouces son grand axe n'en présente que six à huit. On oublie encore que, même à terme, l'enfant change quelquefois de position pendant le travail, et qu'à l'époque de son plus grand développement, le diamètre qui le traverse de l'occiput au coccyx ne l'emporte pas toujours sur la longueur des diamètres horizontaux de la matrice.

Il n'est donc pas exact de soutenir que les dimensions proportionelles de l'utérus et du fœtus mettent un obstacle insurmontable au mouvement de culbute. Si cette transposition n'existe pas, c'est que la pesanteur relative de la tête et les lois de la mécanique en préviennent la nécessité. La quantité proportionelle des eaux étant d'autant plus grande que la grossesse est moins avancée, il est d'ailleurs tout simple que le fœtus soit de moins en moins mobile, et qu'il ne puisse se retourner brusquement après le septième mois comme il le fait quelquefois avant et surtout aux environs de cette époque ; particularité qui en aura sans doute imposé aux accoucheurs, et qui trompe encore les femmes.

CHAPITRE II.

Fœtus multiples.

Dans la règle, le part de la femme ne donne qu'un enfant ; mais il arrive quelquefois, et par exception, qu'il en produit deux ou même un plus grand nombre. Les grossesses doubles sont assez fréquentes. D'après un relevé donné par Burns (1), il y en aurait 1 sur 58, à l'hôpital de Dublin ; 1 sur 91, a British Lying in hospital ; 1 sur 80, à Westminster hospital, et 1 sur 95 dans sa propre pratique. Merriman (2) dit, d'après Clarke, qu'il y en a 1 sur 56 et demie, à Dublin, et 1 sur 90, à Vienne, d'après Boer. Madame Boivin en indique 1 sur 132, et Tenon en avait annoncé 1 sur 96. Sur 6,583 accouchemens effectués au dispensaire de Birmingham, de 1820 à 1830, M. Ingleby (3) en a remarqué 85, et les relevés de la Maternité (4) de Paris en donnent 444 sur 37,441. Sans être aussi commune, la grossesse triple n'est cependant pas très rare. Dionis (5) en cite trois exemples, entre autres celui d'un M. d'Arnoton qui, étant à jouer sans vouloir quitter la partie, dit, lorsque son laquais vint l'avertir du premier, puis du second, puis du troisième enfant dont la comtesse venait d'ac-

---

(1) *Prineipl. of midwif.*, p. 189.

(2) *Synops. on difficult parturit.* etc.. p. 259.

(3) *On uter. hermmorrhg.* etc., p. 165.

(4) *Rev. méd.*, 1826., tome Ier, p. 550.

(5) *Traité général des accouch.* etc., p. 155.

coucher : « Ah ! il faut enfin que j'y aille , car il n'y a pas de raison pour que cela finisse. » Mauriceau, de la Motte (1) en ont aussi rencontré. M. Miglietta (2) en cite deux observations. M. Esquirol (3) et M. Forget (4) en ont fait connaître chacun un depuis peu à Paris. Saviard (5) dit en avoir vu un en juin 1687, et un autre en septembre 1688, à l'Hôtel-Dieu, et remarque que l'œuf renfermait trois cordons pour un seul placenta. Du reste, sur les 37,441 accouchemens observés pendant une période déterminée, à la Maternité, il n'y en a eu que cinq. Je n'en ai vu non plus qu'un seul exemple, et Denman (6) dit n'en avoir également rencontré qu'un pendant trente ans de pratique. Sussmilch (7) établit déjà qu'on trouve un cas de jumeaux sur 70, et Blumenbach dit qu'ils sont extrêmement rares dans le Groenland, tandis qu'en Irlande la plupart des conceptions sont doubles.

Rien n'est variable, au surplus, comme la rencontre des trijumeaux. Ainsi, en dix ans, le dispensaire de Birmingham n'en a offert aucun sur une masse de 6,583 accouchemens ; tandis qu'il s'en est montré trois dans la ville en moins de six mois, et que M. Ingleby (8) en a observé un quatrième dans sa propre pratique.

On prévoit déjà que la grossesse de quatre enfans doit être une rareté. Il n'est pas possible cependant de la révoquer en doute. Aristote (9), qui dit que les jumeaux sont fréquens en Egypte, en a observé lui-même un exemple. Viardel (10) a vu aussi quatre embryons sur un œuf peu avancé. Mauriceau (11)

---

(1) *Traité complet des accouch.*, p. 551, obs. 293-294.

(2) *Bulletin de Férussac*, tome IV, p. 257.

(3) *Trans. méd*, 1830, tome Ier, p. 125.

(4) *Lancette française*, tome II, p. 520.

(5) *Recueil d'obs. chirurg.*, p. 357, obs. 82.

(6) *Introd. à la pratiq. des accouch.*, tome II, p. 454.

(7) Blumenbach, *institution. physiolog.* § 776.

(8) *On uterin. hemmorrhag.* etc., p. 165.

(9) *Hist. des anim.* etc., tome Ier, p. 433.

(10) *Observ. sur la pratiq. des accouch.* etc., p. 115.

(11) *Malad. des femmes grosses*, etc., p. 83.

cite le couvreur Hébert qui, complimenté sur ses quatre enfans dans le salon d'une noble famille, répondit que si le
pied ne lui eût glissé il en aurait fait la demi-douzaine. De son
côté, M. Miglietta (1) assure que Gorgani, Lombardi et Cons-
tantini en ont rencontré chacun un cas, et que lui-même
il en a observé un quatrième à Naples en 1801. Dans l'exemple
relaté par Hamilton (2), les quatre fœtus furent expulsés entre
six et sept mois. Trois d'entre eux vinrent vivans. C'est un fait
assez rare toutefois, pour que sur une masse de 108,000 accouchemens notés soit à l'Hôtel-Dieu, soit à la Maternité de Paris,
de 1761 à 1826, il n'ait pas été signalé une fois (3).

Ce n'est pourtant pas le dernier terme que puisse atteindre
la femme. Cinq enfans ont été rencontrés à la fois dans la matrice. Il n'est plus permis de le nier aujourd'hui. Aristote (4)
le croyait si bien, qu'il raconte l'histoire d'une femme qui en
eut ainsi vingt en quatre couches. Peu (5) assure qu'il existait à l'Hôtel-Dieu cinq enfans vivans nés d'une seule grossesse.
Lauverjat (6) en relate aussi un exemple. On en trouve un
autre dans l'*Edimb. new phil. journal* (7), et tous les journaux
de l'époque ont mentionné celui que M. Weiss (8) a recueilli
sur une femme qui avait eu une grossesse double cinq ans
auparavant.

M. Galding (9) est allé plus loin encore, puisqu'il parle
d'une couche de sept enfans, dont un à terme, deux de sept
mois environ, et quatre d'à peu près trois mois. Dès qu'on
admet la réunion de cinq fœtus pour une grossesse, il n'est

---

(1) *Bulletin de Férussac,* tome IV, p. 277.

(2) *Outlines of midwif. etc.,* p. 407.

(3) *Revue méd.* 1826, tome Ier, p. 350.

(4) *Hist. nat. des anim. etc.,* tome Ier, p. 433.

(5) *Pratiq. des accouch. etc.,* p. 203.

(6) *Nouv. méth. de pratiq. l'opér. césar. etc.,* p. 8.

(7) Septembre 1828.

(8) *Bibl. médicale,* 1828, tome Ier.

(9) *Bulletin de Férussac,* tome XXI, p. 279.

guère permis, sans doute, de refuser à l'organisme la possibilité d'en produire six et même sept ; mais enfin, de pareils faits
semblent tellement extraordinaires que, pour être accueillis
dans la science, il leur faudrait un degré d'authenticité qui
manque à la plupart d'entre eux. On peut donc hardiment
ranger parmi les fables la fameuse histoire des neuf pource-
lets (1) qui, nés d'une même grossesse, n'en furent pas moins
tous de grands hommes, ainsi que celle de cette portugaise (2)
qui, du 8 février au 5 mai, mit neuf enfans au monde, et celle
qu'a publiée Saignette (3), d'une autre femme qui en eut
douze en une seule couche. On conçoit d'ailleurs qu'Albert (4),
ait pu parler de grossesses de vingt-deux et même de soixante-
dix enfans, puisque Schenk (5) n'a pas craint de paraître ridicule, en racontant qu'en 1276, une certaine Marguerite,
comtesse de Hollande, en avait eu une de trois cent soixante-
cinq, par suite de l'imprécation d'une mendiante !

Ce serait abuser de la patience du lecteur que de discuter
les causes ou les conditions des grossesses multiples. On peut
seulement dire que quelques individus jouissent ainsi d'une
fécondité surprenante, que c'est tantôt la femme, et tantôt
l'homme qui s'en trouve pourvu. En supposant que l'histoire
de ce russe (6) nommé Wassilief, dont la première femme eut
quatre couches de quatre enfans, sept de trois, et seize de deux,
dont la seconde épouse eut encore deux grossesses de trois fœtus
et six de deux, de manière qu'il possédait quatre-vingt-quatre
enfans vivans sur quatre-vingt-cinq qu'il avait produits, ne soit
qu'une invention du négociant anglais qui l'a racontée, il est
au moins certain qu'on a souvent observé de ces grossesses
multiples plusieurs fois chez la même femme, ou provenant
du même homme.

---

(1) Planque, *Biblioth. de méd.*, tome 1er, p. 92.

(2) *Ibidem.* p. 91.

(3) *Id.* p. 92.

(4) *Id. id.*

(5) Lib. 4, ou Mauriceau, *Malad. des femmes grosses*, etc., p. 84.

(6) Merriman, *synopsis of difficult parturit.* etc., p. 262.

Si les fœtus vont alors jusqu'à neuf mois, ils sont à peu près constamment plus petits que dans la grossesse ordinaire. Les jumeaux ont déjà beaucoup moins de chance de vie que l'enfant unique. Les trijumeaux naissent quelquefois vivans, ainsi que le démontrent encore les deux faits publiés par MM. Esquirol et Forget; mais il est rare qu'ils ne meurent pas bientôt après. Il en est de même, à plus forte raison, des quadrijumeaux. Les cinq fœtus dont parle M. Weiss s'éteignirent dans les trois premiers jours de la couche.

Le plus souvent ils ne vont pas tous jusqu'à terme. L'un d'eux, ayant cessé de vivre, provoque l'avortement de l'œuf entier, ou bien il est expulsé seul, ainsi que M. de Meza (1) en rapporte un exemple, et la grossesse marche ensuite naturellement (2). Fréquemment aussi, il reste dans sa coque en l'altérant plus ou moins, et ne sort qu'avec l'autre lors de l'accouchement. Enfin il peut devenir monstrueux avant d'avoir cessé de vivre, et se trouver accolé à l'autre ou rester indépendant jusqu'à la fin. C'est même à ces particularités que sont dues la plupart des histoires de superfétation dont je parlerai tout à l'heure. Ce qui en a imposé d'abord sur ce point aux observateurs, c'est que le fœtus mort conserve le plus souvent une grande partie de ses caractères naturels, après plusieurs mois de séjour dans la matrice. Mauriceau (3) en a vu un d'environ quatre mois sortir en même temps qu'un fœtus à terme, et vivant. Ridé, comme desseché, il n'avait non plus que quatre mois, dans l'une des observations de Peu (4). Burton (5) cite deux cas à peu près pareils. Il ne fut expulsé que le cinquième jour de la couche dans l'exemple rapporté par Campbell (6).

---

(1) *Archives gén. de méd.* etc., tome XXIV, p. 587.

(2) Smellie, *traité théoriq. et pratiq.* etc., tome II, p. 98.

(3) *Malad. des femmes grosses*, etc., p. 88.

(4) *Pratiq. des accouch.* etc., p. 511.

(5) *Nouveau system. des accouch.* etc., p. 418.

(6) Smellie, tome II, p. 103.

On le trouva au milieu du délivre de l'enfant à terme, ayant seulement la tête applatie et les apparences d'un fœtus de quatre à cinq mois, dans le cas d'Alfou (1). Celui de M. Sultzer (2), du terme de quatre à cinq mois également, était applati et adhérait en partie aux membranes. M. Pezerat (3) donne de quatre à cinq mois au sien, tout en remarquant que l'autre était vivant et à terme. Il avait aussi cinq mois dans le fait indiqué par M. Marie (4). Celui de Fichet de Flechy (5) était un peu flétri et n'avait que trois mois. Désormaux (6) parle d'un cas où il avait environ six mois et demi, chez une femme qui accoucha quinze jours avant terme d'un enfant vivant. M. Moreau (7) dit avoir rencontré quatre fois, lors de l'accouchement, un fœtus de trois à quatre mois avec l'enfant à terme. M. Mesnard (8) a recueilli trois faits semblables, et beaucoup d'autres praticiens en ont signalé d'analogues. Dans l'exemple de trijumeaux, attribué à Portal, l'un des fœtus était vivant, tandis que les deux autres étaient applatis et comme desséchés.

Il arrive quelquefois, cependant, que le fœtus mort se dénature plus ou moins. Un de ceux dont parle Peu (9) vint demi-pourri. Smellie (10) en cite un qui sortit par morceaux à six mois. Il était également putréfié dans l'exemple de Pinart (11), et fortement altéré dans celui de Chapman (12).

---

(1) *Acad. des Sc.*, 1702, II. p. 59.

(2) *Soc. méd. d'Émul.* tome V, p. 189.

(3) *Journal complém.* tome XXIX, p. 505.

(4) *Lancette française*, tome III, p. 214.

(5) *Observ. de chirurg. et d'accouch.* 1761, p. 429.

(6) *Bulletins de la Faculté*, tome VI, p. 6.

(7) *Revue méd.*, 1830, tome III, p. 155.

(8) *Trans. méd.*, tome IV, p. 192.

(9) *Pratique des accouch.* etc., p. 214.

(10) *Traité théoriq. et pratiq.* etc., tome II, p. 100.

(11) *Journal de médecine*, décembre 1773. Guillemot, *Archiv.* sér., tome Ier, p. 63.

(12) *Medic. chirurg. transact.*, vol. IX, p. 194.

Quant aux membranes et au placenta, ils sont toujours plus ou moins atrophiés. Peu (1) remarque déjà, dans une de ses observations, que l'un des placenta était livide ou verdâtre, tandis que l'autre conservait sa couleur vermeille. On voit, par deux observations de M. Cruveilher (2), que le placenta du fœtus mort était fortement altéré dans deux cas qui ont été présentés à la Société anatomique. J'ai recueilli moi-même deux observations semblables.

Remarquons enfin que si dans la grossesse multiple, les enfans sont souvent du même sexe, il n'est pas rare non plus de les trouver de sexe différent. Dans l'exemple de M. Weiss, il y avait trois garçons et deux filles. Dans celui de M. Forget, on voit deux filles et un garçon, et M. Caffe (3) dit que dans l'accouchement de jumeaux qu'il a observé il y avait fille et garçon.

CHAPITRE III.

Superfétation.

On donne le nom de superfétation ou de surconception à la vivification d'un germe, chez une femme qui renferme déjà un ovule fécondé dans quelque partie du système générateur.

L'existence et la possibilité de ce fait, admises et contestées tour à tour par les physiologistes de tous les siècles, forment une question sur laquelle l'opinion des naturalistes actuels n'est point encore arrêtée. Les anciens l'ont traitée avec une telle légèreté, qu'il est réellement inutile de les combattre. Selon Aristote : « Dans la femme on a des exemples de superfétation, et l'on a vu dans une fausse couche douze fœtus sortir de cette manière. Lorsque les deux fœtus ont été produits peu de temps l'un après l'autre, ils naissent comme s'ils eussent été jumeaux, ainsi que les poètes le racontent d'Iphiclès et d'Hercule. » Ce philosophe cite pour exemple de su-

---

(1) *Pratique des accouch.* etc., p. 214.

(2) *Revue méd.* 1830, tome II, p. 410.

(3) *Journ. hebdom. univers. de méd. et de chir.* 1855.

perfétation une femme qui mit au monde deux enfans, dont l'un ressemblait au mari et l'autre à l'amant!

Presque toutes les histoires de superfétation que l'on possède me semblent pouvoir être rapportées, 1° à des grossesses doubles dans lesquelles l'un des fœtus, mort long-temps avant terme, s'est conservé dans les membranes pour n'être expulsé qu'avec celui qui avait continué de vivre ; 2° à des grossesses de jumeaux inégalement développés ou nés à des termes différens ; 3° à des cas de grossesses extra-utérines qui n'ont pas empêché la gestation naturelle ; 4° enfin à des cas d'utérus bicorne.

§ 1er. Rien n'est plus commun que de voir, dans la *grossesse composée*, l'un des embryons ou des fœtus cesser de vivre et ne présenter à la naissance de son congénère que les caractères d'un fœtus de deux, trois, quatre, cinq ou six mois, quoique dans le fait il en ait neuf, et chacun sait que la plupart des monstres se rencontrent à côté d'un enfant bien conformé.

Une dame de La Varenne, près de Tours, accoucha d'un gros garçon en 1819. Avec le délivre, M. Mignot, son chirurgien, reçut un autre fœtus renfermé dans le même œuf, mais sans tête, sans cou et sans bras.

Une dame du faubourg Saint-Germain accoucha, en 1824, d'un enfant vigoureux et très fort ; madame Forbet, sage-femme, m'apporta le délivre, et, à quelque distance du cordon ombilical, je trouvai, soutenue par un pédicule long de deux pouces, une masse charnue dans laquelle il me fut facile de reconnaître les restes d'un fœtus. En mars 1827. M. Baroilhet eut la complaisance de me donner un produit monstrueux qui n'avait ni tête ni membres et qui était venu en même temps qu'un fœtus bien portant.

En 1824, j'ai reçu, à l'hôpital de Perfectionnement, en même temps qu'un enfant à terme, un fœtus mort qui n'avait pas plus de trois mois de développement. M. Defermont m'a fait voir un produit du même genre. Au mois d'octobre 1826, madame Badinier, sage-femme, m'apporta deux fœtus, dont l'un, tout déformé, paraissait avoir deux mois et l'autre de cinq à six. Tous les deux étaient sortis du même œuf et avant terme. Une femme mit au monde le même jour un fœtus à terme et un embryon long comme le doigt, renfermés tous les deux dans une enveloppe commune, dit Bauhin. Ruysch a vu la femme d'un chirurgien d'Amsterdam accoucher, à dix heures d'intervalle, d'un enfant plein de vie et d'un embryon dont le cordon était rempli d'hydatides, et qui ne pouvait pas avoir plus de trois mois. Percy (1) parle d'une femme qui, après avoir expulsé un fœtus mâle, petit, mais assez vif, rendit, au milieu d'une masse noire et fongueuse, un fœtus, *vraiment quadrimestre*, du sexe féminin, *assez bien conservé*. Laurette, dit Zacchias, accouche huit mois après la mort de son mari, d'un enfant mâle, mal conformé, qui ne donna aucun signe de vie. Un mois et un ou deux jours plus tard, Laurette accouche d'un second enfant très bien portant et qui vit.

Et les auteurs concluent que, dans ces cas, il y avait superfétation !

§ 2. Lorsque deux fœtus sont renfermés dans l'utérus, l'un peut *se développer plus rapidement* que l'autre ; l'un peut sortir avant terme, et l'autre ne sortir qu'après, etc.

A cette classe appartiennent, si toutefois il n'en est pas plusieurs qu'on doive ranger dans la catégorie précédente, l'observation de la dame Dupuis de Saint-Germain-en-Laye, qui fit une fausse couche à quatre mois et demi de grossesse, et mit au monde un garçon bien portant quatre mois plus tard ; celle que Desgranges et M. Fodéré regardent comme si décisive, et dans laquelle B. Franquet accoucha d'un fœtus bien portant, cinq mois seize jours après avoir avorté d'une grossesse de sept mois. Le fait de madame Bigaud, qui mit au monde, le 30 avril 1748, un enfant mâle et vivant, et qui n'en accoucha pas moins d'un second fœtus, également viable et vivant, le 17 septembre suivant ; un autre, communiqué par M. Rexain, et dans lequel l'un des enfans vint au

---

(1) *Journal univ.* tome XXIX, p 579.

monde trois mois après le premier. Ceux de M. Delmas de Rouen, de M. Pignot (1) d'Issoudun, de M. Wendt (2) de Breslau, du docteur Fahrenhorst (3), etc., sont dans le même cas.

Les deux observations de B. Franquet et de madame Bigaud ; celle dont il est fait mention dans le *Recueil de la Société de médecine*, où l'on voit qu'une femme d'Arles accoucha d'un enfant à terme en 1796, et d'un second enfant, également à terme, cinq mois après, en 1797 ; une autre du docteur Stearns (4), où l'on voit une négresse accoucher d'un fœtus *noir* de huit mois ou à peu près, puis, au bout de quelques heures, d'un fœtus blanc, d'environ quatre mois, qui donna des signes de vie, sont sans contredit les plus difficiles à comprendre. Mais comme il n'est pas impossible qu'on ait accordé sept mois, à Lyon, au fœtus qui n'en avait que cinq, et que celui qui est né le dernier eût dépassé le neuvième mois ; comme à Strasbourg on peut s'être trompé de la même manière, et comme des signatures de notaires ne peuvent pas faire preuve en pareille matière, il est permis de soupçonner quelque erreur dans ces histoires. M. Norton (5), qui parle d'un fœtus né mort à huit mois et d'un autre de quatre mois né le lendemain et vivant, a dû commettre aussi quelque méprise. Dans le fait de M. Wendt (6), et qui se répéta trois fois sur la même femme, le premier né mourut bientôt et le deuxième continua de vivre ; mais M. Carus dit que le premier n'était pas à terme, et M. Rudolphi croit qu'il y avait une matrice double.

§ 3. Lorsqu'une *conception extra-utérine* s'est effectuée, la matrice se gonfle quelquefois, et se remplit d'une matière con-

---

(1) *Bulletin de la Faculté*, etc., 4ᵉ année, p. 125.

(2) *Journal des Progrès*, tome X.

(3) *Id.* tome VII, p. 161.

(4) *Archiv. gén.* tome IX, p. 118.

(5) *Journal gén.* etc., tome XXXII, p. 248.

(6 *Id.* tome 51, p. 564.

crescible, comme dans la conception ordinaire. Alors la su-perfétation paraît impossible; mais si la matrice reste dans le même état qu'avant la fécondation, il est clair qu'une nou-velle conception peut avoir lieu pendant le cours de la pre-mière gestation. A l'appui de ces assertions, je citerai, outre les exemples que j'en ai donnés plus haut, celui d'une grossesse extra-utérine qui dura trois ans, pendant lesquels la femme conçut et mit au monde un enfant bien constitué; une observation due à M. Cliet, où il est dit que sur une femme morte subitement on trouva un fœtus derrière la ma-trice dans l'excavation du bassin, en même temps qu'il y avait un second enfant dans l'intérieur même de l'utérus.

§4. Quand l'*utérus* est *partagé en deux cavités* par une cloi-son perpendiculaire, et que ces deux cavités viennent s'ou-vrir séparément dans le haut du vagin, il est évident que deux germes peuvent être fécondés à des intervalles plus ou moins éloignés; qu'il peut, en un mot, y avoir superfétation. C'est ainsi que la chose doit être comprise dans le fait sui-vant, cité par Cassan et recueilli par madame Boivin : Une femme de quarante ans accouche d'une petite fille le 15 mars 1810 ; *on explore la cavité de la matrice, déjà très resserrée, sans y rien rencontrer*, et cependant cette femme, dont le ventre était resté volumineux, mit au monde un nouvel enfant le 12 mai de la même année.

§ 5. *Superfétation proprement dite.* On doit encore admettre l'existence, ou du moins la possibilité d'un autre genre de su-perfétation. Une femme de Charlestown (1) accoucha le même jour de deux jumeaux, l'un noir et l'autre blanc, et en donna pour raison qu'un matin, en sortant des bras de son mari, elle avait été approchée par un de ses nègres qui, le pistolet à la main, l'avait forcée de se livrer à lui. Une négresse de la Guadeloupe mit au monde deux garçons à terme, l'un noir, l'autre mulâtre, et convint qu'un même soir elle avait eu com-merce avec un noir et avec un blanc. Une autre négresse ac-

---

(1) Persoos, *Trans. philosoph.*, octobre 1774

-eoucha de trois enfans, un noir, un blanc et un *cabre*. Une domestique blanche, dans le comté de Montgomery, mit au monde, de la même couche, une fille blanche et un garçon parfaitement noir : un nègre et un domestique blanc disparurent ensemble lorsqu'on eut reconnu que cette fille était enceinte. Au dire de Gardien, Valentin a rapporté un fait semblable au précédent. Une jument mit bas, à un quart-d'heure de distance, un poulain et un mulet. Elle avait été saillie d'abord par un cheval, et cinq jours après par un âne (1).

En accordant toute l'authenticité possible à ces observations, en regardant leur exactitude comme démontrée, les idées qui règnent actuellement en physiologie sur la génération permettent aisément d'en donner l'explication. Deux ovules peuvent être fécondés, l'un après l'autre chez une femme qui accorde ses faveurs à deux ou plusieurs hommes le même jour ou dans l'espace de deux à trois jours, c'est-à-dire jusqu'au moment où l'excitation du premier coït fécondant a fait épancher dans la cavité utérine la lymphe coagulable qui doit bientôt former la membrane caduque.

Deux germes vivifiés par la même copulation peuvent ne descendre dans la cavité utérine qu'assez long-temps l'un après l'autre. La maturité des deux ovules peut n'être pas portée au même degré, lors de leur union avec le principe fourni par l'homme. L'un de ces germes peut ne se dégager que très difficilement de l'ovaire, y rester adhérent sans se développer avec la même rapidité que son congénère, ne sortir de la vésicule et ne passer dans la trompe qu'après un intervalle plus ou moins considérable.

Je suis étonné que les physiologistes modernes et même quelques médecins légistes, aient admis la superfétation jusqu'au moment où l'ovule arrive dans la matrice, tandis qu'ils en contestent la possibilité à dater de cette époque. Elle doit être également rejetée dans les deux cas. La lymphe concrescible, ou la membrane anhiste, est aussi bien capable que

---

(1) *Bibl. méd.*, tome IV, p. 199.

l'œuf lui-même d'intercepter tout contact entre le principe séminal de l'homme et celui de la femme. Les quatre exemples qu'en rapporte Millot (1), rentrent évidemment dans l'une des catégories précédentes. Il en est de même des deux observations de M. Dewees (2), où l'on voit pour l'une un embryon et ses enveloppes sortir avec un fœtus à terme, et pour l'autre, un enfant blanc, puis un noir. Le cas dans lequel Maton (3) dit qu'un des enfans, bien développé et vivant, vint à terme, et qu'un autre fœtus, également fort, ne sortit que trois mois plus tard, serait beaucoup plus embarrassant s'il n'y manquait aucun détail. Mais je ne crois pas qu'il puisse empêcher d'établir, en résumé, que la superfétation n'est possible, 1° que dans le cas de grossese extra-utérine ; 2° dans le cas de matrice double ; 3° lorsque la femme a eu commerce le même jour avec deux hommes différens, ou encore à des époques très rapprochées avec le même homme. Enfin tant qu'aucune matière ne remplit la cavité utérine et ne ferme l'orifice des trompes, une seconde fécondation n'a rien qui répugne à la raison. On peut donc admettre que tout ce qui a été dit jusqu'à présent de la superfétation, se rapporte à l'une des nuances de la grossesse multiples.

TITRE III.

Physiologie du fœtus.

La nutrition, la circulation, la respiration et la viabilité sont les seuls attributs organiques qu'il soit utile d'examiner ici.

CHAPITRE PREMIER.

Nutrition.

Toutes les hypothèses émises sur la manière dont le fœtus se nourit, se rapportent à deux principales. Pour les uns, c'est dans l'œuf même qu'il puise son alimentation. Pour les autres, au contraire, c'est dans le système circulatoire de la mère.

---

(1) *Supplém. à tous les traités sur les accouch.*, tome Ier, p. 78.

(2) *Bulletin de Ferussac*, tome IV, p. 276.

(3) Ryan, *Manual of midwif.*, p. 126, ou *Trans. coll. phys.* vol. IV.

Sect. 1re. — Aux dépens de l'œuf.

Il est peu de questions en physiologie qui aient autant occupé les savans que celle de la nutrition du fœtus. Les auteurs en ont placé la source, tour à tour, dans l'eau de l'amnios et dans le placenta, dans la vésicule ombilicale et dans l'allantoïde, dans la gélatine du cordon, dans la membrane caduque et dans le sang de la mère.

Ce que j'ai dit ailleurs de la *membrane anhiste* et de son fluide, prouve tout au moins, il me semble, que cette tunique ne peut concourir au développement de l'œuf que pendant la première quinzaine de son existence.

La *gélatine du cordon*, à laquelle Warthon et Rouhault, ont fait jouer un certain rôle, n'y contribue pas davantage.

ART. Ier. Par l'eau de l'amnios.

L'idée de faire vivre le fœtus aux dépens du liquide qui l'entoure est la plus ancienne de toutes, et, en apparence, la plus naturelle. Elle a fait naître deux théories très distinctes. Dans l'une, l'eau de l'amnios est avalée et digérée. Dans l'autre, ce liquide est absorbé par différentes voies.

A. Pour prouver que l'*eau de l'amnios* sert de nourriture à l'enfant, les anciens auteurs, Harvey et Diemerbroeck (1), en particulier, ont longuement disserté sur les qualités nutritives, sur la matière lactescente que, selon eux, elle renferme toujours. Plus tard on s'est appuyé sur ce que les petits animaux qu'on y plonge vivent plus long-temps que dans l'eau commune ; sur ce qu'elle est d'autant plus abondante et plus chargée d'élémens alibiles, que la grossesse est moins avancée ; sur ce que la faculté absorbante des surfaces tégumentaires du fœtus est aussi de moins en moins prononcée à mesure qu'on approche de la maturité, et sur ce que certains fœtus sont nés vivans sans cordon ombilical.

Sans m'arrêter à réfuter l'une après l'autre ces diverses propositions, je ferai remarquer qu'il n'est pas prouvé que l'eau

______

(1) *Anat. du corps hum.*, tome Ier, p. 498.

de l'amnios soit plus nutritive au commencement qu'à la fin de la grossesse ni que le fœtus absorbe plus dans un temps que dans l'autre. Quant aux observations de Van-der-Wiell, de Denis, de Littre, de Chatton, sur le manque de cordon ombilical, ou la rupture de cette tige avec cicatrisation des deux bouts, elles sont trop invraisemblables et entourées de détails trop mal circonstanciés pour mériter la moindre confiance.

Rien n'autorise à penser avec Levret (1) que les eaux sont prises par la surface cutanée. Van-den-Bosch dit, à la vérité, avoir vu les lymphatiques pleins d'un liquide semblables à l'eau de l'amnios, qu'ils s'en remplissaient davantage sur le membre fortement étranglé d'un fœtus de vache, aussitôt qu'on le plongeait dans la liqueur des membranes; mais en admettant l'expérience comme exacte, que peut-on en conclure? Est-ce que les vaisseaux lymphatiques ne sont pas habituellement remplis de sérosité? Manquent-ils jamais de se distendre dès qu'un obstacle mécanique s'oppose au libre cours du sang dans une partie ou la totalité d'un membre?

B. Fondé sur l'opinion d'Hippocrate, de Rudbeck, etc., et sur quelques faits qui lui sont propres, Diemerbroeck (2) soutient que le fœtus se nourrit par la bouche. Ses raisons sont que l'enfant a toujours l'estomac rempli d'une matière lactée; qu'il a des excrémens dans les intestins; qu'aussitôt après la naissance, avant d'avoir tété, il vomit souvent un suc blanchâtre; qu'il suce le doigt qu'on lui présente, même dans l'intérieur des organes sexuels; que le ventricule ne pourrait servir à la digestion immédiatement après la parturition, s'il n'y avait été habitué de longue main. Si on lui demande d'où le fœtus tire cette nourriture, Diemerbroeck répond que c'est en premier lieu de la liqueur séminale fondue, et ensuite du suc lacté contenu dans l'amnios!

Haller, ajoute aux raisons de Diemerbroeck et de La Courvée (3), qu'on a trouvé du liquide amniotique dans l'estomac

----

(1) *Art des accouch*, 3me édit., p. 74.

(2) *Anat. du corps hum.*, tome Ier, p. 498.

(3) *De nutrit. fœt. in uter. paradoxa*, *Dantisci*, 1655.

de beaucoup de fœtus. Sur une vache gelée, Heister a vu la bouche, l'œsophage et l'estomac remplis par un glaçon qui se continuait avec les eaux. Plusieurs observateurs ont rencontré des masses soyeuses dans le méconium, et toutes ces matières ne peuvent avoir pénétré dans les voies digestives que par la déglutition. Lemoine (1) dit en outre qu'Aldes a trouvé des bandes de poils dans le tube digestif de quelques veaux ; que, sur un fœtus observé à Leyde, on vit les vaisseaux lactés pleins de chyle ; qu'il en fut de même sur un autre fœtus éventré par la maladresse d'un accoucheur.

Plus récemment on s'est autorisé de ce que, sur un fœtus dont l'intestin était complètement divisé près du cœcum, il y avait du méconium du côté de l'estomac, tandis que le gros intestin était presque entièrement oblitéré ; de ce que, dans une autre observation, citée par M. Dubois, le canal alimentaire, comme étranglé vers le pylore, ne renfermait du méconium qu'au dessus du resserrement; enfin de ce que l'eau de l'amnios, colorée avec de l'encre, fut retrouvée par Béclard dans l'œsophage et le ventricule des petits d'une chienne qu'il venait de sacrifier.

Aucune de ces preuves n'est concluante. La plupart d'entre elles ne méritent pas même d'être combattues sérieusement. La présence de poils dans l'intestin pourrait, à la rigueur, s'expliquer d'une autre manière. Puis, la plupart des observations qu'on en rapporte sont loin d'être authentiques. Aux faits notés par Desgranges et M. Dubois, on peut opposer celui qu'a publié M. Piet, et dans lequel il est dit que l'intestin, quoique séparé de l'estomac, était cependant rempli de méconium. J'ai disséqué moi-même un fœtus à terme dont l'œsophage se terminait par un cul-de-sac complètement inperméable en arrivant au diaphragme, et qui n'en avait pas moins le colon rempli de méconium. Pendant qu'il est renfermé dans les membranes, le fœtus a la bouche fermée, au moins jusqu'à une époque assez avancée de la grossesse. Pour avaler, soit par succion, soit par déglutition, il faudrait qu'il pût exécuter des mouvemens d'inspiration et d'expiration, d'élévation et d'a-

____

(1) Burton, *Nouv. systèm. des accouch.* etc., p. 118.

baissement du larynx. Les acéphales, les astomes, les fœtus qui viennent au monde avec toutes les ouvertures des membranes muqueuses occluses, ne s'en sont pas moins bien développés. Leur tube digestif n'en contient pas moins, ainsi que j'ai pu m'en assurer, du méconium et même des poils. Burton (1) a reçu le 4 janvier 1749 un acéphale gros et bien développé. Il en cite d'autres dont toutes les ouvertures naturelles étaient fermées. Le même auteur (2) dit que Bellanger a trouvé du méconium dans les intestins d'un petit cochon qui était né la gueule fermée, et qu'Antoine a fait la même remarque sur un agneau qui n'avait ni tête, ni cœur.

De ce qu'on aurait rencontré de l'eau de l'amnios dans l'estomac, il ne s'ensuit pas que le fœtus doive avaler de ce liquide et s'en nourrir. Est-on en droit de conclure que le nageur boit naturellement de l'eau, parce qu'on en trouve habituellement dans l'estomac des noyés? Enfin, ne devrait-il pas suffire, pour décider à jamais la question relative aux propriétés nutritives des eaux, de remarquer qu'après leur écoulement Bartholin et Morlanne ont vu, que j'ai vu moi-même à l'Hôtel-Dieu en avril 1834, le fœtus continuer de vivre encore plus d'un mois dans la matrice. Burton (3) affirme avoir vu, le 12 janvier 1750, un enfant fort et bien développé naître sans eaux!

Il est donc superflu d'examiner si l'eau de l'amnios, une fois dans l'estomac ou les intestins, y est simplement absorbée comme le voulait de La Courvée, ou si, comme l'a prétendu Diemerbroeck, elle ne doit pas être préalablement digérée.

C. Il est encore moins besoin, je pense, de réfuter M. Lobstein, qui n'est pas éloigné de la faire passer en partie par les organes génitaux du fœtus; ni Osiander et Muller, qui la font absorber, puis modifier par les mamelles, pour être ensuite portée dans le thymus et le canal thoracique; non plus que

---

(1) *Nouv. syst. d'accouch.* etc., p, 96.
(2) *Ibid.* p. 116.
(3) *Ibid.* p. 103.

Schurigius, Winslow, Héroldt (1), Béclard, M. Geoffroy Saint-Hilaire, M. Hoffmann (2) qui croient qu'elle pénètre dans la trachée-artère et les bronches, pour y être élaborée ou servir d'une manière quelconque à la nutrition fœtale.

ART. II. Par le placenta.

Malgré l'importance accordée par quelques-uns à l'eau de l'amnios, tous les auteurs, excepté La Courvée et un petit nombre d'autres, ont cependant avoué que le *placenta* joue le principal rôle dans la nutrition du fœtus, au moins pendant la dernière moitié de la grossesse.

Les uns, avec les anciens, ont cru qu'au moyen de canaux lymphatiques particuliers, le placenta prenait dans l'utérus un suc lacté, un véritable chyle, pour le modifier ou le transmettre aux organes du fœtus.

D'autres ont avancé, comme semble le croire encore M. Jœrg (3), que le placenta ne puise dans la matrice que de l'*oxigène*, qu'il remplit les fonctions d'un organe respiratoire, qu'il est le *poumon* physiologique du fœtus, et qu'à ce sujet les artères utérines représentent en quelque sorte les bronches et la trachée.

Sect. 2. Aux dépens de la mère.

Le plus grand nombre des auteurs soutiennent que l'enfant se nourrit et se développe au moyen du sang que lui fournit la mère. Autre sujet de dispute : est-ce du sang en nature ou seulement quelques-uns de ses principes ? passe-t-il directement des vaisseaux de la femme dans le système circulatoire du fœtus ? est-il simplement versé dans les sinus placentaires ? faut-il ou ne faut-il pas qu'il soit soumis à quelque travail préparatoire en arrivant dans le placenta ?

---

(1) *Littérature méd. étrangère*, serv. de supplém. au journ. de Sedillot, etc.

(2) *Bulletin de Ferussac*, tome III, p. 456.

(3) *Journal des Progrès des Sciences*, etc., tome IX.

ART. 1er. Par circulation directe.

A. Hunter et la plupart des accoucheurs ont cru que le sang passe directement de la mère au fœtus. C'est ainsi que l'entendent Mauriceau (1), Peu (2), d'après Vesale et Colombo. Les partisans de cette hypothèse, déjà combattue en détail par Éverard (3), Diemerbroeck (4), s'appuient sur l'existence de vaisseaux qui vont de la matrice au placenta; sur ce qu'on a vu, comme M. Ribes, ce dernier corps continuer à se développer et à vivre après la sortie du fœtus; sur ce que, pendant la grossesse, comme après l'accouchement, le décollement du placenta donne toujours naissance à une hémorrhagie; sur ce que les pertes utérines font mourir le fœtus exsangue; sur ce qu'on a vu le sang couler par le bout placentaire du cordon, au moment de l'accouchement, et constituer ainsi une hémorrhagie dangereuse; sur ce que M. Magendie a retrouvé, chez les fœtus d'animaux, l'odeur du camphre et la couleur de la garance dont il avait nourri la mère; sur la présence de larges orifices observés à la surface interne de la matrice par divers auteurs; sur ce que le meilleur moyen de faire cesser les pertes est de forcer l'utérus à se contracter, à revenir sur lui-même; et, surtout, sur ce que différentes matières injectées par les vaisseaux de la femme ont été poussées jusque dans les organes de l'enfant. On pourrait invoquer encore l'exemple rapporté par M. d'Outrepont (5) d'un fœtus empoisonné par l'opium qu'avait pris la femme, et celui de M. Joly (6), qui, en pratiquant l'opération césarienne, vit un suintement sanguin à l'intérieur de toute la cavité utérine.

---

(1) *Malad. des femmes grosses*, etc., p. 199.

(2) *Pratiq. des accouch.* etc., p. 57.

(3) *Nov. genuin. homin. Brutiq.* etc., p. 68.

(4) *Anat. du corps humain*, etc., tome 1er, p. 444.

(5) *Revue méd.*, 1829, tome IV, p. 121.

(6) *Thèse*, n° 76. Paris, 1830.

Aucune de ces raisons cependant n'est démonstrative. On a vu plus haut ce qu'il fallait penser des anastomoses vasculaires entre l'œuf et la matrice. Si le placenta reste quelquefois adhérent à l'utérus et continue de vivre, cela ne prouve aucunement qu'il y ait circulation sanguine directe de l'un à l'autre. Il est faux qu'en se décollant le placenta produise toujours l'hémorrhagie. Quand même ce fait serait exact, il ne militerait pas plus en faveur que contre l'idée des anastomoses immédiates, car le sang peut tout aussi bien couler alors par exhalation que par des vaisseaux déchirés. S'il est vrai que le cœur et les canaux vasculaires du fœtus soient parfois vides de sang quand la femme meurt d'hémorrhagie, Wrisberg prouve qu'on a souvent observé le contraire. Méry (1) a démontré que sur une chienne morte exsangue, les petits vivaient encore une demi-heure après. D'ailleurs de ce que l'enfant naît anémique lorsqu'une perte utérine a duré plusieurs semaines, il n'en résulte pas que le sang se porte en nature au cordon. Si la femme est long-temps anémique elle-même, il est tout simple que son fruit soit également faible. Beaucoup d'hémorrhagies, qui tiennent à l'insertion du placenta sur le col, peuvent venir des vaisseaux placentaires eux-mêmes, du fœtus, par conséquent, autant que de la mère. Si le sang passait directement de la matrice à l'œuf, il serait impossible que le placenta se détachât avant la sortie de l'enfant sans produire d'hémorrhagie. La science en possède cependant des exemples. J'en ai observé un avec M. Mercier en 1829. Je vis la femme à onze heures du matin. Le travail existait depuis plusieurs heures. Le placenta décollé était presqu'en entier dans le vagin. Il n'y avait aucune apparence de perte. L'accouchement n'eut lieu que le soir à cinq heures. Le délivre sortit le premier et l'enfant était mort, mais sans altération. M. Pardigon (2) rapporte un fait presque en tout semblable, et dit que Baudelocque en a observé un

---

(1) Mery, *Acad. des Sc.*, 1719.

(2) *Thèse*, Montpellier, 10 août 1823.

pareil. Il en emprunte même un troisième à la pratique de
M. Cauvière. La thèse de M. Doudement (1) en renferme un
quatrième, et M. Labayle (2) en cite deux qui appartiennent
encore au même genre. Si dans la grossesse simple ou la grossesse double le sang coule par la portion utérine du cordon
qu'on vient de couper, ce n'est pas parce que la circulation
continue de se faire de la matrice au placenta, mais bien
par suite de la rétraction utérine et des propres vaisseaux
placentaires et du cordon, ou bien parce qu'il existe à la
face fœtale du délivre des deux fœtus une de ces fortes anastomoses dont j'ai parlé ailleurs (3). Autrement, c'est le
délivre qui se dégorge des fluides qu'il contenait, et non
point du sang nouveau qui arrive de la femme. M. Lallemand
qui, dans un cas de jumeaux, fut témoin, à l'Hôtel-Dieu,
d'une hémorrhagie par le cordon du premier fœtus sorti,
comprit très bien qu'elle devait être due au passage du sang
d'un œuf à l'autre. Un point embarrasse cependant dans les
deux observations du même genre recueillies par M. Mancel (4):
ce sont les battemens du cordon, correspondans, selon l'auteur,
aux pulsations de la mère; mais une particularité semblable
est si contraire à ce qu'on sait d'ailleurs, qu'avant de l'admettre sans hésitation, il serait vraiment indispensable de la
rencontrer de nouveau. La présence, dans les organes du fœtus,
de principes médicamentaux ou alimentaires, pris par la
mère, s'explique par les lois de l'imbibition, de l'absorption,
tout aussi bien que par la continuation du système vasculaire
de l'œuf et de l'utérus.

B. Les *injections anatomiques* ont été vainement tentées par
Ruysch, Haller, A. Monro (5), D. Monro (6); mais comme
mille faits négatifs ne détruisent pas un fait positif, elles ont

---

(1) N° 65. Paris 1826
(2) *Thèse*, Montpellier, avril 1827.
(3) Voyez *Annexes dans la grossesse multiple.*
(4) *Thèse*, n° 128, Paris, 1825.
(5) *Medicals essays*, vol. ij, art. 9.
(6) *Essays and obs.* vol. 1, p. 408 et suiv.

toujours été invoquées en faveur de l'hypothèse en question.

M. Dubois (1) fit voir, dans le temps, à l'Académie de chirurgie, une pièce qu'il avait préparée et dans laquelle l'injection se portait dans le placenta, par ce qu'il a nommé *vaisseaux utéro-placentaires*. Chaussier (2) réussit à l'aide du mercure. Béclard et M. Dugès ont réussi avec de la graisse colorée. M. C. Baudelocque (3) a vu, sur le cadavre d'une femme enceinte, préparé pour l'étude, les sinus utérins exactement remplis d'injection, se continuer sans ligne de démarcation avec les sinus placentaires, qui étaient également pleins de la même matière. M. D. Williams (4) a fait des expériences, desquelles il résulte que de l'huile de lin, injectée par l'aorte ou les artères hypogastriques, pénètre jusque dans les organes du fœtus. M. Biancini (5), qui a fait des essais sur une femme morte pendant le travail, sur une deuxième morte huit jours après la couche, sur une troisième morte d'hémorrhagie, et sur des chattes, des lapines et des cabiais, affirme être arrivé aux mêmes résultats avec de la colle et du mercure, qui, d'après lui, valent mieux que de l'huile. Outre les artères utéro-placentaires, le physiologiste italien décrit encore des veines correspondantes.

Mais il me semble qu'on s'est étrangement abusé jusqu'ici sur la valeur de pareilles expériences. Comment n'a-t-on pas vu qu'elles n'étaient que très incomplètement applicables à la femme vivante? Depuis quand le passage de matières étrangères d'un canal dans l'autre prouve-t-il incontestablement que pendant la vie il en est de même pour les fluides naturels?

Quand on pousse une injection un peu fine sur le cadavre, dans les artères du bas-ventre, la matière s'épanche bientôt à la face interne des intestins. Introduite par la veine porte, elle revient, non seulement par les veines et l'artère hépa-

---

(1) *Journal des Nouv. découvertes* etc., par Fourcroy.

(2) *Bulletin de Ferussac* et *Bulletins de la Faculté*, etc.

(3) *Pertes internes de l'utérus*, etc. p. 85, 1831.

(4) *Archiv. gén. de méd.* tome X, p. 622.

(5) *Id.* tome 17, p. 264.

tiques, mais encore par les canaux excréteurs de la bile. Portée par l'artère, elle passe bientôt dans la veine émulgentes et aussi dans le bassinet, puis dans l'uretère. Cependant on n'en conclut pas que, pendant la vie, le sang transsude continuellement dans le canal alimentaire, ni qu'il passe des vaisseaux du foie dans les conduits hépatiques, ou des reins dans les tubes conducteurs de l'urine. L'huile, la colle et le mercure, employés par Chaussier, MM. Williams et Biancini, sont des matières trop pénétrantes pour ne pas aller partout où on voudra les conduire. Que ce passage ait ou n'ait pas lieu, il ne suffit donc pas pour résoudre le problème dont il s'agit. Les résultats obtenus par M. Biancini ont d'ailleurs été vivement combattus par M. Rigolli (1), qui réfute en même temps des expériences semblables faites à l'aide du mercure par M. Casabienca (2). M. Holland (3), qui a fait de nombreuses expériences sur des chattes, des lapines, etc., dit, d'un autre côté, que le mercure poussé par l'aorte est entré dans la portion utérine du placenta sans jamais arriver aux vaisseaux du cordon. Sur une femme morte enceinte, injectée par M. Lebreton (4), la matière noire, poussée par l'aorte de la mère, avait pénétré dans les cavernes du placenta, la substance rouge portée par l'aorte du fœtus avait traversé ce gâteau, et s'était mêlée aux masses noires ainsi que l'injection dirigée par les veines ; mais les sinus utérins étaient vides, et la communication directe ne put être démontrée. M. Burns (5), qui admet la continuité vasculaire entre le placenta et la matrice, n'a point empêché M. Blundell (6) ni M. Horner (7) de nier

---

(1) *Journal des Progrès*, tome XIII.

(2) *Id.*

(3) *Physiol. of the fœtus. etc.*—*Archiv.* tome XXIX, p. 400.

(4) *Journal univ.*, tome XII, p. 241.

(5) *Princip. of midwif*, p. 299.

(6) *The Lancet*, 1829, tome Ier, p. 154.

(7) *Amer. Journal of med. so. August.* 1835, *Gaz. méd. de Paris*, 1834 p. 78

toute circulation directe entre la mère et le fœtus, ni M. Baer (1) d'établir en principe que, dans les mammifères, les vaisseaux de la mère n'atteignent jamais ceux du fruit.

C. Plusieurs physiologistes modernes ont cru faire disparaître la difficulté, en admettant avec Astruc (2) ou Burton (3) que les sinus utérins versent le sang dans les sinus ou les cavités anfractueuses interlobaires du gâteau spongieux, où il doit être saisi ensuite par les mille bouches capillaires de la veine ombilicale. Quoique plus spécieuse, cette hypothèse n'en est pas moins une erreur. Dans les grossesses extra-utérines on ne peut pas admettre un pareil arrangement. Jusqu'à deux ou trois mois, le placenta n'étant formé que de filamens agglomérés, il ne peut pas y avoir de sinus entre ses lobules. Le placenta, quoique greffé sur un polype fibreux, ou sur un point endurci de l'utérus, a néanmoins fourni tous les matériaux nécessaires à la nutrition du fœtus. J'ai vu la surface utérine du délivre dure, coriace, et sans ouverture aucune dans presque toute son étendue, chez des femmes qui étaient accouchées d'enfans faibles, à la vérité, mais vivans. Cette remarque que Puzos (4), qui avait d'abord défendu l'hypothèse des anastomoses directes, eut l'occasion de faire le porta vers la fin à changer d'avis, et à adopter l'idée d'une simple transsudation. Les gros canaux de la matrice, qu'on fait aboucher avec le placenta, sont des veines, de l'aveu même des partisans de cette doctrine. Les veines utérines étant, comme les veines de toutes les autres parties du corps, des vaisseaux à circulation convergente et non divergente comme il le faudrait, c'est du sang veineux et non du sang artériel qu'on se plaît ainsi à faire arriver au placenta. D'ailleurs, c'est vers la surface bien plus que dans les anfractuosités, que se portent les dernières ramifications vasculaires des cotylédons.

D. Si on persistait à vouloir que le fœtus reçoive du sang

---

(1) *Journal complém.*, tome XXXII, p. 302.

(2) *Maladies des femmes*, t. V, p. 177, 224.

(3) *Nouv. syst. des accouch.* etc., p. 84.

(4) *Traité des accouchem.* etc., in-4°, p. 98, 177.

tout formé de la mère, il serait tout au plus possible de dire que ce fluide entre par de simples porosités, par une sorte d'imbibition, ou d'admettre avec Blumenbach· (1) que la matrice le verse à la surface du placenta où il est absorbé par les radicules de la veine ombilicale. A ceci je ne puis rien objecter, si ce n'est que le sang ne paraît devoir passer en nature d'aucune manière dans l'œuf. Il n'y passe très certainement pas, au moins, dans les premiers temps; car le chevelu du chorion ne renferme des vaisseaux qu'assez tard ; encore ces filamens ne sont-ils jamais creux jusqu'à leur extrémité. D'un autre côté, les expériences d'Autenrieth et les miennes démontrent que le sang du fœtus n'a point l'aspect de celui de la mère. Il est d'abord rosé. Puis il devient plus rouge, puis noirâtre, et ne présente pas de différences de couleur dans les veines et dans les artères. Tiedemann et d'autres ont reconnu qu'il renferme une proportion de sérum beaucoup plus considérable que chez l'adulte, qu'il est moins coagulable. Tout prouve enfin que sa composition est fort éloignée de celle du sang de la femme. Quand même la chimie n'aurait pas constaté ces différences, serait-il permis de croire que ce fluide n'a pas besoin, comme les alimens, d'être en rapport avec chaque âge de la vie, soit intra-utérine, soit extra-utérine, et que le sang d'une femme adulte ne serait pas en quelque sorte un poison pour un être aussi frêle que l'embryon ou le fœtus? S'il était utile d'insister sur ce point, j'ajouterais que, d'après les observations microscopiques de MM. Prévost et Dumas, les globules du sang sont tellement petits chez le fœtus, qu'il ne serait pas possible à ceux de l'adulte de traverser les mêmes canaux, les mêmes orifices, sans rompre l'équilibre de toutes les fonctions et produire aussitôt la mort. Burton (2) qui, comme Levret (3), soutient déjà, d'après ses expériences et celles de Monro ou de Vieussens, que les globules rouges du sang ne passent pas de la mère à l'enfant, a

---

(1) *Institution. Physiolog.* § 581. p. 292, *de la trad. franç.*

(2) *Nouv. syst. des accouch.* etc , p. 65 à 84.

(3) *Art des accouch.* 3me édit., p. 75.

d'ailleurs très bien démontré que la circulation directe est inadmissible; tandis que Lemoine (1), son traducteur, ne lui oppose véritablement que des objections de peu de valeur.

E. Au demeurant, la nutrition de l'œuf se fait aux dépens de différentes sources. Ce n'est d'abord qu'un végétal qui s'imbibe des humidités ambiantes. Le velouté de sa phériphérie, véritable spongiole cellulaire, prend dans la trompe ou la matrice des principes nutritifs pour entretenir le développement des vésicules; après quoi l'embryon se nourrit à la manière du poulet encore renfermé dans sa coque, ou mieux à la manière de la plantule, qui ne se déroule d'abord qu'aux dépens des principes renfermés dans ses cotylédons. Il épuise peu à peu la matière contenue dans la vésicule ombilicale. La substance émulsive du sac réticulé ou de la poche allantoïdienne est aussi graduellement absorbée. La fin du deuxième mois arrive. Les vaisseaux du cordon se forment. Le placenta s'ébauche, et suffit bientôt pour entretenir l'évolution du fœtus. Par son contact, le gâteau spongieux prend dans la matrice des élémens réparateurs, les travaille, en forme un fluide plus ou moins analogue au sang, et c'est ce fluide qu'absorbent les racines de la veine ombilicale. Le placenta puise dans l'utérus pour former les fluides du fœtus, comme le foie, le rein, la glande séminale, puisent dans leurs propres vaisseaux de quoi former de la bile, de l'urine, de la liqueur prolifique, comme les arbres et les plantes puisent dans le sol les principes des nombreux composés qu'ils renferment.

ART. 2.—Circulation proprement dite.

De quelque manière que le sang ou les fluides arrivent au placenta, il n'en faut pas moins qu'ils parcourent ensuite les divers organes du fœtus pour les nourrir. Toutefois, leur circulation n'est pas en tout semblable à ce qu'elle doit être après la naissance.

---

(1) Barton, *Nouv. syst.* etc., *trad. franç*, p. 86 à 90.

§ 1. Disposition des organes.

Chez l'adulte, la cloison qui sépare les oreillettes du cœur
est complète et les isole parfaitement l'une de l'autre. Chez
le fœtus, au contraire, cette cloison est percée d'une ouverture, *le trou de botal*, d'autant plus large que la grossesse est
moins avancée. Avant la naissance, au lieu de deux gros troncs,
l'artère pulmonaire ne fournit que deux petits rameaux aux
poumons ; mais elle se prolonge, sous le nom de *canal artériel*, jusque dans l'aorte où elle s'ouvre au dessous de la sous-
clavière gauche. Les branches hypogastriques des artères
iliaques primitives n'envoient que des ramuscules aux organes du bassin, à peine développés eux-mêmes ; mais elles
se relèvent sur les côtés de la vessie et de l'ouraque, sous le
nom d'*artères ombilicales*, et vont gagner le cordon. A la différence de l'adulte, encore, le fœtus possède une *veine ombilicale* qui, en entrant dans l'abdomen, se dirige d'avant en arrière, de bas en haut, et, très légèrement, de gauche à droite,
pour aller se placer dans le sillon longitudinal du foie, qu'elle
parcourt en donnant çà et là quelques branches aux lobes
hépatiques. M. Mende (1) l'a vue se porter directement,
sans se diviser, dans l'oreillette du cœur en passant sur la
face convexe du foie. Une fois arrivée dans le sillon transversal, cette veine se divise en deux troncs. L'un, qui porte le
nom de *canal veineux* ou d'Arantius, et se rétrécit comme le
canal artériel à mesure que le terme de l'accouchement approche, semble être la continuation de la veine primitive et
va s'ouvrir, au dessus du diaphragme, dans le tronc de la
veine cave inférieure, dont l'ouverture auriculaire est bordée
en dehors d'une large valvule connue sous le nom de valvule
d'Eustache (2). L'autre, qui forme la branche droite de la

---

(1) *Amer. Journal of med. Sciences,* etc, février 1829, p. 441.

(2) *Voyez* pour plus de détails le tableau analytique publié par M. Martin St. Ange, depuis la 1re édition de ce traité ; Paris 1835.

veine porte, pénètre dans le foie et s'y ramifie pour s'anostomoser avec les radicules des veines hépatiques, qui, comme chez l'adulte, vont se rendre dans la veine cave, un peu au dessus du canal veineux.

§ 2. Cours du sang.

D'après cette disposition des organes circulatoires, on voit que le cours des fluides doit être beaucoup plus compliqué dans le fœtus que chez l'adulte. Des ramuscules de la veine ombilicale dans le placenta, le sang passe dans les branches et bientôt dans le tronc un peu renflé de ce gros vaisseau, parcourt le cordon et traverse l'ombilic. Sous le foie il se sépare en deux colonnes principales, qui suivent, l'une, le canal veineux pour aller se mêler au sang de la veine cave inférieure, l'autre, la branche ombilicale de la veine porte pour se ramifier dans le lobe droit du foie et être repris à la fin par les veines hépatiques, qui le versent dans le tronc de la veine cave lorsqu'elle traverse le diaphragme. Là, il forme trois colonnes, celle du canal veineux, celle des veines hépatiques et celle que la veine cave rapporte de la moitié inférieure du corps, colonnes qui se réunissent et entrent ensemble dans l'oreillette droite, puis, par le trou de botal, dans l'oreillette gauche. De cette dernière, le sang tombe dans le ventricule correspondant, qui le chasse, par l'aorte, dans toutes les parties du corps, mais principalement dans la tête et les membres thoraciques, au moyen du tronc brachio-céphalique, de la carotide et de l'artère sous-clavière gauche.

Après avoir perdu dans les tissus les principes alibiles dont il était chargé, le sang est rapporté, par les veines jugulaires et axillaires, dans les sous-clavières, puis dans la veine cave supérieure, qui reçoit aussi celui de la veine azygos. La veine cave supérieure le conduit dans l'oreillette droite, l'oreillette dans le ventricule droit, et celui-ci dans l'artère pulmonaire, qui n'en donne que deux petites colonnes aux poumons et fait passer le reste par le canal artériel dans l'aorte descendante, où il rencontre une partie de celui que le ventricule gauche y

ı avait déjà poussé. Ce qui en arrive aux iliaques primitives est
en partie distribué aux membres pelviens per les artères iliaques externes, et revient, en bien plus grande quantité, par
les artères ombilicales, dans le cordon et enfin dans le placenta
d'où il était d'abord parti.

A. *Dans le cœur.* Haller, Wolf, Sabattier, Portal, M. Ri·
cherand, etc., ont cru que le sang des deux veines caves ne
se mêlait en aucune manière dans l'oreillette droite, que celui de la veine cave ascendante ou inférieure se portait en entier à gauche, et celui de la veine cave supérieure totalement
dans le ventricule droit.

Bichat s'est élevé contre cette manière de voir, aussi combattue par Legallois (1). M. Magendie ne la partage pas non plus.
On a peine à comprendre, disent-ils, que deux colonnes de liquides puissent passer dans la même cavité sans se mêler. Les
deux oreillettes se contractent simultanément et non pas l'une
après l'autre. Il n'est pas probable que le sang vivifié fourni par
la veine ombilicale aille en entier dans la moitié supérieure du
corps, et que le sang veineux soit le seul qui se répande dans
l'autre moitié. On peut répondre, toutefois, que la veine
cave inférieure, surmontée de la valvule d'Eustache, semble
plutôt se continuer avec le trou de botal que s'ouvrir simplement dans l'oreillette droite, et que la veine cave supérieure s'ouvre vis-à-vis de l'orifice du ventricule droit sur
un plan un peu antérieur à la veine cave inférieure. On conçoit,
en conséquence, que le sang de ces deux vaisseaux puisse, à la
rigueur, passer en partie, sans se mêler nécessairement, dans
l'oreillette gauche et dans le ventricule droit. La contraction
simultanée des oreillettes ne paraît pas s'opposer à ce passage.
Ce n'est point pendant le resserrement de ces cavités, que le
sang de la veine cave inférieure arrive par le trou de botal
dans l'oreillette gauche, non plus que celui de la veine cave
supérieure dans l'oreillette droite. Si elles sont remplies de
leurs fluides respectifs au moment de la systole, qui empê-

____

(1) *Dict. des Sc. méd.* t. **V**, art. *Cœur.*

che qu'elles ne le fassent passer sans mélange dans le ventricule cardiaque correspondant ?

Il est donc possible qu'il ne se mêle dans l'oreillette droite qu'une certaine quantité du sang qu'y versent les veines caves.

Cependant il ne faudrait pas croire que la tête et les bras ne reçoivent que le sang apporté au cœur par la veine ombilicale et ses branches, ni que l'abdomen et les membres pelviens ne sont alimentés que par le sang de la veine cave supérieure. D'une part, il serait inexact de penser que celui que pousse le ventricule gauche dans la crosse aortique passe dans les artères carotides et sous-clavières, sans qu'il n'en descende une partie dans l'aorte thoracique ; ensuite, quand même cela serait, ce sang n'est déjà plus aussi pur qu'en sortant du placenta, puisque le sang veineux des membres et du ventre y est nécessairement mêlé. Ce mélange était complet chez un fœtus disséqué par M. Lenoir (1), car le canal artériel s'ouvrait dans l'artère sous-clavière gauche, qui naissait d'un tronc commun avec la carotide correspondante, et cependant il n'y avait rien de particulier dans le volume relatif des diverses parties du sujet. On ne peut d'ailleurs le nier à toutes les époques de la vie d'une foule d'animaux, des reptiles par exemple. La valvule d'Eustache séparant en quelque sorte l'entrée des deux veines caves de la dilatation auriculaires jusqu'à une période fort avancée de la gestation oblige à l'admettre aussi pour les premiers mois de la vie intra-utérine.

Ainsi, le sang qui parcourt l'aorte descendante n'est pas seulement le sang du canal artériel, mais bien encore celui de la veine cave inférieure. J'ajouterai que les recherches auxquelles s'est livré M. Martin Saint-Ange (2) sur le développement du cœur dans le fœtus humain et les animaux vertébrés l'ont porté à soutenir qu'arrivé dans l'oreillette droite, le sang se combine avec celui de la veine cave supérieure avant de gagner l'oreillette gauche où il se rencontre avec celui des

---

(1) *Thèse*, n° 316, Paris, 1853.

(2) *Circulation du fœtus*, tableau synop., fig. 12, 13, Paris, 1833.

veines pulmonaires, et que la théorie de Bichat est en conséquence plus rapprochée de la vérité, que celle de Sabattier.

B. *Dans le placenta.* Quelques personnes se sont imaginées
que le sang rapporté par les artères ombilicales était repris par
les veines utérines, et qu'il allait se revivifier dans les poumons
de la mère avant de revenir à l'œuf. D'autres ont pensé qu'il
n'était absorbé qu'en partie, et que le reste passait immédiatement dans les capillaires de la veine ; qu'il y avait en quelque
sorte deux circulations, *une grande*, en entier sous l'influence
du cœur et des poumons de la mère, et *une petite*, la seule qui
appartienne positivement au fœtus. Ce qui a été dit plus haut
suffira, je crois, pour faire apprécier de telles opinions à leur
juste valeur. Je me contenterai donc de rappeler ici que, pour
admettre ce qu'on nomme *grande circulation*, il faudrait que les
pulsations de l'enfant fussent isochrones à celles de la mère.
Or, l'auscultation prouve, ainsi que Diemerbroeck l'avait déjà
remarqué, que cet isochronisme n'existe pas, et que le cœur
du fœtus bat moitié plus vite que celui de la plupart des femmes.

Si le sang des artères ombilicales était versé dans les cavernes placentaires, il se mêlerait évidemment avec celui des artères utérines. Il faudrait donc supposer que les bouches ab-
sorbantes de la veine ombilicale ont la faculté de choisir, dans
ce mélange, le sang artériel, tandis que les veines utérines ne
prendraient que le sang veineux. En outre, les matières d'injection, même les plus grossières, passant avec facilité des
artères dans les veines du placenta, sans s'épancher à la surface utérine de ce corps, permettent de conclure avec assurance,
il me semble, que le sang du fœtus n'est point repris en nature par la matrice.

Les vaisseaux utéro-placentaires invoqués par divers auteurs
n'infirment en aucune manière cette proposition. D'abord
rien n'est plus contradictoire que les descriptions qui en ont
été données.... *exhibui arterias tortuosas, non ramosas*, dit
Albinus (1). Ce sont des canaux presque capillaires, au dire

---

(1) *Annal. acad.* lib. I, cap. 10, p. 34. Leid. 1754.

de M. Biancini. Plusieurs avaient le volume d'une plume de corbeau dans la pièce examinée par M. C. Baudelocque (1), et paraissaient se terminer brusquement dans le placenta sans se ramifier. Hunter, M. Dubois en ont vu un grand nombre. Elles sont rares, au contraire, irrégulières et comme entortillées d'après les figures qu'en ont publiées MM. R. Lee (2) et Radford (3). Ensuite elles ne subissent aucune division et subdivision en entrant dans le délivre qu'elles traversent obliquement, mais jusqu'à la profondeur de quelques lignes seulement. Ce sont enfin des vaisseaux terminés en cul-de-sac; les mêmes sans doute que Astruc appelait veines cœcales. Comment accorder leurs anastomoses alors avec les capillaires du placenta? Ce point exige donc de nouvelles recherches.

Les pertes par le cordon après l'accouchement forment en réalité le seul argument de quelque valeur dans cette question. Une demoiselle accouche seule. Un chirurgien arrive, trouve la femme presque mourante, et reconnaît une hémorrhagie par la veine ombilicale. Une ligature sur le cordon en fit aussitôt justice (4). Solayrès, qui a vu trois cas semblables, fut également obligé de lier le cordon chez une des femmes. Baudelocque a vu mieux encore. Après avoir lié le cordon, il ôta le fil et vit la perte se reproduire. M. Chevreul (5) dit aussi que, trois fois, il ne put arrêter la perte qu'en liant le cordon. Je ne m'explique en aucune façon de pareils faits, tels qu'ils sont racontés. Des observateurs aussi capables et aussi dignes de foi, n'ont pas pu s'en laisser imposer. Cependant ils n'entraîneront la conviction de personne, si on se donne la peine d'étudier avec soin l'arrangement des ramifications vasculaires du placenta. Aux preuves contraires que j'ai rassemblées plus haut, j'ajouterai même que, sur un œuf sorti entier et

---

(1) *Hémorrhag. interne de l'utérus*, etc., p. 85, 86.
(2) *Trans. méd. ch.* etc., vol. 17, 1832.
(3) *On the struct. of the hum. placenta.* Manchester, 1832.
(4) *Mery, Acad. des Sc.* etc.
(5) *Précis de l'art des accouch.* p. 101. Paris, 1826.

à terme, M. Marson (1) a vu la circulation se continuer pendant une heure, sans qu'il se soit fait le moindre épanchement de sang à la surface du placenta.

Cela ne veut pas dire, toutefois, que le sang des artères rentre dans la veine ombilicale sans subir de changemens; mais bien seulement que ces changemens, entièrement moléculaires, s'opèrent dans le placenta lui-même. Quoique inconnue dans son essence, cette élaboration, qu'Hamilton (2) compare à une sécrétion, n'en est pas moins incontestable. On peut la comparer à celle que le système capillaire général opère après la naissance, à ce qui a lieu dans les organes sécrétoires, et dans le poumon lui-même. Les fluides de l'œuf sont mis en contact médiat avec les fluides de la femme, et, dans ce moment insaisissable, un échange de principes s'effectue entre eux, comme dans les bronches entre l'air atmosphérique et le sang veineux du poumon; mais là se borne tout notre savoir. Le travail de M. Martin cité plus haut, confirme pleinement cette manière de voir, et ne peut qu'ajouter à ce que j'ai déjà dit de la non existence des vaisseaux utéro-placentaires.

C. *Dans le foie.* Le volume vraiment énorme du foie pendant la vie intra-utérine a fait penser dès long-temps qu'il était un organe d'hématose, qu'il modifiait le sang d'une manière quelconque. M. Lobstein semble être encore de cet avis. Fourcroy dit que si cette modification a lieu, elle doit consister en une sorte de décarbonisation et de déshydrogénisation. Plus récemment, MM. Prevost et Dumas ont cru remarquer que c'est dans le foie que paraissent les premiers globules sanguins du fœtus. Si le foie reçoit une si grande quantité de sang, offre un volume si considérable, dit M. Geoffroy de Saint-Hilaire, c'est pour sécréter une grande quantité de bile, qui, versée dans l'intestin grêle, y détermine

____

(1) Lond. *Med. gazette,* august. 1833.
(2) *Outlines of midwifery,* etc. p. 97.

la formation d'une abondante quantité de mucus que le fœtus digère et aux dépens duquel il se développe. Enfin le docteur Lée, de Londres, a fait des expériences d'où il semble résulter que le foie a pour usage de sécréter abondamment une matière albumineuse et nutritive ; que cette substance remplit les canaux hépatiques, le duodénum et l'intestin grêle ; tandis qu'on ne trouve dans l'estomac qu'un fluide acide ; et du méconium que dans le gros intestin.

De ces différens usages il n'en est aucun de démontré. Ceux qu'ont indiqués Fourcroy, M. Lobstein et M. Geoffroy, ne sont même fondés que sur de simples suppositions faciles à détruire. Quoique la théorie de MM. Lée et Prout soit appuyée sur des faits, il paraît prudent d'attendre avant de la juger, et de convenir que, jusqu'à présent, on ne connaît pas l'action du foie sur le sang du fœtus.

CHAPITRE II.

Respiration.

L'air étant indispensable à toute respiration, il a paru tout naturel que cette fonction n'eût point lieu chez le fœtus. D'un autre côté, comme l'absorption de l'air ou de l'oxigène semble être indispensable au maintien de la vie dans les êtres du règne organique, on s'est maintes fois efforcé de prouver que tous les animaux respirent pendant leur existence fœtale.

Pour ce qui est de l'espèce humaine, on a dit que le placenta prend de l'oxigène dans le sang de la mère en même temps que le sien se dépouille de plusieurs principes hétérogènes, d'une portion de son sérum, par exemple. Cette opinion, déjà fort ancienne, a surtout été défendue, dans ces derniers temps, par MM. Lobstein, Meckel et Muller.

Il est vrai que, pour faire comprendre les changemens que subit le sang en traversant le placenta, on peut comparer ce travail à la respiration ; mais ce serait étrangement forcer les analogies, que de prendre à la lettre une semblable comparaison. Le sang qui rentre dans la veine ombilicale est modifié, sans doute, mais il n'est pas plus rouge que dans les artères. Le changement qu'il vient d'éprouver ne le rapproche donc aucunement de celui qui passe des artères dans les veines pulmonaires.

D'autres, et M. Geoffroy-Saint-Hilaire en particulier, ont admis que le fœtus absorbe de l'air ou un gaz vivifiant par toute la surface du corps, par des espèces de trachées, comme les insectes, ou bien par les voies pulmonaires qu'on pourrait alors comparer aux branchies, et qu'il respire à la manière des poissons ; mais j'ai déjà dit que le gaz obtenu par M. Lassaigne dans ses premières expériences n'était qu'un composé d'acide carbonique et d'azote, et je crois pouvoir affirmer de nouveau que les prétendues fentes observées dans ces derniers temps vers les régions parotidiennes par divers anatomistes n'existent pas.

Cependant on a persisté à soutenir que le poumon a une certaine action sur l'eau de l'amnios ; qu'il en sépare de l'air ou quelque autre principe ; qu'il exécute, en un mot, une espèce de respiration. A ce sujet, on s'est autorisé de recherches faites en Danemarck par Scheel, Wiborg, Winslow, Héroldt, etc. ; expériences qui tendent à prouver que le liquide amniotique remplit la trachée et les bronches du fœtus. Béclard, qui a vu la même chose, dit que les petits d'une chienne, encore renfermés dans leurs membranes, exécutaient des mouvemens de dilatation et de resserrement des ailes du nez et de la poitrine ; on se fonde enfin, sur ce qu'on a plus d'une fois entendu le fœtus jeter des cris dans le sein maternel.

Mais on a vu plus haut ce qu'il faut penser de la présence de l'eau de l'amnios dans les voies gastriques ou pulmonaires d'un fœtus mort. De Buffon et Autenrieth, qui ont fait vivre des fœtus d'animaux dans ce liquide ; Wrisberg et Osiander, qui ont vu chacun un fœtus humain continuer de vivre dix et quinze minutes hors de la matrice, quoique les membranes ne fussent pas rompues, n'ont point aperçu le mouvement respiratoire mentionné par Béclard. De mon côté, j'ai pu observer, en 1825, un fait propre à éclairer cette question : Une femme, qui était à l'hôpital de Perfectionnement depuis quelques jours, se disant enceinte de six mois révolus, accoucha subitement, le 23 août, à cinq heures du matin. L'œuf sortit entier, et fut reçu par M. Lafond interne de l'hôpital. On m'apporta le produit sur-le-champ. Je le plaçai dans un grand vase plein d'eau tiède. Le fœtus ne paraissait pas avoir plus de cinq mois et demi. Je laissai les membranes intactes. J'examinai avec soin le nez, la bouche, l'abdomen et le thorax de ce fœtus, qui vécut ainsi trente-six minutes ; mais je ne remarquai aucun mouvement de la poitrine, si ce n'est un léger frémissement produit par les battemens du cœur. Nous pûmes nous convaincre, en outre, que l'eau de l'amnios n'avait pénétré ni dans la trachée, ni dans l'estomac.

CHAPITRE III.

Vagissement.

Quant aux cris généralement connus sous le nom de *vagissemens utérins,* on en trouve des exemples dans Albert-le-Grand, Libavius, Solin, Camerarius, Sennert, Bartholin, Deusingius, Velthusius, Boyle et Needham (1) lui-même ; mais ces histoires n'étant racontées que sur des ouï-dire de commères, ne méritent pas la peine d'être réfutées. De nos jours on est revenu sur ces sortes de bruits. Cependant, Osiander (2) qui en rapporte dix-sept observations affirme avoir entendu ces cris chez deux femmes différentes. Richter (3) en signale aussi

---

(1) Diemerbroek, *Anatom. du corps humain,* tome Ier, p. 524.

(2) *Gazette méd. chirur.* de Salzbourg, 1821.

(3) *Synopsis obstetr. etc.,* p. 315.

trois exemples. M. Zitterland (1) en cite un dont il a été témoin, après avoir pris toutes les précautions possibles pour n'être pas trompé. MM. Henri et Jobert, au rapport de M. Marc (2), ont observé la même chose à Paris, d'une manière incontestable, en 1825. M. A. Baudelocque (3) en a relaté un autre cas. M. Lesauvage (4) assure avoir entendu très distinctement les cris de petits chiens encore contenus dans le ventre de leur mère. M. Michaelis, cite, comme M. Heyfelder, aussi une femme où il a distinctement entendu le vagissement utérin.

Quand les membranes sont ouvertes et les eaux écoulées, comme dans les cas indiqués par M. Brendenelle (5), quand l'orifice est dilaté et que la face de l'enfant est plus ou moins engagée dans l'excavation, comme dans les exemples de MM. Huguier (6), Olombel (7), etc., on conçoit, à la rigueur, que le fœtus puisse respirer et pousser quelques cris avant d'être complètement expulsé ; encore l'état de compression et de gêne où se trouve alors le thorax rend-il la possibilité d'un tel acte fort douteux. M. Villeneuve (8), de Marseille, a fort bien fait ressortir l'invraisemblance de faits pareils à l'occasion de celui qu'a publié M. Ward (9). M. Meissner (10) remarque cependant que des observateurs qui l'avaient d'abord nié ont fini par l'entendre eux-mêmes, et qu'aux exemples précédens, il faut ajouter ceux de Ficker (11), Scott (12), Schmitt (13). Il paraîtrait aussi que M. D'Outrepont (14) en a

---

(1) *Journal* de Hufeland, 1825.
(2) *Archiv. gén. de méd.* t. VII, p. 141.
(3) *Archiv. gén. de méd.* t. XXV, p. 134.
(4) *Revue méd.*, 1828, tome II, p. 310.
(5) Arowschmith, *Journal hebd.* tome III, p. 229. — *Journal* de Siebold, vol. 1.
(6) *Revue méd.* 1831, tome Ier, p. 123.
(7) *Bulletins de la Faculté*, an 13, p. 86.
(8) *Gazette méd.*, 1833, p. 704.
(9) *Id.* p. 627.
(10) *Progrès de l'art des accouch.*, p. 331.
(11) *Ibid.*
(12) London, *med. reposit.*, vol. XIX.
(13) Meissner, p. 533.
(14) *Ibid.*

rencontré trois cas sur cinq cent dix-huit accouchemens.
Quand l'œuf est entier, comme dans l'observation de M. Lesauvage, le fait est tellement étrange, qu'il n'est permis d'en
tirer aucune conséquence.

Il est parfois si difficile d'éviter toutes les causes d'erreur,
tous les subterfuges, toutes les supercheries de ventriloque,
dit M. Vallot (1), de ne pas se faire illusion sur des bruits inat-
tendus et bizarres, tels qu'en produisent fréquemment les gaz
intestinaux, par exemple: qu'avant d'admettre comme positif un phénomène impossible à concilier avec les lois de la
physiologie, il faudrait que la même personne en eût constaté l'existence un grand nombre de fois. En attendant, je
me bornerai à dire comme Fontenelle : Puisque des hommes
instruits et dignes de foi l'ont entendu, j'y crois ; mais si je
l'avais entendu moi-même, je n'y croirais pas.

Si le fœtus respirait véritablement, si l'air traversait ses
poumons ils seraient perméables et spongieux ; tandis qu'à la
naissance ils sont, comme on sait, compactes et aussi pesans
qu'une tranche de tissu musculaire.

CHAPITRE IV.

De la viabilité du fœtus.

Le mot *viabilité*, dérivé de *via*, est employé en médecine
légale pour exprimer la possibilité qu'a le fœtus de parcourir
les différentes phases de la vie humaine. Pour qu'un enfant
soit *viable*, il faut qu'il présente en naissant l'aptitude à vivre
indépendamment de sa mère. On conçoit, d'après cette définition, qu'un fœtus à terme peut n'être pas viable, ainsi que
l'a fait remarquer Billard (2), s'il est affecté de vices de con-

---

(1) *Archiv. gén. de méd.* tome 13, p. 116.
(2) *Thèse, n° 94. Paris, 1828.*

formation ou de certaines maladies, de même qu'un enfant
peut être né viable, quoique mort au moment de sa sortie du
sein de la femme.

A quel temps de la grossesse la viabilité est-elle possible ?
Viable à quatre mois et demi, ou, tout au moins, à six, suivant quelques-uns, le fœtus ne jouit réellement de la viabilité,
selon d'autres, qu'à dater du septième mois.

La loi ayant arrêté que l'enfant né avant le cent quatre-
vingtième jour du mariage peut être désavoué par le mari, s'il
est déclaré viable, annonce implicitement que la viabilité
commence avec le septième mois. Comme mesure de législa-
tion, cette décision est extrêmement sage et ne pouvait guère
être plus juste ; mais elle ne prouve en aucune manière qu'un
fœtus n'est jamais viable avant la fin du sixième mois, ni qu'il
le soit toujours au commencement du septième. C'est le degré
de perfection où sont arrivés les organes et non l'époque de la
grossesse, qui, en physiologie, doit servir à déterminer la
viabilité de l'enfant. Or comme l'évolution fœtale n'a rien de
fixe, un fœtus de huit mois peut être moins complètement
viable qu'un autre de sept mois.

S'il fallait s'en rapporter, à cet égard, aux observations
relatées par différens auteurs, on posséderait des exemples
d'enfans infiniment petits, de quelques-uns qui, venus à
quatre mois ou quatre mois et demi, n'en sont pas moins devenus des hommes robustes et vigoureux. Qui ne connaît l'histoire du fameux Fortunio Liceti (1), racontée par Van Swieten (2)? Sa mère, effrayée par l'agitation de la mer, en passant de Reco à Rapallo, le mit au monde avant le sixième
mois de sa grossesse. Il n'était pas plus grand que la main.
Son père eut recours à la chaleur d'un four pour l'élever, et
Fortunio n'en vécut pas moins jusqu'à soixante-dix-neuf ans.
Un avorton naquit en 1748, au cinquième mois de la gros-

---

(1) *Jugement des savans,* tome **V.**
(2) *Aphor. de chirurg.* trad. franç. tome **VII,** p. 205.

sesse, dit Brouzet (1), et vécut jusqu'à neuf mois sans téter, sans produire aucune excrétion ni faire aucun autre mouvement que celui d'avaler quelques gouttes de lait. Quatre mois après sa naissance, il a tout-à-coup crié, tété, remué les membres, de telle sorte qu'à seize mois il était plus fort que ne le sont ordinairement les enfans de cet âge. Thebesius prétend aussi avoir vu un fœtus, né avant sept mois, qui ne put crier qu'à neuf, mais qui était encore faible à un an révolu. Pleissmann en cite un autre tout semblable à celui de Brouzet, si ce n'est qu'il naquit à une époque plus avancée de la gestation. La fille de P. Soranus, selon Cardan, vint au monde au sixième mois. Pour la nourrir, on fut obligé de lui verser du lait dans la bouche, au moyen d'un entonnoir, ce qui ne l'empêcha pas de parcourir une longue carrière. Spigel cite un homme qui était né au commencement du sixième mois, et qu'il fallut tenir dans du coton pendant plus de six semaines. Montus dit que l'échanson de Henri III était né à cinq mois. Avicenne, Diemerbroeck, Vallesius, Mena, parlent de faits à peu près semblables, et tout aussi certains !

Millot, qui ne paraît pas très difficile en fait de preuves, parle d'un certain Jules Modié, né en l'an 5, à cinq mois et demi, et qui était si petit et si faible qu'il ne put téter dans les premiers temps de son existence. Cet enfant s'est cependant très bien développé. N'a-t-on pas encore donné comme cas de viabilité anticipée, l'histoire du fameux Bébé de Nanci (2), qui ne pesait qu'une livre à sa naissance, dont le premier berceau fut un sabot, dit le comte de Tressan, et dont il existe un modèle en cire dans les cabinets de l'École-de-Médecine de Paris ? Mauriceau (3) est allé bien plus loin encore, puisqu'il dit que la femme du concierge de Saint-Côme avorta d'un fœtus de deux mois, long comme le doigt, et qui fut baptisé vivant. De la Motte (4) prétend même en avoir vu naître un vivant

(1) *Educat. méd.* etc., p. 37.
(2) *Acad. des Sc.* 1746, h.   p. 65, in-12°, tome **LXXV**.
(3) *Malad. des femmes grosses,* etc. p. 226.
(4) *Traité complet des accouch.* etc., p. 248, obs. 152.

» qui n'était pas plus gros qu'un hanneton. Mais, je le demande,
» quelle conclusion peut-on tirer d'observations aussi mal cir-
» constanciées, de faits entourés de tant de merveilles, de cita-
» tions si peu vraisemblables?

Tout en admettant avec Chaussier, M. Orfila et quelques autres, qu'aucun des faits rapportés par les auteurs ne
démontre sans réplique que le fœtus soit viable avant le septième mois, je ne puis cependant pas convenir avec eux que la
chose soit impossible. En 1825, une femme vint accoucher dans
mon amphithéâtre, à la suite d'une chute. Son dernier enfant
était âgé de six mois et trois jours. Elle croyait n'être enceinte
que de cinq mois. En supposant qu'elle eût eu commerce
avec son mari quinze et même douze jours après sa couche, il
était au moins impossible qu'elle fût entrée dans son septième
mois. Or, cette femme mit au monde une petite fille qui pesait moins de deux livres, qui offrait d'ailleurs tous les caractères d'un fœtus d'environ cinq mois, dont les cris étaient si
faibles qu'on avait peine à les entendre, qui respirait néanmoins, et qui vécut quatre jours dans cet état.

Dans le courant de la même année, une jeune femme fit une
fausse couche à l'hôpital de Perfectionnement. Étant accouchée d'un enfant à terme, dans le même hôpital, cinq mois et
douze jours auparavant, il était impossible qu'elle fût enceinte
de plus de cinq mois. Le fœtus qu'elle rendit ne pesait qu'une
livre et un quart, avait la peau d'un rose vif et n'était encore
recouvert d'aucun duvet, d'aucun enduit sébacé. Sa longueur
n'était que de neuf pouces, prise du vertex à la plante des
pieds. Cependant de légers mouvemens des membres, quelques bâillemens attirèrent mon attention et celle des élèves.
Nous enveloppâmes cet enfant si frêle dans du coton, et nous
le plaçâmes à côté de sa mère, qui devait lui verser de temps
en temps quelques gouttes de lait dans la bouche; mais comme,
dans son esprit, un pareil avorton ne pouvait pas vivre, elle
ne jugea pas à propos de faire quelque chose pour l'empêcher
de mourir. Il s'éteignit, en effet, le lendemain, vingt-huit
heures après être né. J'ai vu un cas pareil en mai 1834 à l'Hôtel-Dieu de Paris.

Mon but n'est nullement de soutenir que ces fœtus fussent viables, pas plus que ne l'était celui dont parle Portal (1), et qui n'avait que quatre mois. Je veux seulement faire sentir qu'il n'est pas exact de dire d'une manière absolue, que l'enfant qui naît avant les deux derniers mois de la grossesse doit être réputé non viable. M. Meli (2), qui professe la même opinion que moi l'a entourée de tant de preuves, qu'il me paraîtrait difficile de la réfuter aujourd'hui.

Un fœtus est viable lorsqu'il est assez développé pour agiter ses membres, et qu'il les agite réellement; qu'il crie et qu'il respire librement; que sa tête est couverte ou commence à se couvrir de cheveux; que sa peau n'est plus transparente, qu'elle se couvre de duvet, et qu'un enduit graisseux en tapisse la surface; que les os du crâne se touchent par la plus grande partie de leurs bords, que les sutures et les fontanelles, par conséquent, sont fortement rétrécies; qu'il rend son méconium et ses urines; que les rapports et les dimensions des diverses parties de son corps ne s'éloignent pas trop de ce qu'on observe habituellement au terme naturel, et non pas parce qu'il a justement sept mois ou davantage. Par la même raison, ce n'est pas parce qu'il est né avant les deux derniers mois de la grossesse qu'on doit le déclarer non viable, mais bien parce que le défaut de cris, une respiration à peine reconnaissable, des mouvemens excessivement faibles, l'impossibilité de saisir le mamelon ou le doigt, de se vider de son méconium et de ses urines, la mollesse et l'écartement des os du crâne, l'absence ou la rareté des cheveux, la transparence et la couleur rouge de la peau, l'absence de l'enduit sébacé, le peu d'épaisseur des ongles, etc., prouvent que ses organes sont encore loin du degré de perfection nécessaire au maintien de la vie extérieure.

Hippocrate et beaucoup d'autres médecins de l'antiquité ont professé que le fœtus est plus viable à sept mois qu'à

---

(1) *La Pratique des accouch.* etc., in-4°.
(2) *Bulletin de Ferussac,* tome XVI, p. 118.

à huit. C'est un fait, dit Peu (1), qu'à sept mois l'enfant est plus fort qu'à huit. Au premier abord, une semblable proposition a quelque chose d'étrange. Tout étant égal d'ailleurs, un fœtus apte à vivre dès le septième mois, sera viable, à plus forte raison, s'il n'est expulsé qu'à huit. Mauriceau (2), de la Motte (3) le soutiennent déjà, et les modernes ont complètement adopté l'opinion de ces praticiens célèbres. Les mouvemens très forts que l'enfant exécute, vers le septième mois, et qui ont fait croire à la culbute, rendant l'accouchement prématuré plus fréquent à cette époque qu'à toute autre, les anciens en avaient conclu que le septième mois est un terme naturel de la grossesse, et que si le fœtus le dépasse, il ne peut plus naître sans danger avant la fin du neuvième. Leur double méprise à cet égard est difficile à comprendre, à moins d'admettre comme un fait, avec M. Dubois, que si l'accouchement a lieu par suite de la vive agitation du fœtus, comme il arrive assez souvent à sept mois, le col se dilatant avec sa lenteur et sa régularité accoutumées, l'enfant courra moins de risque que s'il naissait à huit mois, lorsque la parturition est provoquée par une chute ou quelque autre accident extérieur. Dans le premier cas, en effet, l'accouchement prématuré est en quelque sorte naturel, tandis que, dans le second, ce n'est, comme le remarque M. Dewees (4), qu'une sorte d'avortement.

<h2 style="text-align:center">TITRE IV.</h2>

Terme de la gestation.

Dans l'espèce humaine, la durée naturelle de la gestation est communément de neuf mois, ou mieux de deux cent

---

(1) *Pratique des accouch.* etc., p. 65.
(2) *Maladies des femmes grosses,* etc., p. 170.
(3) *Traité complet des accouch.* etc., p. 148 à 154, obs. 58 à 79.
(4) *Système of midwifery,* etc., 1825.

soixante-dix jours. « L'homme seul, dit Aristote (1), naît à
» sept, huit, neuf, dix mois; ce dernier temps est le plus
» ordinaire; quelquefois, cependant, la grossesse dure jus-
» qu'au commencement du onzième mois. » Selon Pline, la
gestation peut durer une année entière. Riolan croit avoir vu
des grossesses de douze, treize, quatorze, quinze et même
dix-huit mois. Kiperus, au rapport de Millot, et Chanvalon,
prétendent que la durée de la grossesse varie suivant les climats. D'après Heister, on peut établir que le terme de neuf
mois est le plus ordinaire, et que le temps marqué par la nature est celui qui s'écoule depuis sept mois jusqu'à onze.
Sennert veut qu'on admette comme régulier tout accouchement qui s'effectue dans le courant de l'année. Blancard,
Hoffmann, Mauriceau, Schenk, de la Motte (2) ont rapporté
des faits à l'appui de l'opinion de Heister. Levret se contente
d'avancer que la femme porte le plus ordinairement neuf
mois, que plusieurs portent au delà de ce terme, mais que
rarement elles passent dix mois.

CHAPITRE PREMIER.

Naissances tardives.

A l'occasion d'une cause plaidée par le célèbre avocat Ger-
bier, le terme de la grossesse est devenu tout à coup la cause
de débats extrêmement animés vers le milieu du dernier
siècle.

Haller, Bertin, Lieutaud, A. Petit surtout (3), et Lebas,
Vicq-d'Azyr, Roussel, partisans des grossesses tardives,
furent vivement combattus par Bouvart, Hebenstreit, et

---

(1) *Histoire nat. des anim.* etc., tome Ier, p. 451.
(2) *Traité compl. des Accouch.* p. 148 à 154. obs. 58 à 79.
(3) *Recueil des pièces relatives aux naiss. tard.* etc., Paris, 1766.

par Louis. Ce dernier auteur n'eut pas de peine à démontrer, comme l'avait déjà dit Courtin (1), que les nombreuses
histoires de grossesses tardives mentionnées par ses antagonistes ne prouvent rien dans l'espèce, et que les femmes ne
savent presque jamais au juste l'époque à laquelle elles ont été
fécondées ; mais il eut tort d'invoquer l'immutabilité des lois
de la nature et la nécessité de ne pas troubler l'ordre social.
D'un autre côté, Petit, Bertin et Lebas admirent avec trop
de complaisance comme prouvé ce qui n'était pas même toujours probable ; en sorte que malgré les analogies nombreuses dont ils s'autorisèrent, et les observations recueillies par
deux chirurgiens, Pennenc et Dulignac, chacun sur sa propre
épouse, la question resta indécise pour les naturalistes et les
médecins.

Actuellement l'état des choses est changé. Les antagonistes
de Petit se fondaient surtout sur ce que, d'après Aristote,
« le temps de la gestation des animaux est limité à un espace
» fixe, et que le terme où ils mettent bas n'est point sujet à
» variation. » Mais, ainsi que Buffon l'avait déjà fait remarquer, cette assertion est tout-à-fait fausse. Willer (2) fit voir
que dans un four à poulet, l'éclosion des œufs peut varier
entre dix-huit et vingt-cinq jours. Millot parle d'une vache
qui mit bas cinq jours après le terme, d'une chatte qui cha-
tonna neuf jours avant l'époque. M. Teissier, membre de
l'académie des Sciences, homme d'une loyauté et d'une
bonne foi non douteuses, a, d'ailleurs, levé tous les doutes
à ce sujet.

Il a vu que, sur cent soixante vaches, qui portent habituellement neuf mois comme la femme, trois seulement ont
mis bas le deux cent soixante-dixième jour ; que cinquante
sont allées du deux cent soixante-dixième au deux cent quatre-vingtième ; soixante-huit, du deux cent quatre-vingtième
au deux cent quatre-vingt-dixième ; vingt au trois centième,

____

(1) *OEuvres de Guillemeau*, in-folio, p. 212.
(2) *Journal de méd.* janvier 1776, p. 55.

et que cinq n'ont fait leur veau que le trois cent huitième jour, trente-huit jours au delà du terme. D'un autre côté, quatorze d'entre elles ont vêlé du deux cent quarante-unième au deux cent soixante-sixième ; de façon qu'on rencontre soixante-sept jours entre les deux extrêmes.

Sur cent deux jumens, dont le terme est de onze mois, trois ont pouliné le trois cent onzième jour ; cinq du trois cent dixième au trois cent trentième ; quarante-sept, du trois cent quarantième au trois cent cinquantième ; vingt-cinq, du trois cent cinquantième au trois cent soixantième ; vingt-une, du trois cent soixantième au trois cent soixante-dix-septième, et une le trois cent quatre-vingt-quatorzième jour : ce qui donne une latitude de quatre-vingt-trois jours.

Ainsi, loin d'être fixe, le terme de la gestation des brutes est, au contraire, extrêmement variable. Comme les habitudes et la constitution de la femme la rendent incomparablement plus impressionnable qu'aucun animal des espèces inférieures, il est évident qu'elle doit être sujette aux mêmes irrégularités. Une preuve sans réplique, d'ailleurs, prise dans l'espèce humaine même, et rapportée par Désormeaux, est la suivante : Une dame, mère de trois enfans, tombée en démence à la suite d'une fièvre grave, avait épuisé vainement toutes les ressources de l'hygiène et de la thérapeutique. Un médecin pensa qu'une nouvelle grossesse rétablirait peut-être les facultés intellectuelles. Le mari consentit à noter sur un registre le jour de chaque union sexuelle, qui n'eut lieu que tous les trois mois, afin de ne pas troubler une conception encore imparfaite. Or, cette dame, gardée par ses domestiques, douée en outre de principes de religion et de morale extrêmement sévères, n'accoucha qu'à neuf mois et demi.

Agitée de nouveau à Londres (1), en 1825 et 1826, devant la chambre des lords, dans une cause célèbre, cette question a été résolue par l'affirmative. Seulement, les médecins ne tombèrent pas d'accord sur le terme fixe qu'il est permis

____

(1) Ryau, *man. of midwif.* p. 151.

d'admettre. Sur vingt-cinq qui furent appelés, dix-sept dirent que la grossesse se termine vers la trente-neuvième ou la quarantième semaine, ou entre le deux cent soixante-dixième et le deux cent quatre-vingtième jour; mais quelques-uns ne regardèrent pas comme impossible qu'Élisabeth Adderley, femme de lord Hyde Gardner, fût accouchée au trois cent onzième jour. M. Blundell fit mention d'une grossesse de deux cent quatre-vingt-sept jours. M. Meriman dit en avoir vu plusieurs de deux cent quatre-vingt-cinq et de deux cent quatre vingt-sept jours, deux ou trois de deux cent quatre-vingt-seize, une de trois cent trois, et une de trois cent neuf jours.

D'après une masse de quatre cent cinq observations, recueillies à l'Hôtel-Dieu par lui et madame de Lamarche, Mauriceau (1) avait déjà noté que le terme de la grossesse varie entre six et onze mois huit jours. M. Dewees (2) cite une dame qui n'accoucha que le trois cent quatre-vingt-troisième jour, etc. A ces témoignages, je puis ajouter un fait qui m'est propre : Une femme, enceinte pour la quatrième fois, comptait quatre mois de grossesse lorsqu'elle vint à mon amphithéâtre. Je sentis distinctement les mouvemens passifs et les mouvemens actifs du fœtus. Les phénomènes du travail s'annoncèrent à la fin du neuvième mois, se suspendirent bientôt, ne revinrent qu'au bout de trente jours, languirent toute une semaine, et dans le fait l'accouchement n'eut lieu que le trois cent dixième jour.

On peut donc conclure que les naissances tardives sont incontestables. Aux huit observations que j'en ai publiées en 1829 (3), il me serait facile d'en ajouter aujourd'hui plusieurs autres. Peut-être A. Leroy (4) n'avait-il pas tort de les considérer comme rares au premier accouchement, et comme assez fréquentes aux couches suivantes. Dans l'état présent de nos

---

(1) *Compendious Syst. of midwif.* 1825.
(2) *Malad. des femmes grosses,* etc., p. 172 à 176.
(3) *Bibl. méd.,* août 1829.
(4) *Histoire de la grossesse,* etc.

connaissances , il est impossible d'en assigner au juste les limites. Au surplus , depuis que, pour enlever à l'arbitraire la décision d'une pareille question , le code a prononcé en France qu'après le trois centième jour , ou le dixième mois , la légitimité des naissances pourrait être contestée , ce point de physiologie a perdu beaucoup de son importance ; car maintenant l'essentiel pour le médecin est de savoir si un enfant peut vivre ou non plus de neuf mois dans la matrice.

CHAPITRE II.

Naissances précoces ou hâtives.

Si les fruits mûrissent plus tôt dans certains climats, dans certaines années que dans d'autres; si la maturité des moissons, si l'apparition des fleurs, si la végétation tout entière peut être avancée ; si l'éclosion du poulet varie entre le dix-huitième et le vingt-cinquième jour ; si des chattes, qui ne portent que neuf semaines, peuvent mettre bas neuf jours avant leur terme ; si sur cent soixante-deux vaches , il en est quatorze qui vêlent du deux cent quarante-unième au deux cent soixante-sixième jour ; si sur cent deux jumens , six poulinent du trois cent onzième au trois cent vingt-sixième jour, quand leur terme naturel est de trois cent trente jours ; si les truies , les lapines, etc. , présentent les mêmes variétés , pourquoi la durée de la gestation ne serait-elle pas susceptible d'être également avancée ou abrégée dans l'espèce humaine? Je ne vois pas qu'on puisse rien objecter de raisonnable contre la possibilité des naissances hâtives ou précoces.

Personne n'ignore qu'un fœtus est quelquefois plus développé, plus fort à six mois qu'un autre qui en a sept ou davantage ; qu'un enfant à terme est parfois moins volumineux et moins long qu'un autre qui n'est encore que dans son septième ou son huitième mois ; qu'à ce sujet, le développement de l'œuf offre des variétés presque infinies ; que les changemens qui s'opèrent dans l'organisation de la matrice, à partir de la

fécondation, tendent à développer en elle une force semblable à celle qui dirige l'action des muscles ; qu'à moins d'accident, la parturition ne s'effectue qu'autant que cette force est
parvenue au degré convenable pour que l'utérus se contracte
avec toute l'énergie dont il est susceptible. Or, il est si naturel
d'admettre la réunion de semblables conditions avant la fin
du neuvième mois, que la raison ne pourrait se refuser à
reconnaître la possibilité des naissances précoces, lors même
qu'une foule de faits ne seraient pas venus en mettre l'existence hors de doute.

LIVRE V.

PARTIE PRATIQUE, OU DE L'ACCOUCHEMENT.

TITRE Ier.

Parturition anormale.

La parturition ou la sortie du produit de la conception a reçu différens noms, selon qu'elle se fait à terme ou avant terme. Dans le premier cas, elle constitue l'accouchement proprement dit. Dans le second, elle prend le titre de fausse couche, d'avortement ou d'accouchement prématuré.

CHAPITRE PREMIER.

Avortement.

Lorsque l'expulsion de l'œuf a lieu dans les six premiers mois de la grossesse, on lui donne le nom d'avortement, de fausse couche ou de blessure.

D'après Aristote, « si le fœtus sort avant le septième jour de la conception, on appelle cet accident une perte ; plus tard, mais avant quarante jours, on dit que la femme s'est blessée. » Dans le premier cas, c'est une *effluxion*, selon Bonaciolus (1), *effluxiones quæ intra diem septimam ;* dans le second, c'est un *aborsus ; aborsus quæ primis mensis ;* ou un *abortus ; abortus quæ intra quadragesimam.* Mais ces distinctions arbitraires et insignifiantes sont totalement négligées depuis près d'un siècle par les médecins et les accoucheurs.

---

(1) *De fœtus formatione,* in-8°.

Sect. 1re. Mécanisme de l'avortement.

ART. 1er.—Fréquence.

Sur vingt-un mille neuf cent soixante grossesses, madame Lachapelle dit avoir observé cent seize avortemens. D'après cet auteur, la fausse couche est plus fréquente à six mois, puis à cinq, puis à trois, qu'à toute autre époque. Désormeaux, d'accord avec presque tous les anciens auteurs, avec le raisonnement, et avec mes propres observations, pense, au contraire, qu'elle est d'autant plus commune que la grossesse est moins avancée. Si madame Lachapelle mentionne un résultat différent, cela tient évidemment à ce que, dans les premiers mois, l'avortement incommode trop peu les femmes pour qu'elles jugent à propos de se faire transporter à la Maternité, tandis qu'il n'en est plus de même après la première moitié de leur gestation; ou bien à ce que, dans les six premières semaines, l'œuf et l'embryon, fréquemment confondus avec des caillots sanguins, laissent croire aux femmes qu'elles n'ont eu qu'une réapparition de menstrues, au lieu que plus tard il n'est plus permis de s'y méprendre. C'est là sans doute ce qui a permis à Mercatus (1) de dire que la fausse couche est plus fréquente que l'accouchement à terme. Un relevé de Westminster en donne 147 sur 515, et M. Deubel (2), en indique 35 sur 420.

Morgagni a cru remarquer qu'il naît un plus grand nombre de fœtus abortifs du sexe féminin que du sexe mâle. Désormeaux partage cet avis, et dit que si le vulgaire croit le contraire, c'est que, dans le principe, il est facile de confondre, au premier coup d'œil, une petite fille avec un petit garçon. Sans doute et tellement qu'il n'est pas possible de les distinguer. Madame Lachapelle, qui croit avoir vu plus d'embryons

---

(1) Lacroix, *Thèse,* Montpell. juillet 1812.
(2) *Thèse,* Strasb., 50 avril 1834.

femelles que de mâles et plus de fœtus mâles que de filles s'est donc évidemment trompée. Au total, le sexe féminin semble l'emporter d'autant plus sur l'autre, que l'avortement a lieu plus près du temps de la conception.

ART. 2.—Causes.

Jusqu'à ces derniers temps il semble qu'on ait assez mal interprété les causes de l'avortement. On peut les diviser en causes éloignées et causes prochaines, ou bien en causes efficientes et causes déterminantes. Les causes prochaines ou efficientes sont constituées par les contractions utérines aidées des efforts musculaires de la femme. Les causes déterminantes doivent être subdivisées en prédisposantes et en occasionelles.

§ 1er. Causes prédisposantes.

Les *causes prédisposantes* de l'avortement peuvent être rapportées à l'état de la femme ou de l'œuf. Relativement à la femme, les unes tiennent à quelques dispositions générales de l'organisme, les autres à quelque état spécial des organes sexuels en particulier.

A. Maladies de la femme.

État général. Les femmes pléthoriques, abondamment et irrégulièrement menstruées, irritables, excessivement sensibles, nerveuses, hystériques, lymphatiques, blondes, faibles, maladives, les personnes atteintes de syphilis (1), de scorbut, de rachitisme, celles qui ont le bassin mal conformé ou qui portent une lésion organique, une maladie chronique quelconque, les asthmatiques, les hydropiques, celles qui sont affectées de cancers, qui se nourrissent mal, se serrent le ventre ou se tiennent trop à l'étroit dans leurs vêtemens, avortent plus fréquemment que les autres. On peut dire avec Juncker (2)

---

(1) Trinchinetti, *Journal gén.* tome LXIX, p. 107.
(2) Petiot, *Thès.* Strasb. 5 octobre 1815.

et comme M. Stoltz (1) , en rapporte un bel exemple , qu'il en est de même des femmes grasses quand elles ne sont pas stériles. Les pays marécageux et malsains, certaines constitutions atmosphériques, déjà mentionnées par Hippocrate et fréquemment observées depuis, peuvent même rendre l'avortement réellement épidémique dans quelques années, comme on le vit à Vienne en 1778 et 1779 (2). Plusieurs auteurs disent avoir observé de ces épidémies de fausses-couches. Il y en eut après la chaleur humide de 1696 (3) , après les chaleurs sèches de l'an 10 et de l'an 11 (3), après le temps doux et venteux de 1776 (4), après les chaleurs vives de 1811 (5) , après l'hiver doux de 1816 (6), après les saisons pluvieuses de 1821 (7), etc. Les veilles et les travaux fatigans, sont encore rangées au nombre des causes prédisposantes de la fausse couche. Il en est de même de l'âge. On ne croit plus parmi nous, comme du temps de saint Augustin (8), qu'un garçon de dix ans puisse engrosser sa nourrice, ni comme Savonarela (9), qu'une jeune fille de neuf ans puisse devenir enceinte. Celle dont on a parlé à l'académie de médecine en 1831 , est morte à Paris du choléra , et l'autopsie a permis de constater que jamais les organes génitaux n'avaient été distendus par le produit d'une conception. On ne croirait pas non plus comme l'évêque de Selz (10) à la grossesse d'une femme de quatre-vingt-trois ans; mais l'expérience prouve que les femmes qui deviennent enceintes très jeunes, avant leur développement complet, ou très tard, c'est-à-dire après l'âge de retour, sont plus exposées à l'avortement que de vingt à quarante ans.

---

(1) Deubel, *Thèse*, Strasb. , 1834.
(2) Stoll, *Ratio méd. méd.* , t. III , 1789.
(3) Fick , dans Deubel, p. 15.
(4) Rogny , *annal clin de Montp* , t. IX , p. 130.
(5) Nægèle , dans Deubel p 15.
(6) Fischer, *Journal de Hufel* , t. 47
(7) Osiander , dans Deubel, p 14.
(8) Swieten, *aph*. tome VII, p 171.
(9) Paré, ch. 36, p. 715.
(10) *Acad. des Sc.* septembre. tome XIX , p. 21.

Du côté des organes génitaux, toutes les maladies chroniques auxquelles ils sont sujets, les adhérences, les déformations, les déplacemens, les dégénérescences squirrheuses, encéphaloïdes, hydatiques, la sub-inflammation et tous les désordres qu'elle entraîne; les altérations organiques de la trompe; des productions fibreuses, polypeuses ou autres, dans le tissu même de la matrice ou ses environs; les adhérences contre nature des ligamens larges, ou des ligamens ronds, des trompes ou des ovaires avec les parties circonvoisines ou entre eux; enfin tout ce qui peut gêner le développement facile et régulier de la matrice pendant la grossesse.

Ce genre de causes, notées déjà par divers auteurs, par Hippocrate, par Denman (1), par Delpech (2), entre autres, par madame Boivin surtout, se manifestent chez une foule de femmes à l'époque de la puberté, avant ou après le temps de cette révolution, et même à toutes les périodes de la vie. Elles sont produites, le plus souvent, par une lésion matérielle de quelque point du système générateur qui n'a pu exister sans laisser quelques traces indélébiles de son existence. Tantôt c'est une tumeur de l'excavation qui gêne plus ou moins l'ampliation de l'utérus; d'autres fois c'est un ovaire dégénéré ou transformé en kyste, qui s'est logé dans la fosse recto-vaginale, ainsi que je l'ai observé une fois; tantôt c'est la trompe droite, qui est allée se coller au ligament de l'ovaire gauche, et réciproquement, de manière à s'attacher en outre derrière le col utérin, comme je l'ai observé chez une femme morte enceinte d'environ trois mois; plus souvent, ce sont des masses encéphaloïdes ou squirrheuses, dont la grossesse a été l'occasion ou dont le germe existait avant la conception, et qui, en affectant l'ovaire, les trompes, le péritoine pelvien, ou le corps même de la matrice, mettent un obstacle invincible à ce que ces derniers organes subissent les changemens de dimension et de structure

____

(1) *Introd. à la prat. des acc.*, tom. 11, p. 527.
(2) *Malad. reput. chirurg.*, tome II, 302.

indispensables au complément de la gestation, ainsi que j'en ai recueilli d'assez nombreux exemples.

Peu (1) croit, avec quelque raison, que les boiteuses sont plus sujettes à l'avortement que les autres. C'est à tel point, qu'il ne voulut pas épouser une demoiselle qui avait une jambe un peu trop courte. De la Motte (2), qui se moque de son confrère à cette occasion, ne savait pas, sans doute, que le raccourcissement des membres pelviens coïncide souvent avec quelques-unes des difformités du bassin.

La *leucorrhée*, l'*hydromètre*, l'irritabilité, la contractilité trop grandes, la rigidité des fibres, des vaisseaux, et même, si l'on en croit Hauenschild et Loder, du péritoine de l'utérus, la laxité ou l'atonie de son col, sur laquelle Desormeaux insiste avec raison, sont encore admises au nombre des causes prédisposantes de l'avortement; mais leur action, pour la plupart, est loin d'être aussi évidente que celle des précédentes. On ne peut disconvenir cependant que les femmes qui ont le col utérin mou et habituellement dilaté ne soient, comme le dit Burton, extrèmement exposées à l'avortement ou aux avortemens. J'en dirai autant du défaut d'extensibilité de l'utérus par suite d'une roideur trop grande de ses fibres, roideur à laquelle certains auteurs font jouer un si grand rôle. A les entendre, la fausse couche est à craindre alors, parce que la matrice ne cède pas assez facilement à l'effort qui agit pour la distendre. Sous ce rapport, leur langage, toujours semblable à celui des anciens, qui s'imaginaient que l'œuf réagit mécaniquement sur l'utérus, ferait croire qu'il existe une sorte de combat entre le contenu et le contenant. Cependant rien de tout cela n'a lieu. La matrice s'agrandit, par suite du déplissement de ses fibres et de l'afflux des fluides dans ses vaisseaux. L'œuf cesse de croître dès que l'organe qui le renferme cesse de se développer, et l'avortement peut en être l'effet, mais

----

(1) *La pratique des accouch.*, etc., p. 283 à 290.
(2) *Traité complet*, etc., p. 436.

sans qu'on puisse en accuser un effort distentif qu'il ne possède en aucune manière.

B. Maladies de l'œuf.

L'avortement est préparé, dans le plus grand nombre des cas, par une disposition particulière du produit de la conception. De même que les fruits qui se flétrissent avant d'être complètement développés, se séparent et tombent à la moindre secousse de la branche qui les supporte, de même l'embryon ou le fœtus, dans les animaux, doit se détacher et être bientôt expulsé de la matrice quand il a cessé de vivre.

Les altérations susceptibles d'amener la mort du fœtus sont extrêmement nombreuses, et d'autant plus que la grossesse est moins avancée. Depuis que je m'occupe d'embryologie avec quelque suite, j'ai observé plus de deux cents produits qui n'avaient pas dépassé le terme de trois mois. Or, je puis affirmer que sur ce nombre il y en avait au moins la moitié de malades.

Tantôt la maladie commence par les membranes. Le chorion s'épaissit, devient opaque, se couvre de rugosités à l'intérieur. Les granulations de sa face externe se renflent et donnent naissance aux hydatides en grappes de l'utérus. L'amnios subit des altérations à peu près semblables, se désorganise, ou contracte des adhérences avec les parties circonvoisines. Le placenta ne se forme pas, ou se développe irrégulièrement, devient le siége de toutes sortes de dégénérescences.

Tantôt c'est sur la vésicule ombilicale ou son conduit, ou sur le sac allantoïdien que porte d'abord la maladie. D'autres fois, c'est sur le cordon ou l'embryon lui-même, et, sous ce rapport, les altérations offrent des formes et des degrés excessivement variés.

Presque toutes les affections auxquelles l'enfant est sujet après la naissance peuvent se manifester pendant la vie intrautérine. J'ai observé une adhérence pathologique de toute l'étendue des membres avec le tronc, chez un embryon de deux mois. J'ai vu des destructions ulcéreuses de la tête, du ventre, de la main, etc., sur des sujets tout aussi jeunes ; des altérations incontestables dans le poumon, le foie, le péritoine et les autres parties du corps, dès le troisième mois ; j'ai rencontré le cordon ombilical atrophié, ses vaisseaux complètement ou incomplètement oblitérés à toutes les époques de son développement. Sur plusieurs produits, la vésicule ombilicale était dure, comme pierreuse. Sur d'autres elle était remplie d'un liquide clair et limpide, et n'avait, dans les deux cas, ni son volume, ni les autres apparences de son état normal. Sur quelques embryons, la tête seule était atrophiée et déformée. Dans d'autres, c'était un ou plusieurs membres, ou la poitrine, ou le ventre. Plus souvent l'atrophie ou la désorganisation est générale, et l'embryon finit par disparaître tout à fait dans certains cas. Alors l'amnios se détruit aussi le plus ordinairement. Maintes fois j'ai pu remarquer que l'œuf n'était qu'une poche pleine d'un liquide albumineux, limpide et filant. J'aurais pu croire même que, composés de la seule caduque et du chorion, de tels œufs n'avaient jamais renfermé d'embryon ; qu'on pourrait les comparer à ces œufs dépourvus de germe, que donnent les poules qui n'ont point été fécondées ; mais comme il existait encore des traces de l'amnios, du cordon ombilical ou de l'embryon lui-même, sur plusieurs, il fallut renoncer aussitôt à cette idée. D'autres observateurs ont d'ailleurs rencontré aussi la plus part des altérations que je viens de mentionner. M. Brachet (1) a décrit un certain nombre de maladies du placenta, qui était couvert d'une fausse membrane dans un cas recueilli par M. Robert (2), et infiltré de pus dans un de ceux qu'a rassemblés M. Cruveilher (3). Plusieurs dégénérescences de la caduque ont été signalées par M. Dubreuil (4), et M. Lesauvage (5) croit avoir trouve cette membrane en état de suppuration. Le chorion,

---

(1) *Journal gén. de med.*, janvier 1828.
(2) *Revue méd.* 1830, tome II, p. 240.
(3) *Ibid.*
(4) *Ibid.* 1831, tome IV, p. 240.
(5) *Archiv. gén.* 2ᵐᵉ sér. tome II, p. 37.

l'amnios ont été vus avec des traces d'ancienne inflammation par M. Hohl (1). M. Lobstein (2) décrit, sous le nom de kirronose, une transformation jaunâtre de tous les tissus du fœtus, et M. Andry (3) a réuni un grand nombre d'exemples de maladies éprouvées par l'enfant pendant la vie intra-utérine, maladies dont quelques-unes avaient été signalées aussi par M. Véron (4).

J'ai d'ailleurs des preuves certaines que nombre de monstruosités ne sont autres choses que le produit d'une maladie de quelque partie de l'œuf. L'embryon humain, simple végétal pendant les premiers mois de la grossesse, est entouré de trop de causes de destruction pour leur résister toujours avec succès. Rien ne doit être plus facile à déterminer que les maladies et même la mort d'un être dont l'existence est si frêle et si précaire. Ceux qui viennent d'un liquide spermatique mal élaboré ou dénaturé, d'un père trop vieux ou trop jeune, malade ou épuisé par l'abus du coït y sont particulièrement exposés.

Toutes les fois que l'œuf est malade, au point de faire périr l'embryon, l'avortement en est une suite en quelque sorte nécessaire. L'organisme tend dès lors à s'en débarrasser, comme de tout ce qui le gêne, comme d'une épine, par exemple, mais non pas parce que le sang primitivement destiné au fœtus se trouve obligé de rentrer dans le torrent circulatoire de la mère.

§ II. Causes occasionelles.

Les causes prédisposantes manqueraient rarement, à elles seules, de produire l'expulsion de l'œuf et elles la produisent fréquemment en effet. Dans ce cas, on dit que l'avortement

(1) *Annales univ. d'omodei*, octobre ou septembre 1833.
(2) *Journal des Progrès*, tome Ier.
(3) *id.*
(4) *Rev. méd.*, 1855, t. III, p. 319.

est *spontané*. Cependant on l'attribue presque toujours à quelque accident, à quelque circonstance particulière.

Tels sont, entre autres, les bâillemens, les pandiculations, l'action d'aller à la garde-robe, de rendre ses urines, de tousser, les grands mouvemens, les contrariétés, la joie ou le chagrin, l'odeur d'une chandelle qu'on vient d'éteindre, l'impression d'une odeur forte quelconque, un accès d'hystérie, d'épilepsie, le coït, la danse, les veilles, la diarrhée, le ténesme, et toutes les causes qui ont été relatées à l'occasion de l'hémorrhagie utérine pendant la grossesse.

Mauriceau (1) qui défend l'exercice et le coït vers la fin de la grossesse, et qui n'a point eu d'enfans en 46 ans de mariage, est combattu assez malignement par Dionis (2). « Pour moi, dit ce dernier auteur, qui ai une femme qui a été grosse vingt fois, et qui m'a donné vingt enfans dont elle est accouchée à terme et heureusement, je suis persuadé que les caresses du mari ne gâtent rien. » C'est donc purement dans le sens poétique qu'il convient de prendre ces vers de Tillet (3),

Pour conserver le fruit de vos chastes plaisirs,
Réprimez désormais vos amoureux désirs.
Au feu qui vit en vous un autre feu peut nuire,
Et ce qu'Amour a fait, Amour peut le détruire,

d'autant plus qu'Aristote (4) accorde au coït, vers la fin de la grossesse, la propriété de rendre l'accouchement plus facile.

Je n'entends pas dire, toutefois, que rien de tout cela ne puisse donner lieu à l'avortement; mais seulement que, sans l'existence antérieure d'une des causes prédisposantes énumérées plus haut, de pareilles circonstances ne le détermineraient

---

(1) *Maladies des femmes grosses*, etc. p. 100 et 101.
(2) *Traité général des accouchemens*, etc. p. 142–143.
(3) Delley, *thèse*, n° 8 , Paris 1826.
(4) *Hist. nat. des anim.*, etc., tome Ier.

que rarement. Les maladies aiguës de la femme, l'asphyxie, les inflammations de toute espèce ne le produisent non plus que difficilement d'une autre manière. Il en est de même encore des cris, du chant, des cahots d'une voiture, des vomissemens, de l'emploi de certains médicamens, des chutes, des coups, des mouvemens violens exécutés par quelque partie du corps que ce soit, de tout ce qui peut ébranler ou secouer la matrice. Je m'explique à peine, au surplus, comment un coup sur le ventre, à moins qu'il ne soit d'une grande force, pourrait blesser profondément le fœtus comme chez cette femme qui, s'étant heurtée contre l'angle d'une table, accoucha le septième jour, dit Peu (1), d'un enfant dont les deux moitiés de la tête fendue jusqu'au cou pendaient sur les épaules. Je ne vois pas davantage quel rapport il peut y avoir entre la monstruosité de la tête observée par M. Lecadre (2), sur un fœtus de sept mois et la chute sur l'angle d'un baquet que la mère avait faite quinze jours auparavant.

On a généralement pensé que ces causes agissent en *décollant le placenta;* mais quand on se rappelle que l'œuf remplit exactement l'utérus, qu'il est exactement rempli lui-même par l'eau de l'amnios, on voit bientôt que les mouvemens imprimés à la femme par des secousses sont presqu'aussi incapables de séparer le placenta de la matrice, ou le chorion de l'amnios, qu'ils le seraient d'isoler deux vessies emboîtées l'une dans l'autre et dont l'interne serait complètement remplie de liquide. Les femmes les plus actives, les plus imprudentes, celles qui se livrent aux exercices les plus violens, n'en conduisent pas moins le plus souvent leur grossesse à terme, dit de la Motte (3); tandis qu'on en voit une infinité d'autres qui avortent malgré les précautions les plus minutieuses et les attentions les plus soutenues. Planque (4) a rassem-

---

(1) *Pratique des accouchem.*, etc., p. 71.
(2) *Revue méd*, 1830, tome Ier, p. 433.
(3) *Traité complet des accouchem.*, etc, p. 255 à 266.
(4) *Bibl.* tome Ier, p. 387, in-4.

blé des exemples nombreux à l'appui de cette assertion. Pour échapper à l'incendie de son appartement, une femme, enceinte de sept mois, se laisse glisser d'un troisième étage. Bientôt la frayeur lui fait lâcher prise. Elle tombe sur des pierres et se fracture l'avant-bras, dit Mauriceau, mais la grossesse n'en est point troublée. Une jeune sage-femme, que mentionne madame Lachapelle, enceinte et affectée d'angustie pelvienne, se précipita jusqu'en bas de l'escalier d'une cave profonde, dans le but de se faire avorter et d'éviter par là l'opération césarienne. Elle mourut par suite de ses blessures ; mais il n'y eut point d'avortement.

A. Médications.

La *saignée*, les *bains*, les *émétiques*, les *purgatifs*, les emménagogues, jouissent aussi d'une grande réputation, heureusement peu méritée, comme abortifs, parmi les femmes. On rencontre journellement dans la pratique des maladies qui exigent des saignées soit locales, soit générales, en grand nombre, pour lesquelles on administre l'émétique, des drastiques ou d'autres substances également actives, sans que la grossesse semble en souffrir. Mauriceau (1) parle de l'épouse d'un de ses confrères qui fut saignée quatre-vingt fois pendant une gestation, et qui n'en porta pas moins à terme un enfant bien développé. Il en cite une autre qu'on saigna dix fois du pied, sans plus d'inconvénient. Jamot (2) saigna sa propre femme quarante-huit fois, et eut un enfant vivant, qui ne sortit qu'à terme. De la Motte (3), qui a vu les évacuans les plus énergiques produire des gastrites, des entérites, des péritonites, la mort même, sans que l'avortement en ait été la suite, cite une dame qu'on se crut obligé de saigner quatre-vingt-sept fois dans les cinq derniers mois de la gestation. Levret (4) n'a pas craint de conseiller la saignée du pied elle-même pendant la grossesse. J'ai soigné une jeune personne, qui, dans le des-

---

(1) *Maladies des femmes grosses*, etc., p. 104.
(2) Mauriceau, *oper. citat*, etc.
(3) *Traité complet*, etc., p. 599.
(4) *Art des accouchem.*, etc. 3ᵉ édit.

sein de cacher à ses parens la preuve de sa faute, s'était donné une inflammation abdominale des plus violentes à force de prendre des médicamens abortifs. Elle succomba le huitième jour, bien qu'aucun signe d'avortement ne se fût manifesté. J'ai été consulté pour une autre, qui avait pris dans la même intention quinze grains de tartre stibié. Il y eut des vomissemens accompagnés d'efforts inouis, mais la grossesse continua son cours. M. A. Hediard (1) dit avoir vu à Siciliana un empirique donner les émétiques à toutes les périodes de la grossesse sans grands inconvéniens. L'amputation de la jambe pratiquée, par M. Nicod (2) chez une femme enceinte de huit mois n'avança point le terme de l'accouchement, et eut d'ailleurs un plein succès. J'ai dit ailleurs (3) qu'une dame soumise à la taille vésico-vaginale par M. Philippe de Reims, pour un calcul qui pesait neuf onces, et qu'on ne savait pas être enceinte, accoucha six mois après sans accidens. Les bains qu'Avicenne (4) dit exécrables, et que Mauriceau (5) blâme aussi, sont journellement employés pendant tout le cours de la grossesse avec avantage.

Il ne faudrait pas conclure de ces faits, néanmoins, que la saignée, surtout du pied, ou l'application des sangsues à la vulve, que les bains trop souvent répétés, etc., ne puissent jamais nuire aux femmes enceintes. Je veux seulement dire, qu'à moins de prédispositions particulières, ces moyens restent le plus souvent sans effet, et qu'on peut y avoir recours, si les circonstances le réclament, comme si la femme n'était pas enceinte.

B. Causes spéciales.

Desormeaux fait remarquer que l'avortement est fréquemment précédé d'un état de congestion irritative de

---

(1) *Maladies des femmes grosses*, etc., 1833, p. 25.
(2) *Bulletins de la Faculté*, etc., tome V, p. 187.
(3) *Anat. chirurg.* tome II, p. 355, 2me édit.
(4) **Liv.** 3, sect. 21, tr. 2, c. 2.
(5) *Maladies des femmes grosses*, etc., p. 103.

l'utérus, d'un mouvement fébrile général, de l'ensemble des symptômes qui constituent le *molimen hemorrhagicum*. Madame Lachapelle a fortement insisté sur cet état, auquel aboutissent en effet la plupart des causes prédisposantes et occasionelles de l'avortement avant de mettre les contractions de la matrice en jeu ; mais on a eu tort d'en faire la cause primitive de presque toutes les fausses couches. Il n'est ordinairement qu'un phénomène secondaire, qu'un effet de quelque autre cause, externe ou interne, et non point le résultat nécessaire d'aucune d'elles. Cependant certaines femmes le présentent d'une manière évidente à chaque époque menstruelle, pendant tout le cours de la gestation ; d'où il suit même que l'avortement n'est jamais plus fréquent qu'aux époques des règles, et que la plupart des maladies graves peuvent le produire. Le choléra nous en a offert de nombreuses preuves à Paris en 1832. Il tue presque toujoure le fœtus. M. Magendie (1) en cite cinq exemples ; M. Lereboullet (2) en a vu huit ; M. Bouilland (3), MM. Kerckhove, Elsœsser et Hill, cités par M. Deubel (4), parlent dans le même sens. J'en ai vu aussi un certain nombre d'exemples à la Pitié, et M. Moreau (5) en a cité d'autres. Si le fœtus meurt si vite dans cette redoutable maladie, ce n'est pas, comme l'a cru M. P. Dubois (6), parce que la circulation utéro-placentaire est brusquement interrompue par l'absence de toute circulation générale, car M. Rullier (7) a vu la circulation se maintenir chez une cholérique dont l'enfant n'en fut pas moins trouvé putréfié ; mais bien par une réunion de causes qu'il est inutile de faire ressortir en ce moment.

---

(1) *Leçons oral. sur le cholera*, 1832.
(2) Deubel, *th.*, p. 26.
(3) *Traité du cholera*, p. 26.
(4) Deubel, *th.*, etc., p. 26.
(5) *Gazette méd.*, 1832, p. 414.
(6) *Ibid.*
(7) *Ibid.*

C. Cause périodique.

L'*avortement périodique*, ou qui revient, à peu près, à la même époque de la conception chez la même femme, est un de ceux qui paraissent tenir le plus évidemment au molimen menstruel et spontané. M. Stoltz (1) connaît deux dames qui ont ainsi avorté sept fois. Il peut dépendre aussi, cependant, d'un état spécial, congénital ou acquis, de la matrice ; par exemple, de ce que la cavité utérine n'est pas susceptible de s'agrandir au delà d'un certain degré. Sur ce point, on invoque encore l'empire de l'habitude, l'hérédité. On cite beaucoup de femmes dont la mère était sujette aux avortemens, et qui n'ont jamais pu porter un enfant à terme. L'observation a démontré que la fausse couche est d'autant plus à craindre, que la personne en a déjà eu un plus grand nombre.

Schulz (2) parle d'une dame qui avorta vingt-deux fois à trois mois. Schurigius (3) en cite une autre qui allait toujours jusqu'à huit mois, puis une deuxième qui ne put gagner le terme qu'à sa douzième grossesse. Une personne qui avait fait huit fausses couches à trois mois parvint enfin au neuvième mois, dit Burton (4) à force de petites saignées, à sa neuvième grossesse. L'épouse d'un ex-pharmacien de Paris en est déjà à son cinquième avortement, avant le quatrième mois. Celle d'un de nos confrères est dans le même cas, et j'ai été appelé près d'une autre dame qui a fait aussi cinq fausses couches depuis son premier enfant, maintenant âgé de dix ans. On mentionne même le fait d'une jeune fille qui, après être parvenue à se procurer plusieurs avortemens par des moyens criminels, ne put jamais arriver, étant mariée, à conduire une de ses grossesses jusqu'à son terme naturel.

D. Causes mécaniques.

Les causes *mécaniques*, ou certaines *manœuvres* portées di-

---

(1) Deubel, *Thèse*, Strasb., avril 1834.
(2) Lacroix, *Thèse*, Montp. juillet 1812.
(3) Sect. 4, cap. 1, § 10.
(4) *Nouv. systèm. de l'art des accouch.*, etc., p. 433.

rectement sur l'œuf, conseillées par quelques auteurs dans les cas de déformation du bassin, et qu'emploient assez souvent encore, au milieu de nos sociétés raffinées, des êtres dégradés, doivent être rangées dans la même classe que les emménagogues et les purgatifs drastiques. Le plus souvent ceux qui s'en servent manquent leur but, et ne réussissent qu'à blesser gravement la matrice. J'ai donné des conseils à une dame chez laquelle de pareilles tentatives ont fait naître un hémorrhagie qui l'a conduite au bord de la tombe. Elle a souffert horriblement de l'intérieur du bassin pendant deux mois. L'avortement n'a point eu lieu néanmoins, et maintenant (1828) elle est en proie à un large ulcère du col utérin. J'ai ouvert le cadavre d'une malheureuse, qui est morte à la suite d'essais semblables qui n'avaient pas mieux réussi. Girard (1), de Lyon, cite une observation analogue. Une jeune sage-femme, devenue enceinte contre son gré, n'a réussi, par ces manœuvres, qu'à produire chez elle une lésion organique de l'utérus qui l'a portée à se suicider après d'affreuses souffrances. C'est du reste un crime si commun à Paris, que j'ai été appelé en deux mois près de quatre femmes qui l'avaient commis. L'une est morte de péritonite. Une autre porte actuellement (janvier 1834) un cancer. La troisième a des pertes que rien ne peut guérir. La quatrième seule a fini par retrouver son ancienne santé.

ART. 2.—Réaction.

§ Ier. Signes.

A la suite de maladies longues, et dans les deux ou trois premiers mois de la grossesse, l'expulsion de l'œuf se fait assez souvent sans être accompagnée de symptômes particuliers, et ne diffère pas sensiblement de ce qui a lieu lors d'une époque menstruelle un peu laborieuse. Plus tard, elle peut ne faire

---

(1) *Journal général*, t. IV, p. 154.

naître que les phénomènes ordinaires d'un accouchement naturel; mais elle est souvent précédée de tristesse, d'abattement général, de lipothymie, de syncopes, d'un sentiment de froid dans le bas-ventre, de palpitations, de pâleur du visage, de fétidité de l'haleine, de flaccidité des seins, et de la plupart des signes rationnels qui indiquent la mort du fœtus. Ordinairement, la femme éprouve d'abord, pendant un ou plusieurs jours, des frissons, des horripilations, de la chaleur à la peau, de la soif, de l'inappétence, de la vélocité dans les mouvemens du cœur et des artères, de la pesanteur dans le bassin, sur le fondement, vers les lombes, et une lassitude générale dans les membres, comme si elle était menacée d'une maladie grave. Ensuite l'hémorrhagie paraît, accompagnée de douleurs plus ou moins vives, et de tous les autres phénomènes d'un véritable travail. Toutefois, parmi ces nombreux signes, il n'y a guère que l'hémorrhagie et la douleur qui puissent donner quelque certitude, avant la dilatation du col et la présence du sommet de l'œuf dans le museau de tanche.

A. La *perte* elle-même n'est pas constamment suivie de l'avortement, ainsi que le prouvent les observations de Mauriceau, de Raymond, de Boër, celles de Puzos (1) surtout. Flamant, MM. Nægèle, Stoltz, Deubel (2), ont aussi vu des métrorrhagies abondantes n'être point suivies d'avortement. Cependant on a justement lieu de le craindre quand on la voit se manifester.

B. Quant aux *douleurs*, il importe de ne pas les confondre avec des coliques, ou avec les douleurs utérines qu'on observe quelquefois pendant les menstrues. Pour cela, il faut se reporter aux signes indiqués à l'occasion des douleurs de l'enfantement.

C. L'écoulement d'une certaine quantité de matière brunâtre, ou de sérosité, le ramollissement du col, la rupture des membranes, la formation de la *poche des eaux* avec des douleurs

---

(1) *Accouchem.* p. 64, et *Dépôts laiteux*, 1801. p. 9.
(2) *Thèse*, Strasb., avril 1854.

qui se dirigent de l'ombilic vers l'excavation, forment le signe le plus concluant de la fausse-couche. Toutefois Desormeaux a vu ces phénomènes se manifester à la suite d'une chute, et l'avortement ne pas avoir lieu. Une femme enceinte de cinq mois, dit M. Gorgeret (1), reçoit des coups sur le ventre. Une perte survient. Le col se dilate. La fausse couche paraît imminente. Cependant tout rentre dans l'ordre et l'accouchement n'a lieu qu'à terme. Chez une autre qui avait été renversée, foulée aux pieds, une perte, des douleurs hypogastriques, la dilatation du col, l'écoulement des eaux ne tardèrent pas à se manifester. Le fœtus cesse de remuer jusqu'au septième mois. Il vient vivant néanmoins et à terme. Morlanne en cite une qui n'accoucha que six semaines après la sortie des eaux.

Dans un cas observé par M. Manoury (2), les deux onces d'eau qui s'écoulèrent après une chute n'empêchèrent pas la femme d'aller à terme et d'accoucher d'un enfant fort. M. Levêque Lassource a relaté un fait semblable. On a même avancé récemment avoir observé une femme, enceinte de six mois, chez laquelle la poche s'est formée, puis rompue, si bien que le bras de l'enfant s'est engagé dans le vagin; après quoi le travail s'est arrêté, le fœtus a repris sa position et la grossesse son cours naturel! Hayne (3) avait déjà vu mieux, puisqu'à l'en croire, un enfant, dont la tête était déjà sortie, aurait aussi fini par rentrer dans l'utérus! En réalité des faits pareils ne paraissent possibles que dans les cas de rupture de la matrice ou du vagin.

Le *liquide* qui sort du col utérin peut d'ailleurs venir d'un kyste hydatique, ou de l'intervalle des membranes. Dans ce cas, il est tout simple que la grossesse n'en soit pas nécessairement troublée. Il peut venir aussi, dans une grossesse dou-

---

(1) *Thèse*, n° 7, Paris, 1827.

(2) *Journal des Progrès*. Mém. de M. Andry. tome 1er.

(3) Diemerbroeck. tome 1er, p. 525.

ble, d'un des œufs qui s'est rompu sans que l'autre ait souffert la moindre altération ; mais, abstraction faite de ces anomalies, la rupture des membranes, suivie de l'écoulement des eaux, indique positivement la fausse-couche, ou tout au moins la mort du fœtus, s'il n'est bientôt expulsé.

D. *L'enfant ayant cessé de vivre* est, en général, promptement chassé de l'utérus. Souvent néanmoins, son expulsion n'arrive qu'au bout d'un temps assez considérable. Je l'ai vu ne s'effectuer que le vingt-huitième jour chez une dame qui était enceinte de sept mois. Chez une autre, la grossesse, caractérisée par le balottement et les mouvemens spontanés, s'est tout à coup arrêtée, à six mois. Tous les signes de la mort de l'enfant sont survenus. Le ventre a graduellement perdu la moitié de son volume. Huit mois se sont écoulés depuis cette époque. Le col reste fermé, et rien n'annonce que la fausse-couche doive se terminer de sitôt. M. Pront m'a fait voir un fœtus de trois à quatre mois, qui n'avait été rendu que cinq mois après les premiers phénomènes de l'avortement. Nombre d'auteurs ont fait mention d'observations semblables.

M. Ansiaux (1), par exemple, parle d'un fœtus mort à quatre mois et qui ne fut expulsé qu'à terme. Lecieux (2) a donc tort de soutenir que l'œuf ne peut rester alors dans la matrice que de cinq à vingt jours. Tout le produit peut en outre se transformer en une masse jaunâtre et comme graisseuse avec des portions osseuses. M. Ozanam (3) en a rencontré un qu'il décrit sous le titre de l'ipome de l'utérus. Ce corps pesait six livres. C'est une particularité qui paraît se remarquer assez souvent chez les moutons.

M. Carus (4) établit même, comme M. Huzard (5) l'a fait

---

(1) *Clin. chir.*, 2ᵉ édit. 1829, p. 190.

(2) *Ingleby, on uter. hemmorrh.*, etc., p. 103.

(3) *Compte rendu des hôpitaux de Lyon*, 1823.

(4) *Zur Lehre von Schwangerschaft und Geburt phys.* etc., Leipzig, 1822.

(5) *Bulletins de la Faculté*, tome v, p. 192.

pour les brebis, qu'alors le fœtus peut 1° se racornir ou se recouvrir d'une croûte calcaire; 2° être résorbé; 3° se décomposer.
Il cite une femme qui eut un travail incomplet en 1814 et se
trouvait encore enceinte en 1820. Le fœtus est resté cinquante
ans dans l'utérus d'une autre.

J'ai vu, en avril 1834, avec M. Vasseur, une dame qui reste
dans cet état depuis l'automne de 1833, et qui en éprouve de
temps à autre des accidens fort graves. J'en ai observé une
autre avec MM. Puzin et Moreau, qui a fini par succomber au
bout de trois mois sans avoir pu rendre le fœtus altéré. L'enfant était, pour ainsi dire, réduit à son squelette, dans un
cas que m'a communiqué M. Vassal.

Barbaut (1) dit qu'un fœtus mort à quatre mois environ, ne
fut rendu qu'à huit. Dans un autre, l'enfant ne sortit qu'environ cinq mois après avoir cessé de vivre. Dans les deux
cas, les membranes, épaisses et très-solides, ne renfermaient
que peu d'eau.

Si les membranes ne sont pas rompues, si l'air n'a point
d'accès dans leur intérieur, le fœtus peut se conserver intact
pendant plusieurs mois, plusieurs années même. Girard (2) de
Lyon, qui nie la possibilité de ce fait, argumente évidemment à faux en réfutant les observations dont il parle. Ceci
s'observe surtout dans les grossesses multiples. L'un des fœtus meurt à deux, à trois mois; et, lors de l'accouchement, le
praticien est tout étonné de recevoir, à la fois, un enfant à
terme et un avorton. Je possède un grand nombre de faits de
ce genre. MM. Bouvier, Colombe m'en ont communiqué chacun un, et plusieurs des exemples de superfétation sur les
quels on a le plus insisté ne sont pas autre chose (3). La coque
de l'un peut même se transformer en mole, puis le second ne
cesser de vivre qu'à trois ou quatre mois, et le tout n'être

____

(1) *Cours d'accouch.*, tome Ier, p. 167.
(2) *Journal gén*, tome XLVIII, p. 161.
(3) *Voyez* les articles fœtus multipl. et superfétation dans ce volume.

rendu que beaucoup plus tard , ainsi qu'on le voit par une observation de M. Monclar (1).

D'autres fois, l'œuf se décompose, se putréfie, passe à l'état de gras de cadavre; M. Wright (2) relate un cas de ce genre. Le fœtus sort putréfié. Trois mois après, on reconnaît qu'il existe dans l'utérus des os, dont on fait l'extraction. Tout porte à croire qu'ici la grossesse était double. Dans les premiers mois le germe peut s'atrophier , et, quand l'œuf est chassé, n'offrir que les dimensions d'un embryon de quatre ou cinq semaines, quoique la femme soit réellement enceinte de trois ou quatre mois. Il peut aussi se dissoudre dans les eaux ; et , dès lors , l'œuf se trouve transformé en une véritable mole. Si les membranes se déchirent, le fœtus s'échappe en général le premier, et les annexes ne tardent pas à le suivre. M. Trelat (3) a cependant observé un fait dans lequel un embryon de deux mois ne fut expulsé que douze jours après ses enveloppes.

Quand le fœtus n'est plus dans la matrice, la coque peut y tenir encore par quelque adhérence. Dans un avortement qui eut lieu à cinq mois, M. Thornton (4) dit que le placenta ne fut expulsé qu'à neuf mois, et qu'il pesait huit onces. Il ne sortit qu'au bout d'un mois, mais sans être altéré, chez une femme dont parle Ramsbotham (5). Les annexes peuvent en outre continuer de vivre et de se développer. La membrane caduque acquiert bientôt alors une épaisseur considérable. L'amnios disparaît. La cavité du chorion se resserre par degrés, et la masse finit par n'être plus qu'une tumeur rougeâtre, comme charnue, au centre de laquelle se voit ordinairement, mais non toujours, une petite cavité séreuse. Le placenta continue de croître, ou bien il s'infiltre, et, lors de son expulsion, n'a plus aucun rapport avec sa forme, ni même avec sa nature pri-

----

(1) *Rev. méd.* 1830, tome II, p. 92.

(2) *Journal des Progrès, et Journaux anglais.*

(3) *Journal des Progrès,* tome **XV.**

(4) *The Lancet,* 1829, vol. II, p. 14.

(5) *Ingleby. on uter. hem.,* etc., p. 208.

mitives. Toutes les altérations de l'œuf, que j'ai indiquées en parlant des causes de l'avortement, se retrouvent ici comme point de départ des moles. J'en ai observé un si grand nombre de variétés, qu'il faudrait un volume pour les décrire toutes. Les divers produits exposés dans les dix premières planches de M. Granville (1) étant évidemment dénaturés, auraient aussi fini par rentrer dans la classe des moles, si leur expulsion avait encore été retardée de quelques mois. (*Voy*. plus loin l'article Moles.)

Quelquefois l'œuf sort entier. C'est même ce qui a lieu le plus souvent, jusqu'à la fin du second mois. Plus tard, son volume ne lui permet plus d'être ainsi chassé, dans le plus grand nombre des cas, et d'autant moins, que la gestation est plus avancée. Diemerbroeck(2) a cependant vu le contraire dans une grossesse qu'on croyait à terme, et j'ai vu de mon côté, à l'hôpital de Perfectionnement, un œuf de six mois révolus, être expulsé parfaitement intact. M. Larrey m'en a envoyé un autre qui n'a pas moins de cinq mois et demi, et qui n'offrait non plus aucune rupture. M. Eryaud (3) rapporte un fait exactement semblable. M. Stoltz (4) a vu la même chose à cinq mois; Siebold (5) en dit autant d'un œuf de sept mois; M. Marson (6) a même été témoin d'un cas pareil à huit mois de grossesse. Dans les premiers mois, au lieu de toutes ses annexes, le fœtus n'entraîne quelquefois que son amnios seul. J'en ai recueilli plusieurs exemples. M. Ricord m'en a encore procuré un au mois d'octobre 1833. Souvent aussi l'ovule est entier, mais dépourvu de caduque.

---

(1) *Graphic illustrat. of abortion and the Diseases of menstruation*, etc. Lond. 1833.

(2) *Anat. du corps hum.*, t. I, p. 516.

(3) *Thèse*, n° 135, Paris. 1832.

(4) Daubel, *Thèse*, Strasb., avril 1834.

(5) *Ibid.*, p. 50.

(6) *Journ. des connaiss. méd. chir.*, t. I, p. 32.

Aux faits de ce genre que je possède déjà, j'en ajouterai deux qui m'ont été donnés en 1833, l'un par M. Guillon, l'autre par M. Lemercier.

ART. 4.—Pronostic.

La fausse-couche est généralement plus dangereuse que l'accouchement, et c'est à tort que quelques auteurs ont soutenu que cette assertion d'Hippocrate était fautive. La première est une maladie, tandis que le second n'est que la fin d'une fonction naturelle. Ce n'est pas, toutefois, à proprement parler, par lui-même que l'avortement est quelquefois si grave, mais bien parce que les causes qui le provoquent et les accidens qui l'accompagnent constituent le plus souvent des affections fâcheuses; parce que la grossesse qu'il termine a rappelé dans les organes génitaux le germe de lésions qu'on n'y soupçonnait pas, ou qui, peut-être, n'auraient jamais reparu sans elle. Son pronostic doit donc varier selon diverses circonstances. S'il paraît entraîner à sa suite différentes névroses, des douleurs hypogastriques, des métrites chroniques, des ulcères, des dégénérescences et toutes sortes de maladies organiques, c'est aussi souvent parce que ces altérations existaient d'avance, qu'à cause de la fausse-couche elle-même; excepté toutefois dans les cas d'avortement produit par des actions mécaniques directes.

Le moins dangereux est celui que déterminent les maladies de l'œuf, et le plus grave celui qu'une cause occasionnelle violente a fait naître sans être aidée par aucune cause prédisposante. Toutes choses égales d'ailleurs, l'avortement spontané est moins redoutable que l'avortement forcé, et généralement d'autant moins qu'il s'est fait avec plus de lenteur. Le danger, d'autant plus grand pour la femme, que la grossesse est plus avancée, est le même à toutes les époques pour le fœtus. Un des plus redoutables, dit Mauriceau (1), est celui qui

---

(1) *Maladies des femmes grosses*, etc., p. 166.

survient pendant une maladie aigue. Quand on en voit les symptômes chez une femme affectée d'une fièvre grave, d'une inflammation viscérale, d'un érysipèle de la face, d'une variole, d'une rougeole, fût-ce vers la fin et lorsque la convales-cence se prépare, c'est avec raison qu'on s'en effraie. La mort de la mère en est souvent la suite. J'en ai eu deux fois la triste preuve en 1833, à la Pitié. L'une des malades en était à la des-quammation d'un érysipèle ambulant, lorsque la fausse-couche se déclara. L'autre était descendue des salles de médecine dans le service de chirurgie pour des abcès sous-cutanés, suites de varioles. M. Serres m'a dit que, sur plus de vingt cas d'avortement pendant la petite-vérole, il n'avait vu aucune femme s'en relever.

Quand le col est naturellement souple et relâché, en même temps que le reste de la matrice conserve sa densité ordi-naire, la fausse-couche est tout à la fois plus facile et moins fâcheuse pour la mère que dans le cas contraire. Lorsqu'elle est produite par un *molimen* bien prononcé, s'il n'y a point de complications, elle peut se terminer aussi avantageusement que la parturition la plus simple ; mais cet effort hémorrhagi-que n'étant assez fréquemment que le premier degré ou que le symptôme d'une inflammation plus ou moins étendue, on a lieu de craindre, surtout quand il s'y joint de la fièvre, une métrite, une péritonite aigue, ou quelque autre phleg-masie non moins dangereuse. Quelques auteurs ont prétendu que l'avortement pouvoit avoir des avantages, régulariser la menstruation, par exemple, ou rappeler la fécondité ; mais il est évident d'abord que par cela même qu'il y a fausse-couche, la femme n'était pas stérile ; ensuite, que si, après l'avorte-ment, les règles reprennent quelquefois leur type régulier, elles l'auraient encore plus sûrement retrouvé à la suite d'une grossesse complète.

Je ne conçois qu'un cas où l'avortement puisse être de quelque avantage, à force de se reproduire, c'est lorsque l'utérus est trop peu perméable et trop dense pour se dilater en proportion des besoins de l'œuf. Alors une première fausse-couche doit diminuer un peu de cette rigidité anormale. Une

seconde la diminue plus fortement encore. Enfin, une troisième ou une quatrième peut en triompher complètement, et
l'accouchement à terme devenir à la fin possible.

ART. 5.—Traitement.

C'est à prévenir la fausse-couche que le praticien doit surtout s'attacher ; car, une fois décidée, il ne s'agit plus que d'en
hâter la terminaison.

Le traitement *préservatif* doit varier selon les causes déterminantes qu'il importe d'éloigner ou de combattre. Si la femme est irritable et très-sensible, on fait tout pour la mettre à
l'abri des commotions morales. On tâche de l'éloigner des
grandes cités. On lui conseille des voyages à titre de distrac-
tions, etc. Celles qui sont faibles et lymphatiques doivent suivre
un régime analeptique, garder le repos, ou, du moins, ne
se livrer qu'à des exercices agréables. Il en est auxquelles on
peut administrer quelque médicament tonique. M. Colson (1)
a cru remarquer, aux vénériens, que le mercure favorise l'avortement. Un observateur anglais, M. Russel (2), soutient, au
contraire, comme l'avaient fait MM. Beatty, Chastaingt,
Tourel (3), que c'est un excellent moyen de le prévenir, surtout entre le cinquième et le huitième mois. Comme M. Russel
dit n'avoir jamais éprouvé d'échecs en donnant aux femmes,
d'espaces en espaces à partir du troisième mois, sept ou huit
grains de pillules mercurielles par jour, je crains que ses assertions ne trouvent beaucoup d'incrédules parmi les praticiens.
S'il existe une maladie de l'utérus ou de quelque autre organe,
on en recherche avec soin la nature, afin de lui appliquer la
médication convenable. Quand il y a des signes de pléthore
ou de congestion, on pratique une saignée du bras, à laquelle

---

(1) *Archiv. gén. de méd.*, etc., septembre 1828.
(2) *Gazette méd. de Paris*, 1830, p. 209.
(3) Denbel, *Thèse*, Strasb. 1834.

on revient une ou plusieurs fois, si les circonstances l'exigent, particulièrement chez les femmes où le temps de chaque période menstruelle est annoncé par un moliment évident.

La *saignée* est certainement un des meilleurs moyens de prévenir l'avortement. Dionis (1) conseille de la pratiquer huit jours avant la deuxième époque menstruelle. Ce fut le principal remède, dit Stoll (2), dans l'épidémie d'avortemens qui régna en 1778 et 1779 à Vienne. Mais il serait dangereux d'en conclure, avec le vulgaire, qu'elle est utile dans toutes les grossesses indistinctement. Quand aucune circonstance particulière ne la réclame, elle peut être nuisible chez les femmes enceintes comme chez toutes les autres, et l'on ne peut trop blâmer l'habitude où sont beaucoup de personnes de se faire saigner régulièrement une ou deux fois, pendant le cours de leur gestation, sans savoir si elles en ont réellement besoin.

Aussitôt que les signes de l'avortement se manifestent, il faut agir comme il sera dit à l'article des pertes utérines. Le repos le plus absolu, la position horizontale, les boissons froides et acidules, les révulsifs externes, les applications glacées même, les antispasmodiques et les calmans pour peu qu'il y ait d'agitation et de tendance aux convulsions, seront successivement tentés. La saignée est encore la plus puissante ressource à mettre en usage. On ne l'emploie néanmoins qu'avec réserve et précaution ; car, comme elle n'empêche pas toujours la fausse-couche, on s'expose à voir rejeter sur elle, par les gens du monde, l'accident qu'il ne lui a pas été possible de prévenir. Ruitz et M. Chauffard (3), croient avoir obtenu des succès marqués, en pareil cas, de l'extrait de Ratanhia. Les bains de pieds, les manuluves, les bains entiers, doivent être proscrits tant que l'on conserve quelque espoir d'éviter l'expulsion de l'œuf. Autrement, on peut en user avec avantage.

---

(1) *Traité gén. des accouchem.*, etc., p. 138.

2, *Rat. med.* tome IV. p. 515

(3) *Archiv. gén.* tome XXIV, p. 445.

Quand l'hémorrhagie est menaçante, le *tampon* offre une ressource précieuse et beaucoup trop négligée par les modernes. Non-seulement il arrête souvent la perte, mais encore il n'empêche pas toujours la grossesse d'aller jusqu'à son terme, ainsi que Gallandat, Desormeaux et Mme Lachapelle l'ont observé. Denman, Kok, Kluyskens l'ont beaucoup vanté en pareille circonstance, et je n'ai, de mon côté, qu'à me louer de son usage. Le *seigle ergoté* ne serait peut-être pas non plus sans efficacité alors ; mais, comme il favorise surtout l'expulsion de l'œuf, il ne serait pas prudent de l'essayer avant d'avoir tenté tous les autres moyens. En somme, l'avortement une fois décidé exige les mêmes soins que l'hémorrhagie proprement dite, ou que la parturition.

Pour *favoriser la sortie* du produit de la conception, quand on a reconnu l'impossibilité de le maintenir dans la matrice, on continue l'emploi des mêmes moyens. On revient à la saignée, si la femme est forte. Cependant le repos et la position horizontale sont moins indispensables. Les bains et le seigle ergoté peuvent être administrés sans crainte. L'opium à l'intérieur, si les douleurs sont très-vives ; des pommades calmantes ou de belladone sur le col, si cette partie est douloureuse et comme contractée spasmodiquement ; des injections émollientes dans le vagin, auront leur utilité dans quelques cas. Si l'œuf reste trop long-temps à franchir le col, il peut être avantageux d'y porter le doigt, et d'aider ainsi à son expulsion ; mais il ne faudrait se décider à l'extraire, quoiqu'en dise Mauriceau (1), à le saisir avec les pinces à faux germe de Levret (2), l'*extenseur* ou l'espèce de litholabe imaginé par Burton (3), le petit crochet de M. Dewees (4) ou

---

(1) *Maladies des femmes grosses*, etc., p. 506.

(2) *Art des accouchem.*, etc., p. 547.

(3) *Nouv. syst.*, etc., p. 458, pl. 17, fig. 18, 19.

(4) *System Of midwifery*, plate 14.

quelque autre instrument, comme l'anse flexible de M. Dugès, que s'il était instant d'en débarrasser la femme sur le champ, parce qu'on court le risque de ne pas l'entraîner en totalité, et de ne pouvoir arriver ensuite que très-difficilement aux portions qui n'auraient pas été saisies d'abord.

Après la sortie du fœtus, tout rentre ordinairement dans l'ordre, comme après l'accouchement. La délivrance, la fièvre de lait et les suites de couches exigent aussi les mêmes soins, surtout quand la grossesse a dépassé le quatrième mois, et même dans les premiers mois, quand l'œuf sort en entier; mais si les membranes restent après le fœtus ou l'embryon, comme elles forment la masse principale du produit, les accidens sont loin de cesser toujours. Alors on ne peut être tranquille qu'après leur expulsion complète, et ce serait à tort qu'on négligerait de les extraire, dès qu'il est possible de les saisir dans le vagin. (*Voy. Délivrance.*)

CHAPITRE II.

Des Moles.

Il n'y a pas de nom plus vague dans la science que celui de *mole*. En le faisant dériver du mot persan *molin*, qui signifie génération de chair, Lamzwerde (1) n'en a pas rendu l'acception plus claire. On s'en est servi pour désigner toutes les productions anormales sans altération manifeste de la cavité utérine. Des caillots de sang dégénéré, des fausses membranes, des restes de fœtus ou de placenta, la plupart des transformations que l'œuf peut subir, ont été ainsi caractérisés. Aussi voit-on déjà Guillemeau (2) admettre une mole vraie ou *charnue*, et une mole fausse ou *membraneuse*, tandis que depuis on en a établi de polypeuses, de sanguines, d'embryonnées,

---

(1) *Hist. nat*, *mol. uter.* 1686.
(2) *OEuv. compl.*, in folio, p. 265.

de non embryonnées (1), d'hydatiques, etc. On conçoit d'après cette confusion que, pour les uns, la mole soit toujours un résultat de conception, et que pour d'autres elle puisse avoir lieu sans fécondation préalable. Ces concrétions membraniformes qui se déposent dans l'utérus aux époques menstruelles, chez certaines femmes, et qu'Hippocrate appelait *mois charnus* (2), sont évidemment possibles chez les jeunes filles, bien que la copulation en soit la cause ordinaire. Il en est de même des corps fibrineux et de toutes les masses sanguines que M. Granville a figurés dans les onzième et douzième planches de son travail. Les hydatides, tous les corps que caractérise une véritable texture, sont au contraire des produits dénaturés de grossesses réelles. Il n'y a pas de figures bizarres que l'une ou l'autre de ces deux espèces de mole ne puisse simuler. Les singes, les crapauds, les souris, les divers animaux, dont il a plu à nos crédules aïeux de faire accoucher les femmes, appartiennent presque tous à la première. Ce petit chien sans poil que rendit Eliza Bombay, et dont V. D. Wiel (3) n'a pas craint d'enregistrer l'histoire, en est un exemple. La mole, que cet auteur appelle *virginale* (4), était au contraire un vrai produit de conception. Il en est de même des groseilles, des raisins en grains ou en grappes, et de plusieurs autres fruits que différentes personnes disent avoir vu s'échapper aussi des organes génitaux, et qui ne sont après tout que des variétés de la mole hydatique ou de l'œuf altéré.

La première espèce, ou la mole indépendante de la conception, est de beaucoup la plus rare. On la distingue en ce que jamais elle n'est positivement organisée. Ce n'est pas que le sang épanché ou l'exsudation lymphatique qui en forme le principe, ne puisse se vasculariser ; mais, dans ce cas, des adhé-

---

(1) Haffner, *Thèse*, Strasb. 14 brumaire an IV.

(2) Guillemeau, *OEuv.*, p. 265.

(3) *Obs. rar.*, etc., vol. Ier, p. 509.

(4) *Ibid.* p. 515.

rences se sont établies entre l'utérus et la production pathologique, et, alors, c'est une maladie que personne ne range
plus parmi les moles. Dans la deuxième espèce, au contraire,
un examen attentif permet toujours d'y reconnaître quelques
restes de tissus naturels. L'état pathologique de l'œuf porte
sur le fœtus ou sur ses annexes. Si l'expulsion tarde à s'en
faire, il en résulte, dans le premier cas, quelque monstruosité ; dans le deuxième, une variété de la mole de génération.

Cette mole est donc caractérisée par la destruction plus ou
moins complète de l'embryon et du cordon. Les cinq ovules
altérés, décrits par Diemerbroeck (1), peuvent être considérés
comme autant de moles à l'état naissant. Tous les ovules ou les
œufs, uniquement remplis de matière glaireuse, sanguine ou
séreuse, sont dans le même cas. Que l'amnios persiste ou
qu'il soit détruit, que le chorion reste intact ou qu'il soit altéré, que la caduque en fasse ou non partie, si les membranes
se rompent, la cavité de l'œuf se vide, ne présente bientôt
plus qu'une surface lisse et peut même finir par disparaître
tout-à-fait. Les moles sont souvent aussi, sinon toujours,
comme semble l'admettre M. Meissner, de véritables hyper-
trophies de l'œuf. Le sang qui s'épanche dans l'épaisseur de
la caduque, ou entre la caduque et le chorion, fait que la
mole peut revêtir les formes les plus variées et acquérir un
volume considérable. L'apoplexie, les tumeurs squirrheuses,
steatomateuses, purulentes du placenta, les bosselures livides
ou jaunâtres que j'ai souvent observées à la face externe du
chorion, en sont aussi le résultat. La mole hydatiforme n'en
est pas moins la plus commune de toutes. Valisnieri (2), qui
la rapporte à une altération des lymphatiques ; Ruysch (3), qui
en trouve l'origine dans une dilatation des glandes ; Albinus (4)
qui semble la rattacher à une dilatation des vaisseaux ; Reuss (5),

____

(1) *Anat.*, etc., tome Ier, p. 405, 406, 407, 409 et 410.

(2) Mme Boivin, *De la mole vascul.*, Paris, 1827.

(3) *Thesaur. anat.*, etc.

(4) *Annot. acad.*, etc., lib. 1er, pl. 5, fig. 1.

(5) *Obs. circa. struct. vasor. in plac.* 1784.

qui l'explique par les valvules qu'il admet dans les canaux vasculaires du placenta, ne se sont trompés sur son étiologie que parcequ'ils connaissaient mal le velouté du chorion. Je crois avoir démontre le premier que ce velouté n'est point vasculaire, ni canaliculé, et que ses filamens sont naturellement noueux. Les observations et les figures données par Wrisberg (1), Sandiford (2), Leray (3), et celles que j'avais recueillies moi-même, m'ont bientôt permis d'établir que les hydatides de la matrice ne sont qu'une hypertrophie, une raréfaction morbide de ces nœuds, de ces granulations. Adoptée par Desormeaux (4), auquel j'avais fait voir plusieurs pièces de ma collection, par Mme Boivin (5), qui s'en était d'abord prise à une altération de l'amnios, cette opinion a reçu aussi l'assentiment de M. Cruveilhier (6). Les exemples de pareilles moles sont extrêmement nombreux dans la science. Peu (7) en relate plusieurs, et cite une dame qui rendit de pleins plats d'hydatides. Portal (8), de Vega, Valleriola et V. D. Wiel (9) qui en donne la figure, en ont également observé. Burton (10) dit que dans deux cas il fallut les extraire avec la main. Chez une malade dont parle Saviard (11), la perte ne se termina que par l'expulsion d'hydatides en grappes. Haller (12) soutient déjà que ces hydatides dépendent toutes d'une conception. Chez une dame observée par M. Burns (13), le fœtus fut expulsé à trois

(1) *Comment. Méd. phys.* etc. vol. 1er.
(2) *Anat. path.* etc., lib. 2. tab. 6.
(3) *Nouveau journal de méd.*, mai 1822.
(4) *Dict. de méd.*, tome 15, p. 386.
(5) *Malad. de l'utérus*, tome Ier, p. 283.
(6) *Anat path.* pl.
(7) *Pratiq. des aocouchem.*, etc., p. 557.
(8) *La pratiq. des accouchem.*, etc., p. 101.
(9) *Obs. rarior.*, etc. vol. Ier, p. 301.
(10) *Nouv. systèm.*, etc., p. 558.
(11) *Observ. de chir.*, p. 5, *obs.* 2.
(12) Haffner, *thèse*, Strasb. 1802.
(13) *Syst. of midwif.*, p. 297.

mois. Les annexes retenus se transformèrent en hydatides. Une nouvelle grossesse eut lieu, et le tout sortit ensemble au bout de quatre mois. Dans l'observation de M. Debourge (1), la môle, d'ailleurs énorme, simulait une grossesse à terme, et les hydatides furent évacuées par masse à divers intervalles. M. Epps (2) croit qu'il s'agit d'une hémorrhagie par implantation du placenta sur le col. C'était une masse hydatique considérable. M. Thuilier (3) cite un fait à peu près pareil; d'où il suit que les nuances de ces productions sont fort variées et qu'elles peuvent acquérir un volume remarquable après la destruction, la fonte du fœtus ou son expulsion de la matrice. Les hydatides isolées, comme Portal (4), Diemerbroeck (5), Percy (6) en ont rencontré, ne sont le plus souvent que des vésicules accidentellement détachées d'une masse d'hydatides en grappes. Il serait possible cependant que la vésicule ombilicale, un des renflemens du cordon, qu'un ovule réduit à l'amnios ou au chorion et renfermé dans un autre ovule, que quelqu'autre altération encore mal connue enfin de l'intérieur de l'œuf, les constituât par fois.

La môle hydatique n'est pas la seule qui puisse se maintenir long-temps dans l'utérus. Riveux (7) dit que chez une femme, âgée de 77 ans, qui mourut d'une fièvre putride, on trouva une môle du poids de vingt onces, rouge au dehors, blanchâtre et comme cartilagineuse à l'intérieur. Paré (8) en cite une qui était grosse comme les deux poingts, grumuleuse, contenant des cartilages, etc., et qui n'avait été rendue qu'au bout de 17 ans.

---

(1) *Archiv. gén.* tome **XXIV**, p. 286.

(2) *The Lancet*, 1829, tome II, p. 759

(3) *Revue méd.* 1826, tome IV, p. 326.

(4) *La pratiq. des accouchem.*, p. 200.

(5) *Anat. du corps hum.* tome Ier, p. 405.

(6) *Journal univ.* tome **XXIX**, p. 379.

(7) *Acad. des Sc.*, année 1735.

(8) *OEuv.*, liv. 24. chap. 40, et 43, p. 718 et suiv.

Du reste il est impossible de distinguer une môle quelconque d'une grossesse proprement dite ou d'une maladie de matrice avant le travail d'expulsion. Les soins que réclame cet état pathologique sont d'ailleurs les mêmes que pour la fausse couche. Je terminerai ce chapitre qui ne peut être traité ici dans tous ses détails, en disant qu'il y avait seulement expulsion de caduque menstruelle et grossesse alternative, au lieu de môle successive chez la malade, dont M. Salemi(1) a publié l'observation curieuse. Dans cet exemple, en effet, on voit, 1° la sortie d'une fausse membrane; 2° deux accouchemens; 3° une fausse couche pénible; 4° une perte arrêtée par un manuluve froid; 5° sortie d'une nouvelle poche; 6° au bout de trois mois une production semblable qu'on est obligé d'extraire. S'il fallait aider l'expulsion de pareils produits, on se comporterait comme pour l'avortement. M. Bricheteau (2) dit s'être servi alors du seigle ergoté avec avantage.

TITRE II.

De l'accouchement proprement dit.

On a conseillé, à diverses reprises, de remplacer le mot *accouchement*, dérivé de *ad* et de *cubare*, être placé auprès, par celui de parturition, tiré de *partus, partio, parturire*, ou bien par le terme d'enfantement, *puerperium;* mais comme son usage ne peut donner lieu à aucune acception fausse ou détournée, on n'a point adopté ces diverses substitutions.

Définitions. Levret (3) a défini l'accouchement : « Une opé-» ration naturelle véritablement mécanique, susceptible de

---

(1) *Journal des Progrés,* 2me sér. tome II.
(2) *Journal compl.,* tome XXXVII, p. 264.
(3) *Art des accouchem.,* etc., p. 83.

» démonstration géométrique. » Définition que M. V. Solingen (1) a reproduite depuis dans les mêmes termes.

Astruc, imbu des mêmes idées, crut pouvoir réduire l'art
d'accoucher au développement du problème suivant : « Une
» cavité extensible, d'une certaine capacité, étant donnée, en
» tirer un corps flexible, d'une longueur et d'une grosseur don-
» nées, par une ouverture dilatable jusqu'à un certain point. »
Comme s'il était indifférent d'extraire artificiellement le fœtus, ou d'en abandonner l'expulsion aux soins de la nature !

En avançant « que l'accouchement n'est autre chose que la
» sortie de l'enfant et de ses annexes hors de la matrice »,
Maygrier se sert aussi d'une définition vicieuse, en ce
qu'elle n'exprime point l'action qui produit cette sortie.

Il n'est pas exact de dire avec madame Boivin, « que l'ac-
» couchement est l'émission, l'expulsion ou l'excrétion d'un
» enfant à terme, vivant, ainsi que ses annexes, déterminée
» par la contraction de l'utérus et la disposition des parties
» génitales de la mère. » Cette définition, qui a l'inconvénient
d'être trop longue, ne comprend que les accouchemens naturels, et n'embrasse pas même les naissances hâtives ou tardives, ni les cas où l'enfant est mort avant de naître.

Selon Desormeaux, qui a bien senti l'insuffisance des principes de Levret, d'Astruc et de Baudelocque, « l'accouche-
« ment est une fonction qui consiste dans l'expulsion du fœ-
» tus hors de la matrice, où il s'est développé pendant tout
» le temps de la gestation. » En substituant les mots fonction
et expulsion à ceux d'*opération* et de *sortie*, ce praticien habile a rendu sa définition incomparablement meilleure que
celles qui existaient auparavant. « C'est l'effort expulsif de
l'utérus pour la naissance de l'enfant capable de vivre hors
du sein de la mère, dit M. Burns (2).

J'aimerais mieux dire tout simplement que *l'accouchement
est une fonction qui consiste dans l'expulsion de l'œuf hors du sein*

____

(1) Galandat, *Journ. univ.*, tom. XXXII, p. 161.
(2) *Principl. of midwif.* etc., 1832, p. 540.

de la femme, s'il était d'une grande importance pour la pratique d'adopter une définition plutôt qu'une autre.

Classification.

Mille cadres ont été proposés pour classer les accouchemens. Mauriceau (1), adoptant l'opinion d'Hippocrate (2), appelle accouchemens naturels ceux dans lesquels l'enfant se présente par la tête, et qui se terminent seuls. Tous les autres, il les nomme contre nature, à l'instar de P. d'Egine (3), et comme l'avaient fait les anciens et Guillemeau (4) lui-même, comme l'ont fait après Dionis (5), Portal (6), Deleurye (7). L'accouchement est naturel, dit P. d'Egine (8), si l'enfant vient par la tête ou les pieds. Dans toutes les autres positions, il est contre nature. Mercatus (9) le dit aussi dangereux ou contre nature quand le fœtus ne présente ni la tête ni les pieds. Peu (10) se sert du mot *laborieux* à la place de l'épithète *contre nature*, De La Motte (11) en décrit de naturels, de non naturels, contre nature et de fâcheux. Peu de temps après, on admit, sous le titre d'accouchemens naturels, tous ceux où la tête ou les fesses se présentent les premières ; sous celui de laborieux, ceux qui, malgré la position avantageuse du fœtus, traînent

---

(1) *Maladies des femmes*, etc., p. 168.

(2) *De Morb. mulieb.* lib. 1, p. 280, n° 47, ou *de Naturâ pueri*, p. 45, n° 37.

(3) Lib. 3, cap. 16, et Smellie, tom. 1, p. 58.

(4) *OEuvres*, etc., in-folio, p. 295.

(5) *Traité génér des accouh*, p. 194.

(6) *La Pratiq. des accouch.*, p. 1.

(7) *Art des accouch.*, p. 166.

(8) Spach *Harm. gynecol.* etc., et Smellie, tom. 1er, p. 49.

(9) Eckardt, *Thèse* Strasb. 25 pluv. an 11.

(10) *Pratiq. des accouch.*, p. 8.

(11) *Traité complet des accouch.*, etc., p. 2.

tellement en longueur qu'on est obligé de les aider. Étaient appelés contre nature tous ceux dans lesquels ni la tête ni les fesses ne se présentent aux détroits. Smellie (1) modifia cette dernière classification, et dit : » J'appelle l'accouchement » *naturel*, lorsque la tête se présente la première, et que la » femme se délivre au moyen de ses douleurs ou du simple » secours qu'on a coutume d'administrer en pareil cas. Je le » nomme *laborieux*, lorsqu'il devient si ennuyeux qu'on est » obligé d'employer une force extraordinaire pour dilater les » parties, ou qu'il faut tirer l'enfant avec le forceps où avec » les crochets; enfin, lorsque la tête reste plus de 24 heures à » descendre. J'appelle *contre nature* tous ceux où l'on tire » l'enfant par les pieds, ou dans lesquels on délivre le corps » avant la tête. » La division de Smellie, professée en même temps par Astruc, adoptée par Solayrès, et propagée par Baudelocque, est encore actuellement celle que suivent le plus grand nombre des accoucheurs français.

Cependant il est peu d'auteurs qui n'aient essayé d'en démontrer l'inexactitude, et qui n'y soient facilement parvenus : mais comme celles qu'on a voulu mettre à la place n'ont pas moins d'inconvéniens, elle a du moins conservé l'avantage d'être plus généralement connue que toutes les autres.

Autant vaut la suivre, par exemple, que d'admettre, avec Millot (2), des accouchemens naturels proprement dits (l'enfant présentant la tête); des accouchemens naturels irréguliers (l'enfant venant par les fesses); des accouchemens artificiels (ceux qui exigent l'emploi de la main seule ou armée d'instrumens, mais sans qu'on soit obligé de diviser les parties de la mère); des accouchemens contre nature (quand il faut pratiquer une route artificelle à l'enfant); avec Gardien (3), des accouchemens mixtes (lorsqu'il s'agit de changer la position du fœtus, pour que la nature n'ait plus besoin de secours) ;

---

(1) *Trad. fr. de Preville*, tom. 1er, p. 201, 205, et tom. II, p. 25.
(2) *Supplément à tous les traités d'accouch.*, etc. tom. II, p. 18.
(3) *Traité complet des accouch.* etc. Paris, 1824.

avec Maygrier (1), Gardien (2) et madame Boivin (3), des ac-couchemens artificiels (accouchemens contre nature et labo-rieux); avec M. Capuron, des accouchemens mécaniques (quand on a recours aux instrumens), ou manuels (contre na-ture, de Baudelocque); que de faire, avec Denman (4), une quatrième classe sous le titre d'accouchemens irréguliers; que d'établir avec M. Burns (5) sept classes : 1° *natural labour ;* 2° *premaltural labour ;* 3° *preternatural labour ;* 4° *tedious (* en-nuyeux *) labour ;* 5° *instrumental labour;* 6° *impraticable labour ;* 7° *complicated labour.* En effet, ou bien ces accoucheurs n'ont fait que déplacer l'acception des mots dont ils se sont servis, ou bien les mots nouveaux qu'ils ont proposés sont encore plus vicieux que les anciens, et je ne vois pas que les modifications adoptées par MM. Hermann de Berne, et Dewees (6) de Phila-delphie, mettent à l'abri de cet inconvénient. En outre, il n'y a point d'accouchement purement artificiel, et l'élève ne com-prend pas mieux, au premier abord, la différence qui existe entre un accouchement mécanique, qu'entre les accouchemens contre nature et les accouchemens laborieux.

La division que je préfère se rapproche beaucoup de celle qu'indique Mauriceau. Tous les accouchemens qui se termi-nent sous l'influence des seules forces de l'organisme, je les appelle *spontanés,* heureux ou simples; ceux, au contraire, qui présentent des difficultés, qui compromettent d'une ma-nière quelconque la santé de la mère ou de l'enfant, je les appelle *difficiles,* fâcheux ou compliqués. Chacune de ces deux grandes classes peut être subdivisée à son tour en ordres, genres, espèces et variétés, si les besoins de la science l'exi-gent.

---

(1) *Art et science des accouch* etc., 1814.

(2) *Oper. citat.*

(3) *Mémor. de l'art des accouch.* 1824.

(4) Tom. Ier, p. 367.

(5) *On midwif.* 1832, p. 310.

(6) *Syst. of midwif.* 1825.

CHAPITRE PREMIER.

Accouchemen en général.

L'accouchemet est dit à *terme* ou *tempestif*, s'il se fait à neuf mois de grossesse ; *tardif* ou *retardé*, s'il dépasse cette période ; *avancé*, *hâté*, *précoce* ou *prématuré*, s'il se termine entre sept et neuf mois. Comme, dans tous les cas, ce sont, en quelque sorte, les mêmes causes qui le produisent et les même phénomènes qui l'accompagnent, je vais l'examiner d'abord d'une manière générale, avant d'entrer dans les détails de chaque classe en particulier.

SECT. Ire.—Causes.

On est dans l'habitude de diviser les causes de la parturition en causes prochaines et en causes éloignées, ou bien en causes occasionelles ou déterminantes, et en causes efficientes ou immédiates.

ART. Ier. Causes efficientes

Les causes efficientes de l'accouchement ont beaucoup occupé les physiologistes et les accoucheurs de toutes les époques. On les a placées tour-à-tour dans le fœtus, dans la matrice, dans les muscles abdominaux, dans le diaphragme et quelquefois dans toutes ces parties à la fois. Hippocrate et la plupart des anciens pensaient qu'au terme de la gestation le fœtus déchire ses membranes, se détend à la manière d'un ressort, appuie des pieds et du siége contre le fond de l'utérus, pendant qu'avec la tête il en presse le col pour le dilater, le franchir et s'échapper ensuite des organes génitaux. Cette opinion, qu'Harvey (1) professe encore en disant que le fœtus est l'agent de sa sortie par les efforts qu'il fait par son

____

(1) *De generat. anim.* p. 366.—Ou Swiélen, *aph..*, t. VII, p. 227.

poids, était fondée sur ce que, dans les oiseaux, on voit, en effet, le petit, le poulet, par exemple, briser avec son bec la coque qui le renferme, quand il arrive au terme de l'éclosion ; sur ce que les enfans morts dans le sein de la mère sortent plus difficilement que ceux qui sont forts et vigoureux, et enfin sur ce que plusieurs fois l'enfant est sorti de la matrice spontanément après la mort de la femme.

Toutefois on n'a jamais admis généralement que le fœtus fût le seul agent, la seule cause efficiente de l'accouchement. Les auteurs les plus sages croyaient, à la vérité, qu'il jouait un rôle important dans cette grande fonction, mais qu'il ne pouvait sortir qu'en appelant d'autres puissances à son secours.

Le fœtus n'agit en aucun manière comme puissance active, lors de sa naissance. L'analogie qu'on avait voulu établir entre l'accouchement et l'éclosion du poulet est incapable de résister à la moindre objection. Le plus souvent la mort de l'enfant ne gêne pas sensiblement son expulsion. D'ailleurs, la lenteur du travail s'explique alors, en remarquant qu'un fœtus mort reste flasque et ne peut pas offrir à l'utérus le même appui que s'il était vivant ; que, s'il y a déjà un commencement de putréfaction, l'irritabilité, la contractilité de la matrice en reçoivent le plus souvent une fâcheuse influence, perdent plus ou moins de leur vivacité primitive ; enfin, que la vitalité du fœtus étant généralement en rapport avec celle des organes qui le renferment, il est tout naturel que l'accouchement soit plus prompt et plus facile lorsque l'enfant est robuste et bien portant que quand il est faible ou malade.

Les accouchemens qui s'effectuent parfois un, deux, ou même trois jours après la mort des femmes, et forment l'argument principal des partisans de l'ancienne hypothèse, donnent, au contraire, une preuve décisive à l'appui de la doctrine opposée. Dans ces cas, les enfans ont toujours été trouvés sans vie entre les jambes de leurs mères, comme celui dont parle Harvey. On peut même affirmer que le plus souvent ils étaient morts les premiers. C'est par l'effet d'une force qui leur était étrangère qu'ils sont sortis de la matrice. Après la mort, les organes de la vie de relation, les muscles surtout, se re-

lâchent, tandis que ceux de la vie végétative conservent encore
un certain temps leur contractilité. Le ventre se remplit quelquefois de gaz avec une étonnante rapidité. Si le travail est
très avancé lorsque la femme rend le dernier soupir, il n'est
pas surprenant que l'utérus, mécaniquement comprimé à l'extérieur, ne rencontrant plus de résistance au périnée et jouis-
sant encore de la faculté de se contracter, parvienne à chasser
l'œuf tout entier au dehors, sans qu'il soit pour cela nécessaire
de la participation du fœtus. C'est ainsi que les choses se sont
évidemment passées dans le fait de la femme Homer, qui mit
au jour un enfant mort, trente-quatre heures après avoir cessé
de vivre elle-même. En racontant que Scipion et Manlius sont
nés ainsi, Bartholin et Diemerbroeck (1) n'ont fait que céder
à leur penchant naturel pour les fables. Le fœtus était mort
dans toutes les observations un peu vraisemblables relatées
par Salmuth, Bartholin, Planque (2), M. Schenck (3).

En second lieu, l'observation a démontré que l'accouchement se fait à peu près de la même manière, à quelque époque qu'il arrive. Or, dans les avortemens de la première
moitié de la grossesse, le fœtus est évidemment dans l'impossibilité absolue de faire le moindre effort pour s'échapper. Comment supposer qu'un être aussi frêle puisse dilater une ouverture que la main de l'homme le plus robuste essaierait
vainement de traverser? Qui ne sait que jusqu'à quatre ou
cinq mois il peut à peine exécuter quelques mouvemens;
qu'il est rarement assez fort pour naître vivant, ou du moins
pour vivre au delà de quelques heures à l'extérieur? En agissant lui-même dans l'accouchement, il commencerait par
déchirer les membranes. Cependant la poche des eaux ne se
rompt que dans le dernier temps du travail. Quelquefois
même elle ne se rompt pas du tout, et l'œuf sort entier. Que

____

(1) *Anat.*, etc., tome Ier, p. 518.
(2) *Bibl.* t Ier, p. 437 à 440.
(3) *Jour al complém.*, t. X, p. 86.

la tête, le tronc, une partie séparée quelconque ait été laissée dans la matrice, elle n'en sera pas moins chassée comme si le fœtus était entier et vivant. Le placenta, les membranes, les caillots, la totalité du délivre, une môle, une concrétion fibrineuse, un polype, et tous les corps, enfin, qui se rencontrent quelquefois dans la cavité utérine, sont incapables d'aucune action spontanée. Cependant leur expulsion se fait d'après les mêmes lois, est annoncée par les mêmes phénomènes que celle du fœtus le plus robuste et le mieux portant. Il est donc incontestable que l'enfant n'est pas la cause efficiente de l'accouchement; qu'au lieu de remplir un rôle essentiellement actif, il est, au contraire, entièrement passif, depuis le commencement jusqu'à la fin du travail.

C'est dans l'organisme de la mère qu'il fallait chercher cette cause et c'est ce qui n'a été fait que dans les deux derniers siècles. Galien, qui, dans un livre (1), charge la matrice et les huit muscles du ventre d'expulser le fœtus, laisse entendre au contraire, dans un autre (2), que c'est l'enfant qui s'échappe. J. Fabrice est un peu plus explicite. Courtin (3) croit que le fœtus, la matrice et les muscles y concourent. Guillemeau (4) place positivement la cause de l'accouchement dans la faculté expultrice de l'utérus. Gelée (5) soutient aussi que la matrice et le diaphragme se contractent pour chasser le produit de la conception. Diemerbroek (6) en dit autant. Harvey, Levret (7), etc., avaient également admis que l'accouchement s'opère sous l'influence des contractions de l'utérus, des muscles du ventre et du diaphragme; mais cette opinion, vaguement exposée, était restée sans effet sur la théorie

---

(1) *De facult. nat.*, lib. 5, cap. 5 et 12.

(2) Part. 2, sect. 1, lib. 5, *des épidem.*

(3) Guillemeau, p. 221.

(4) *OEuvres*, p. 296.

(5) *Anat. franç.*, p. 390—1688.

(6) *Anat. du corps hum.* tome 1er, p. 516.

(7) *Art des accouch.* p. 94.

de la parturition. Haller (1) crut d'ailleurs que la matrice
n'est qu'un agent secondaire, et que les muscles abdominaux
ou le diaphragme sont presque tout. Bien que Besse (2) eut
expressément dit : « C'est la contraction de la matrice qui dilate le col, et qui, avec le diaphragme et les muscles abdominaux, opère l'accouchement…, l'enfant mort est chassé de
la même façon, etc. » Ce n'en est donc pas moins à A. Petit (3)
qu'était réservée la gloire de démontrer, sans réplique, que
la cause efficiente de l'accouchement est essentiellement constituée par les contractions de l'utérus, et en partie par celles
des muscles du ventre et de la poitrine.

§ Ier. Causes efficientes essentielles.

On acquiert la preuve que les contractions utérines forment
la cause efficiente principale de l'accouchement, par l'observation directe. Si la main est appliquée sur l'hypogastre
au moment d'une douleur, on sent la matrice se durcir,
se resserrer, se rétrécir, se contracter, en un mot. Le doigt,
introduit dans le vagin, reconnaît que l'orifice se tend, s'a-
mincit, et se dilate ou se resserre, selon l'époque du travail.
Aussitôt que la douleur cesse, on ne sent plus rien d'analogue. Toutes les parties rentrent dans le relâchement. Dès
qu'elle revient, tous les phénomènes de contraction reparaissent ; mais c'est surtout quand on est forcé, pour quelque manœuvre, de pénétrer dans l'intérieur même de l'utérus,
qu'on ne peut plus douter du rôle important qu'il joue dans
l'expulsion de l'œuf. Assez souvent alors l'opérateur est non
seulement obligé de suspendre ses mouvemens au moment
de chaque contraction, mais il perd encore quelquefois mo-
mentanément toute sensibilité, toute faculté d'agir, et la
main engourdie, pour ainsi dire paralysée, devient in-

---

(1) *Élém. phys.*, vol. 8.
(2) *Struct. du corps hum.*, t. II, p. 209. 1701
(3) *Recueil* de pièces sur les naissances tardives, p. 59, 60, Paris, 1766.

capable d'apppécier ce qu'elle touche. Quel est le praticien qui n'a pas eu l'occasion de voir que pendant la douleur il est impossible de franchir le col? Qui ne sait qu'en allant chercher des caillots, le placenta ou le fœtus lui-même, la main est bientôt repoussée avec force, ainsi que le corps étranger qu'elle veut entraîner?

A la rigueur, les contractions utérines pourraient suffire pour expulser l'enfant. Dans plusieurs cas de chute complète de la matrice on a vu, ainsi qu'il sera dit plus loin, la grossesse arriver à terme, et l'accouchement se terminer spontanément. Plusieurs femmes sont accouchées à leur insu, pendant un accès de léthargie, d'asphyxie, ou d'un profond sommeil dans lequel elles étaient tombées naturellement ou par l'effet de tentatives criminelles. Les femmes affaiblies par une longue maladie, une hémorrhagie, épuisées par des souffrances indépendantes de l'accouchement; celles qui sont affectées d'ascite, d'une inflammation de poitrine, de délire, de folie; celles dont les muscles du ventre, minces et pâles, ont presque entièrement perdu leur contractilité; celles qui sont pusillanimes, craintives, irritables à l'excès, ou d'une constitution lymphatique très prononcée; toutes celles enfin qui, par faiblesse, par maladie, par défaut de courage, par excès de sensibilité ou par impuissance, ne *poussent* en aucune manière; qui, quelquefois, emploient au contraire toutes les ressources de leur volonté pour arrêter le moindre effort de leur système musculaire, accouchent néanmoins. Alors la matrice fait à elle seule tous les frais de la parturition.

§ II. Causes efficientes accessoires.

La matrice a cependant besoin, dans le plus grand nombre des cas, d'être soutenue par l'action du diaphragme et des muscles abdominaux. Le concours de cette action est tellement évident chez la plupart des femmes, qu'aucun observateur n'a songé à en nier l'existence, et qu'on peut se contenter de l'énoncer sous la forme d'une simple proposition; mais son importance n'a pas été comprise de la même manière par tous les auteurs. Selon Haller, la matrice ne se contracte que pour empêcher l'enfant d'être en quelque sorte écrasé sur lui-même, pour le forcer à présenter l'une des extrémités de son diamètre occipito-coccygien aux détroits. En se contractant, les muscles abdominaux soutiennent l'utérus en avant et de côté, l'empêchent de se dévier, d'abandonner la direction de l'axe du bassin, de se courber dans un sens ou dans l'autre, en font en quelque sorte un canal solide, qui se continue avec le bassin. Alors, l'abaissement du diaphragme porte tout entier sur le fond de l'organe gestateur. Le col, que rien ne supporte, cède à cet effort, et le fœtus, poussé de haut en bas, sort des parties génitales, comme une tige inerte et solide sortirait d'un long canal à parois inflexibles.

En suivant avec soin les procédés de la nature, on reconnaît que l'idée de Haller exprime assez bien la manière d'agir du diaphragme et des muscles du ventre. Elle est inexacte cependant, en ce qu'elle n'accorde à l'utérus qu'un rôle secondaire. Dans cette hypothèse, la sortie de l'œuf est presque entièrement soumise à la volonté de la femme, et personne n'ignore que la parturition est totalement ou presque totalement involontaire. Au surplus, ce n'est pas autant Haller lui-même que ses commentateurs qui ont ainsi voulu restreindre l'importance des contractions de la matrice; car ce grand homme dit positivement que les efforts de la femme ne sont pas toujours indispensables pour que l'accouchement se termine.

Loin d'agir avec tant d'empire sur l'utérus, le diaphragme, ainsi que l'a fait remarquer M. J. Bourdon, ne sert, au contraire, qu'à fournir un point d'appui solide aux muscles abdominaux. Toutes les fois qu'on fait un effort, la poitrine se dilate, les poumons se remplissent d'air, après quoi la glotte se ferme. Le diaphragme, se contractant ensuite, donne à la base du thorax, d'ailleurs soutenu en dedans par les poumons que l'air distend, une immobilité et une solidité qui permet aux puissances musculaires d'y prendre un point fixe qu'elles n'y auraient pas rencontré sans cela; d'où il suit que ce n'est point en pressant les viscères de haut en bas, comme on le croit généralement, que le diaphragme vient au secours de l'utérus, mais bien en mettant la poitrine en état de résister aux contractions des muscles de l'abdomen, contractions qui, de cette manière, sont entièrement reportées sur le corps à expulser. M. Nægèle (1) croit aussi, mais à tort selon moi, que les muscles abdominaux et le diaphragme ont plutôt pour but de soutenir l'utérus dans ses contractions que de concourir à l'expulsion du fœtus.

Chez la grande majorité des femmes, c'est l'utérus qui se contracte le premier, qui se contracte seul, jusqu'à ce que le fœtus soit plongé dans l'excavation pelvienne. A dater de ce moment, une sensation de pesanteur, d'épreintes, de ténesme, appelle irrésistiblement le concours des contractions des muscles du ventre. Tant que le seul but de la matrice est de dilater son col, elle n'a pas besoin d'aide. Quand l'orifice est suffisamment large, c'est le fœtus qu'il faut chasser à travers un canal solide et très-étroit. Des forces plus grandes deviennent indispensables alors, et l'utérus, redoublant ses efforts, manque rarement de solliciter l'action de tous les muscles du corps. La tête et les membres préalablement rendus immobiles, la poitrine dilatée, le diaphragme abaissé, les poumons remplis d'air et la glotte oblitérée, permettent aux parois abdominales, solidement fixées sur le bassin et le contour du thorax, de se contracter avec énergie d'avant en arrière et latéralement. Les viscères ne pouvant relever la cloison phrénique, qui les sépare des poumons, transmettent directement sur le fond de la matrice la vive pression qu'ils ont reçue. Ce dernier organe, également protégé de toutes parts, emploie dès-lors avec fruit toute sa puissance pour expulser le fœtus à travers le col, seul point qui n'offre pas de résistance, et sur lequel viennent aboutir tous les efforts.

C'est ainsi que les choses se passent dans l'ordre normal, mais l'organisme est parfois obligé de suivre une autre marche.

---

(1) Lehrbuch der Geburtshülfe, etc., § 227.

La femme n'est pas toujours maîtresse de mettre en jeu la même synergie d'action. Forcé de se suffire à lui-même dans certains cas, l'utérus y parvient quelquefois sans peine. Trop faible, au contraire, chez d'autres sujets, soit à cause d'une distension outrée, qui en a détruit le ressort en amincissant ses parois, soit par suite de contractions trop longues et trop multipliées, soit parce qu'une altération ou une disposition naturelle en gêne les fonctions, il le cède en importance aux muscles qui, dirigés par une volonté forte et courageuse, ont, dans certains cas, assez d'énergie pour expulser l'œuf avec une faible coopération de la matrice.

C'est dans ce sens seulement que l'accouchement est quelquefois une fonction, en partie volontaire, comme le vomissement chez certains sujets, comme la défécation et l'émission de l'urine. Nul doute qu'une personne qui *pousse*, comme on dit, qui fait valoir ses douleurs, quelques faibles qu'elles soient, ne parvienne à se débarrasser plus promptement du produit de la conception; et que telle autre ne puisse reculer plus ou moins la terminaison du travail, en s'opposant, autant qu'il est en elle, à la contraction de ses muscles.

Une femme se présente pour accoucher à l'amphithéâtre de Baudelocque. Le travail marche d'abord assez régulièrement. Les élèves se rassemblent. La dilatation du col se ralentit et reste tout une nuit sans faire de progrès. Les assistans fatigués se dispersent. Bientôt les douleurs reparaissent et la dilatation reprend son cours. Les jeunes gens avertis rentrent. Les phénomènes du travail cessent de nouveau. Baudelocque, soupçonnant la cause de ces irrégularités donne le mot à ses élèves, qui sortent tous, avec injonction de ne pas s'éloigner et de rentrer au premier signal. La femme se mit aussitôt à pousser, et la tête de l'enfant arriva promptement à la vulve. Alors on rappelle les étudians, et le travail, qu'il n'était plus possible de suspendre, se termina sur-le-champ. J'ai observé un cas à peu près semblable en 1823. Une des premières femmes qui vinrent accoucher à mon amphithéâtre eut des douleurs assez vives, et le col de l'utérus se dilata d'une manière régulière et prompte tant qu'il n'y eut près d'elle qu'un petit nombre d'élèves. Quand ils furent tous réunis, elle continua de se plaindre avec la même force: mais le travail n'avança plus. Toute la journée, toute la nuit se passent ainsi. Le lendemain chacun va se reposer. La dilatation recommence. Vers midi elle était très avancée. Les élèves reviennent, et les phénomènes se suspendent aussitôt. A neuf heures du soir on la laissa seule, et je dis devant elle qu'il serait bon de repasser entre onze heures et minuit Peu de minutes après, les douleurs furent accompagnées d'une dilatation sensible et les efforts dirigés avec tant de force, que l'enfant franchit le détroit inférieur à onze heures moins dix minutes, au moment où deux des étudians venaient de rentrer. Avant de sortir, cette femme nous avoua que son but était de lasser les élèves et de se débarrasser aussitôt qu'ils l'auraient abandonnée. Mandé près d'une dame en travail, M. Dewees (1) s'y rend en toute hâte, parce qu'on lui avait dit qu'il n'y avait pas un instant à perdre. Comme il entra brusquement pendant une douleur, les contractions s'arrêtèrent immédiatement, et ne revinrent qu'au bout de 15 jours. Mais ce sont là des exceptions qui n'empêchent pas d'établir en thèse générale, que la volonté n'a guère d'influence sur la marche de l'accouchement que par l'intermède des muscles abdominaux et du diaphragme. Seulement je n'oserais pas dire, d'une manière absolue, avec M. Nœgèle (2), que les contractions de l'utérus, accompagnées de vives douleurs, sont hors du domaine de la volonté.

ART. 2.—Causes déterminantes.

Quand on remarque combien il a fallu de temps pour s'entendre sur la nature des causes efficientes, on voit, sans en être surpris, le vague qui règne encore dans la science au sujet des causes déterminantes de l'accouchement. Les idées qu'on

(1) *Compendius system. of midwif.* p. 74.
(2) **Lehrbuch der Geburtshülfe**, etc., 1855, § 125.

s'en est faites ont d'abord varié en raison des hypothèses médicales prédominantes de chaque époque, ensuite selon les notions que les accoucheurs avaient des causes efficientes. Tantôt on a cru devoir les rapporter au fœtus, tantôt à la matrice ou à quelque autre partie de la mère. On peut les diviser en causes déterminantes naturelles, et en causes déterminantes accidentelles. Les premières ont nécessairement leur source dans l'œuf, ou dans l'économie de la femme. Elles y existent dans tous les cas et appartiennent à l'accouchement proprement dit. Les secondes viennent du dehors, sont étrangères à l'organisme, dépendent d'une maladie de l'œuf ou de la matrice, ou bien de quelque prédisposition particulière, etc. Ce sont, à proprement parler, des causes d'avortement : aussi n'en traiterai-je pas ici plus longuement.

Croyant que le fœtus s'ouvrait lui-même un passage pour s'échapper au dehors, les auteurs ont imaginé que l'eau de l'amnios, devenue plus âcre et plus irritante, finissait par produire sur la peau une excitation douloureuse ; que la vessie et le rectum, fatigués par la présence de l'urine et du méconium, lui faisaient sentir le besoin de rendre ces matières ; que la température trop élevée de l'utérus le forçait à venir chercher dans l'air les moyens de se rafraîchir ; qu'il ne pouvait plus vivre sans respiration ; qu'il était trop à l'étroit par suite de l'oblitération des canaux utéro-placentaires et d'une partie du système vasculaire du placenta lui-même ; qu'il ne recevait plus assez de matériaux pour continuer son développement ; que son poids et sa maturité le portaient à se détacher, comme un fruit mûr qui tombe d'une branche d'arbre ; que la circulation cessait de pouvoir se faire sans l'action des poumons. Au premier coup d'œil, il semblerait superflu de rappeler ces diverses opinions, puisqu'il est actuellement démontré que l'enfant n'est pas l'agent actif de sa sortie ; mais comme on a prétendu, d'autre part, qu'il ne mettait en jeu les contractions de la matrice que sous l'influence des mêmes causes de gêne, d'embarras ou de besoins, je n'ai pas cru devoir les passer sous silence.

D'abord tout cet échafaudage de causes n'est appuyé que sur

des suppositions. Ainsi que le dit A. Petit, il n'y a pas de liquide moins âcre dans l'économie que l'eau de l'amnios. Si quelquefois il acquiert des qualités irritantes, c'est aussi bien à six, à sept et à huit mois qu'à neuf, et jamais on n'a pu constater que dans ces cas le terme de la grossesse en fût avancé d'un jour.

L'enfant est si peu tourmenté par le besoin d'évacuer son méconium ou ses urines, qu'il reste parfois plusieurs jours après la naissance sans les rendre. Qui lui a dit que hors du lieu qu'il habite on trouve de l'air pour respirer, pour diminuer la chaleur de son sang? La température de la cavité utérine est la même que celle de tout le corps, et le thermomètre qu'on y place au moment de l'accouchement ne s'élève pas plus que celui que la femme tient en même temps dans la bouche. De plus, les expériences de M. Edwards prouvent que, loin d'être brûlant, le fœtus se maintient au contraire à deux degrés au dessous de la température de la mère, tant qu'il reste dans la matrice. Il est faux que la disposition anatomique du système vasculaire utéro-fœtal soit sensiblement différente, au terme de l'accouchement, de ce qu'elle était quelques semaines auparavant. Il n'est pas plus vrai que l'œuf soit moins perméable aux fluides, moins adhérent, à la fin que vers le milieu et même qu'au commencement de la gestation. En disant qu'il se sépare à la manière d'un fruit mûr, Blumenbach (1) s'est servi d'une métaphore ingénieuse, mais il n'a rien expliqué.

Ensuite, s'il est certain que les mouvemens brusques, violens et comme convulsifs de l'enfant, forcent quelquefois le travail à se déclarer avant le terme naturel, il ne l'est pas moins que ce n'est alors qu'un accident qu'on doit ranger parmi les causes d'avortement, et que, le plus souvent, l'accouchement arrive sans qu'on ait rien noté de semblable. Rœderer (2), qui réfute, en détail, les partisans de la culbute,

---

(1) *Institut. physiol*, p. 305, § 605.
(2) *Art des accouch.*, trad. fr, p. 40, 82.

observe déjà que la plupart de ses contemporains ne l'admettent plus, et que la tête descend peu à peu par son poids. Le rétrécissement du canal artériel, du canal veineux et du trou de botal, ne se présentant pas au même degré chez les divers fœtus, ne peut pas être non plus la cause d'un phénomène dont le terme ne varie qu'assez rarement, et avec les variations duquel il n'a d'ailleurs aucun rapport.

Un anonyme, longuement combattu par Millot, invoque un vide qui s'opère dans *le sac de la génération* par suite de la transsudation des eaux, et prétend que l'utérus, cédant à son élasticité naturelle, revient aussitôt sur lui-même pour faire disparaître ce vide; mais il est facile de s'apercevoir que cet auteur prend l'effet pour la cause, et qu'il a mal compris la question.

C'est au *nisus* périodique de chaque époque menstruelle que Steinzel et d'autres ont rapporté la cause occasionelle de l'accouchement. Mais, en premier lieu, on rencontre beaucoup de femmes enceintes chez lesquelles l'habitude de la menstruation ne se fait aucunement apercevoir. Ensuite, les besoins de l'habitude se font ressentir avec d'autant plus de force, qu'on se rapproche davantage de l'instant où on a cessé de les satisfaire. Or, dans l'hypothèse de Steinzel, on remarque précisément le contraire. D'ailleurs, il suffit, pour en comprendre le peu de valeur, de se rappeler que la neuvième révolution cataméniale arrive chez quelques sujets dès le commencement du huitième mois, quelquefois dans le septième, souvent à la fin du dixième, et que plusieurs femmes ne sont réglées que deux ou trois fois l'an, tandis que les variétés dans la durée de la grossesse sont assez peu fréquentes pour que plusieurs personnes puissent encore douter de leur existence.

M. Lobstein et Chaussier semblent admettre que cette cause tant cherchée se trouve dans l'achèvement de l'organisation de la matrice, qui attend pour se contracter que la nature musculaire de ses fibres soit entièrement développée. Mais les fausses-couches et les accouchemens prématurés démontrent assez l'insuffisance d'une pareille explication.

D'après Loder, l'extensibilité de la matrice est renfermée

dans de certaines limites. Les fibres utérines, fatiguées par une distension continuelle, ne pouvant plus céder, réagissent à la fin du neuvième mois sur le corps qui les a si long-temps tiraillées, et décident ainsi la parturition ; mais en observant que le développement de la matrice n'est point un phénomène passif, que les grossesses de jumeaux ou dans lesquelles l'œuf, soit par une cause, soit par une autre, acquiert de très grandes dimensions, ne se terminent pas plus tôt que celles où l'utérus ne prend qu'un très petit volume, on est forcé de rejeter encore cette hypothèse. M. Reuter (1), qui, dans une dissertation savante, discute longuement la valeur des opinions émises sur la cause de l'accouchement, n'en a pas pour cela rendu l'explication plus satisfaisante.

L'opinion de Levret et de Baudelocque, partagée par Desormeaux, est celle qui compte actuellement le plus de partisans. Fondée sur l'arrangement des fibres utérines et sur l'observation des phénomènes de la grossesse, elle a paru plus satisfaisante qu'aucune autre. On a dit : si la cavité du corps de la matrice s'agrandit seule pendant les quatre ou cinq premiers mois, et si celle du col ne se dilate ensuite que peu à peu de haut en bas en se confondant avec la première, cela tient à ce que les fibres du corps et du fond, placées en long, plus molles et plus extensibles, se distendent et cèdent plus facilement que celles du col, qui sont circulaires, plus denses, plus serrées et placées en travers. Il s'établit entre elles une espèce de balancement ou de combat qui se termine par l'accouchement. Celles du corps doivent être considérées comme autant d'anses qui embrassent l'œuf dans leur concavité, et dont les extrémités sont fixées sur les différens points des cercles du col. Les premières cèdent d'abord sans difficulté, et même sans réagir sur les secondes. Vers le milieu de la grossesse, cependant, elles tiraillent, en s'allongeant, les fibres du col, dont les anneaux disparaissent, ou se trouvent ainsi successivement entraînées dans le corps de l'organe ; de telle

---

(1) *De partus causis*, Manheim, 1827.

sorte qu'à la fin il ne reste plus de canal en bas, mais bien seulement un orifice à circonférence plus ou moins épaisse. Alors il y a équilibre entre le col et le corps de la matrice ; mais comme les fibres en anses n'ont plus que la résistance de quelques fibres en cercles à vaincre, il leur est facile d'en triompher. L'équilibre est bientôt rompu, et l'accouchement commence.

D'après cette idée, je définirais la cause déterminante de l'accouchement, la *tendance des fibres du corps de l'utérus à revenir sur elles-mêmes*, tendance ou effort qui n'a d'effet réel et sensible qu'à dater du moment où le col ne peut plus fournir à l'ampliation de la matrice.

A. Petit s'était exprimé d'une manière un peu différente : « On ne saurait douter, dit cet auteur, que la cause déterminante des contractions utérines ne soit l'irritation que souffre la matrice quand la grossesse est parvenue à son terme. Je regarde le col comme un *magasin* dans lequel la nature a mis en réserve la quantité de fibres musculaires dont elle a besoin pour fournir, par leur développement, à l'expansion de l'utérus pendant tout le cours de la gestation. Dans l'ordre naturel, cette expansion, une fois commencée, marche d'un pas égal avec l'accroissement du fœtus. Tout est compassé, fixé, de manière que, quand celui-ci est assez développé pour supporter l'action des agens extérieurs et la tourner à son profit, toutes les fibres du col ont cédé et le magasin se trouve épuisé. L'accouchement se fera donc quand toutes les fibres qui avaient été mises en réserve en différens lieux de la matrice, et principalement dans l'épaisseur de son col, auront été employées. Tant qu'il en restera, la matrice pourra s'étendre, et il ne s'excitera aucune irritation : un simple développement n'en est pas susceptible. »

Cette explication est plus rationnelle que la version qu'en a donnée Baudelocque. L'idée d'une lutte établie entres les fibres de différens points de l'utérus est ingénieuse sans doute, mais le fait qu'elle exprime n'est pas dans la nature. Pour moi, il me semble évident qu'en s'imbibant en quelque sorte de fluides pendant la grossesse, l'organe gestateur a pour but de déplisser ses fibres d'une manière active. Ce déplissement se fait d'abord dans le corps et le fond, parce que c'est là que l'œuf est logé dans le principe. Il s'opère ensuite dans le col par le même mécanisme, c'est-à-dire par l'accumulation de molécules liquides qui écartent peu à peu les molécules constituantes des fibres. Une fois ce déplissement terminé, la matrice, ayant d'ailleurs acquis le complément de son organisation musculaire, entre en contraction pour expulser le corps qui la remplit et qui commence dès lors à l'irriter plus ou moins vivement.

Les fausses-couches, les accouchemens prématurés et tardifs, etc., s'accommoderaient à la rigueur de ce mode d'interprétation ; mais les grossesses extra-utérines en exigent une autre. Quand l'œuf s'est développé dans la trompe, ou dans l'abdomen, ou dans les parois de la matrice, en effet, que deviennent ce balancement entre l'action des fibres du col et du corps, ce magasin tenu en réserve, ce déplissement qui, au premier coup d'œil, donne une solution si satisfaisante de tous les autres cas ? Avouons-le donc, plus on veut approfondir la question des causes déterminantes de l'accouchement, plus il s'élève d'objections contre les explications qu'on en a données. Le plus sage, peut-être, serait de dire encore, comme Avicenne (1) : « Au temps fixé, l'accouchement se fait par la grâce de Dieu ! » Mais connaissons-nous mieux la cause déterminante des contractions du cœur, et d'une infinité d'autres actions qu'il n'en faut pas moins admettre comme des faits ?

Sect. 2. Travail de l'enfantement.

L'accouchement fait naître une série de phénomènes, soit locaux, soit généraux, dont on embrasse l'ensemble sous le titre de *travail*.

Comme les phénomènes du travail sont nombreux, et qu'ils paraissent successivement, on a maintes fois essayé de les

---

(1) Denman, *Introduct à la pratiq*, etc. t. I, p. 361.

grouper, d'en former différens faisceaux, afin de pouvoir mieux les classer dans la mémoire ; mais comme ces sortes de divisions n'ont guère été établies que d'après des données arbitraires ou de pure convention, il en est résulté qu'elles ne se ressemblent presque dans aucun livre. A. Petit, par exemple, en admet trois, sans parler des limites qu'il convient de leur assigner. Stein en décrit quatre d'une manière non moins vague. Millot veut aussi que le travail soit divisé en quatre temps : le premier, qu'il appelle *temps secret*, parce que les femmes s'en aperçoivent à peine, comprend les divers symptômes qui se manifestent dans les quatre, cinq ou six jours antérieurs au terme de la grossesse. Le second s'étend depuis l'apparition des douleurs jusqu'à l'écoulement des eaux. Le troisième commence après la rupture de la poche, et le quatrième, lorsque l'enfant est sur le point de sortir.

Le temps secret de Millot est rangé dans les signes précurseurs par madame Boivin, qui admet cinq temps à l'instar de Chaussier et de M. Adelon : quatre pour l'accouchement lui-même, et le cinquième pour la délivrance, sans indiquer d'ailleurs une ligne de démarcation bien tranchée entre chacun d'eux. Maygrier compte aussi quatre temps comme Romer, et ne les circonscrit pas davantage. C'est Denman, ou Hamilton, qui semble avoir posé le premier la base d'une bonne division du travail. D'après lui, le premier temps commence avec les premières douleurs, et finit lorsque le col est complètement effacé, ou lorsque la poche des eaux se déchire. Le second s'étend jusqu'à l'expulsion complète du fœtus, et le troisième comprend la délivrance. De cette manière, chaque temps formant une période rigoureusement déterminée, il n'est plus possible d'étendre ou de rétrécir à volonté l'acception des termes que l'on emploie. On pourrait encore, à l'imitation de M. Burns, ne décrire que deux temps proprement dits, et faire un travail particulier de la délivrance, ce qui me paraît plus rationnel. Desormeaux, qui a bien senti les avantages de la méthode de Denman, a mieux fait que ce dernier en ne s'arrêtant qu'à la dilatation du col, sans avoir égard à la rupture de la poche amniotique. Je suivrai moi-même cette marche, et ne diviserai le travail qu'en deux temps principaux : l'un qui se termine au moment où la dilatation est achevée; l'autre qui commence à dater de cet instant, et finit avec la sortie de l'enfant.

Toutefois j'ajouterai, comme période indépendante, le temps secret de Millot, ou ce que madame Boivin décrit sous le titre de *signes précurseurs*. On peut voir par le tableau suivant combien les divisions du travail ont varié.

A. Saxtorph (1). 5 *temps.* — 1^0 Prodrome; 2^0 glaires, poche; 3^0 écoulement des eaux, descente de la tête; 4^0 sortie du fœtus; 5^0 délivrance.

B. Bard (2). 4 *temps.* — 1^0 Dilatation de l'orifice interne; 2_0 la tête descend; 3^0 elle sort; 4^0 délivrance.

C. Hogben (3) 5 *temps.* — 1^0 la tête au détroit supérieur; 2^0 arrivée au détroit inférieur; 3^0 le dilate; 4^0 le franchit; 5^0 délivrance.

D. Romer (4). 4 *temps.* — 1^0 Signes précurseurs; 2^0 douleurs préparantes; 3^0 douleurs vraies; 4^0 douleurs conquassantes.

E. The Lond. pract. (5). 4 *temps.* — 1^0 la tête s'engage; 2^0 franchit le col; 3^0 arrive à la vulve; 4^0 l'enfant sort, ainsi que la délivrance.

F. Baudelocque. 4 *temps.* — 1^0 Col encore peu dilaté; 2^0 dilatation complète; 3^0 rupture de la poche, glaires; 4^0 sortie du fœtus.

G. Flamant (6). 4 *temps.* — 1^0 Tête au-dessus du détroit; 2^0 bosse pariétale au détroit inférieur; 3^0 sortie de la tête; 4^0 délivrance ; ou selon M. Guillemot (7), 1 tête jusqu'à la bosse pariétale; 2^0 arrive en bas; 3^0 grand axe

(1) Lemoi e, *Thèse*, Strasb , 23 déc. 1816.

(2) *Compend. of midwif.*, p. 105.

(3) *Obstet. stud* , p. 33.

(4) *Part. nat.*, etc. Gotting., 1786.

(5) *The Lond. pract. of midwif.*, Lond. 1823, p. 133.

(6) Lemoine, *op. cit.*

(7) *Thèse*, n° 164, Paris, 1824.

en rapport avec celui du détroit inférieur ; 4⁰ délivrance.

H. Merriman (1). 4 *temps*.—1⁰ Col dilaté de 2 pouces ; 2⁰ occiput sous l'arcade ; 3⁰ fœtus expulsé ; 4⁰ délivrance.

I. Blundell (2). 3 *temps*.—1⁰ Dilatation, rupture de la poche ; 2⁰ expulsion du fœtus ; 3⁰ délivrance.

J. Levret (3). 4 *temps*. — 1⁰ Mouches ; 2⁰ la femme marque ; 3⁰ la poche se forme ; 4⁰ enfant expulsé.

K. Deleurye (4). 4 *temps*. — 1⁰ Signes précurseurs ; 2⁰ douleurs préparantes ; 3⁰ douleurs déterminantes ; 4⁰ douleurs expulsives.

L. Rœderer (5). 5 *temps*.—1⁰ Tête au détroit, orifice dilaté ; 2⁰ tête dans l'excavation ; 3⁰ tête au détroit inférieur ; 4⁰ sortie de l'enfant ; 5⁰ délivrance.

M. Hamilton (6). 3 *temps*. — 1⁰ Dilatation ; 2⁰ expulsion ; 3⁰ délivrance.

N. Carus (7). 5 *périodes*. — 1⁰ Signes précurseurs ; 2⁰ dilatation du col ; 3⁰ expulsion des eaux, tête dans le vagin ; 4⁰ sortie du fœtus ; 5⁰ délivrance.

O. Velpeau. 4 *temps*. — 1⁰ Signes précurseurs ; 2⁰ dilatation ; 3⁰ expulsion ; 4⁰ délivrance.

P. Nægèle (8). 5 *temps*.—1⁰ Prodromes , jusqu'à l'ouverture du col ; 2⁰ jusqu'à la dilatation du col ; 3⁰ rupture des membranes, passage de la tête dans l'excavation ; 4⁰ tête à la vulve, expulsion ; 5⁰ délivrance.

---

(1) *Synopsis on difficult parturit.*, etc., p. 9.

(2) *Lancet*, 1828, t. I, p. 369.

(3) *Art des accouch.*, p. 85.

(4) *Art des accouch.* p. 178.

(5) *Art des accouch.*, etc., trad. p. 103, § 196.

(6) *Outlines of midwif*, p. 207, 209, 211.

(7) *Gynæcologie*, 2⁰ édit., § 804.

(8) Lehrbuch der Geburtshülfe fur Hebammen, 1833, § 235-239.

ART. 1er.—*Signes précurseurs.* (1er temps.)

L'accouchement se déclare quelquefois tout-à-coup et sans aucun symptôme préliminaire. Cependant l'organisme, qui arrive rarement sans prélude à ses moindres fonctions, reste le plus souvent fidèle à sa marche accoutumée, quand il s'agit de terminer le grand acte de la reproduction.

Deux, quatre, huit, dix, quinze et même vingt jours avant l'époque, chez certains sujets, la nature semble essayer ses forces. Le ventre diminue sensiblement de volume. Le fond, la totalité même de l'utérus, s'abaisse. Les mouvemens de l'enfant se font sentir plus qu'à l'ordinaire. L'infiltration, l'état variqueux des membres pelviens augmentent, ou se manifestent s'ils n'existaient pas encore. Les grandes lèvres surtout se boursoufflent, se ramollissent et deviennent quelquefois douloureuses. Les digestions se font mieux. Les nausées, les vomissemens, les appétits bizarres cessent d'exister, s'ils ne l'avaient fait dès long-temps. La respiration n'est pas aussi courte, aussi gênée. Les femmes reprennent leur gaîté habituelle, leur humeur enjouée, se sentent moins endormies, plus disposées au mouvement, plus alertes, sont assez souvent portées à croire, du moins celles qui sont enceintes pour la première fois, que leur terme est encore beaucoup plus éloigné qu'elles ne l'avaient pensé. Elles ressentent de la pesanteur dans le bassin, sur le *fondement*, des envies plus fréquentes d'aller à la garderobe et de rendre leurs urines. C'est alors surtout que les articulations, que tous les ligamens de la cavité pelvienne se ramollissent et se relâchent, ce qui rend la progression ou les mouvemens de translation et la station elle-même plus difficiles, plus fatigans, et quelquefois même véritablement douloureux, quoique la femme se sente mieux disposée à les exécuter. La sécrétion muqueuse des voies génitales devient plus active, et des glaires plus ou moins abondantes s'échappent par flocons du vagin et de la vulve. Il n'est pas très rare de trouver la matrice dans un état tout particulier de contraction fibrillaire, que l'on peut considérer comme le pas-

sage de son état de repos à son état de contraction véritable :
c'est-à-dire qu'en touchant le col, on sent qu'il est de temps
en temps le siége d'une tension, d'un resserrement léger, et
qu'en explorant le corps de l'organe par-dessus les pubis, on
reconnaît qu'un mouvement s'opère en lui; tant il est vrai
qu'on ne peut pas toujours déterminer d'une manière précise
le point de départ du travail.

Ces divers phénomènes, qui varient nécessairement pour le
nombre, la marche et l'intensité, chez les différentes femmes,
sont en général d'un bon augure, pourvu qu'ils ne se transforment pas en symptômes de maladie. Ils annoncent que la
nature rassemble ses forces, réunit ses ressources et fait toutes
les dispositions convenables pour accomplir la fonction qu'elle
prépare depuis si long-temps. Quant à leur explication, elle
n'a rien que de très-naturel : tous se rattachent directement
ou indirectement au changement de position de l'utérus. En
plongeant dans l'excavation, cet organe presse nécessairement
avec plus ou moins de force sur le rectum, la vessie, les plexus
nerveux et les vaisseaux. De là, le ténesme et les épreintes,
l'engorgement lymphatique ou sanguin des membres abdominaux et de la vulve, le relâchement des symphyses, la formation des mucosités, etc. En s'abaissant, en s'éloignant de
l'épigastre, l'utérus laisse l'estomac et le foie plus libres. Le
diaphragme, moins relevé, permet aux poumons de se dilater
davantage. De là, plus de liberté dans la respiration, la circulation, les fonctions digestives, et, par suite, dans l'exercice des facultés intellectuelles et locomotrices.

ART. 2.—Dilatation. (2ᵉ temps.)

Après ces préliminaires l'accouchement commence enfin.
Des douleurs, des *coliques* courtes, légères, et séparées par
de longs intervalles, en marquent l'orifice. Les parties génitales externes s'humectent, et les mucosités glaireuses se montrent, si déjà elles n'étaient apparues au nombre des signes
précurseurs. Pendant les coliques, la matrice se durcit, s'arrondit, s'enfonce par son sommet dans l'excavation, se ré-

trécit dans tous ses diamètres, se contracte en un mot. Les lèvres du museau de tanche s'effacent, s'amincissent d'une manière évidente. L'orifice se tend, perd de son épaisseur par la même raison, prend plus positivement la forme d'un cercle, et se rétrécit manifestement. Si on y introduit le doigt on reconnaît que la coque de l'œuf cherche à s'y engager, qu'elle est comprimée, poussée en bas, qu'elle perd de sa mollesse, se tend à son tour, devient très élastique et difficile à déprimer. Souvent alors les femmes sont tourmentées par de sinistres présages. Elles se désolent, se désespèrent, disent qu'elles vont mourir, perdent tout leur courage, et sont accablées par les idées les plus sombres, une tristesse dont rien ne peut les tirer. Elles pleurent, s'agitent ou restent immobiles, et ressentent quelquefois des horripilations par tout le corps. Les animaux eux-mêmes, chose assez remarquable, tombent aussi dans cet abattement au commencement de leur part, refusent de manger et de boire, semblent être tourmentés par la crainte, et n'être occupés que de dangers menaçans.

Les douleurs, qui augmentent graduellement de force et d'acuité, deviennent en même temps plus longues et plus rapprochées. Des stries rougeâtres ou sanguines ne tardent pas à se mêler aux mucosités, qui coulent bientôt en plus grande quantité. Le col s'entr'ouvre, se dilate peu à peu. Le segment inférieur de l'œuf le traverse et vient, sous le nom de *poche des eaux*, faire saillie dans le haut du vagin. A mesure que les douleurs prennent plus d'intensité, l'irritation générale devient plus vive. L'intervalle des contractions n'est pas calme. Les femmes restent agacées, maussades, impatientes, difficiles à gouverner, ne peuvent se tenir en place, sont mécontentes de tout le monde, et d'une susceptibilité extrême.

Chaque douleur représente en quelque sorte un accès de fièvre. Un frisson, parfois même un tremblement avec claquement des dents la précèdent. La fréquence du pouls, la température du corps augmentent. La bouche et la langue se sèchent. Les dents et les lèvres s'encroûtent, deviennent fuligineuses comme dans une fièvre adynamique. Une vive altération se manifeste. Il survient des nausées, des vomissemens, de la toux. La tête se perd, et le dérangement intellectuel est souvent porté jusqu'au point de ressembler au délire. Après la contraction, tout rentre dans l'ordre. L'agitation cesse. Le pouls reprend son type naturel. La bouche s'humecte. La peau revient à sa couleur et à sa température habituelles. Si l'on touche, les membranes, remontées dans la cavité utérine, paraissent flasques, plissées, et la poche des eaux n'existe plus. Les bords du col, durs, minces et comme tranchans pendant la douleur, redeviennent souples, épais et arrondis immédiatement après. Les nausées se suspendent, mais le ventre, l'épigastre surtout, conservent assez souvent une grande sensibilité. Chaque douleur ramène la même série de phénomènes, et est suivie d'une rémission de plus en plus franche et de plus en plus courte. Le col, qui représente ici la résistance à vaincre, cède par degrés. Sa dilatation se complète enfin de manière à ne plus former de rétrécissement entre le vagin et la cavité utérine. Ainsi se termine le premier temps du travail, la période la plus longue et la plus fatiguante de l'accouchement, mais non pas la plus dangereuse ni la plus difficile.

ART. 3.—Temps d'expulsion. (3e temps.)

Dans le premier temps, la matrice fait à peu près seule tous les frais du travail. C'est elle qui dilate le col, qui force le sommet de l'œuf à s'y engager. Elle ne sollicite point, ou ne sollicite que faiblement les contractions musculaires, dont le concours ne lui est pas encore indispensable. Dans le second temps, les contractions acquièrent d'abord une plus grande force, durent plus long-temps, sont moins éloignées les unes des autres, et cependant suivies d'un calme beaucoup plus parfait. Le courage renaît. La tristesse se dissipe. Quelques femmes, accablées par le besoin du repos, s'endorment d'un sommeil assez profond dans le court intervalle qui sépare deux douleurs. J'ai assisté à l'accouchement d'une dame qui, restée trois jours et trois nuits en proie aux angoisses du travail le plus douloureux, s'endormit encore à plusieurs reprises le quatrième au matin, quoique les contractions fussent portées au plus haut degré d'intensité, et qu'il restât à peine entre elles une ou deux minutes. Un sentiment de pesanteur et d'épreintes, que quelques-uns rapportent à la pression qu'éprouve le col, mais qui dépend bien plus de celle du rectum et de la vessie, oblige bientôt les femmes à seconder leurs douleurs, à contracter presque malgré elle les muscles abdominaux, à faire les plus violens efforts.

La poche des eaux, seule partie de l'œuf qui ne soit pas comprimée à l'extérieur, n'étant aucunement soutenue dans la partie supérieure du vagin, se rompt au milieu d'une des plus fortes douleurs. Le fœtus, poussé par la même contraction, vient aussitôt prendre la place qu'occupait le segment des membranes, ferme le passage au reste du liquide en s'engageant dans le col comme une espèce de bouchon ou de tampon, et la tête, si c'est elle qui se présente, est alors, comme on le dit, au *couronnement*. Le vide opéré dans la matrice fait que le travail semble se ralentir pour quelque temps ; mais quand ce vide a disparu, quand l'utérus est revenu de *son étonnement*, qu'on me passe l'expression, les douleurs reprennent toute leur énergie, se succèdent encore avec plus de rapidité. Chacune d'elles est annoncée par un frémissement général. Les plus violentes sont souvent précédées d'une autre beaucoup plus faible qui leur sert de prélude. D'autres fois on en observe alternativement une plus forte et une un peu plus faible, d'une manière régulière, sans qu'elles puissent être considérées comme la suite l'une de l'autre. Chaque fois qu'elles arrivent, la femme se crampone à ce qu'elle peut rencontrer de solide, arc-boute ses talons contre les matelas, saisit avec force les côtés ou le chevet de son lit, ou bien les personnes qui l'entourent, pour se procurer un point d'appui. Elle renverse la tête en arrière, fait une profonde inspiration, et, tous les leviers de son squelette étant ainsi fixés, contracte avec toute la force dont elle est douée, les muscles du ventre, le diaphragme et synergiquement tous les muscles du corps. Le cou, la face se gonflent, se gorgent de sang, deviennent pourpres ou livides. Les veines jugulaires acquièrent un volume énorme. Les carotides battent avec force. La glande thyroïde s'engorge, les yeux brillent, rougissent et semblent vouloir s'échapper des orbites. Tous les symptômes d'une congestion cérébrale se manifestent. La circulation générale est fortement activée. La sueur ruissèle quelquefois à la surface de la peau, mais seulement à la tête, à la poitrine et au ventre ; car les extrémités pelviennes, recevant moins de sang que de coutume, restent assez fréquemment au dessous de leur température naturelle. Enfin, lorsque la contraction est sur le point de finir, cette vive agitation fait place à des sanglots précipités qui ramènent promptement le calme de toutes les fonctions.

Au bout d'un temps, en général très court, une nouvelle douleur, accompagnée des mêmes angoisses, et suivie des mêmes phénomènes, reparaît. Quand elle commence, on voit couler une petite quantité de fluide amniotique, parce que le fœtus ne ferme pas exactement le col dans leur intervalle ; mais, en forçant la partie de l'enfant qui descend la première à s'engager dans l'orifice utéro-vaginal, la contraction utérine arrête bientôt cet écoulement, qui se manifeste de nouveau vers la fin de chaque douleur, parce que le fœtus, cessant d'être poussé, rentre dans la cavité utérine. Pour peu que les contractions aient de force, la tête franchit bientôt le col, passe dans le haut du vagin, qui se dilate par degrés pour la recevoir, descend dans l'excavation, en pressant de plus en plus sur le rectum et le bas fond de la vessie. Les épreintes alors redoublent, la strangurie survient, des crampes se font sentir dans les cuisses et les jambes. Les matières fécales, si l'intestin en renferme au dessous du détroit inférieur, sont mécaniquement chassées au dehors. L'amplitude du vagin augmente dans tous les sens, aux dépens du déplissement des rides qu'on observe à sa surface interne hors le temps de l'accouchement. M. Nœgèle (1) admet que ce canal se contracte

---

(1) *Manuel pour les sages-femmes*, etc., 1855.

alors, et qu'il aide ainsi à la descente du fœtus. C'est une opinion que semble partager aussi M. Mondière (1), et qu'une
observation de M. Halma-Grand (2) pourrait appuyer si toutes
les expressions devaient en être prises à la lettre. Pour moi, je
n'ai jamais pu reconnaître la moindre apparence de contraction dans le vagin pendant le travail, et je doute qu'il y en ait
de véritablement appréciable. La tête s'approche du détroit
inférieur, le coccyx se renverse, l'anus fait une saillie plus ou
moins considérable. Tout le périnée s'allonge, s'amincit en
reportant l'angle inférieur de la vulve en avant, et le plan de
cette ouverture finit par se trouver presque parallèle à l'axe du
corps, au lieu de représenter, comme auparavant, le plan du
petit détroit d'un bassin sec. Les grandes lèvres, tiraillées, se
dédoublent, entraînent même la peau des cuisses. Le mont de
Vénus s'affaisse; mais il est tout-à-fait faux que les nymphes
se déplissent de la même manière. Enfin, une douleur plus
forte encore qu'aucune autre, qui arrache des cris de désespoir à la femme, qui est composée de deux douleurs d'inégale violence, pour laquelle la nature semble avoir rassemblé
tout ce qui lui restait de puissance musculaire, triomphe de
toutes les résistances. La contraction la plus énergique qui
soit encore survenue amène les bosses pariétales au niveau des
tubérosités de l'ischion. Un dernier degré de force de plus va
les obliger à sortir, mais elle est sur le point de diminuer. La
nature, qui a presque vaincu tous les obstacles, semble succomber dans son dernier élan. Au moment où elle touche au
but de tant d'efforts, on la voit prête à céder encore une fois
à la réaction du périnée; mais une dernière tentative de l'organisme fait naître une nouvelle douleur qui vient au secours
de la précédente avant qu'elle n'ait complètement cessé,
comme pour la soutenir, et la tête franchit enfin la vulve. Si
le corps du fœtus ne suit pas immédiatement la tête, une con-

---

(2) *Mém. à la soc. méd. d'émulat.*, 1834.

(3) *Gazette méd. de Paris*, 1831, t. II, p. 525.

traction courte et peu forte n'en détermine ordinairement la sortie qu'après un calme de quelques secondes ou de quelques minutes, et chasse en même temps le reste du liquide amniotique.

L'accouchement est terminé. L'une des scènes les plus capables d'émouvoir le cœur de l'homme, paraît aux yeux de l'accoucheur. A ces cris perçans, à cette agitation si vive, à ces efforts excessifs, à ces angoisses inexprimables, à ces douleurs, qui paraissaient intolérables, succède instantanément un calme délicieux, plein de charmes, dit Desormeaux, et qui n'est interrompu que par le bonheur de se savoir mère. L'enfant nouveau-né crie, et déjà tous les maux que sa mère a soufferts sont oubliés. Des plaintes de satisfaction remplacent les plaintes de la douleur. Des sanglots de bonheur succèdent aux sanglots du désespoir; et ce passage subit du comble de la crainte, d'une affreuse anxiété au comble de la joie et des plus tendres désirs, chez les femmes sensibles et bonnes, est un des phénomènes qui commandent le plus impérieusement notre admiration pour un sexe qui la mérite déjà à tant d'autres titres!

Je n'ai pas besoin d'avertir que ce tableau général est loin d'être applicable à toutes les femmes, ou seulement à tous les accouchemens de la même femme. C'est principalement chez celles qui sont robustes, vigoureuses, jeunes, qui accouchent pour la première fois, qu'on rencontre la plupart de ces nombreux phénomènes. Chez les autres ils offrent des nuances extrêmement variées. Leur développement exige un laps de temps qui présente aussi des différences très grandes dans les divers pays et chez les différens sujets.

ART. 4.—Durée du travail.

La durée du travail, au dire des voyageurs, est beaucoup moins longue chez les peuples sauvages que dans les pays civilisés; chez les négresses et les indiennes de l'Amérique, que chez les asiatiques et les européennes; dans les pays chauds, que dans les contrées froides; en Italie, en Espagne et en

Portugal, par exemple, qu'en France, en Russie et en Allemagne; chez les femmes qui ont passé leur vie dans la mollesse et l'oisiveté, que chez celles qui vivent à la campagne ou se livrent à des travaux pénibles pour subvenir à leur existence. En général, le travail dure de quatre à huit ou dix heures en Hollande, en Angleterre et en France. Il en est à peu près de même en Suisse et en Allemagne; en sorte que Haller se trompe évidemment quand il avance que la durée de l'accouchement n'est que d'une heure et demie à deux heures. Le terme moyen de cette fonction paraît être d'environ six heures. Ce terme, pris par M. Merriman (1), a été de douze heures pour cent onze femmes, de douze à vingt-quatre heures pour soixante-dix, de vingt-quatre à trente heures pour douze, de trente à quarante heures pour seize, de quarante à cinquante heures pour sept, de cinquante à soixante heures pour cinq, de soixante à soixante-dix heures pour trois, et de soixante-dix à quatre-vingts heures pour deux, ce qui est certainement plus long qu'on ne l'observe en France. De 442 femmes observées à Wellesley en 1832 par M. Mawsell (2), 200 sont accouchées en moins de 2 heures! 146 entre 6 et 12 h. — 35 entre 12 et 18 h. — 84 entre 18 et 24 h. — 15 entre 24 et 48 h. — 2 en 60 heures, et une en 72 heures. J'ai constaté que l'assertion de A. Leroy (3), qui veut que les douleurs suivent les périodes de six heures, et que le travail dure six, douze, dix-huit, vingt-quatre ou trente heures, n'est pas complètement fausse.

Au reste, je ne crois pas que la différence de condition sociale, de régime, de pays, etc., ait autant d'influence qu'on paraît le croire sur la durée du travail. Je l'ai vu à Paris même ne se terminer que le troisième, le quatrième, le cinquième et le sixième jour, sans accidens, dans les classes les plus différentes de la société. Une dame qui vit dans l'aisance

---

(1) *Synops. on difficult parturition*, etc., p. 38.

(2) *Ed. med. and surg. journ.*, octobre 1833.

(3) *Histoire de la grossesse*, etc., p. 106.

et la mollesse accouche si rapidement, au contraire, que, quelque empressement qu'on y mette, l'enfant est presque toujours sorti quand l'accoucheur arrive.

ART. 5.—Phénomènes spéciaux du travail.

Les quatre phénomènes les plus constans et les plus essentiels du travail sont, comme on a pu le voir, la contraction utérine ou la *douleur*, la *dilatation* du col, la *formation de la poche des eaux* et l'*écoulement des glaires*.

§ I. De la Douleur.

En tocologie, le mot *douleur* est synonyme du mot *contraction utérine*. Cependant, il ne faut pas oublier que ce n'est qu'un langage de convention, employé par les médecins pour se mettre plus à portée du vulgaire, et que ces deux objets sont essentiellement distincts. S'il est vrai que les douleurs soient liées à la contraction de l'utérus, qu'elles naissent, marchent, décroissent et cessent ensemble, que l'énergie de l'une soit le plus souvent en rapport direct avec l'acuité de l'autre, il est certain aussi qu'on peut rencontrer le contraire ; tellement que nul accouchement ne peut se terminer sans contraction, tandis qu'on en cite plusieurs qui ont eu lieu sans douleur. A l'en croire, M. Jourdain (1), par exemple, aurait vu en Russie une femme se délivrer sans aucune douleur.

Tout le monde a remarqué, comme Flamant, que, chez la plupart des femmes, les contractions existent assez long-temps avant la douleur. Cependant, c'est par la douleur qu'on juge des contractions et de leur force : la première est le signe des secondes. Toutefois, les douleurs peuvent offrir des nuances nombreuses dans leur intensité, sans que, pour cela, la force

____

(1) *Thèse*, n° 214, Paris, 1815.

des contractions soit nécessairement différente. Chez une femme nerveuse, extrêmement irritable, une contraction légère produit quelquefois les plus vives douleurs. Au contraire, une femme lymphatique, insouciante, dont la sensibilité n'est que très peu développée, souffre à peine, bien que la matrice se contracte avec force. Un excès de timidité, de crainte, ou la pusillanimité font jeter les hauts cris à quelques-unes, pour le moindre resserrement de l'utérus, tandis que le courage et la résignation en portent d'autres à supporter, sans se plaindre, les plus fortes contractions. Si on en rencontre qui, dans le but d'inspirer plus de compassion et de pitié, crient, se tourmentent d'une manière extraordinaire, quoiqu'elles souffrent très peu en réalité, il en est d'autres qui s'arment d'un courage artificiel, qui ont résolu d'avance de ne pas se plaindre, de ne pas crier, quelque fortes que soient leurs douleurs, et qui font, aux dépens de leur vie, des efforts incroyables pour imposer silence aux souffrances les plus vives, aux cris les plus légitimes; tant il est vrai que l'ostentation trouve à s'exercer jusque dans les infirmités humaines ! Il peut arriver aussi que la présence de personnes inconnues, de gens qui déplaisent à la femme en travail, qu'elle craint ou avec lesquels elle est naturellement peu familière, la retienne et l'empêche d'exprimer librement les sensations qu'elle éprouve.

1° *Au début*, les douleurs sont si faibles et si superficielles qu'on a cru pouvoir leur donner le nom de *mouches*, sans doute pour faire allusion à la sensation légère que produit la piqûre de cet insecte, ou qu'il détermine en se promenant sur la peau. Alors on les appelle encore *douleurs préliminaires*, *petites douleurs*. Marquées par une sorte de frémissement du corps de l'utérus, elles naissent dans la région ombilicale et s'y perdent ou s'épanouissent, si l'on peut ainsi parler, dans tout l'hypogastre et les flancs.

2° *Plus tard*, lorsque le travail est bien enrayé, les douleurs, plus longues, plus fortes, plus rapprochées et plus franches, prennent le nom de *préparantes*, d'après l'indication de Barbaut (1) qui appelle celles du deuxième temps expulsives (2) ou déterminantes (3), et de Lauverjat (4). Jamais épithète ne fut mieux appliquée. Leur rôle est, en effet, de préparer l'expulsion de l'œuf, de présider à la dilatation du col. Des environs de l'ombilic, elles se portent généralement vers l'angle sacro-vertébral ou le centre du détroit. C'est pendant leur période que les femmes sont le plus impatientes, agacées, tristes, tourmentées, et qu'elles jettent les cris les plus perçans ; ce qui tient peut-être à ce que la matrice, agissant seule, laisse à la femme le libre exercice de sa sensibilité générale.

3° *A la fin du premier temps*, et surtout dans le second, les douleurs changent sensiblement de caractère, prennent le nom d'*expulsives* ou d'*expultrices*, et annoncent, en effet, comme l'avait déjà noté Deventer (5), que la nature met tout en œuvre pour l'expulsion du fœtus. Ces douleurs, qu'on désigne encore par le nom de *grandes* douleurs, sont plus fortes, plus longues et plus entières que celles du premier temps, ont en outre pour caractère d'être séparées par des intervalles plus francs, mieux tranchés et plus calmes, de faire naître la strangurie et le ténesme ou le sentiment de pesanteur qui met en jeu l'action des muscles abdominaux, qui force la femme à pousser, à faire des efforts pour venir au secours de la matrice. Malgré leur acuité, elles tourmentent moins l'irritabilité, sont supportées avec plus de résignation et de patience. Les femmes qui semblent fuir avec le plus de soin chaque douleur préparante, vont au-devant des douleurs expulsives, au contraire, les appellent, les sollicitent, causent, sont tranquilles, conservent de la gaîté dans leur intervalle, et ne songent plus aux dangers qui les attristaient dans le principe.

Les cris ne ressemblent plus à ceux du premier temps, et sou-

---

(1) *Cours d'accouch.* t. I, p. 255.

(2) *Ibid.*, p 274.

(3) *Ibid.*, p. 255.

(4) *Art des accouch.* etc., p. 96

(5) *Observat. sur les accouchem.* etc, p. 75.

vent cette différence est assez prononcée pour que l'accoucheur le moins exercé puisse décider, sans autre examen, si la femme qu'il entend est actuellement dans le premier ou dans le second temps du travail. Les cris du premier temps sont aigus, ne diffèrent pas sensiblement de ceux que détermine toute autre espèce de douleur. Les cris du second temps, au contraire, sont comme étouffés, semblables à ceux que peut jeter un individu quelconque, quand il est chargé d'un pesant fardeau. Les premiers sont libres, ont lieu pendant l'expiration. Les seconds sont retenus par l'oblitération de la glotte, et ne se font guère entendre que lors de l'inspiration. Les uns sont *des cris de souffrance*, les autres *des cris d'effort*.

4° Lorsque l'*accouchement est près de se terminer*, les douleurs, parfois d'une violence extrême, assez souvent accompagnées d'une sorte de tremblement convulsif, pendant lesquelles il semble que les os du bassin vont se disjoindre ou se briser, que tous les organes génitaux sont menacés d'une déchirure prochaine, ont été nommées douleurs *conquassantes*, nom barbare et mal sonnant, mais qui exprime énergiquement la chose, et que Rœderer (1) et Blumenbach (2) indiquent déjà. Elles n'ont, au surplus, pour caractère spécial, que leur haut degré d'intensité, et ne diffèrent pas autrement des douleurs expulsives proprement dites.

Comme on l'a déjà vu, la direction des douleurs n'est pas la même à toutes les époques du travail. Le plus souvent, elles suivent le grand axe de la matrice, ou le diamètre occipito-coccygien de l'enfant, et se terminent, par conséquent, sur un point d'autant plus rapproché du centre de la vulve, que le fœtus est plus près de franchir le détroit inférieur ; d'où il suit que l'obliquité antérieure de l'utérus est une des causes les plus évidentes de ces douleurs désagréables qu'on appelle *douleurs de reins*, et sur lesquelles je reviendrai plus tard.

5° *Causes et siége.* La douleur de l'enfantement est déterminée

---

(1) *Art des accouchem.* trad. franç. p. 96, § 184.
(2) *Instit. physiolog.* § 611.

par les contractions utérines. La femme accoucherait sans douleur, dit Stein (1), si le segment inférieur de l'utérus, ou les
parties voisines, ne résistaient fortement au passage du fœtus,
en déterminant les douleurs par leur antagonisme. Levret (2)
en trouve la cause dans la résistance de l'œuf. On comprend à
peine au reste que M. Ryan (3) ait pu faire dire à MM. Dewees et Power, que le travail naturel n'est accompagné d'aucune douleur. Selon Asdrubali (4), il n'y a pas le moindre
doute que ce ne soit dans l'orifice même que les douleurs de
l'accouchement ont leur siége, et non dans le corps et dans le
fond de l'utérus, comme le pensent la plupart des accoucheurs. En parlant de la douleur, Denman (5) ne cherche
point à en préciser le siége. Il se contente de dire que, dans
l'accouchement, on ne peut calculer le degré de force que
par la résistance, la résistance que par la douleur, et la douleur que par l'expression. En sorte que son opinion, partagée
par le plus grand nombre des accoucheurs anglais, et que
Hopkins donne comme la plus rationelle, est à peu près la
même que celle de Stein ou de Levret.

Hay, et M. Bilon surtout, se sont efforcés de prouver que
la douleur a son siége dans le col bien plus que dans le corps
de la matrice. Leur argument principal est que celui-là reçoit
ses nerfs du plexus sacré, division du système nerveux céré-
bral, tandis que celui-ci puise les siens dans le plexus hypogastrique, appartenant au système des ganglions qui n'a
pas la propriété de communiquer avec le cerveau. Madame
Boivin, qui parle d'après ce qu'elle a ressenti elle-même, soutient la même thèse, et pense que les contractions du corps
et du fond de la matrice ne sont pas plus douloureuses que
celles des muscles abdominaux, de la vessie et du rectum.

---

(1) *Art d'accouch.* tome Ier, trad. franç.

(2) *Art des accouch.* p. 94.

(3) *Man. of midwif,* p. 141.

(4) *Elém. de ostetr.,* Nap. 1811.

(5) *Introd. à la pratique des accouch.,* trad. de Kluyskens.

S'il est vrai que le col jouisse d'une plus vive sensibilité, reçoive une plus grande portion de nerfs que le reste de l'organe, et que tous les efforts de l'utérus viennent y aboutir, il ne l'est pas moins que, pendant les contractions les plus fortes comme les plus faibles, les douleurs se font également sentir dans toute l'étendue de la matrice. Si la pression du fœtus, si les tractions exercées sur le col étaient la seule cause des douleurs, les femmes ne devraient plus souffrir dès que la dilatation est opérée, et pourtant c'est à dater de ce moment qu'elles souffrent avec le plus de violence; et lors de la délivrance, est-ce dans le col qu'on placera le siége de la douleur?

D'autres ont admis que les douleurs de l'accouchement sont dues à la compression des organes contenus dans le bassin, des plexus nerveux, par exemple. Girard (1) de Lyon, qui soutient encore cette supposition, croit que les contractions de la matrice ne sont pas plus douloureuses par elles-mêmes que celles de l'estomac ou de la vessie. Mais lorsque les nerfs lombaires ou sacrés sont accidentellement comprimés, c'est dans les membres et non dans l'excavation que se manifestent les douleurs. Dans le commencement comme à la fin, les douleurs s'étendent de haut en bas, occupent tout l'hypogastre, et non pas seulement le petit bassin. Tant que la tête reste au-dessus du détroit supérieur, toutes les fois que le fœtus se présente en travers, quand il vient par les pieds, il n'est pas permis de rattacher les douleurs à cette compression. En soutenant avec quelques-uns qu'elles sont produites par la compression des filets nerveux qui s'épanouissent à la surface interne de l'utérus, on n'avance autre chose qu'une de ces nombreuses assertions, hasardées sans preuves, et qu'on rencontre trop souvent dans les ouvrages de médecine.

Ainsi, la cause essentielle des douleurs est tout-à-fait inconnue. C'est une question de physiologie qui mérite, qui exige

---

(1) *Journal général,* tome XLVIII, p. 265. 266.

même de nouvelles recherches. Ce que l'observation démontre
seulement, c'est que tous les points de la matrice peuvent être,
ensemble ou séparément, le siége de la douleur pendant le travail ; que, dans certains cas, les tiraillemens exercés sur le
col concourent peut-être à sa production, et que la compression des parties voisines n'y est pas toujours étrangère.

6° Une autre question, longuement débattue, est celle qui se
rattache à l'*intermittence de la douleur*. Si la douleur ne cessait pas après avoir commencé, disent A. Petit et A. Leroy (1),
s'il n'y en avait qu'une seule, la femme y succomberait, ne
pourrait pas la supporter; tandis qu'ainsi réduite en fragmens,
la somme des souffrances est véritablement moindre. Un médecin, que Millot(2) combat avec chaleur, est entré plus avant
dans la question, en soutenant, comme Levret, que la cause de
l'intermittence des douleurs se trouve dans la résistance que
l'œuf oppose aux contractions utérines. D'autres ont cherché
depuis à faire comprendre ainsi le fait : lorsque la matrice se
resserre avec force, ont-ils dit, les nerfs, comprimés entre ses
diverses couches, ou bien à sa face interne, par la face externe
de l'œuf, ne tardent pas à produire un engourdissement qui
arrête nécessairement toute contraction.

Mais alors les douleurs devraient être longues et très rapprochées, au lieu d'être si fugaces et si éloignées dans le commencement du travail, les contractions étant extrèmement
faibles. A la fin, au contraire, il faudrait qu'elles fussent
courtes et plus rares, puisque la compression est subite et
des plus violentes. Les douleurs qui accompagnent la délivrance, les tranchées qui surviennent après la couche, et qui
conservent également le type intermittent, ne s'expliquent
point non plus d'une manière satisfaisante dans cette hypothèse.

De Buffon a cru que la cessation de chaque douleur était
due au décollement du placenta, c'est-à-dire que chaque

---

(1) *Pratiq. des accouch.*, etc., p. 55.
(2) *Supplément à tous les traités*, etc., tome I, p. 487.

contraction utérine aurait pour but de décoller une petite portion du délivre, et qu'aussitôt ce décollement opéré, la douleur, comme la contraction, devrait cesser pour un instant. Deux remarques suffisent pour faire voir le peu de valeur d'une semblable supposition. Le placenta sort quelquefois avant le fœtus, et les douleurs n'en sont pas pour cela moins intermittentes jusqu'à la fin du travail. D'autres fois, le placenta conserve ses adhérences, même après l'accouchement, ce qui ne change pas non plus la marche intermittente des douleurs.

En disant que cette cause *existe dans la cessation de la contraction de la fibre musculaire*, comme le veut Millot, qui croit avoir fait une grande découverte, on retombe dans la pétition de principe reprochée à Petit : c'est déplacer la question et non la résoudre.

Pendant la contraction, le sang est refoulé dans le torrent général, dit le docteur Dewees. L'utérus pâlit, et la douleur cesse. Il se fait un nouvel afflux, et la contraction reparaît aussitôt, etc. Mais cette explication, en tout semblable pour le fond à celle que je combattais tout-à-l'heure, est passible des mêmes objections et n'est pas plus admissible.

Au total, nous ne connaissons pas plus la cause de l'intermittence des douleurs ou des contractions utérines que celle des contractions du cœur, des intestins et de tous les muscles en général, non plus que celle de toutes les intermittences organiques ou fonctionnelles imaginables. Puisqu'on ne peut pas serrer avec force un corps quelconque dans la main sans être bientôt obligé de le relâcher, pourquoi voudrait-on que dans l'utérus la contraction n'eût pas besoin d'alterner avec le relâchement ? Dans les deux cas, la nature du phénomène est semblable. Sa cause doit être identique, et je ne vois pas pourquoi on la chercherait avec tant d'ardeur pour l'un, quand on est, en quelque sorte, convenu de l'abandonner pour l'autre. C'est une question qui restera sans doute encore longtemps insoluble, mais qui appartient bien plus à la physiologie générale qu'à la tocologie en particulier.

Étant à la campagne et ne sachant à quoi s'occuper, Saccombe (1) imagina de mesurer l'intervalle qui sépare chaque douleur, depuis le commencement jusqu'à la fin d'un travail de deux à trois heures. Voici le résultat qu'il dit avoir obtenu : de la 1re à la 2e et à la 3e, 14 minutes 27 secondes ; de la 3e à la 4e, 10 m. 27 s. ; de la 4e à la 5e, 8 m. 29 s. ; de la 5e à la 6e, 7 m. 32 s. ; de la 6e à la 7e, 6 m. 35 s. ; de la 7e à la 8e, 6 m. 36 s.; de la 8e à la 9e, 6 m. 40 s.; de la 9e à la 10e, 6 m. 42 s.; de la 10e à la 11e, 5 m. 45 s.; de la 11e à la 12e, 6 m. 45 s.; de la 12e à la 13e, 5 m. 47 s. ; de la 13e à la 14e, 5 m. 49 s.; de la 14e à la 15e, 5 m. 55 s.; de la 15e à la 16e, 4 m. 62 s. ; de la 16e à la 17e, 4 m. 70 s.; de la 17 à la 18e, 4 m. 87 s.; de la 18 à la 19e, 4 m. 93 s.

B. Dilatation du col.

La douleur est le premier phénomène qui annonce le travail de l'enfantement ; mais elle n'est pas le plus essentiel ni même le plus constant. Ainsi que le font remarquer Levret, Denman, Hopkins, on conçoit qu'à la rigueur quelques femmes puissent accoucher sans douleur, tandis que la chose est matériellement impossible sans la dilatation du col. Entièrement subordonnée à la force des contractions utérines, la marche de cette dilatation a besoin d'être bien connue. Lente et peu sensible au début, elle se fait avec une grande rapidité vers la fin. Il faut plus de temps, en général, pour l'amener aux dimensions d'un *écu de trois livres*, par exemple, que pour la conduire ensuite *au couronnement*, époque où elle présente une largeur de deux à trois pouces. L'orifice, généralement très mince, comme tranchant, donne l'idée d'un anneau fortement tendu, quand on le touche dans le commencement, chez les femmes qui accouchent pour la première fois. Dans la dernière moitié du premier temps, il s'épaissit, au contraire, et finit quelquefois par former un bourrelet arrondi, qui semble fuir devant le fœtus,

---

(1) Merriman, *Synopsis., on difficult parturit.* etc., p. 190.

mais qui disparaît insensiblement lorsque la tête franchit le détroit ou s'y engage. Chez les femmes qui ont eu beaucoup d'enfans, on remarque tout l'opposé. Les lèvres du col, molles et très souples d'abord, conservent encore parfois une épaisseur de quelques lignes, bien que la dilatation soit déjà passablement avancée. Ce n'est que plus tard, lorsque la poche des eaux commence à se former, qu'elles s'amincissent graduellement.

Dans les deux cas, cet amincissement est loin de se faire toujours avec la même régularité sur toute la circonférence du cercle. J'ai souvent vu sa moitié postérieure mince comme une feuille de papier, en même temps que sa demi-circonférence antérieure formait entre la tête et les pubis un bourrelet épais de trois à quatre lignes. Cette inégalité, en quelque sorte naturelle, à peu près constante, avec des degrés variés, ne doit pas être oubliée lorsqu'on veut déterminer la durée du travail. En touchant la moitié antérieure du col, sans porter le doigt en arrière, on pourrait pronostiquer un terme encore assez long, quand, après avoir exploré la portion opposée, une autre personne vient de prononcer que l'accouchement est sur le point de se faire.

La figure du col, pendant la dilatation, n'est pas moins variable que l'épaisseur de ses lèvres. Assez exactement circulaire, quand il correspond au centre du bassin ; plus souvent ovalaire et de manière que sa portion la plus large soit tournée en arrière, à droite ou à gauche, selon que le fond de l'utérus est incliné dans tel ou tel sens; quelquefois elliptique, surtout quand l'enfant se présente en travers, il offre, dans d'autres cas, des inégalités qui tiennent à ce que ses différens points n'ont ni la même consistance, ni la même extensibilité.

Tous les auteurs qui ont soutenu que le fœtus est la cause efficiente de l'accouchement, ont nécessairement admis qu'il est aussi la cause de la dilatation du col. C'est encore ainsi que raisonne le peuple et que Vigarous semble penser; mais depuis qu'il est reconnu, que dans l'expulsion de la totalité ou d'une portion de fœtus morts, le col se dilate comme dans ceux où l'enfant naît bien portant, on a complètement rejeté cette opinion maintenant surannée.

Cela ne veut pas dire, toutefois, que l'enfant ne joue aucun rôle dans la production de ce phénomène, mais seulement qu'il n'en est pas la cause active, qu'il ne peut concourir à l'effectuer que sous l'influence d'une autre force.

Il est de l'essence des fibres charnues de se raccourcir et de tendre à se rapprocher de la ligne droite, quand elles se contractent. La matrice est composée de fibres courbes, dont les plus nombreuses et les plus fortes en occupent le fond et le corps. Le col est la partie la plus faible de tout l'organe. L'œuf est un corps peu compressible. Or, avec une semblable disposition, la dilatation du col doit commencer avec les contractions de la matrice. Les fibres verticales et les fibres obliques tirent par leurs deux extrémités, qui en forment le point mobile, les fibres horizontales sur lesquelles elles s'attachent ou avec lesquelles elles s'entrecroisent, vers leurs parties moyennes, où se trouve le véritable point fixe. Les fibres transversales, en se resserrant sur l'œuf, corps ovalaire et régulier, tendent nécessairement à glisser vers son sommet ou vers sa base; mais comme elles sont au moins aussi nombreuses au-dessus qu'au dessous de la zone transversale moyenne, il en résulte que, dans une contraction générale, les fibres en cercle de la moitié inférieure de l'utérus se trouvent seules pour résister à l'effort de toutes les fibres longitudinales et des fibres circulaires de sa moitié supérieure. Cette explication, à peu près la même que celle de M. Nægèle (1), me paraît à l'abri de toute controverse.

D'autre part, l'œuf, ne pouvant être poussé par la concavité des fibres utérines que vers le point le moins résistant de l'organe, s'engage dans l'orifice qui s'entrouvre, devient une cause puissante, quoique secondaire, de la dilatation du col, et agit, dans ce cas, à la manière d'un coin. C'est une

______

(1) *Manuel d'accouch. pour les sages-femmes*, 1833, § 226.

force inerte qui vient au secours d'une force vitale ou organique. Ainsi, on peut admettre que l'œuf s'abaisse et que le col se relève ; autrement, que ces deux parties, conduites par la même puissance, la contraction utérine, glissent l'une sur l'autre, et que la seconde doit se dilater en raison directe de la force qui fait descendre la première.

Au début du travail, lorsque le col ne fait que s'entr'ouvrir, on reconnaît qu'il se rétrécit au lieu de se dilater pendant la douleur, mais de manière qu'immédiatement après il reste plus large néanmoins qu'auparavant. Plus tard, lorsque la poche commence à se former, on observe le contraire. Le col se dilate considérablement, au moment de la contraction, et se rétrécit plus ou moins aussitôt qu'elle a cessé. La raison de cette particularité est facile à saisir : dans le commencement, les fibres du col résistent encore avec une grande énergie à l'action des fibres du corps et du fond. Comme la matrice se contracte dans tous ses points en même temps, et non pas dans l'un ou l'autre de ses plans, ainsi que le voulait A. Leroy, ou dans ses diverses parties alternativement, comme d'autres l'ont prétendu, au lieu de se dilater d'abord pour permettre aux membranes de s'engager, l'orifice se resserre, au contraire, comme pour leur fermer le passage ; tandis que, dans une période plus avancée, lorsqu'il est assez ouvert pour que le sommet de l'œuf puisse s'y loger, la poche des eaux se joint à la contraction utérine pour le forcer à se distendre.

Aussitôt après l'écoulement des eaux, la tête du fœtus prend la place de la poche amniotique, et agit sur le col de la même manière. Presque tous les praticiens croient que cette partie est moins favorable à la dilatation que le segment des membranes, en ce qu'elle n'est pas aussi régulière, qu'elle ne forme pas une tumeur aussi exactement tendue ; mais nous verrons, en examinant la rupture prématurée de l'œuf, qu'à ce sujet l'observation a besoin d'être consultée de nouveau. C'est principalement à partir de ce moment que le cercle utérin se transforme en un bourrelet plus ou moins épais chez les femmes primipares, et que la dilatation semble quelque-

fois diminuer au point de faire croire que le travail rétrograde au lieu d'avancer.

C. Écoulement des glaires.

On donne le nom de glaires ou de mucosités à des flocons
de matière d'un jaune clair ou d'un blanc verdâtre, qui s'é-
chappent des organes sexuels pendant l'accouchement. Ces
glaires diffèrent des mucosités nasales, en ce qu'elles sont
moins gluantes et forment des paquets, des pelotons moins
cohérens, plus albumineux. Elles sortent par masses ou par
flocons tremblottans comme de la gelée, s'échappent surtout
au moment des contractions, se manifestent parfois plusieurs
jours avant le début du travail, dont elles constituent l'un
des signes avant-coureurs les plus certains. Chez un grand
nombre d'animaux domestiques ou sauvages, le part est également précédé d'un écoulement de matières muqueuses quelquefois fort abondantes. Augmentant de quantité au fur et à
mesure que la dilatation avance, elles finissent par se teindre
de sang chez la plupart des femmes.

Rien n'est plus variable que leur quantité. Tantôt on en remarque à peine quelques pelotons, et tantôt il s'en échappe des
plaques extrèmement larges à chaque douleur. Lorsqu'elles sont
rares ou manquent tout-à-fait, on dit que l'accouchement se
fait *à sec*. Leur abondance porte à croire que l'accouchement
se fera vite. Quand il s'y mêle des stries rouges, on dit que
la femme *marque*, et les assistans regardent cette coloration
comme un bon signe, comme une preuve que le travail ne
tardera pas à se terminer. Sans être tout-à-fait dépourvue de
fondement, puisque c'est en général vers la fin du premier
temps que les femmes marquent, il s'en faut cependant qu'une
pareille idée soit toujours exacte. Il est des cas où la coloration rouge des glaires n'a pas lieu du tout, de même qu'il en
est quelques-uns où elle s'opère dès les premières douleurs.

Quelques auteurs ont pensé que cette substance demi-liquide s'échappe des membranes par transsudation, et s'épaissit,
en sortant de l'œuf, par suite de l'augmentation de tempéra-

ture des parties génitales ; comme s'il existait le moindre rapport de nature et même d'aspect entre le liquide amniotique et les mucosités ! D'autres ont cru que les fluides apportés à la surface externe de l'œuf, ne rencontrant que des vaisseaux d'une grande ténuité pour pénétrer à l'intérieur de l'amnios, se décomposent, se tamisent en quelque sorte ; que leurs particules les plus fines, les plus subtiles, traversent les membranes pour former les eaux ; tandis que leurs principes les plus grossiers restent en dehors, s'accumulent dans les vaisseaux les plus rapprochés de la surface interne de la matrice, d'où ils sont expulsés, lors des contractions, pour donner naissance aux glaires. Mais il suffit de mentionner une pareille hypothèse pour en faire voir la futilité. C'est la membrane muqueuse qui fournit les glaires, et je ne comprends pas comment on a pu en aller chercher la source ailleurs. Dans tous les instants de la vie, le vagin en est lubrifié. Plusieurs femmes en rendent des flocons assez volumineux aux approches de leur flux périodique. Il n'est pas rare d'en trouver l'utérus rempli chez celles qui meurent sans être enceintes. Dans la leucorrhée et dans d'autres états maladifs, elles présentent quelquefois les mêmes caractères, et coulent en aussi grande quantité qu'au moment de l'accouchement.

Le sang qui s'y mêle ne vient ni de la rupture des vaisseaux utéro-placentaires, car ces vaisseaux n'existent pas, ni des petites déchirures du col, au moins le plus souvent ; car il est très ordinaire de voir les glaires sanguinolentes apparaître lorsque le col n'a point encore été tiraillé. Il les colore de la même manière que les crachats dans une irritation de poitrine, que les mucosités des narines dans une irritation de la membrane de Schneider, etc. Que ce sang vienne par exhalation de l'intérieur de la matrice, ou bien de quelques gerçures du col, ou conçoit que, s'il se borne habituellement à rougir les mucosités, il peut aussi s'écouler en quantité beaucoup plus considérable et constituer une véritable hémorrhagie.

Les glaires ont pour usage d'humecter, de lubrifier les parties que doit traverser l'enfant, d'en augmenter la sou-

plesse et l'extensibilité, et de favoriser le glissement de l'œuf.
Quand elles manquent, la dilatation du col est plus douloureuse, plus lente, les organes sont plus disposés à s'enflammer. Leur surabondance annonce, en général, une grande
mollesse des tissus, de la faiblesse et de la disposition à
l'inertie; en sorte que ce phénomène mérite réellement une
grande attention dans la pratique, et que l'accoucheur doit
en étudier soigneusement la marche et les nuances particulières.

D. Poche des eaux.

On donne le nom de poche des eaux à la saillie que forment
les membranes dans le haut du vagin pendant le travail. Vrai
segment de sphère ou d'ovoïde, que A. Petit comparait à
une *timbale*, cette poche varie cependant pour la forme; car
elle est généralement moulée sur l'ouverture qu'elle tend à
traverser. Arrondie, globuleuse et régulière quand le col correspond au centre du bassin ou se dilate d'une manière égale,
elle est ordinairement elliptique lorsque l'enfant se présente
en travers. Plus large en arrière, à gauche ou à droite, dans
les cas où la matrice est fortement déviée en sens opposé, elle
se présente quelquefois sous l'aspect d'un cône plus ou moins
allongé, d'une portion d'intestin, en forme de *boyau* ou de
boudin, même dans les cas de présentation de la tête, comme
l'a observé Deleurye (1); mais particulièrement lorsque le
fœtus vient par les pieds, ou bien encore quand le col est très
dur en même temps que les membranes offrent une grande
extensibilité. On l'a vue, enfin, se renfler au dessous de l'orifice et devenir pyriforme.

Au moment de la douleur, la poche des eaux est dure,
tendue, élastique. Après la contraction, elle se plisse, se
resserre ou disparaît. Constituée par le chorion et l'amnios,
elle dépend, selon les uns, de l'allongement des membra-

____

(1) *Traité des accouch.*, etc., p. 174.

nes ; mais A. Petit (1) a suffisamment réfuté cette opinion, en démontrant que les tuniques fœtales sont à peine extensibles. Selon d'autres, et ce dernier auteur en particulier (2), chaque contraction faisant transsuder une petite quantité d'eau à l'extérieur, un vide s'opère peu à peu dans l'amnios, et l'œuf, pressé de toutes parts avec force, s'engage graduellement à travers le col dans le haut du vagin ; mais, si cette transsudation existait, la surface de la poche devrait se couvrir de gouttelettes ou d'une espèce de rosée, devenir humide enfin, pendant les douleurs, tandis qu'elle n'est jamais plus sèche qu'au moment des plus fortes contractions. D'ailleurs, on a déjà vu que le liquide amniotique n'a aucune analogie avec la composition des glaires, où Petit le faisait si gratuitement entrer.

La poche des eaux, comme la dilatation du col, est produite par les contractions utérines, et d'après un mécanisme également facile à comprendre. En réagissant sur la périphérie de l'œuf, comme sur la gorge d'une poulie, les fibres de la matrice le forcent à descendre, pendant que, d'un autre côté, le col, en se dilatant, est obligé de se rapprocher du fond et de laisser à nu un segment plus ou moins considérable des membranes. Enfin, le sommet de l'ovoïde fœtal, enduit de mucosités, force l'orifice à s'entr'ouvrir, comme le doigt, préalablement enveloppé de la pelure renversée d'une pêche, force les doigts d'une autre main à s'écarter, quand on cherche à le faire pénétrer entre eux. On aurait tort néanmoins de nier absolument l'extensibilité des tuniques du fœtus. Tout prouve, au contraire, qu'elles peuvent s'étendre quelquefois à un assez haut degré, et que c'est par suite de cet allongement que la poche affecte, dans certains cas, la forme d'un cône ou d'une poire. Je veux seulement dire qu'en général cette propriété est peu marquée.

---

(1) *Mémoire sur le mécanisme de l'accouch.* etc., p. 17, 89.
(2) *Mém. sur la cause de l'accouch.* etc., p. 91.

S'il est vrai que la timbale amniotique soit presque toujours courbée sur une corde moins longue que celle du reste de l'œuf, il l'est aussi que cette particularité, qui semble démontrer que les membranes ont cédé dans ce point, dépend d'une autre cause. Tous ceux qui ont eu l'occasion d'ouvrir, avec quelque précaution, la matrice de femmes enceintes, ont pu se convaincre que le poids seul de l'œuf la force à s'aplatir d'une manière très prononcée, dès qu'elle n'est plus exactement soutenue par les organes environnans. Or, il est évident qu'avec cet état de relâchement une portion des membranes peut très bien s'engager dans le col, sous un assez petit volume, sans subir d'allongement réel.

Après avoir totalement, ou en grande partie, dilaté le col, la poche des eaux, devenue fort large, mal soutenue d'ailleurs dans le haut du vagin, cède à l'impulsion du liquide et se rompt. Le fluide qu'elle contenait s'échappe, et la tête de l'enfant, poussée par le même effort, vient aussitôt fermer le passage au reste de la liqueur amniotique. Mais cette rupture est loin de se faire toujours dans le même lieu, ni constamment au même degré de la dilatation, ou justement à la même époque du travail, chez les différentes femmes. Les membranes peuvent être trop denses, trop épaisses et trop résistantes, ou trop minces et trop fragiles. Le col lui-même, quelquefois très dur, rigide et difficile à distendre, est au contraire, dans d'autres cas, d'une mollesse extrême. Dans l'état le plus naturel et le plus régulier, la poche se déchire vers la fin du premier temps, ou au commencement du second ; mais elle peut s'ouvrir dès le commencement, ou ne se percer qu'à la fin du travail. Il arrive aussi que les membranes se rompent un ou plusieurs jours avant l'apparition des premières douleurs, ou qu'elles ne se déchirent pas du tout, et que l'œuf entier se trouve forcé de franchir ainsi les détroits du bassin.

C'est ordinairement au centre que la perforation s'effectue, et, dans ce cas, la poche se vide à l'instant. Si c'est auprès de l'orifice ou au-dessus, elle ne s'affaisse qu'incomplètement, ou du moins reparaît à chaque douleur, et le liquide ne s'écoule qu'en petite quantité. Lorsque la tumeur ne s'ouvre qu'après être arrivée très près de la vulve, et que la déchirure ne s'opère pas dans le centre, la tête entraîne avec elle un segment des membranes; le fœtus sort enveloppé d'une sorte de calotte et naît *coiffé*.

Autrefois on prédisait à l'enfant né de cette manière qu'il serait heureux ou malheureux, selon la couleur du casque membraneux qu'il avait entraîné : « que s'il avalait sa *coiffe*, préalablement mise en poudre, ou la portait perpétuellement avec lui, soigneusement renfermée dans une boîte, il serait fortuné et partout accompagné de bonheur; que s'il la perdait, il serait malheureux en tout, peut-être épileptique, continuellement tourmenté par des fantômes et toutes sortes d'esprits infernaux; d'où il suit, dit Diemerbroeck, que les sages-femmes s'emparent de cette portion de membrane, comme d'une pièce qui leur est due, afin d'inspirer la terreur aux parens et d'en tirer plus d'argent, en la leur vendant fort cher. » Si la coiffe s'étendait jusque sur la bouche et le nez, elle pourrait, rigoureusement parlant, empêcher la respiration de s'établir, et peut-être faire périr le fœtus, comme quelques auteurs l'ont pensé; mais, pour justifier leurs craintes à ce sujet, il faudrait que l'accouchée elle-même eût perdu connaissance et qu'il n'y eût personne autour d'elle.

CHAPITRE II.

Accouchemens en particulier.

Sect. 1re. — De l'eutocie (1), ou de l'accouchement simple, heureux ou spontané (*Accouchement naturel des auteurs français*).

Pour que l'accouchement se fasse sans secours étranger, d'assez nombreuses conditions sont nécessaires.

Du côté de la femme, il faut que le bassin ne soit pas vicié,

---

(1) De εὖ, bien, heureusement, facilement, et de τόκος, accouchement, enfantement.

ni mal conforme ; qu'il n'y ait pas de lésion grave de l'utérus, pas de squirrhe, d'anciennes cicatrices ; que cet organe jouisse d'une certaine énergie ; que les forces générales ne soient épuisées ni par une hémorrhagie abondante, ni par une longue maladie, qu'il n'existe aucune affection qui puisse rendre dangereux les efforts auxquels la femme est obligée de se livrer, et qu'il ne survienne pas d'accident pendant le cours du travail.

Du côté de l'enfant, il importe que l'axe céphalo-coccygien présente l'une de ses extrémités aux détroits, c'est-à-dire que le fœtus descende par la tête, les pieds, les genoux, ou le siége ; qu'il ne soit pas hydrocéphale, gibbeux, ascitique ; d'un volume disproportionné à la capacité du bassin ; qu'il n'y ait pas deux têtes pour un seul tronc, ou deux troncs pour une seule tête, ni deux enfans réunis d'une manière quelconque.

Quelque nombreuses que soient ces conditions, il est cependant assez rare qu'elles ne se rencontrent pas ; car l'accouchement spontané entre en très-forte proportion dans la somme totale des accouchemens.

On voit, dans une table synoptique de M. S. Merriman (1), que, sur 1800 accouchemens, 1746 auraient pu se terminer spontanément, puisque l'enfant s'est présenté 1654 fois par le sommet, 4 fois par les membres inférieurs, 23 fois par la face, 42 fois par la hanche, et que, dans vingt-trois cas, l'accouchement n'est considéré comme difficile, que parce que la grossesse était multiple.

Il s'est fait à la Maternité de Paris, depuis l'année 1797, jusqu'à la fin de 1811, 20,357 accouchemens, parmi lesquels 20,183 naturels.

Sur 1897 qui ont eu lieu sous les yeux de Bland (2), la nature en a terminé seule 1860.

---

(1) *Synops. on diffic. part* etc., p. 528.
(2) Merriman, *oper. citat* p. 522.

On voit donc qu'à la Maison d'accouchement de Paris, les accouchemens difficiles sont comme un à soixante-deux; tandis qu'au dispensaire de Westminster et à l'hôpital de Midlesex, d'après M. Merriman et Bland, sur quarante-trois accouchemens, il n'y en a que quarante-deux qui se fassent spontanément.

Dans de nouveaux tableaux, madame Lachapelle divise les accouchemens dont elle a été témoin, en deux époques : la première, qui s'étend du 1er germinal an ix, jusqu'au 31 décembre 1811, en comprend 15,662, parmi lesquels 15,380 spontanés, et 272 difficiles ; la seconde, qui va du 1er janvier 1812 au 31 décembre 1820, en comprend 22,243, sur lesquels 21,974 se sont terminés sans secours, et 269 à l'aide des ressources de l'art.

Selon Boër (1), il s'en est fait 958 depuis le mois de septembre 1787, jusqu'au même temps de l'année 1790, dans l'école obstétricale de Vienne. Sur ce nombre, 17 ont exigé la version, le forceps, ou la perforation du crâne. De septembre 1790 à septembre 1791, sur 950 accouchemens, dix-huit cas de dystocie. De septembre 1791 à septembre 1792, sur mille quinze accouchemens, huit versions, sept forceps. Du 1er janvier 1801 au 31 décembre 1802, sur 2,234 accouchemens, treize par la version, huit par le forceps, et deux par la perforation du crâne. Du 1er janvier 1803 au 31 décembre 1805, sur 2,599 accouchemens, cinq versions, onze fois le forceps, trois perforations. En 1806, sur 2,030 accouchemens, sept versions, deux forceps, une perforation.

A Heidelberg, sur 1,296 accouchemens, cités par M. Nægèle (2), 1,230 ont été naturels, et 64 non naturels ; ce qui donne une proportion de un sur 20, tandis que, dans le résumé de Boër, sur un total de neuf mille cinq cent quatre-vingt-dix, cent deux seulement ont exigé la version, l'emploi du forceps, ou la perforation du crâne.

____

(1) *De natural. obst.* libr. septem. 1812.
(2) *Rev. méd.* 1826, tome III, p. 490.

La même variété se retrouve dans presque tous les relevés statistiques publiés jusqu'ici.

G. M. Richter (1) n'annonce que 43 cas difficiles sur 2,571 accouchemens observés à l'hospice de Moscou ; tandis que, dans sa pratique privée, il en a noté 61 sur 624. D'un côté : 1 ∷ 46; de l'autre : 1 ∷ 10.

Sur 3,182, Troccon (2) de Bourg ne signale que 70 cas difficiles : 1 ∷ 46.

M. Merrem (3) parle au contraire de 20 cas de dystocie sur 157 accouchemens effectués à Cologne en 1826 : 1 ∷ 8.

On trouve aussi 18 cas avec secours sur 137 dans le relevé de M. Siebold (4) pour 1827 : 1 ∷ 7½.

M. Kluge (5) en indique 26 sur 268 : 1 ∷ 11.

Sur environ 17,000 cas observés à l'hôpital de Prague, de 1789 à 1827, M. Killian (6) dit que les secours de l'art ont été employés 187 fois : 1 ∷ 10.

A Dresde, M. Carus (7) cite, pour 1827, 33 cas difficiles sur 220 : 1 ∷ 7.

Sur 398, M. Hart (8) de Dublin en a noté 32, et M. Cusack (9) près de 20 sur 313 : 1 ∷ 130 pour l'un, et : 1 ∷ 16 pour l'autre.

A l'hôpital Combe, M. Grégory (10) en indique 30 sur 887 : 1 ∷ 30.

Sur 240 accouchemens observés à l'hôpital Saint-Louis par M. Papavoine (11), onze ont offert des difficultés : 1 ∷ 12.

---

(1) *Synopsis praxis med. obstetr.* 1810.
(2) *Bullet. de Férussac.* t. XVI, p. 505.
(3) *Ibidem.* t. XVII, p. 285.
(4) *Ibidem.* t. XXI, p. 401.
(5) *Ibidem.* p. 412.
(6) *Bullet. de Férussac,* t. XXV, p. 552.
(7) *The Lancet,* 1829, t. I, p. 448.
(8) *Dublin hosp. repp.* vol. V, p. 495.
(9) *Ibidem*
(10) *Ibidem.* p. 5, 7.
(11) *Journal des Progrès,* t. XIV.

On voit aussi que la pratique de l'école de Metz était fort active. Un relevé de Morlanne montre que, sur 50 accouchemens, 17 exigèrent des secours (1); qu'une autre année, il y en eut 11 d'artificiels sur 49(2); que dans, une autre période, on en rencontra 20 sur 68 (3), et 25 sur 129 dans une 4ᵉ série (4), ce qui fait 73 cas difficiles sur 296.

M. Pigeottes (5) n'a employé que deux fois le forceps, au contraire, et n'a vu mourir aucune femme à la Clinique de Troies, sur 1,362 cas : 1 ∷ 600.

On ne voit que 10 cas difficiles sur 216 (6), mentionnés dans un rapport sur la Clinique de Liége, et le même nombre sur 275 qu'indique M. Ramoux (7) à l'occasion de la Clinique de Colmar : 1 ∷ 21 pour l'un : 1 ∷ 26 pour l'autre.

M. Riecke (8) dit que sur 219,353 accouchemens observés dans le Wurtemberg, de juillet 1821 à juillet 1825, il y en a eu 7,949 avec secours : 1 ∷ 23 environ.

La proportion annoncée par M. Mazzoni (9) est de 1 sur 17, et celle de M. Waller (10) de 1 sur 46.

Mais ces proportions ne doivent s'entendre que de la pratique des auteurs qui les ont établies, et nullement de ce qui a lieu hors des établissemens publics. Il existe déjà d'assez grandes différences, d'ailleurs, entre les résultats obtenus à Londres, et ceux qu'on observe à la Maternité de Paris; entre ceux que mentionne Boer et ceux de la clinique de Pavie, puisque, d'après M. Lovati (11), sur soixante-sept accouchemens,

---

(1) *Journal des accouch.*, etc., tome Iᵉʳ, p. 215, 216.

(2) *Ibidem*. p. 280.

(3) *Ibidem*. p. 348, 352, 374.

(4) *Ibidem.* tome II, p. 64.

(5) *Clinique des hôpitaux*, tome III, p. 597.

(6) *Bulletin de la Faculté*, rapport de Baudelocque.

(7) *Ibidem*.

(8 *Archives gén.* tome XX, p. 76.

(9) *Statisca ostetrica*, etc., p. 78.

(10) *The Lancet*, 1829, vol II, p. 675.

(11) *Revue méd.*, 1826.

il en est vingt-deux qui ont exigé des secours. Cependant la pratique particulière donne de proportions bien plus variables encore. Dans les grandes villes aussi bien que dans les campagnes, les secours de l'art sont employés au moins une fois sur six par quelques personnes; tandis que d'autres ne les mettent en usage qu'une fois sur dix, sur vingt, sur trente, ou seulement une fois sur soixante, quatre-vingts ou cent.

A cette occasion, il importe, je crois, de ne pas confondre ce qui est possible avec ce qui est utile. Si Boer démontre que sur cent trente-deux accouchemens, un seul s'est terminé par l'emploi des secours de l'art, il ne prouve nullement qu'il n'eût pas été mieux d'y avoir recours dans quelques-uns des cent trente-un autres. N'est-il pas certain que, dans plusieurs cas où la parturition peut, à la rigueur, arriver à fin spontanément, la nature, convenablement aidée, complèterait cette fonction d'une manière plus heureuse et pour la mère et pour l'enfant? Quand à Merriman et Bland, qui mentionnent un cas dystocique sur quarante-trois, rien ne démontre qu'ils ne se soient pas empressés d'agir dans plusieurs circonstances où l'organisme, abandonné à lui-même, eût pu se suffire. Tout le monde sait, d'ailleurs, qu'en Angleterre l'expectation n'est pas la qualité dominante des médecins; et cependant les résumés qui précèdent constatent que la pratique d'Allemagne et d'Italie est encore plus active. Quoi qu'il en soit, on voit par la moyenne de ces relevés que la coopération active de l'accoucheur est utile une fois sur cinquante environ.

Maintenant, en est-il autrement dans la pratique civile? La dystocie doit-elle exister plus souvent chez les femmes aisées, qui vivent heureuses au sein de leur famille, que chez les femmes pauvres, tourmentées par la crainte ou les remords, et qui vont accoucher dans les hospices? Non, sans doute: tout se réunit, au contraire, pour augmenter le nombre des accouchemens difficiles dans les maisons publiques, et le diminuer dans la pratique particulière. C'est dans la classe malheureuse que les vices du bassin et les maladies de toute espèce des organes génitaux se rencontrent le plus fréquemment. Beaucoup de femmes, qui seraient restées chez elles, vont faire leurs couches dans un hôpital, parce qu'elles sont mal conformées, ou que, par une raison quelconque, elles craignent d'avoir une parturition dangereuse. Plusieurs autres s'y rendent pendant le cours du travail, parce que la personne appelée pour leur donner des soins reconnaît que les secours de l'art sont indispensables, et qu'elles seront mieux à même de les recevoir dans un établissement public que dans leur propre maison.

Mais, dans les maisons spéciales d'accouchemens, à l'exception d'Osiander (1) qui se vante d'avoir terminé artificiellement quatre cents accouchemens sur sept cents à l'institut de Gœttingue, on ne place, en général, que des personnes instruites, qui n'agissent point pour le plaisir de faire quelque chose, qui accordent à la nature toute la confiance qu'elle mérite, et ne viennent point la troubler sous le vain prétexte de l'aider à mieux faire ; hors de là, au contraire, combien de manœuvres imprudentes, intempestives, maladroites ou téméraires !

Il faut en convenir néanmoins, l'inaction des praticiens français chargés de la direction des femmes en couches dans quelques établissemens publics, n'est peut-être pas à l'abri de toute espèce de reproches.

Il faut avouer aussi que les rapports proportionnels entre les diverses espèces d'accouchemens doivent nécessairement varier, par suite de circonstances entièrement soumises aux chances du hasard. Ainsi, de deux praticiens également habiles, également circonspects, l'un peut assister à plusieurs centaines d'accouchemens, sans être obligé d'aider la nature ; tandis que l'autre aura dû recourir un assez grand nombre de fois aux moyens que l'art met à sa disposition. Je trouve moi-même, à ce sujet, une très-grande différence dans ce qui s'est passé à mon amphithéâtre et dans ma pratique particulière. Sur cinq cent cinquante accouchemens qui ont eu lieu à l'Hôpital de perfectionnement pendant que j'en faisais le

---

(1) Schweighaeuser, *Archiv. des accouch.*, etc , tome Iᵉʳ, p. 29.

service, et dans ma salle de pratique, huit seulement ont eu besoin de secours. Dans ma pratique particulière, au contraire, sur moins de cinq cents, j'ai rencontré soixante cas de dystocie ; ce qui, d'un côté, ne donne qu'un accouchement difficile sur plus de soixante-dix, tandis que de l'autre il y en a, pour ainsi dire, un sur huit. Une pareille disproportion est cependant facile à comprendre : à ma salle publique et dans l'hôpital, on reçut indistinctement toutes les femmes qui se présentèrent, sans que, à l'exception de deux d'entre elles, aucune eût été examinée d'avance ; tandis que les cas de dystocie que j'ai observés ailleurs m'ont presque tous été procurés par des confrères ou des sages-femmes. De telles variétés dans la proportion des accouchemens qui exigent des secours, tiennent à tant de causes, au surplus, qu'elles ont été signalées de tout temps. Elles étaient même bien plus tranchées encore dans les deux derniers siècles que de nos jours ; car, pendant que Courtin (1) n'admet qu'un cas difficile sur mille, on voit Dionis (2), réfutant Hecquet, soutenir que les secours de l'accoucheur sont utiles huit cent fois sur mille.

ARTICLE Ier.—De l'Eutocie naturelle (*accouchement simple*, *l'enfant présentant la tête*).

Ce que j'ai dit de l'attitude et de la position du fœtus dans la matrice, fait assez voir que, dans l'ordre normal, l'enfant doit se présenter par son extrémité céphalique aux détroits du bassin, et que les cas où il descend d'une autre manière ne peuvent être considérés que comme des anomalies. C'est donc avec raison qu'Hippocrate et la plupart des anciens auteurs ne donnent le nom d'accouchemens naturels qu'à ceux où l'enfant vient la tête la première, et qu'ils appellent non naturels tous les accouchemens par les pieds, le siége ou les genoux. Si les

(1) Guillemeau, *Œuvres, in-folio*, p. 244.
(2) *Traité génér. des accouch.*, p. 442.

modernes ont rejeté cette doctrine, c'est que, s'abusant sur l'acception des mots, ils ont admis que *naturel* est synonyme de *spontané*, et, par conséquent, que l'accouchement par l'extrémité pelvienne doit rentrer dans la classe des accouchemens naturels.

Nul doute que les principes professés par le père de la médecine n'aient entraîné dans de graves erreurs de pratique, en portant les praticiens à ramener le fœtus par la tête, quand il se présentait autrement, en refusant à l'accouchement la possibilité de se terminer seul, quand l'enfant vient par les pieds; mais, en abandonnant ces idées, les auteurs du dernier siècle ne les ont-ils pas remplacées par d'autres également inexactes? Est-il vrai de dire, avec Dionis et A. Petit, qu'on peut extraire le fœtus avec autant, avec plus d'avantage, en le tirant par les pieds, que s'il descendait par la tête; qu'il est presque indifférent pour le résultat que ce soit l'extrémité céphalique ou l'extrémité pelvienne qui se présente? Il n'est aucune position du fœtus qui n'ait quelquefois permis à l'accouchement de se terminer seul. Cependant il n'est venu à l'esprit de personne de l'appeler naturel, dans les présentations de l'épaule, par exemple. Si la dystocie a lieu, ce n'est pas à cause de telle ou telle position de l'enfant, mais bien parce que les secours de l'art deviennent indispensables. L'accouchement peut être heureux et simple, ou spontané, quoique le fœtus vienne par l'extrémité pelvienne; mais les positions de la tête sont, en dernière analyse, les seules naturelles ou normales. On éviterait toute confusion à ce sujet, il me semble, en cessant de confondre les positions du fœtus avec l'accouchement proprement dit. La position peut être naturelle en effet et l'accouchement difficile, de même qu'elle peut être contre nature sans mettre obstacle à la terminaison spontanée de l'enfantement.

L'accouchement par l'extrémité céphalique renferme deux genres bien distincts : le premier comprend toutes les positions du crâne, tandis que, dans le second, c'est la face ou quelqu'autre point de la tête qui vient s'offrir aux détroits.

§ 1er. Présentations régulières ou du crâne.

Sur 1,800, 1,664 fois (Merriman); sur 1,897, 1,792 fois (Bland); sur 20,357, 19,730 fois (Mme Boivin); sur 15,652, 14,677 fois (Mme Lachapelle); 20,698 fois, sur 22,245 (*Id.*); 1,210 sur 1,296 (Nægèle); 61 sur 67 (Lovati): 392 sur 400 (Velpeau); 920 fois sur 1000 (Smellie, tome Ier, p, 204) : 94 fois sur 100 (Nægèle, § 252); 125 sur 132 (Clin. de Strasb.); 114 sur 153 (Merriman); 132 sur 157 (Siebold); 257 sur 298 (Kluge); 439 sur 452 (Mazzoni); 266 sur 275 (Ramoux); 49 sur 53 (Pacoud); 10, 262 sur 10,742 (P. Dubois); 214,134 sur 219,253 (Riecke).

La présentation du sommet est, comme on le voit, incomparablement plus fréquente que toutes les autres. En faut-il davantage pour prouver qu'elle est, non pas, comme le dit Deleurye, la seule bonne, mais la seule véritablement naturelle, celle que l'organisme tend toujours à produire quand rien ne s'oppose à l'accomplissement régulier du grand acte de la génération? Dans cette présentation, la fontanelle postérieure s'incline vers le centre du bassin. Les principaux diamètres des détroits sont en rapport avec les diamètres occipito-bregmatique et bi-pariétal. Le diamètre occipito-mentonnier et la circonférence occipito-bregmatique doivent être parallèles aux plans des ouvertures de l'excavation et aux axes du bassin. Burton (1), ou Lemoine, qui veut que les grands diamètres de la tête correspondent aux petits diamètres du bassin, n'avait probablement pas réfléchi à la singularité de cette assertion, et ce n'est pas sans surprise qu'on la voit reproduite par d'autres auteurs plus rapprochés de nous. M. Van Solingen (2), qui croit avoir émis le premier

____

(1) *Nouv. syst. des accouch.*, p. 219.
(2) *Réponse à la critique de M* Capuron, in 8

l'idée contraire, et qui réclame avec force contre les praticiens français, dans sa réplique à M. Capuron, aurait également tort s'il fallait prendre toutes ses paroles à la lettre. Avancer comme lui, en effet, que les petites dimensions de la tête sont en rapport avec les diamètres les plus avantageux du bassin, c'est évidemment dire la même chose que Burton. Il n'est plus permis de soutenir aujourd'hui avec les anciens que c'est la fontanelle antérieure qui se place au centre du détroit. Ce point central n'est pas même le milieu de l'espace qui sépare les deux fontanelles, comme le croit Smellie (1), ni le centre de la suture sagitale, comme l'admet M. Burns (2), ni la fontanelle postérieure, avec une portion assez considérable du pariétal droit ou gauche, et de la suture sagitale, comme le croit M. Naegèle (3). Au total donc, la tête se présente aux détroits par sa petite circonférence et non par son cercle occipito-frontal. Quant aux diamètres de cette circonférence, si leurs dimensions n'étaient pas à peu près égales, il n'est pas douteux que les plus grands ne tendissent à se mettre en rapport avec les lignes les plus étendues des différens plans de la cavité pelvienne. Ce serait disputer sur des mots que de s'arrêter plus long-temps à discuter cette question. Ces rapports généraux s'observent dans les diverses positions régulières du sommet; mais l'occiput est loin de regarder constamment le même point du cercle pelvien. De là sont nées les diverses positions admises aujourd'hui en tokologie.

Avant A. Petit, Solayrès et Baudelocque, les accoucheurs se contentaient de dire que l'occiput était venu en avant ou en arrière, que la face était tournée vers le sacrum ou vers le pubis; et cette ancienne manière de voir, que défend Del-

---

(1) *Traité de la théorie et de la pratiq. des accouch.* etc., t. 1er, p. 84.
(2) *Principl. of midwif.* etc., p. 27.
(3) *Archiv. génér. de méd.*, 2e sér., ou *Mécan. de l'accouch.*, trad. par Bazin.

pech (1), est encore admise généralement en Angleterre, et dans plusieurs autres pays étrangers. C'est donc en France surtout, et presque seulement en France, qu'on s'est efforcé de soumettre l'accouchement aux méthodes suivies en histoire naturelle. Mais à ce sujet, comme dans toutes les choses de convention, il est arrivé que le même fait n'a point été envisagé sous le même point de vue par les divers auteurs qui s'en sont occupés. Selon les uns, on doit admettre six positions du sommet. D'autres n'en veulent que quatre, et quelques-uns que deux. D'un autre côté, ceux qui se sont accordés sur le nombre, diffèrent souvent dans la manière de les compter ou de les placer. Par exemple, madame Lachapelle, qui admet six positions, comme Baudelocque et de la Tourette, n'adopte pas les deux positions antéro-postérieures de ces derniers auteurs, et en établit deux transversales à la place.

En théorie, on ne peut nier que l'occiput ne puisse se présenter à tous les points de la circonférence du détroit supérieur, et que, par suite, il ne soit possible d'établir un nombre presque infini de positions ; mais en pratique, la question est de savoir combien il est *utile* d'en adopter, quelles sont celles qu'on doit particulièrement *étudier*, et non pas combien on *peut* en admettre. D'abord, il est évidemment superflu d'en supposer plus qu'il n'y a de points correspondans aux extrémités des diamètres principaux du bassin ; ensuite, le nombre établi par Flamant, et qui réunit la classification de Baudelocque à celle de madame Lachapelle, paraît pouvoir être considérablement réduit. L'occiput ne se présente presque jamais que de deux manières au détroit inférieur. Dans l'une, il regarde en avant et se loge dans l'arcade du pubis. Dans l'autre, il est tourné en arrière et repousse avec force le bord antérieur du périnée. Il en est de même au détroit supérieur, si ce n'est que l'occiput alors regarde généralement à gauche ou à droite.

D'après cette remarque, j'ai pensé qu'*au détroit inférieur* on pourrait sans inconvénient ramener toutes les présenta_

_____

(1) *Traité des malad. propr chirurg.*, tome II.

tions du vertex à deux positions fondamentales : l'une dans laquelle la bosse occipitale regarde un point quelconque de la demi-circonférence antérieure du bassin, l'autre dans laquelle la même partie est tournée vers les points diamétralement opposés.

La position *occipito-antérieure* comprend les trois premières positions de Baudelocque. La position *occipito-postérieure* renferme naturellement, à son tour, les quatrième, cinquième et sixième de Baudelocque, ou les troisième et quatrième des autres auteurs que je viens de citer.

Il est évident que les première, deuxième et troisième de Baudelocque ont une terminaison commune et un mécanisme presque en tout semblable. Il est incontestable aussi que les quatrième, cinquième et sixième ne diffèrent pas davantage l'une de l'autre. Je ne vois donc pas qu'il soit utile en aucune manière d'admettre ces variétés autrement que comme autant de nuances des deux positions fondamentales auxquelles se réduisent nécessairement toutes les autres. Quant à celles-ci, je ne pense pas qu'on soit jamais tenté de les confondre. Leur mécanisme est tellement différend, que les accoucheurs anglais, tels que Burns, Merriman et Bland, n'accordent le titre de *naturelle* qu'à la position occipito-antérieure, et que, pour eux, la position occipito-postérieure appartient aux accouchemens contre nature. Je me hâte d'ajouter, toutefois, qu'en admettant aussi cette classification au détroit supérieur, comme je l'ai fait dans la première édition de ce livre, et comme elle a été reproduite depuis dans la deuxième édition du Dictionnaire de Médecine, on s'expose à confondre le point de départ avec la sortie de la tête pendant le travail.

Au *détroit supérieur*, les rapports de la tête avec le bassin diffèrent essentiellement de ceux qui viennent d'être indiqués. Au lieu de regarder en avant ou en arrière directement, c'est de côté que l'occiput se tourne le plus souvent alors, au point que beaucoup d'auteurs modernes ont rejeté comme impossibles les positions occipito-pubiennes et occipito-sacrées admises au début du travail par Baudelocque.

Aussi est-il plus conforme à l'observation d'adopter les

termes moitié droite ou moitié gauche du bassin, en parlant du détroit supérieur, que ceux de moitié antérieure et moitié postérieure, que je préfère pour le détroit périnéal. Ould, combattu par Burton (1), est le premier, je crois, qui se soit aperçu que la tête s'engage en travers dans le cercle pelvien supérieur. Le menton, dit-il, se tourne toujours vers l'une des épaules dans le commencement du travail, au lieu de regarder en arrière. L'idée en fut émise plus formellement encore par Smellie (2), qui veut que l'occiput, d'abord placé en travers, ne se tourne en avant qu'au détroit inférieur. Denman (3) soutient aussi que l'une des oreilles du fœtus regarde en avant et l'autre en arrière, au moment où le vertex traverse le détroit. M. Burns (4) va plus loin ; car il veut que la tête ne se contourne que dans le détroit inférieur, et qu'elle reste en travers ou un peu vers la cavité cotyloïde jusqu'au plancher de l'excavation. M. Chevreul (5) en avait dit autant dès l'année 1792 ; car il place en première ligne les positions du sommet sur le diamètre transversal, l'occiput étant à droite ou à gauche.

Cette doctrine, cependant, avait à peine fixé l'attention en Europe, lorsque M. Nægèle (6) et, après lui, quelques autres accoucheurs allemands en firent, il y a douze à quinze ans, le sujet d'une étude approfondie. Ce qu'ont pu dire Lambin et madame Lachapelle (7) en sa faveur était également resté sans effet sur l'esprit des écrivains français. Mais tout porte à penser aujourd'hui, qu'elle ne tardera pas à occuper parmi nous le rang qui lui convient. Il importe au surplus de remarquer qu'en Allema-

---

(1) *Nouv. syst. des accouch.* etc., p. 221.

(2) *Traité de la théorie et de la pratiq.*, tome I.er, p. 86.

(3) *Introd. à la pratiq.* etc., tome I.er, p. 49.

(4) *Prinicpl. of midwif,* etc., p. 27, 28.

(5) *Précis de l'art des Accouch.* p. 77.

(6) *Journal compt.* tome IX, p. 32 et 116, 1821, ou *Archiv.* de Mecke, 1819, tome V.

(7) 2e *Mémoire,* etc. tome I.er, Paris, 1821.

gne on ne l'entend pas partout exactement de la même manière. M. Kilian (1), par exemple, qui admet une position occipito-iliaque gauche et une position occipito-iliaque droite, comme Smellie et tant d'autres, comme M. P. Dubois (2) a voulu l'établir depuis, croit que l'occiput se tourne presqu'indifféremment en avant ou en arrière, s'il ne reste de côté en traversant l'excavation. M. Ritgen (3) prétend au contraire que le point de départ des deux positions principales, correspond aux quatrième et cinquième positions de Baudelocque ; tandis que dans la théorie de M. Nægèle (4), l'occiput se présente à gauche et un peu en avant, ou à droite et un peu en arrière. Bodin (5), qui ne veut également que deux positions naturelles du crâne, les place aussi dans le sens des diamètres obliques, à peu près comme dans les deux premières de Baudelocque. Titsing (6) est encore bien plus explicite dans une de ses lettres à Herbiniaux. La tête descend toujours de côté, dit-il, une des tempes vers le sacrum, et l'autre derrière le corps du pubis. L'occiput ne se tourne en avant que près du coccyx pour s'engager sous la symphyse.

L'observation attentive d'un certain nombre de faits ne me permet ni de rejeter ni d'admettre comme absolument exacte, aucune de ces nuances de l'opinion de Ould contre laquelle M. Capuron (7) s'élève, il me semble, avec raison. Je crois pouvoir affirmer qu'au détroit supérieur, l'occiput regarde le plus souvent à gauche et en avant, comme le veut M. Nægèle, mais qu'à droite il est moins fréquemment dirigé vers la symphyse sacro-iliaque que ne le dit cet auteur, et que là il reste également incliné en avant dans la plupart des cas. Dans l'ex-

---

(1) *Bulletin de Férussac*, tome **XXV**, p. 85.

(2) *Bulletin de Férussac*, tome **XIII**, p. 264.

(3) *Journal des Connaissances méd. chir.* tome Ier, p. 264.

(4) *Archiv. gén.* 2e série, ou *Mécanisme de l'accouch.*, trad. par Bazin.

(5) *Essai sur les accouch.*, 1797, p 10, 15, 17, § 26, 57, 46.

(6) Herbiniaux, etc. tome Ier, p. 112.

(7) *Journal des Connaissances méd.* tome Ier, p. 275.

cavation, il se porte plutôt dans le sens des grandes ouvertures sacro-sciatiques, comme le croit M. Ritgen, surtout à droite, à moins de difformité. La disposition anatomique du bassin rend d'ailleurs cette double particularité à peu près inévitable. Tant que la tête est au détroit abdominal, en effet, les efforts qu'elle reçoit en poussent naturellement la portion la plus volumineuse dans le sens des plus grands diamètres de ce cercle. Or, c'est évidemment en avant et de côté, vers les soudures ischio-pubiennes qu'il est le plus large. Au dessous des psoas, au contraire, la région des échancrures sciatiques est la partie qui se prête le mieux à la descente des points saillans de la tête. Plus bas enfin, l'occiput est forcé de se tourner en devant pour gagner l'arcade des pubis. Je trouve en conséquence que M. Bachart (1), qui réfute l'hypothèse de M. Nægèle et de ses compatriotes, a tort sur ce point, et que la position de l'occiput en travers n'est point une anomalie comme il le croit. Il en résulte aussi que si M. Carus (2) se moque du professeur de Giessen, qui place d'abord l'occiput en arrière, et du professeur de Heidelberg, qui veut que pendant des heures on ait plusieurs doigts dans le vagin pour suivre le mouvement de la tête, c'est faute d'avoir fait attention à ces diverses particularités.

Comme les positions occipito-iliaques ne se terminent qu'après s'être transformées en positions occipito-pubienne, ou occipito-sacrée, je n'en conserverai pas moins celles-ci comme genre, et ne parlerai des autres qu'à titre d'espèce. Ainsi, les expressions occipito-antérieure et occipito-postérieure devront s'entendre du passage de la tête à travers le détroit inférieur, tandis que les mots occipito-latérales s'appliqueront aux positions du détroit supérieur et de l'excavation. On objecterait envain que c'est obliquement et non directement d'avant en arrière que la tête sort du bassin. Il est évident que de toute manière l'occiput passe sous l'arcade pubienne ou au devant de la moitié postérieure du détroit.

---

(1) *Bulletin de Férussac,* tome XXI. p, 270.

(2) *Gynæcolog.* etc., 2ᵉ édit. §818.

I.

Positions occipito-antérieures.

1634 sur 1800 Merriman ; 19,570 sur 20,517, Mme Poivin ; 14,253 sur 15,632, 20,268 sur 22,243, Mme Lachapelle ; 60 sur 67, (M. Lovati); 80 sur 85 (C in. de Strasbourg); 46 sur 53 (Pacoud); 2541, sur 2410, (Troccon) ; 136 sur 149 (Merriman); 130 sur 132 (Siebold).

La position occipito-antérieure est la seule, aux yeux de plusieurs praticiens étrangers, qu'on doive abandonner aux ressources de la nature. Les causes de sa grande fréquence sont toutes physiques et faciles à comprendre. La tête est la partie la plus pesante du fœtus. Le col de la matrice est toujours placé sur un plan plus déclive que le fond. Donc la tête doit continuellement tendre à se tourner vers le col. Dans la tête, la moitié postérieure pèse beaucoup plus que la moitié antérieure. La partie postérieure du tronc, pendant la vie intra-utérine, offre un poids beaucoup plus considérable que la portion antérieure. Lorsque la femme est debout, assise ou à genoux, et même quand elle est couchée sur le côté, la paroi antérieure de l'utérus se trouve beaucoup plus inclinée vers le col que sa paroi postérieure; donc le dos de l'enfant doit être tourné plus souvent en avant qu'en arièrre. Chez les quadrupèdes, les petits ont souvent le ventre tourné en bas lors de la parturition, et viennent presque toujours par la tête, quoique l'utérus soit moins élevé que la vulve ; mais aussi, dans plusieurs de ces espèces, c'est l'abdomen qui pèse le plus et la tête qui pèse le moins. Une autre cause non moins puissante de cette fréquence se trouve dans les rapports de dimension ou d'inclinaison de la tête et du bassin. Le détroit abdominal, étant beaucoup plus large en avant qu'en arrière, et fortement incliné du côté des pubis, fait que l'occiput se dirige habituellement dans ce sens. Le dos du fœtus étant tourné en avant jusqu'à la fin du travail, fait que l'occiput ne s'incline de côté ou en arrière dans l'excavation que par un mouvement de torsion, et qu'il tend sans cesse à revenir sous les pubis. Le peu de longueur de la paroi antérieure du bassin et le vide qui

en résulte concourent également au même but. Sous ce point
de vue, M. Ritgen (1) va certainement trop loin, quand il dit
que les parties molles ont plus d'influence que le bassin lui-
même sur la marche de la tête. La raison qui conduit si souvent l'occiput vers le demi-cercle antérieur du détroit inférieur
n'est donc pas plus difficile à comprendre que celle qui porte
la tête à descendre la première. Cette position est d'ailleurs
primitive ou secondaire ; elle tend continuellement à s'établir, quelle que soit la manière dont la tête s'engage au détroit supérieur, toutes les fois que le plan postérieur de l'enfant appuie contre l'un des points de la région antérieure de
la matrice. Si le fœtus a le dos tourné en arrière ou tout-à-
fait de côté, au contraire, elle peut ne pas avoir lieu ; ou si elle
s'effectue, ce n'est pas à titre de résultat nécessaire de la
marche naturelle du travail. Quoiqu'elle ne renferme, rigoureusement parlant, que les positions occipito-latérales un peu
antérieures, elle se trouve cependant bien plus sous l'influence
de la position du plan dorsal de l'enfant, que de la manière
dont la tête commence à s'engager au détroit.

Les positions occipito-iliaques les plus disposées à se transformer en positions occipito-antérieures étant caractérisées
par l'inclinaison de l'occiput en avant, je continuerai de les
désigner par le nom d'occipito-cotyloïdiennes.

A. Première Variété.

Position occipito-cotyloïdienne gauche.

1re Baudelocque, Maygrier, Mmes Boivin, Lachapelle : 15,809 sur
22,243 (Mme Lachapelle) : 15,693 sur 20,517 (Mme Boivin) : 36 sur 67
(Lovati) : 101 sur 132 (Seebald) : 73 sur 84 (Clin. de Strasb.) : 214
sur 256 (Kluge) : 2,341 sur 149 (Troccon) : 114 sur 149 (Merriman) :
70 fois sur 100 (Nægèle, § 265).

Dans cette position, le plan dorsal du fœtus regarde en
avant et à gauche, et le plan abdominal en arrière et à droite.

(1) *Bulletin de Férussac*, tome XXVII, p. 171.

L'occiput est placé derrière l'éminence ilio pectinée correspondante; le haut du front ou la fontanelle antérieure, plutôt que le front proprement dit, regarde la symphyse sacro-iliaque ou la partie postérieure de la fosse iliaque droite. Le côté droit est en avant et à droite, et le côté opposé en arrière et à gauche.

Signalée pour la première fois par Solayres, sa grande fréquence tient, dit-on, à ce que le rectum, habituellement rempli de fecès pendant la grossesse, force le front à s'incliner du côté droit. L'observation directe semble venir à l'appui d'une pareille explication. M. Dugès a vu le fœtus en seconde position de Baudelocque, sur deux femmes dont le rectum était placé à droite. C'est un point, toutefois, qui mérite de nouvelles recherches. L'obliquité de l'utérus et la direction naturelle des efforts locomoteurs ou respiratoires, donneraient, je crois, une explication plus satisfaisante du fait. Le plan dorsal du fœtus, habituellement appuyé sur la région déclive de la matrice, ne peut tendre à se porter vers l'aine droite sans réagir sur la tête et la diriger à gauche. Si l'occiput s'incline vers la fosse iliaque, c'est que le détroit offre de ce côté, en avant, une espèce de vide que le front ne rencontre pas en arrière à cause des psoas bien plus que du rectum. La même disposition fait encore que la tête se présente plutôt par le côté droit de son sommet que par le milieu du vertex, et que le diamètre bi-pariétal est oblique de haut en bas et de gauche à droite, plutôt que parallèle au diamètre oblique du détroit.

Dans cette position, l'enfant ne sort point du bassin sans que la tête n'ait exécuté quatre mouvemens particuliers : 1° flexion 2° rotation ; 3° extension ; 4° restitution.

1° *Flexion*. Aussitôt après la rupture des membranes, les contractions de la matrice doivent nécessairement presser les diverses parties du fœtus les unes sur les autres. Poussé de haut en bas, le rachis fait basculer la tête de manière que l'occiput s'abaisse, et que le menton se relève avec plus ou moins de force. Ce mouvement de flexion ne paraît pas avoir été très-exactement compris par les auteurs, même les plus estimés. A les entendre, la tête serait tellement disposée avant les premiers efforts de l'utérus, que le diamètre occipito-frontal et le diamètre bi-pariétal se trouveraient en rapport avec les deux diamètres obliques du détroit, dont l'axe serait représenté par le diamètre vertical du crâne. Selon eux, le mouvement de flexion aurait pour but de changer tous ces rapports, c'est-à-dire d'obliger les diamètres occipito-mentonnier et occipito-bregmatique à prendre la place des diamètres vertical et occipito-frontal, qui sont beaucoup moins avantageux. Pour que tout ceci fût exact, il faudrait que, pendant la grossesse, le menton se tînt habituellement éloigné de la poitrine, et qu'il ne s'en rapprochât que lors de l'accouchement. Autrement, le diamètre occipito-frontal ne peut point être parallèle à l'un des diamètres du bassin. Or, on sait que, dans l'état naturel, le fœtus est pelotonné sur lui-même, et qu'il a le menton appuyé contre le sternum. La tête, comme coiffée par le sommet de l'utérus aminci, descend même, chez beaucoup de femmes, profondément dans le détroit, plusieurs semaines avant le terme de l'accouchement. C'est un fait que j'ai fréquemment constaté, et qui paraît avoir aussi fixé l'attention de M. Ritgen (1). Baudelocque l'avait déjà indiqué, et M. Stoltz (2) en a, de son côté, trouvé la preuve sur le cadavre. Le mouvement de flexion est donc réellement opéré long-temps avant que l'accouchement ne commence, et seulement porté un peu plus loin, au lieu de s'effectuer en entier, au moment du travail.

Le vertex, en s'abaissant un peu, ne tarde pas à se rapprocher du centre du détroit supérieur. Alors le diamètre occipito-bregmatique est presque parallèle au diamètre oblique, qui va de gauche à droite et d'avant en arrière. Le diamètre bi-pariétal représente l'autre diamètre oblique. Le grand diamètre tient le milieu entre l'axe du rachis de la femme et la direction de l'axe du cercle-pelvien. La circonférence occipito-bregmatique est en rapport avec le plan du détroit qu'elle tend à croi-

(1) *Bulletin de Férussac*, tome XXVII, p. 171.
(2) *Thèse*, Strasb. 21 août 1826, p. 18.

ser obliquement de gauche à droite, de haut en bas, et d'arrière en avant. La suture sagittale se porte obliquement de gauche à droite et un peu d'avant en arrière. La branche droite de la suture lambdoïde regarde la cavité cotyloïde gauche, tandis que la branche gauche se prolonge vers la symphyse sacro-iliaque correspondante. La suture fronto-pariétale, fortement relevée vers la fosse iliaque droite, correspond à l'angle sacro-vertébral et à la cavité cotyloïde droite par ses extrémités. La fontanelle occipitale se trouve à gauche et en avant, un peu plus près de l'ischion ou du corps du pubis que du promontoire. Quant à la fontanelle antérieure, elle est si élevée du côté de la symphyse postérieure droite, que le doigt n'y arrive souvent qu'avec peine.

2° *Rotation*. Dans cet état, la tête se trouve le mieux disposée possible pour franchir sans obstacle l'ouverture abdominale du bassin. La succession des douleurs la fait descendre peu à peu. Elle arrive dans l'excavation, et, bientôt arrêtée par le plancher de cette cavité, elle exécute le mouvement de rotation ; c'est-à-dire qu'elle roule sur le plan incliné antérieur gauche, de derrière en devant et de gauche à droite, pour se placer dans l'arcade des pubis, tandis que le front glisse de droite à gauche et de devant en arrière sur le plan incliné postérieur droit, pour se porter vers le sacrum. C'est dans ce moment que les plexus sacrés sont le plus fortement pressés, et que les femmes éprouvent le plus souvent des crampes dans les jambes et les cuisses.

Si on en croit M. Nægèle (1), c'est le pariétal droit et non le vertex qui correspond au centre du détroit, de manière que le doigt rencontre la bosse de cet os et non la fontanelle postérieure. La tête franchit ainsi le détroit, ayant les deux fontanelles à peu près de niveau, la suture sagitale portée plus en arrière, plus relevée que la bosse pariétale, et l'oreille droite abaissée jusqu'au détroit. Arrivée dans l'excavation, elle continue de marcher de côté. L'angle postéro-supérieur

----

(1) *Archiv. gén.*, 2ᵉ sér. tom. III, p. 657.

du pariétal droit s'approche graduellement de la vulve, où il est bientôt suivi par la branche droite de la suture lambdoïde. L'autre branche de cette suture se met en rapport avec la branche ischio-pubienne gauche, et la rotation ne se complète qu'au moment où le crâne franchit la vulve.

M. Guillemot (1) soutient, au contraire, comme Gardien (2) et M. Burns (3), que c'est le pariétal gauche qui descend le premier, qu'il parcourt toute la région postérieure de l'excavation et arrive sur le plancher du bassin avant que l'autre pariétal ne s'engage. M. Capuron (4), Mme Boivin (5) et Mme Lachapelle (6) ont fait la même remarque ; mais dans quelques cas seulement. Ces opinions sont en partie fautives et en partie fondées toutes les deux.

S'il est vrai qu'au début du travail la bosse pariétale droite soit beaucoup plus déclive que la gauche, comme l'établit M. Nægèle, et comme l'admet aussi M. Stoltz (7), cela tient en grande partie, à ce que le bord antérieur du bassin est fortement incliné en avant, et à ce que dans la matrice le tronc du fœtus est penché à droite. L'axe transversal de la tête devant se mettre en rapport avec le plan du détroit, est obligé de s'abaisser considérablement par son extrémité droite ; mais cette extrémité ne descend jamais dans les positions normales, au point de regarder le centre de la cavité pelvienne. Pour qu'il en fût autrement, il faudrait que la bosse pariétale gauche vînt se placer en haut et en avant, de manière que le diamètre bi-pariétal représentât l'axe du détroit supérieur. Or, je ne crois pas que M. Nægèle lui-même ait voulu défendre une pareille supposition. Le doigt étant obligé de suivre la direction

---

(1) *Journal univ.* tome IXL, p. 50.

(2) *Diction. des Sc. Méd.* Art. *parturit.*

(3) *Principl. of midwif.* p. 557.

(4) *Cours d'accouch.* etc, p. 254.

(5) *Mémor. des accouch.* etc., p. 185, 186, 3e édit.

(6) *Pratiq. des accouch.* etc., tome III, p. 108

(7) *Thè e*, Strasb. 1826.

du vagin pour atteindre la tête, tombe en effet sur le pariétal droit; mais il n'en résulte nullement que la partie moyenne de cet os soit tournée en bas et en arrière.

M. Guillemot a tort en ce sens, que d'abord le pariétal droit s'avance pour le moins en même temps que l'autre, si ce n'est avant; mais il me paraît avoir complètement raison pour le reste. Une fois la tête bien engagée dans le cercle abdominal, la moitié gauche du crâne est la seule qui descende manifestement. On aura une idée du mouvement qu'elle exécute alors, en imaginant que le diamètre bi-pariétal, presque immobile en avant et à droite, derrière le pubis et au dessous du détroit, se porte graduellement de haut en bas, et de la symphyse sacro-iliaque vers le trou sous-pubien gauche par son extrémité postérieure. La longueur et la courbure du bassin en arrière, rendent ce mouvement, qui représente un quart de spirale, en quelque sorte inévitable. Il semble que Solayrès (1) l'y avait déjà entrevu.

La tumeur du cuir chevelu, qui se remarque sur la tête des nouveau-nés, n'a pas toujours son siége sur le pariétal seul. J'ai pu constater plusieurs fois qu'elle correspondait centre pour centre à la fontanelle occipitale. D'ailleurs, cette tumeur indique évidemment la région du crâne qui n'a point été comprimée, et ce point est nécessairement celui qui s'est trouvé le plus long-temps dirigé du côté de la vulve.

Or, dans l'hypothèse que j'ai adoptée, il n'y a que la partie droite du vertex, et quelquefois le vertex en plein, qui soient à l'abri de toute compression, depuis le commencement du travail jusqu'à la fin. C'est donc avec raison que MM. Nægèle et Stoltz ont donné cette tumeur comme un des meilleurs moyens de reconnaître dans quelle position la tête se présente.

L'observation m'a prouvé, comme à MM. Burns, Nægèle et Stoltz, que la rotation s'achève rarement avant d'arriver au détroit inférieur; mais j'ai pu m'assurer que le plus souvent

---

(1) *De partu virib. matern. absoluto*, 1771.

elle est entière au moment où la tête traverse le cercle osseux, au lieu de ne se compléter qu'à la vulve même, comme ils le croient. Si le point du crâne que rencontre le doigt au début du travail est l'angle du pariétal plutôt que la fontanelle proprement dite, c'est à l'obliquité droite du tronc de l'enfant qu'il faut s'en prendre. Ainsi que le remarque M. Mazzoni (1), l'inclinaison de l'utérus à droite force la tête à se présenter aussi dans une direction oblique, et le pariétal droit à se montrer le premier. J'ajouterai que le mouvement de bascule, exécuté de haut en bas, et de gauche à droite par le diamètre bi-pariétal, fait à son tour que le pariétal droit vient se placer, et comme se fixer dans le détroit inférieur sous la branche ischio-pubienne correspondante long-temps avant que l'autre pariétal ne s'y engage ou ne s'y arrête, si ce n'est au moment de chaque contraction.

Ainsi, la tête s'engage par le vertex au détroit supérieur. La fontanelle postérieure, d'abord tournée un peu en avant, s'incline souvent en arrière en traversant l'excavation, ce qui ne l'empêche nullement de gagner ensuite l'arcade pubienne. Le pariétal droit, plus abaissé que le gauche dans le principe, reste bientôt comme immobile derrière le corps ou la branche du pubis droit. L'autre se déplace ensuite presque seul, jusqu'à ce que la circonférence occipito-bregmatique s'engage dans le détroit inférieur. La rotation, qui ne se fait que dans l'ouverture de sortie du bassin, se complète pendant la contraction, et se détruit en partie immédiatement après, à partir du moment où le vertex s'avance à chaque douleur entre les lèvres de la vulve. Pour qu'elle persiste, il faut que les bosses pariétales aient franchi le détroit ou ne puissent plus rentrer au dessus des ischions. M. Stoltz (2), qui a noté ce mouvement, a tort, je crois, de soutenir, avec W. Kintisch (3), ou plutôt avec Piet, qui est le véritable auteur de la diatribe

_____

(1) *Statistica ostetrica.*, etc. p. 15.
(2) *Lettres à Baudelocque*, etc. 1800.
(3) *Thèse*, Strasb. 21 août 1826, p. 26.

publiée sous le nom de Kintisch, que la tête reste obliquement jusqu'à la fin, et qu'elle traverse en entier le détroit osseux dans le sens du diamètre qui va de la branche ischio-pubienne gauche au ligament sciatique droit, diamètre qu'il regarde comme le plus long. A moins que l'articulation du coccyx n'offre une grande rigidité, cet os se renverse assez pendant le travail pour redresser les ligamens sciatiques, diminuer le diamètre oblique, et agrandir .considérablement · l'antéro-postérieur.

3º *Extension.* La flexion de la tête est allée en augmentant, jusqu'au plancher de l'excavation; ensuite elle diminue en approchant du détroit inférieur. L'occiput, précédé du pariétal droit, se relève, s'avance vers l'arcade, sous la symphyse pubienne, et fait que le menton abandonne peu à peu le devant du thorax. Au lieu de continuer à se fléchir vers le sternum, la tête tend à se renverser sur la nuque, afin que le diamètre occipito-mentonnier puisse se mettre en rapport avec l'axe du détroit périnéal, sans empêcher le reste du tronc de suivre encore la direction de la ligne centrale du détroit supérieur. Le rectum et le col de la vessie, plus fortement pressés qu'auparavant, font naître les épreintes et le ténesme. La matrice et les muscles du ventre se contractent avec plus de violence que jamais. Le périnée se distend, s'allonge, s'amincit, et prolonge ainsi de deux·ou trois pouces la paroi postérieure du bassin. La tête une fois engagée dans le détroit inférieur ne se trouve plus dans les mêmes rapports qu'au détroit supérieur. Au lieu de rester obliquement situés jusqu'à la fin, les axes bi-pariétal et occipito-bregmatique se placent en définitive, le premier dans la direction du diamètre bisciatique, et le second dans le sens du diamètre coccy-pubien. On ne peut disconvenir cependant qu'ils ne sortent parfois diagonalement, comme le disent Solayrès et M. Stoltz, ou par suite du mouvement de bascule qu'exécute naturellement le diamètre bi-pariétal dans l'excavation. Je dis seulement que s'il est vrai que les deux bosses pariétales s'engagent parfois l'une après l'autre, il l'est aussi que, le plus souvent, elles sortent ensemble.

La rotation n'ayant lieu en général qu'aux dépens de la torsion du cou, et ne constituant, quoiqu'en dise M. Gerdy (1), un mouvement de totalité que par exception, les épaules conservent leur direction primitive au détroit supérieur ; de telle sorte que leur grand diamètre est parallèle au diamètre oblique qui va d'avant en arrière et de droite à gauche.

Enfin, de quelque manière qu'on l'entende, les efforts redoublant, la tête s'engage peu à peu dans la vulve, de derrière en devant , et glisse sur le plan fortement incliné que lui présente la face antérieure du coccyx prolongée par celle du périnée. Les grandes lèvres s'effacent graduellement, et s'amincissent de leur commissure périnéale vers leur extrémité pubienne. Ainsi que le remarque Deleurye (2), les ligamens sacro-sciatiques se dépriment en même temps. Les petites lèvres sont fortement repoussées en haut et sur le côté, mais ne se déplissent pas. Elles se déchireraient, se sépareraient plutôt de la face interne de la vulve. La peau de la partie supérieure des cuisses cède quelquefois elle-même, et semble venir au secours du *pudendum* et du périnée pour former l'espèce de casque dont la tête reste en partie couverte jusqu'à ce qu'elle soit tout à fait échappée du bassin. Les bosses pariétales franchissent enfin le diamètre bi-sciatique , et le crâne, n'étant plus arrêté que par la résistance des parties molles, est bientôt entièrement expulsé. Pendant que la tête traverse la vulve, l'extrémité postérieure du diamètre occipito - bregmatique restant appuyée sous la symphyse comme sur un axe transversal, fait qu'on voit successivement paraître à l'extérieur la suture sagittale, les bosses pariétales, la fontanelle antérieure et les bosses frontales. Une fois que la circonférence occipito-bregmatique est au dehors, le bord antérieur du périnée, entraîné par son élasticité naturelle, glisse sur la face, qui lui offre un plan oblique du front vers

---

(1) *Archiv. gén.* tome **XXVIII**, p. 355.

(2) *Traité des accouch.* etc., p. 183.

le menton, et vient se placer sur le devant du cou en forçant
la tête à se renverser sur le mont de Vénus.

4° *Restitution.* La tête, libre de toute contrainte, ne pouvant
plus maintenir la torsion du col qui l'avait amenée dans l'arcade des pubis, reprend bientôt ses rapports naturels, mo-
mentanément changés, avec les épaules et le reste du corps;
c'est à dire que les diamètres antéro-postérieurs vont croiser de nouveau à angle droit le diamètre transversal des
épaules, comme ils le faisaient au détroit supérieur. En un
mot, l'occiput se tourne vers l'aîne gauche, en même temps
que le menton se porte du côté de la rainure sous-ischiatique droite. C'est à cette rotation qu'on a cru devoir donner
le nom de mouvement de restitution.

Après un calme de quelques secondes ou de quelques minutes, les épaules, arrivant dans l'excavation, exécutent un
mouvement de spirale sur les plans inclinés antérieur droit et
postérieur gauche. L'épaule droite se porte derrière la symphyse
ou la branche pubienne droite, et la gauche sur le devant du sacrum ou du ligament sacro-sciatique gauche, en faisant subir à la tête un mouvement semblable qui la place presque
en travers l'occiput à gauche et la face à droite. Elles s'engagent au détroit inférieur dans cette direction. La droite paraît la première sous les pubis ou dans l'arcade. Le tronc de
l'enfant se courbe sur son côté droit pour s'accommoder à la
forme du bassin. La gauche arrive au-devant du périnée.
L'axe vertical de la poitrine est parallèle à l'axe du détroit
périnéal. L'axe vertical de l'abdomen représente celui du
détroit supérieur. Elles franchissent la vulve ensemble. Les
hanches suivent la même marche, et le reste du corps, rendu très glissant par l'eau de l'amnios et par l'enduit sébacé,
ne représentant plus d'ailleurs que la pointe d'un cône dont la
base est déjà sortie, se trouve chassé par l'impulsion du
même effort. M. Nægèle ou plutôt Flamant et M. Stoltz (1),
veulent qu'en général les épaules comme la tête traversent le

---

(1) *Thèse,* Strasbourg. p. 96.

détroit un peu obliquement, l'une en avant et à droite, l'autre en arrière et à gauche ; mais il m'a semblé que ces observateurs avaient pris ici l'exception pour la règle et que ce temps du travail devait être maintenu tel que je viens de l'établir. Du reste, c'est une question que je ne considère pas comme jugée.

B. Deuxième Variété.

Position occipito-cotyloïdienne droite.

2. position, Solayrès, Baudelocque, antéro-latérale droite, Mme Boivin. occipito-antérieure droite, Dugès : 3682 sur 20,517, Mme Boivin : 4659 sur 22,282 (Mme Lachapelle) : 23 sur 81 (Clin. de Strasb.) 15 sur 47 (Pacoud).

Cette position que Baudelocque et presque tous les auteurs français regardent comme la plus fréquente, après la première, que Siebold (1) serait tenté d'admettre comme la plus fréquente de toutes, est au contraire, selon M. Nægèle (2), une des plus rares. Sur 1200 accouchemens, cet auteur n'en a pas rencontré une seule. M. Stoltz qui partage les idées du professeur de Heidelberg sur ce point, convient cependant qu'elle s'est montrée trois fois sur soixante-dix-huit à la clinique de Strasbourg. Si l'opinion contraire règne parmi nous, dit M. Nægèle, c'est que vers le milieu du travail la position fronto-cotyloïdienne gauche est déjà transformée en position occipito-cotyloïdienne droite, et que le toucher indique alors en effet une position antéro-latérale, tandis qu'au début c'était en réalité une position postéro-latérale. Une pareille manière de voir était trop contraire aux doctrines généralement reçues pour ne point trouver d'opposition ; aussi fut-elle vivement repoussée dès son apparition en France par M. Menard (3), et n'a-t-elle

---

(1) Stoltz, *Thèse*, Strasbourg, etc.

(2) Lehrbuch der Geburtshülfe, etc., 1835.

(3) *Rev. médicale*, 1821, tome V.

été adoptée ni par Gardien, ni par Desormeaux. M. Stoltz est à peu près le seul jusqu'ici qui s'en soit déclaré le défenseur parmi nous. C'est une question difficile à juger. MM. Nægèle et Stoltz, qui ne parlent que d'après l'observation, font très bien voir que les proportions obtenues à la maternité de Paris, ne doivent pas inspirer sous ce point de vue une entière confiance. La détermination des positions est si difficile au début des douleurs, que des élèves, quelqu'instruites qu'on les suppose, doivent tomber alors dans de fréquentes erreurs. Mais M. Nægèle est-il bien sûr de ne s'être jamais trompé lui-même à ce degré du travail, et de n'avoir pas pris quelquefois une position pour l'autre?

Cependant les assertions d'un observateur aussi distingué ont trop de poids à mes yeux pour que je ne leur accordasse pas sur-le-champ une grande attention. J'ai donc saisi toutes les occasions possibles de les mettre à l'épreuve. Sans être exactement conformes aux siens, les résultats que j'ai obtenus s'en rapprochent sous quelques rapports. Avant que la poche des eaux ne soit rompue, l'occiput m'a paru regarder plus souvent la cavité cotyloïde que la symphyse-sacro–iliaque. J'ai cru remarquer au contraire qu'en traversant le détroit il se tourne plus souvent de côté, ou en arrière, quand il arrive dans l'excavation, que dans la première position. Du reste j'ai trouvé que, même dans l'excavation, il est moins rarement porté en avant que ne le croit M. Nægèle.

En admettant, ce qui n'est pas probable, que la présence du rectum pût déterminer la première variété des positions occipito-antérieure, il n'en est plus de même pour la seconde. M. Dugès cite bien deux cas où l'ouverture du cadavre a permis de constater que, dans cette dernière position, l'intestin était placé à droite; mais les dissections journalières, prouvent qu'une pareille anomalie est loin de se rencontrer une fois sur trois ou quatre, comme il le faudrait. D'ailleurs, quand on l'a rencontrée, n'était-elle pas effet plutôt que cause, et n'est-il pas plus rationnel de rattacher la seconde position de l'occiput à l'obliquité gauche et aux contractions de la matrice elle-même? L'impulsion que reçoit le fœtus dans cet état d'inclinaison de la matrice le porte de gauche à droite. Alors le front, arrêté par le bord musculo-vasculaire, dans le sommet de l'ovale ou du triangle que représente le détroit abdominal sur la femme vivante, doit forcer l'occiput à céder seul au mouvement, à venir se placer vers l'éminence ilio-pectinée droite. Sans attacher une grande importance à cette idée, je trouve qu'il serait facile d'appeler d'assez nombreuses raisons en sa faveur, et qu'elle mérite de fixer l'attention des accoucheurs.

Quoiqu'il en soit des causes de la position occipito-cotyloïdienne droite, toujours est-il que son mécanisme ne diffère que très-peu du mécanisme de la position précédente. L'enfant est poussé par la même force. La tête exécute les mêmes mouvemens, présente la même circonférence aux divers plans du bassin, offre les mêmes diamètres aux diamètres principaux et aux axes des détroits, etc. Seulement, la fontanelle occipitale est inclinée à droite, au lieu d'être tournée à gauche. Le diamètre occipito-bregmatique, au lieu d'aller de gauche à droite, va de droite à gauche et a pris la place du diamètre bi-pariétal. Lors du mouvement de rotation, c'est sur les plans inclinés antérieur droit et postérieur gauche que roulent ses extrémités pour porter l'occiput dans l'arcade des pubis et le front au-devant du sacrum.

Au détroit inférieur et à la vulve, il n'y a plus la moindre différence ; mais, quand la tête est sortie, l'occiput, dans son mouvement de restitution, se tourne à droite au lieu de s'incliner à gauche. C'est l'épaule gauche et non la droite qui vient sous la symphyse, le côté droit et non le côté gauche qui glisse sur la courbure sacro-périnéale. La face et tout le plan antérieur du fœtus regardent la face interne de la cuisse gauche de la mère au lieu de se tourner à droite ; mais rien de tout cela ne change les rapports proportionnels qui existent entre la tête et le bassin. Au détroit supérieur, le pariétal gauche descend le premier derrière le pubis droit. Le pariétal droit est tourné en arrière, à gauche et en haut. La suture sagittale est un peu relevée dans le même sens. La circonférence occipito-bregmatique inclinée en avant, à gauche et en bas, croise obliquement le plan du détroit à la manière d'un cercle de sphère. L'extrémité antérieure du diamètre bi-pariétal appuie contre le pubis gauche, pendant que son extrémité postérieure descend par un mouvement de bascule de derrière en devant et de droite à gauche, en opérant une partie du mouvement de rotation. Au détroit inférieur c'est le côté gauche du vertex qui vient se fixer sous la branche ischio-pubienne gauche, jusqu'à ce que la bosse pariétale droite ait pu s'avancer franchement dans l'arcade ischio pubienne et compléter la rotation de la tête. Le crâne franchit ainsi le détroit osseux, soit directement dans le sens du diamètre coccy-pubien, soit dans une direction légèrement oblique.

Les épaules suivent la ligne diagonale gauche du détroit supérieur. En descendant, l'une, la gauche, se tourne un peu en avant, l'autre, la droite, se dirige incomplètement vers le sacrum. Le côté gauche de l'enfant se courbe et devient fortement concave. Au détroit inférieur on voit l'épaule antérieure s'engager de gauche à droite dans le sommet de l'arcade pubienne, et l'épaule postérieure s'avancer par degrés de droite à gauche sur le bord antérieur du périnée.

Cette variété passe pour être moins avantageuse que la première. Au dire des observateurs, elle rend le travail plus lent et plus fatiguant. Lorsque le front est tourné vers la symphyse sacro-iliaque droite, il n'est séparé des parois du bassin que par de la graisse et le péritoine, sur lequel il glisse sans difficulté, tandis que dans la seconde position le rectum rétrécit un peu le diamètre oblique opposé. Dans la première position, l'occiput et le front sont en rapport avec deux plans réguliers également solides et lisses, tandis que dans la seconde la partie antérieure de la tête déprime l'intestin de haut en bas, le pousse devant elle, le plisse de manière à ce qu'il forme bientôt un bourrelet dont les matières fécales augmentent encore l'épaisseur. Il en résulte que le plan postérieur gauche du bassin est beaucoup trop mou pour permettre à la tête de glisser rapidement jusqu'au bas de l'excavation. Sous ce rapport, on peut jusqu'à un certain point comparer le fœtus à une tige solide et droite, dont on appuie l'extrémité sur un plan régulier et bien tendu, ou sur une couche inégale et spongieuse, sur un plateau de verre, par exemple, ou bien sur une étoffe de laine, sur un matelas. Dans le premier cas, cette tige glisse sans le moindre obstacle et sous le plus léger effort, tandis que dans le second elle ne glisse pas du tout, ou ne glisse du moins que difficilement. On conçoit, en outre, que cet état du plan sur lequel le front est obligé de descendre puisse nuire de la même manière au mouvement de rotation. Tout ceci est possible, sans doute ; mais en y regardant de près, on ne tarde pas à s'apercevoir qu'il y a bien à retrancher de ces prétendues difficultés. L'épaisseur du rectum, comprimé par la tête, se réduit à peu de chose. Les matières qui le remplissent sont ou peuvent être évacuées dès l'origine du travail. Ce n'est dans tous les cas, qu'à travers les parois de la matrice ou du vagin, qui ne se plissent pas, que le front appuie sur le rectum. L'observation prouve au surplus qu'il n'y a pas la moindre différence sous le point de vue des difficultés entre la première position et la seconde.

A ce sujet, je crois devoir faire remarquer une contradiction des auteurs. D'une part, ils veulent que la position occipito-cotyloïdienne droite soit déterminée par la présence du rectum à droite, et de l'autre, que cette même position soit rendue moins avantageuse que la première par les frottemens du front sur l'intestin à gauche !

Remarques sur les deux premières positions.

Dans ces deux positions, le mouvement de rotation n'a pas été interprété de la même manière par tous les auteurs. Madame Boivin (1) et quelques autres ont cru pouvoir le rapporter aux contractions des muscles qui tapissent l'excavation. Mais il est évident qu'une pareille explication ne peut pas être admise ; car, 1° cette rotation a quelquefois lieu lorsque la tête est encore au-dessus, et ne s'effectue le plus souvent que lors-

____

(1) *Mémoir. des accouch.* etc., 3e édit. 1824.

qu'elle est arrivée au-dessous des faisceaux musculaires, à l'action desquels on l'attribue ; 2° si les muscles pyramidaux et les obturateurs internes pouvaient, en se contractant, faire tourner la tête sur son axe, ce serait en travers qu'ils la porteraient, et non pas d'avant en arrière. En la rapportant au fœtus lui-même, à l'action de ses muscles sterno-mastoïdiens, Delpech (1) a émis une opinion qui mérite encore moins d'être combattue que la précédente.

Qu'est-il besoin, au surplus, d'aller chercher dans les muscles du bassin ou du cou de l'enfant la cause de ce mouvement? L'occiput se tourne en devant, parce qu'il y trouve un vide, pendant qu'une vive résistance lui est opposée sur les côtés. Il se dévie de sa direction primitive et s'engage dans l'arcade pubienne par la même raison que le front se déjette, au détroit supérieur, sur les côtés de l'angle sacro-vertébral. La forme du bassin et les lois de la mécanique rendent parfaitement compte de cette particularité. La paroi antérieure de l'excavation, beaucoup plus courte que la postérieure, étant largement échancrée et plus ou moins évasée, il est presque impossible à l'une des parties saillantes de la tête, poussée avec force par les contractions utérines, de ne pas s'y engager, non seulement sans la coopération des contractions des plans inclinés, mais encore malgré ces contractions, si elles avaient réellement lieu.

C. Troisième Variété.

Position occipito-pubienne.

3ᵉ de Solayrès, Baudelocque, etc. ; 6 sur 20,517, Mᵐᵉ Boivin.

Les anciens, et Levret encore, regardaient la position occipito-pubienne comme la plus fréquente, parce que, ne la distinguant pas des deux positions antéro-latérales, ils n'en jugeaient guère que par ce qu'on observe au détroit inférieur. Baudelocque l'avait admise plutôt pour régulariser son cadre que d'après le témoignage des sens. Depuis cet au-

____

(1) *Malad. réput. chir.*, tome II, p. 290.

teur, Gardien, Flamant, M. Dewees, M. Dubois et Desormeaux, ainsi que madame Boivin, ont continué de la décrire
en convenant qu'elle est extrêmement rare. En effet, sur un
total de vingt mille cinq cent dix-sept enfans, six seulement
sont venus de cette manière. Maygrier, MM. Capuron et Dugès en ont contesté la possibilité, et madame Lachapelle affirme ne l'avoir pas observée une seule fois d'une manière certaine sur plus de trente-six mille accouchemens.

Il s'agit donc actuellement de savoir s'il convient, ou non,
de la conserver dans une classification régulière. Pour décider
cette question, les travaux et les recherches des modernes
sont à peu près les seuls qu'on puisse consulter avec fruit; car
Baudelocque n'ayant eu aucune objection à combattre, en la
proposant, a négligé d'invoquer des faits particuliers pour en
démontrer la possibilité. Maygrier et M. Capuron objectent
que le front, partie solide et arrondie, ne peut pas se maintenir au devant de l'angle sacro-vertébral lorsque la matrice se
contracte pour expulser l'enfant; que deux corps ronds ou
également saillans ne peuvent pas glisser l'un sur l'autre sans
se détourner à droite ou à gauche; en un mot, qu'avant la fin
de la grossesse, ou tout au moins dès le commencement du
travail, le front du fœtus est nécessairement repoussé par le
promontoire au-devant de l'une des symphyses sacro-iliaques.

Sans nier la valeur de ces objections, je dois faire remarquer cependant que sur le bassin revêtu de ses parties molles,
les échancrures sacro-iliaques sont effacées en grande partie
par les muscles psoas et les vaisseaux iliaques; que la saillie
vertébrale est ainsi considérablement diminuée; que l'entrée
de l'excavation est alors moins large en arrière qu'en avant;
que la matrice étant plutôt en rapport de direction avec l'axe
du détroit supérieur qu'avec l'axe du rachis, et la tête de l'enfant habituellement fléchie sur la poitrine, le front doit correspondre à la face antérieure de la première pièce du sacrum,
et non à la saillie sacro-lombaire proprement dite, dans les
premiers momens de la parturition; qu'on ne voit pas, par
conséquent, qu'il soit impossible à la tête de descendre en position directe. On a raisonné comme si la forme du bassin était

toujours la même , toujours régulière. Lorsque l'angle vertébral est peu marqué ou déjeté en arrière, le diamètre sacro-
pubien est quelquefois plus long que de coutume, sans que la
cavité pelvienne soit véritablement viciée. Alors la troisième
position , loin d'être impossible, doit être la plus naturelle au
contraire et la plus facile, puisque la tête , en s'engageant ,
cherche toujours à mettre le grand diamètre de la circonférence qui se présente en rapport avec les plus grands diamètres du bassin. Si , d'un côté, madame Boivin dit avoir vu
cette position 6 fois sur 25,517, de l'autre , madame Lachapelle affirme, il est vrai , ne l'avoir jamais observée. Ces assertions contradictoires prouvent au moins qu'à la Maternité
de Paris les rapports de la tête n'ont pas toujours été reconnus
d'une manière certaine dans le premier temps du travail. Et
comment en serait-il autrement? N'est-il pas souvent impossible de dire avant la rupture des membranes, si la fontanelle
occipitale est plutôt en avant qu'en arrière, à plus forte raison
si elle est à droite ou à gauche plutôt qu'au milieu du détroit.
Ensuite , est-il probable que mesdames Boivin ou Lachapelle
aient touché elles-mêmes ces trente-six mille femmes , avant
que la tête fût engagée dans l'excavation? En résumé, s'il est
vrai que la position occipito-pubienne, dont M. Dewees cite
trois exemples bien authentiques , soit rare, il ne l'est pas
moins que , dans l'état actuel de la science, rien n'autorise à
en nier la possibilité. M. Radford (4) en a positivement constaté l'existence tout récemment encore. La fontanelle postérieure était derrière la symphyse et la fontanelle antérieure au
devant du promontoire. Il y avait procidence du cordon , et
le travail se fit avec une extrême lenteur. Or, comme son mécanisme n'est pas tout-à-fait le même que celui des positions
occipito-cotyloïdiennes, je crois devoir en dire quelques mots.

Au détroit supérieur, le diamètre occipito-mentonnier et la
circonférence occipito-bregmatique se trouvent placés comme
dans les deux premières positions , et répondent toujours à

---

(1) Lond. *med. and Surg. journal*, janv. 1854. p. 783.

l'axe et au plan de cette ouverture; mais le diamètre bi-pariétal est en travers et l'occipito-bregmatique d'avant en arrière, au lieu d'être parallèles aux diamètres obliques. Le mouvement de rotation n'est pas nécessaire et n'a pas lieu effectivement. La direction des divers axes de la tête est la même à la fin qu'au commencement du travail. Les épaules regardant les fosses iliaques au détroit marginal, font que le mouvement de restitution est d'abord incertain, n'existe même pas à proprement parler, parce qu'il n'y a point eu de mouvement de rotation. Cependant, comme il est rare que les épaules ne se placent pas l'une en avant et l'autre en arrière avant de traverser le détroit inférieur, après quelques instans d'indécision, l'occiput finit par se tourner à droite ou à gauche, mais sans qu'on puisse savoir d'avance de quel côté. Alors le reste de l'accouchement n'a plus rien de particulier. J'avouerai, toutefois, que le mécanisme de cette position a plutôt été établi *à priori* que déduit de l'observation directe, et que l'inclinaison pariétale mentionnée à l'occasion des deux premières, pourrait bien en faire également partie.

Remarques sur les positions occipito-antérieures.

On le voit, dans ces trois positions, la tête commence par se fléchir fortement contre la poitrine et finit par s'étendre, en passant sous la symphyse des pubis; l'occiput, et l'un des pariétaux, parties saillantes qui doivent sortir les premières, n'ont jamais que deux pouces ou tout au plus deux pouces et demi à parcourir, pour arriver dans l'arcade pubienne, et c'est sur une paroi plane, convexe même et non concave qu'elles glissent pour s'échapper du bassin. Si dans la première variété tout est disposé le plus avantageusement possible, la présence du rectum, d'un côté, celle de la vessie et la saillie sacrovertébrale, de l'autre, ne peuvent pas au fond rendre la deuxième et la troisième beaucoup plus difficiles ou plus dangereuses.

II.

Positions occipito-postérieures.

520 sur 35,895 (Mme Lachapelle) : 203 sur 20,517 (Mme Boivin) : 30 sur 2,410 (Troccon) : 3 sur 149 (Merriman).

Beaucoup moins fréquente que la position occipito-antérieure, la position occipito-sacrée est aussi beaucoup moins facile et moins naturelle. Si Albert (1) la donne comme la plus fréquente de toutes, ce ne peut donc être que par inadvertance. Pour sortir le premier, l'occiput est obligé de parcourir toute l'étendue de la région postérieure du bassin, c'est-à-dire une surface longue de sept à huit pouces, y compris le périnée, tandis que dans l'autre il arrive au dehors après deux pouces de trajet. La paroi postérieure du bassin est profondément excavée, tandis que son demi-cercle antérieur est plutôt convexe que concave. Le vertex tombe presque à angle droit sur chaque point de cette paroi, et l'occiput rencontre à chaque effort une résistance nouvelle, qui n'existait pas lorsqu'il était tourné en avant. Le sommet ne peut pas se présenter à la vulve, sans que la poitrine ne soit en grande partie descendue dans l'excavation. Ce n'est plus simplement le diamètre occipito-bregmatique, mais bien une ligne tirée de la fontanelle antérieure à la partie postérieure du thorax, qui se trouve en rapport avec le diamètre antéro-postérieur de la partie inférieure du bassin. Alors la colonne vertébrale est trop fortement courbée, pour ne pas perdre une très-grande partie du mouvement qu'elle a reçu de la matrice avant d'arriver à la tète. C'est la tète et le tronc tout ensemble, et non plus la tète seulement, qui traversent l'excavation. Enfin, le front est habituellement trop large pour remplir exactement le sommet de l'arcade des pubis, et le diamètre coccy-pubien peut perdre ainsi jusqu'à un demi-pouce de son étendue.

M. Capuron (2) soutient même que l'accouchement n'est

---

(1) Rhodion, *Les divers travaux et enfantements*. etc., chap. 2, feuil. 5.

(2) Emery, *Thèse*, n° 75, Paris 1831.

pas possible alors, et que les positions occipito-postérieures exigent constamment l'emploi du forceps, à moins que le fœtus ne soit très-petit, ou le bassin très-grand. Baudelocque tient presque le même langage, et c'était l'opinion des anciens ainsi que de Levret (1). M. Blundell (2) et quelques autres l'ont également professée de nos jours. Je ne puis cependant adopter une telle doctrine. De la Tourette qui s'appuie sur des faits, la combat déjà fortement. J'ai vu sept fois la tête sortir ainsi de la vulve. Il n'y avait rien de particulier ni dans le volume de l'enfant ni dans les dimensions du bassin chez cinq de ces femmes. Les deux autres accouchèrent avant terme, à six mois et à sept mois et demi. Mauriceau (3) qui l'a observé quantité de fois, de la Motte (4), Smellie (5), Denman (6), en rapportent aussi des observations. On voit que Troccon (7) en indique 30 sur 2,410 accouchemens. M. Merrem (8) en cite 3 sur 149. M. Dugès (9) parle même d'un fœtus expulsé de cette manière, quoiqu'il pesât 8 livres. D'ailleurs, puisque M. Capuron entraîne facilement la tête avec le forceps sans retourner l'occiput en avant, on ne voit pas pourquoi il serait impossible aux efforts de l'organisme d'en faire autant. Ensuite M. Capuron s'est évidemment mépris sur le mécanisme de l'accouchement dans cette position. M. Nægèle (10) montre, en effet, que ce n'est point directement d'arrière en avant, mais bien de côté ou obliquement, que le vertex arrive au détroit inférieur

---

(1) *Art des accouch.* etc., 5e édition.
(2) *The Lancet,* 1828, vol. Ier, p. 202.
(3) *Maladies des femmes grosses,* etc. p.
(4) *Traité complet des accouch.* etc., p. 200. *Obs* 109.
(5) Tome IV, p. 44.—tome II, p. 511.
(6) *Introd. à la pratiq.* etc., tome II, p. 55.
(7) *Bulletin de Férussac,* compte-rendu de la Maternité de Bourg.
(8) Ibid *Clinique de l'hôpit. de Cologne.*
(9) *Rev. méd.* 1830, tome II, p. 506.
(10) *Lehrbuch der Geburtshülfe,* etc. § 265.

J'ajouterai qu'en déprimant avec force le coccyx ou l'un des ligamens sacro-sciatique, le sommet de la tête permet souvent aux bosses frontales de se dégager les premières, et à l'accouchement de se faire comme si la face se fût présentée d'abord. Ainsi c'est une position assez rare, plus rare que ne l'établissent les calculs de madame Lachapelle ; mais il n'est pas permis de soutenir, avec M. Omoboni (1) et M. Bazignan (2), qui, là dessus, adopte la doctrine de M. Capuron, qu'elle soit impossible, ni qu'on ne doive jamais l'abandonner aux ressources de la nature. La face en avant rend l'accouchement très difficile, dit Rœderer (3), mais ne l'empêche pas de se terminer seul, s'il n'est pas compliqué.

Hamilton (4), qui veut aussi que cet accouchement soit un des plus difficile parmi les laborieux, ajoute cependant qu'il faut l'abandonner à la nature, et que les instrumens sont plutôt nuisibles qu'utiles. Wigand (5) le croit très rare, car il ne l'a rencontré que six à sept fois dans son immense pratique. Puzos (6), qui l'admet comme plus difficile, et qui, comme le veut M. Capuron (7), conseille alors l'emploi du forceps, n'en convient pas moins que la différence est si peu sensible qu'on s'en aperçoit à peine.

L'étude de ses variétés nous mettra en état de juger, au surplus, dans quelle proportion cette sorte de position peut être conservée comme position distincte, et il serait d'ailleurs ridicule aujourd'hui de répéter avec Courtin (8), Gelée (9), Guillemeau (10) qu'elle est dangereuse, parce que l'eau de

---

(1) *Journal univ.* tome XXIX, p. 356.

(2) *Thèse de concours*, mai 1834, p. 6, 42.

(3) *Art des accouch.* Trad. fr. § 511.

(4) *Outlines*, etc., p. 252.

(5) Meissner, 201, II.

(6) *Pratiq. des accouch.* in 4° p. 126.

(7) *Journal des Connais. méd.* tome Ier, p. 13.

(8) *OEuvres* de Guillemeau, p. 225.

(9) *Anat. Franç.* 1683.

(10) *OEuvres compl.* in folio, p. 298.

l'amnios ou les vidanges peuvent entrer dans la bouche du fœtus et le suffoquer pendant le travail ! Au total, elle est plus difficile que l'autre, quoique possible, ainsi que le remarque déjà Deventer (1), mais elle n'est pas fâcheuse au point de justifier les efforts que faisait Clarck (2), et que conseille M. Blundell pour en opérer la transformation.

Les causes qui déterminent les positions postérieures sont peu connues. Il vaut mieux avouer franchement qu'on les ignore que de les rapporter vaguement à telle ou telle forme du bassin, à la direction, aux dimensions disproportionnées de l'utérus, à certaines habitudes de la femme, à des mouvemens insolites du fœtus, etc. Ce que l'on peut affirmer seulement, c'est qu'il est assez commun de les rencontrer plusieurs fois de suite chez la même personne. C'est une question, au reste, qui exige des recherches faites avec soin, avant de pouvoir être décidée. Bien que les trois variétés principales de cette espèce ne diffèrent l'une de l'autre que par des nuances légères, je crois cependant, mais uniquement pour ne pas m'éloigner trop des opinions généralement adoptées, devoir en exposer succinctement le mécanisme séparé.

A. Première Variété.

Position Fronto-cotyloïdienne gauche.

4ᵉ position, Baudelocque, Gardien, Dubois, Desormeaux, Lebreton, Flamant, Mᵐᵉ Boivin ; 5ᵉ, Maygrier, Capuron, Dugès, Mᵐᵉ Lachapelle ; 189 sur 20,517, Mᵐᵉ Boivin ; 164 sur 22,243 , Mᵐᵉ Lachapelle ; 50 sur 100, Nægèle.

La position fronto-cotyloïdienne gauche est la plus ordinaire des trois variétés postérieures. Salayrès (3), MM. Nægèle (4) et Stoltz prétendent même que pour la fréquence elle

---

(1) *Obser. sur les accouch.* etc., p. 212, 206.

(2) *The Lancet*, 1828, vol. Iᵉʳ, p. 202, 283.

(3) *De partu viribus matern. absoluto*, etc.

(4) *Du mécanisme de l'Accouch.* trad. par M. Bazin, 1834.

vient immédiatement après la première, et qu'elle forme le point de départ de la majeure partie des secondes. Ayant discuté ce point de doctrine, en traitant de la position occipito-cotyloïdienne droite, je n'y reviendrai pas en ce moment. Dans son espèce, elle réunit toutes les conditions avantageuses possibles, et l'emporte sous ce rapport sur toutes les autres. Le fœtus ayant le dos tourné en arrière et à droite, l'abdomen en avant et à gauche, le côté gauche en avant et à droite, et le côté droit en arrière et à gauche de la matrice, s'engage au détroit supérieur, de telle sorte que les diamètres occipito-mentonnier, bi-pariétal, occipito-bregmatique et la circonférence de ce dernier, se trouvent en rapport de direction avec les diamètres obliques, le plan et l'axe de l'ouverture pelvienne, comme dans la première position antérieure. Il y a cette différence que l'extrémité frontale de l'axe occipito-bregmatique a pris la place de l'extrémité sous-occipitale, que l'extrémité gauche du diamètre bi-pariétal a pris celle de son extrémité droite, que la fontanelle antérieure glisse derrière l'éminence ilio-pectinée au lieu de descendre sur le devant de la symphyse sacro-iliaque, et que la fontanelle postérieure, au lieu d'être légèrement inclinée en avant et à gauche, est, au contraire, plus ou moins déjetée en arrière et à droite; ce qui ne dérange en aucune manière, comme on voit, les rapports proportionnels de la tête et du bassin, et prouve que jusque là les positions postérieures n'ont aucun désavantage sur les positions antérieures.

Après la dilatation du col et la rupture des membranes, lorsque la circonférence occipito-bregmatique a franchi le détroit, la tête rencontrant en arrière une concavité profonde, est rapidement poussée jusqu'en bas de l'excavation, et le travail paraît marcher plus rapidement d'abord que dans la position diamétralement opposée; mais, à dater de ce moment, les difficultés mentionnées plus haut deviennent de plus en plus évidentes. Au lieu d'être peu à peu remplacée par l'extension, comme dans les positions antérieures, la flexion augmente encore à chaque douleur. En même temps que le front est arrêté derrière les pubis, et que l'occiput arboute contre le devant du sacrum, du coccyx et du périnée, qui lui résistent pour le forcer à basculer en avant, la poitrine s'engage dans l'excavation, glisse en quelque sorte derrière la face, s'oppose au renversement du menton vers le centre du bassin, et fait que l'axe occipito-mentonnier ne se met que très difficilement en rapport avec la ligne centrale du détroit périnéal, et surtout avec l'axe de la vulve. La colonne vertébrale trop fortement courbée, perd une partie de l'effort que l'utérus lui avait transmis. N'appuyant sur la tête que sous un angle de moins en moins ouvert, elle ne peut plus le pousser avec la même énergie, quand même elle y arriverait avec la même somme de mouvement.

Le mouvement de rotation s'opère néanmoins, mais de telle sorte, qu'au lieu de se porter en arrière, l'occiput se place d'abord en travers, puis un peu en avant, absolument comme dans la deuxième position. Il arrive quelquefois cependant que le front ou le *bregma*, glissant sur le plan incliné antérieur gauche, vient de gauche à droite, et d'arrière en avant, se placer dans l'arcade pubienne, pendant que le sommet ou l'occiput roulant sur le plan incliné postérieur droit, se porte, d'avant en arrière et de droite à gauche, vers la concavité du sacrum ; mais cette rotation se fait avec quelque difficulté. Le front, trop large pour s'adapter exactement au sommet de l'échancrure sous-pubienne, est obligé de s'engager obliquement dans l'arcade, comme le font les pariétaux dans la première position. Au dessous du détroit supérieur les régions latérales de la moitié postérieure du bassin, en grande partie formées de parties molles, ne repoussent pas l'occiput avec assez d'efficacité vers la ligne médiane. Enfin, ce sont les extrémités et la circonférence du diamètre occipito-frontal qui roulent en sens inverse sur les plans de l'excavation, et non plus celles du diamètre occipito-bregmatique, comme dans la position occipito-antérieure gauche.

Malgré tant de conditions désavantageuses, l'occiput descend, cependant, en appuyant avec force en arrière, et franchit enfin le détroit. Alors c'est sur la commissure postérieure de la vulve, et non plus sur le bord inférieur de la symphyse des pubis, qu'appuie, que roule ou se renverse de haut en bas et d'avant en arrière, le diamètre occipito-bregmatique. On voit successivement paraître la fontanelle postérieure, la suture sagittale, la fontanelle antérieure, les bosses pariétales, les bosses frontales et les diverses parties de la face, au devant du périnée. Aussitôt que le menton s'est dégagé du sommet de l'arcade pubienne, le mouvement de restitution s'effectue. La face s'incline vers l'aîne gauche, et l'occiput vers la rainure sous-ischiatique droite de la femme. L'épaule gauche se porte en avant sous la symphyse ou la branche ischio-pubienne droite. L'épaule droite se rapproche de la face concave du sacrum. La tête, entraînée par le mouvement du tronc, se place tout à fait en travers. Le reste de l'accouchement ne diffère plus de ce qui a lieu dans la position occipito-cotyloïdienne droite.

B. Deuxième Variété.

Position Fronto-cotyloïdienne droite.

5e position, Baudelocque, Gardien, Dubois, Desormeaux, Mme Boivin, etc.; 4e Maygrier, Capuron, Dugès, Mme Lachapelle, etc.; 92 sur 20,517, Mme Boivin; 66 sur 22,243, Mme Lachapelle.

Plus rare que la précédente, la position fronto-cotyloïdienne droite est cependant plus commune, relativement à la position fronto-cotyloïdienne du côté opposé, que l'occipito-cotyloïdienne droite eu égard à la position occipito-cotyloïdienne gauche. Si le contraire a été admis, c'est qu'on l'a souvent confondue avec la première, dont elle constitue fréquemment le point de départ.

Dans cette position, le plan postérieur du fœtus est dirigé à gauche et en arrière, l'épaule droite à gauche, et en avant. Le diamètre bi-pariétal représente le diamètre antéro-oblique gauche. L'occipito-bregmatique est parallèle au diamètre antéro-oblique droit. La petite circonférence et le diamètre occipito-mentonnier sont toujours en rapport avec le plan et l'axe du détroit. La tête, engagée dans l'excavation, se dirige bientôt en travers, et ne tarde pas à se trouver en première position. Dans certains cas aussi, elle exécute un demi-quart de cercle en arrière. L'occiput, glissant sur le plan incliné postérieur gauche, se porte vers le sacrum. Le bregma, roulant sur le plan incliné antérieur droit, gagne l'arcade des pubis.

En sortant de la vulve, lorsque le mouvement de restitution s'opère, c'est vers la face interne de la cuisse gauche que l'occiput se tourne peu à peu, et non plus à droite, comme dans la quatrième position. Pour le reste, l'accouchement se termine comme dans cette dernière, si ce n'est que le plan antérieur du fœtus finit par regarder à droite, et le côté droit directement en avant, tandis que, dans l'autre variété, on observe justement l'inverse. En outre, on la dit aussi un peu plus difficile, à cause de la présence du rectum, qui doit gêner la marche de l'occiput.

Remarques sur les transmutations occipito-postérieures.

M. Nægèle soutient, comme nous l'avons vu, que la quatrième position du sommet est beaucoup plus commune que la seconde, et que, si les accoucheurs français ne s'en sont pas aperçus, c'est qu'entraînés par l'autorité de Baudelocque, ils n'ont pas vu que la première de ces deux positions se transforme ordinairement en position occipito-cotyloïdienne droite, aussitôt que la tête a franchi le détroit supérieur. Ces assertions du professeur allemand doivent être prises en grande considération. Smellie (1) fait déjà mention d'une position fronto-cotyloïdienne gauche transformée en deuxième de Baudelocque. Il me paraît certain, en effet, que, dans les deux premières variétés de la position postérieure, l'occiput, arrivé au fond du bassin, se porte le plus souvent vers la cavité cotyloïde, au lieu de se diriger du côté de la ligne médiane

____

(1) *Traité de la théorie et de la pratiq.* etc., tome II, p. 510.

postérieure. J'ai déjà observé et fait remarquer à beaucoup d'élèves la réalité de ce phénomène, de manière à ne pas pouvoir en douter. En franchissant le cercle pelvien, la tête s'incline peu à peu de côté, et se place tout à fait en travers, peu de temps après être descendue dans l'excavation. Le mouvement de rotation continue sous l'influence des contractions utérines. Si c'est la quatrième position, la fontanelle postérieure gagne graduellement l'arcade pubienne, en roulant d'arrière en avant et de droite à gauche, sur le plan incliné antérieur droit, et de gauche à droite, au contraire, pour la cinquième.

M. Stoltz a remarqué, et j'ai remarqué comme lui, que la bosse sanguine occupe alors la même place que dans la première ou la seconde position, c'est à dire qu'elle couvre plus particulièrement le pariétal droit dans la quatrième, et le pariétal gauche dans la cinquième. On conçoit, en effet, que pour la moitié gauche du détroit supérieur l'inclinaison de la tête devra être la même d'abord, soit que l'occiput regarde la symphyse sacro-iliaque, soit qu'il se place derrière la cavité cotyloïde, et que le pariétal droit descend le premier dans les deux cas toutes les fois que la cinquième position se termine en première. La même chose a nécessairement lieu pour le pariétal gauche dans les positions occipito-iliaques droites.

Ordinairement, les transformations dont il s'agit ne s'opèrent qu'à la partie inférieure de l'excavation, qu'après une durée assez considérable du travail. Salayrès, qui les avait déjà signalées, dit qu'elles ne sont pas rares. Baudelocque semble aussi les avoir aperçues ; mais personne n'en avait fait ressortir l'importance comme M. Nægèle. J'ai pu me convaincre, de mon côté, qu'au lieu de former l'exception, comme on le croit généralement et comme je l'avais cru moi-même, elles constituent véritablement la règle.

J'ignore à quelles causes on peut raisonnablement les attribuer. Les femmes qui les ont offertes ne m'ont rien présenté de particulier dans leur conformation. Le travail a marché régulièrement, et le volume des enfans n'avait non plus rien d'insolite. J'ai seulement cru remarquer que, dès l'origine de la parturition, les diamètres antéro-postérieurs de la tête étaient déjà beaucoup plus rapprochés du diamètre bis-iliaque que de la ligne sacro-pubienne du détroit, et que les pubis, légèrement déprimés supérieurement, semblaient favoriser la rotation antérieure par l'évasement de leur arcade et l'écartement des cavités cotyloïdes.

La connaissance de ces transformations ne doit pas être oubliée dans la pratique. D'abord, parce qu'étant avantageuses, il serait quelquefois permis de les favoriser, de les déterminer même. Clarcke (1), regardant la quatrième position comme très fâcheuse, s'empressait, dès qu'il l'avait reconnue, de repousser le front à gauche, puis en arrière, au moyen du doigt, et dit avoir réussi treize ou quatorze fois, en se comportant ainsi. M. Blundell (2) tente aussi cette ressource avant d'en venir à la version, et M. Burns (3), qui connaît les idées de M. Nægèle, affirme n'avoir pas été moins heureux que le célèbre accoucheur de Dublin. Il soutient même que le succès est facile et prompt, qu'il a réussi, quoique l'occiput fut déjà dans la courbure du sacrum, et que le nez fut de niveau avec l'arcade pubienne. Il est possible cependant que les secours de l'art n'aient fait que coïncider dans ces cas avec la tendance naturelle de l'organisme, et que, sans eux, plusieurs des transformations qu'on leur attribue se fussent également opérées.

C'est à tort, au surplus, que Clarcke se donne comme l'inventeur d'une pareille manœuvre. Smellie (4) l'avait employée avant lui, et se loue beaucoup de son efficacité.

De pareilles mutations donnent ensuite l'explication très naturelle de méprises qu'on avait été forcé jusqu'ici de rejeter sur l'ignorance de ceux qui les avaient commises. Par

---

(1) *Trans. of a Soc. for the improv. med.* Knowledge, vol. II.
(2) *The Lancet*, 1828, vol. I p. 202.
(3) *Principl. of midwif.* etc. p. 394.
(4) Tome II, p. 303, etc., *Observ.* 1, 2, 3.

exemple, il arrive assez souvent que deux accoucheurs, successivement appelés près de la même femme, l'un dans le commencement, l'autre à la fin du travail, annoncent chacun une position différente ; que l'un indique la position occipito-antérieure, l'autre la position opposée, et qu'en voyant sortir la tête, l'un des deux reste convaincu qu'il s'était réellement trompé. On observe parfois des transpositions bien autrement remarquables encore. M. Stoltz cite un cas dans lequel une cinquième position se transforma d'abord en quatrième, puis en deuxième au moment où le crâne franchit le détroit osseux inférieur, puis en cinquième de nouveau pour le passage des épaules, et, enfin, en première lors de l'expulsion du reste du tronc. J'ai vu, une fois, l'occiput, qui s'était engagé en quatrième position jusqu'à la pointe du coccyx, se relever de droite à gauche, sous la symphyse, en traversant la vulve, et reprendre sa direction primitive pour la sortie des épaules.

On aurait tort, d'ailleurs, de trop généraliser cette remarque, et d'en faire l'application à tous les cas où la sortie du fœtus vient démentir le diagnostic établi par la personne dont la femme a reçu les premiers soins. Ce serait une ressource trop commode pour masquer des méprises réelles, et dont l'ineptie ou le peu de savoir ne manquerait pas de tirer parti aux dépens de la vérité.

C. Troisième Variété.

Position Fronto pubienne.

6e position , Baudelocque, MM. Gardien, Dubois, Desormeaux, Mme Boivin ; occipito-sacrée, Flamant ; n'est pas admise par Maygrier, M. Capuron, Mme Lachapelle, M. Dugès.

Toutes les raisons apportées par les auteurs contre la possibilité de la troisième position de Baudelocque sont également applicables à la sixième. Si le front ne peut pas appuyer sur l'angle vertébral, l'occiput, beaucoup moins large, ne pourra pas, à plus forte raison, s'y maintenir sans se dévier à droite ou à gauche. Mais l'impossibilité de la position occipito-pubienne n'étant rien moins que démontrée, il doit en être de même pour la position diamétralement opposée. On n'a point assez tenu compte du peu de saillie que fait quelquefois le promontoire chez la femme vivante, et c'est une erreur manifeste que de raisonner comme si la tête n'était pas déjà fléchie sur la poitrine avant le commencement du travail, comme si c'était le diamètre occipito-frontal et non pas le diamètre occipito-bregmatique, qui se trouve, dès le principe, en rapport avec le diamètre antéro-postérieur du détroit.

S'il est vrai, comme le toucher l'apprend dans nos amphithéâtres, que la partie la plus saillante de la tête soit facile à sentir dans le centre du bassin bien au-dessous de son ouverture abdominale, chez un assez grand nombre de femmes, long-temps avant le terme de l'accouchement, je ne vois pas en quoi l'angle sacro-vertébral peut être un obstacle insurmontable à la sixième position. Elle doit donc être admise, au moins comme une nuance possible, si ce n'est comme une variété réelle.

Son mécanisme, d'ailleurs, s'éloigne à peine de celui des deux variétés obliques. Le plan postérieur du fœtus et l'occiput étant tournés directement en arrière dès l'origine, la tête n'a pas besoin d'exécuter son mouvement de rotation dans l'excavation pour s'engager au détroit inférieur. Les épaules traversant le détroit supérieur, parallèlement au diamètre bisiliaque font qu'il n'y a pas plus de mouvement de restitution au dehors, que de rotation au dedans du bassin. Si la face finit par se tourner vers une cuisse et l'occiput vers l'autre, c'est que le tronc, qui roule sur son axe vertical pour placer les épaules d'avant en arrière, entraîne nécessairement le diamètre bi-pariétal dans la même direction.

Elle n'est moins favorable que les positions obliques correspondantes, qu'en ce qu'elle expose davantage le front et la face à se renverser en bas, et les grands diamètres de la tête à se mettre en rapport avec les plus petits diamètres du bassin. En attribuant les difficultés qu'elle présente au frottement de la face derrière les pubis, les accoucheurs des siècles passés n'avaient pas réfléchi sans doute à l'état de flexion où se trouve la tête car il leur eût été facile de voir que c'est le haut du front ou l'extrémité antérieure du diamètre occipito-bregmatique, et non pas celle du diamètre occipito-frontal, qui doit appuyer contre la partie postérieure de l'articulation pubienne.

Remarques générales sur les positions du crâne.

Outre ces six variétés, il en existerait une foule d'intermédiaires, s'il fallait que, dans chacune d'elles, l'occiput correspondît exactement aux points indiqués du cercle pelvien. Mais c'est déjà bien assez de faire une position particulière de tous les cas dans lesquels l'occiput regarde un point quelconque du quart de cercle antérieur gauche, une autre semblable pour le quart de cercle antérieur droit, une troisième et une quatrième pour la moitié postérieure du bassin.

Quand madame Lachapelle dit que les positions occipito-iliaques sont plus fréquentes que les positions fronto-cotyloïdiennes, quelqu'idée préconçue lui en impose assurément En outre, puisque, de l'aveu même de l'auteur, la tête ne reste que très peu de temps ainsi dirigée, il est évident que les positions transversales rentrent en entier dans les positions obliques correspondantes, et qu'elles ne méritent pas de description spéciale.

Anomalies. Dans quelques positions du vertex, les mouvemens de la tête semblent se soustraire à la marche ordinaire de l'accouchement. Par exemple, il peut arriver, et il arrive en effet assez souvent, qu'après avoir traversé obliquement le détroit supérieur, elle se place en travers dans l'excavation, où elle reste plus ou moins long-temps avant d'exécuter son mouvement de rotation. D'autres fois, ce mouvement ne s'effectue pas du tout, ou ne s'effectue qu'incomplètement. Alors la tête franchit diagonalement le détroit inférieur comme le détroit abdominal, ou s'en échappe même tout-à-fait en travers en mettant le diamètre occipito-bregmatique en rapport avec le diamètre bi-sciatique. Dans quelques autres cas, l'occiput, sortant de la vulve, se tourne dans un sens entièrement opposé à celui qu'il devrait suivre, si le mouvement de resti-

tution était régulier. C'est ainsi que Solayrès , Baudelocque, ont vu, que j'ai vu moi-même, dans la position
occipito-cotyloïdienne gauche, la face se porter vers la cuisse
gauche, comme dans la seconde position, et réciproquement ;
en sorte que le fœtus fait, depuis le commencement jusqu'à la
fin du travail, environ un demi-tour de spirale , d'arrière en
avant, et de gauche à droite, ou de droite à gauche, selon la
position.

Beaudelocque s'est trompé en attribuant cette irrégularité
au peu de volume de l'enfant, ou bien à l'excès d'amplitude
du bassin. Je l'ai observée chez des femmes dont l'accouchement était fort lent, et dont le bassin n'avait pas plus de capacité qu'il n'en faut pour le passage du fœtus. Dépendrait-elle
de quelques dispositions spéciales du détroit inférieur ou de
l'excavation, de quelque anomalie dans les contractions utérines, ou plutôt de l'impulsion communiquée d'abord au fœtus,
impulsion qui, après avoir produit le mouvement de rotation
ordinaire , serait assez forte pour faire parcourir un demi-
cercle tout entier à la tête et aux épaules. L'état actuel de la
science tocologique ne me permet pas de répondre encore à
cette question. Peut-être doit-on attribuer le fait, comme le
croit M. Champion, à la position inverse des épaules dans le
bassin.

§ II. Présentations de la face.

4 sur 1800 (Merriman ; 5 su. 1899 (Bland) ; 74 sur 20,517 (Mme Boivin)
103 sur 22,243 (Mme Lachapelle) ; 58 sur 6,55ɔ (Boer) ; 1 fois sur 200
(Nægele § 252) ; 4 sur 132 (Clin. de Strasbourg) ; 1 sur 157 (Merriman ; 1 sur 268 (Kluge) ; 12: sur 17000 (Kilian) ; 2 sur 273 (Pacoud) ;
30 sur 10,742 (P. Dubois) ; 2 sur 275 (Ramoux) ; 18 fois depuis 20 ans
(Chevreul).

Jusqu'à ces derniers temps , les praticiens étaient convenus
qu'on ne doit pas abandonner l'accouchement aux seules ressources de la femme, lorsque l'enfant se présente par la face ;
tout devait être tenté pour réduire cette position. Viardel (1)

---

(1) *Observ sur les accouch.* etc., p. 110.

veut que les doigts, surmontés d'une compresse retenue au dehors par un ruban, aillent repousser le front. Madame
Stone (1) raconte qu'une sage-femme avait exercé tant d'efforts en pareils cas, que le fœtus en avait la figure toute écor-
chée, et qu'un de ses yeux pendait sur la face. Un cas presque
analogue est indiqué par Perfect (2.) Mauriceau (3) dit cependant que l'enfant finit alors par sortir, et remarque qu'il vient
livide. Portal (4) avait mieux vu, car il dit : « Tout ce qui
peut arriver à l'enfant, c'est de souffrir, d'avoir la face noire et
tuméfiée, n'y ayant pas plus de mystère en celui-là qu'au naturel ; » mais comme il avait écrit à la page précédente que
« c'est un des accouchemens les plus contre nature, » sa remarque ne fit aucune impression sur les esprits. De La
Motte (5), qui avait observé la même chose, en est pour ainsi
dire effrayé ; c'est malgré lui qu'un de ces accouchemens se termina seul (6). Dans un autre cas (7) où la gorge, la face et le
menton vinrent en avant, le fœtus était horrible à voir. Deventer (8), tout en les regardant comme possibles sans secours,
n'en cherchait pas moins à les prévenir. Fichet de Flechy (9),
qui en rapporte une observation, est du même avis. Il en est
à peu près de même de Smellie (10), qui recommande de les
terminer par la version, avec le forceps ou même le crochet.
Rœderer et Petit accordent aussi que quelques-uns peuvent se
terminer sans secours ; mais Baudelocque et Stein ayant professé que leur terminaison spontanée n'est possible que dans
les cas où le fœtus est très petit ou le bassin très grand, Gar-

---

(1) *Pract. of midwif.* 1739.
(2) Merriman, *Synops. on diff. parturit.*, p. 46.
(3) *Maladies des femmes grosses*, etc., p. 264.
(4) *La pratique des accouch.* etc., p. 15.
(5) *Traité complet des accouch.* etc , p. 211.
(6) *Ibid. Obs.* 110, 111.
(7) *Ibid. Obs.* 113.
(8) *Observ. sur les accouch.* etc., p. 206.
(9) *Observ. sur la méd., la chir. et les accouch.* 1761.
(10) *Traité de la théorie et de la pratiq.* etc., tome 1er, p. 294.

dien, Maygrier, etc., ont continué de les ranger parmi les accouchemens contre nature.

Les choses en étaient là, en 1821, lorsque madame Lachapelle (1) posa en principe que cette sorte d'accouchement est presqu'aussi facile, aussi naturelle, que celui qui se fait par le sommet, et affirma que sur soixante-douze cas de ce genre, quarante-deux s'étaient terminés sans danger, ni pour la mère, ni pour l'enfant. Desormeaux (2) s'est rangé à l'opinion de la sage-femme en chef de la Maternité. Les mêmes idées se trouvent déjà dans l'ouvrage de Boer (3), qui, après avoir dit que l'accouchement par la face est fort simple et fort naturel, en décrit le mécanisme avec le plus grand soin. Cet auteur, dont l'ouvrage est d'une date bien antérieure à celui de madame Lachapelle, avait été prévenu par S. Zeller (4), qui, dès 1789, professait exactement la même doctrine, et qui cite 43 présentations de la face terminées sans secours sur 3,155. Je ne puis me dispenser, au reste, de revendiquer cette manière de voir en faveur de Deleurye, si ce n'est de P. Portal : « Des auteurs admettent la position de la face comme très mauvaise, dit Deleurye (5); je ne le crois pas, quand elle se présente bien directement, parce que l'on voit tous les jours pareils accouchemens se terminer naturellement. Ils sont à la vérité un peu plus longs, mais enfin ils se terminent sans le secours de l'art. » Denman (6) convient à son tour que, dans les positions de la face, l'enfant peut naître sans incommodité, mais qu'il a quelquefois le visage tuméfié d'une manière étonnante. Nannoni (7) avait émis la même opinion avant Boer, et A. Le-

---

(1) *Pratiq. des accouch.* etc., tome Ier, p.

(2) *Dict. de méd.* tome Ier. *Art des accouch.* etc.

(3) *Natur. med obstetr. libr. septém.* 1812.

(4) *Observ. sur différeus objets relatifs à l'art des accouchemens*, etc., Vienne 1789

(5) *Traité des accouch.* etc, p. 239.

(6) *Introd. à la pratiq.* etc., tome II, p. 89.

(7) Mazzoni, *Statistica ostetrica*, etc., p. 22.

roy (1) prétend que le cinquième enfant de Marie de Médicis, le duc d'Anjou, était ainsi né.

M. Chevreul (1) s'exprime à peu près de la même manière que Boer et madame Lachapelle : « Depuis 1792, je puis « compter dix-huit accouchemens, dit-il, tant dans ma pra- « tique particulière qu'à l'hospice de la Maternité d'Angers, « où les enfans présentaient la face, et qui se sont terminés na- « turellement. Tous ces enfans étaient d'une grosseur ordi- « naire. Quinze sont nés vivans. Trois étaient morts, mais pa- « raissaient l'être avant le travail. »

Malgré tant de faits, cependant, un professeur distingué, M. Capuron (3), s'est élevé contre cette doctrine, en s'efforçant de démontrer, à l'instar de Mesnard (4), par des principes de géométrie, que l'accouchement par la face est impossible, si l'art ne vient au secours de la femme. Mais j'espère qu'il ne tardera pas à changer d'avis sur ce point. J'ai moi-même ob- servé six fois l'accouchement par la face. Les enfans sont ve- nus vivans et forts. J'ai laissé faire la nature, et le travail ne m'a point offert de difficultés particulières. Si ces preuves ne suffisent pas, en voici d'autres : Bang (5) en fit connaître dix exemples en 1818. Delpech (6) dit aussi en avoir vu plusieurs. M. Eckardt (7) en cite un dans sa thèse. Dans son dernier compte rendu, M. Pacoud (8) dit en avoir recueilli plus de 100 observations à la clinique de Bourg, et M. Kilian (9) en indique 122 pour l'hôpital de Prague. M. Barré (10) en relate

---

(1) *Pratiq. des accouch.* p. 92.

(2) *Manuel d'accouch.* p. 84, 1826.

(3) *Bibliothèque méd.* Analys. de Mme Lachapelle, etc.

(4) *Guide des accouch.* p. 274.

(5) *Soc. méd.* de Copenhague, etc , 1818.

(6) *Malad. rep. chir.* etc., tome II, p. 338.

(7) Strasbourg, 25 pluviose an 11.

(8) *Maternité* de Bourg, etc. Février 1833.

(9) *Bulletin de Férussac,* tome XXV, p. 352.

(10) n° 271, Paris, 1833.

trois observations dans sa thèse. M. Nægèle (1) en Allemagne, M. Stoltz (2) en France, MM. Bigeschi, Biagini, Mazzoni (3), en ont également rencontré en Italie, et M. Merriman (4) tient exactement le même langage en Angleterre.

Ce genre d'accouchement est donc non seulement possible,
mais encore le plus souvent très-facile. Si M. Capuron et les
anciens ont prétendu le contraire, c'est qu'ils n'en ont pas
parfaitement saisi le mécanisme. Burton (5), qui recommande
alors la version ; Asdrubali (6), qui combat Nannoni avec
tant d'aigreur, étaient dans le même cas. Il faut aussi
que M. Omoboni (7), qui soutient encore d'après la Clinique
de M. Bongiovani, que l'accouchement par la face n'est possible
qu'autant que l'enfant est petit ou le bassin très-large,
s'en soit fait une idée inexacte. On s'étonne enfin de voir Flamant (8) partager en partie sur ce point les opinions de M. Capuron.

Loin de paraître impossible *à priori*, soit sur le bassin sec,
soit dans l'état naturel, cet accouchement s'explique au contraire très-bien, même dans les positions les plus désavantageuses. M. Chevreul (9), qui en avait parfaitement saisi le mécanisme avant Boer, et presque en même temps que Zeller,
remarque judicieusement que le menton qui arrive bientôt
dans l'arcade pubienne, permet à la tête de s'engager par la
pointe et de franchir alors plus facilement le détroit inférieur,
que si elle se fût présentée par le vertex.

Quand la face se présente, le menton vers les pubis et le

---

(1) *Du mécanisme de l'accouch.* trad. de M. Bazin, p. 21.

(2) *Thèse,* etc. p. 37.

(3) *Statistica ostetr.,* etc., p. 22.

(4) *Sinopsis on Difficult parturit.,* etc., p. 47.

(5) *Nouv. syst. des accouch.* etc., p. 309.

(6) Mazzoni, *oper. citat.* p. 22.

(7) *Journal universel,* tome XXIX, p. 356.

(8) Stoltz, *Thèse,* p. 37.

(9) *Précis de l'art des accouch.* p. 85.

front du côté du sacrum, par exemple, le diamètre fronto-mentonnier, qui n'a que trois pouces, ou trois pouces et demi, si on le prolonge jusqu'à la fontanelle antérieure, mesure le diamètre sacro-pubien, qui a quatre pouces ; il tient la place qu'occupe l'un des diamètres de la circonférence occipito-bregmatique dans les positions du sommet. Plus tard, lorsque la tête descend, le menton arrive au-dessous des pubis avant que l'occiput ne soit dans l'excavation, et la poitrine est encore au détroit supérieur, au moment où la face s'engage dans le cercle pelvien inférieur. Ensuite le devant du cou, arrêté par le bord inférieur de la symphyse, force la colonne vertébrale à réagir sur la portion postérieure de la tête, qu'elle pousse, qu'elle fait basculer d'arrière en avant, pour l'obliger à franchir la vulve en présentant à cette ouverture une série de cercles dont le diamètre vertical mesure la corde principale. Les lois de la mécanique s'accordent donc avec l'observation pour placer l'accouchement par la face au nombre des accouchemens spontanés.

Causes. Selon Deventer, les causes de cet accouchement doivent être recherchées dans les obliquités de l'utérus, qui, lors des premiers efforts, fait arcbouter le haut de l'occiput contre un des points du détroit, et force ainsi la face à s'abaisser la première. D'après Gardien, c'est dans l'inclinaison ou l'obliquité du fœtus lui-même, bien plus que dans celle de l'organe qui le renferme. Madame Lachapelle, qui rejette ces deux hypothèses, parce qu'elle a vu la face à l'ouverture pelvienne chez deux femmes mortes avant l'accouchement, l'attribue à ce que l'obliquité utérine antérieure étant très-commune, la pesanteur de l'occiput doit empêcher le menton de rester appliqué contre le sternum et mettre le diamètre mento-bregmatique en rapport avec le diamètre sacro-pubien, avant le commencement du travail. Pour moi, il me semble que toutes ces opinions sont en partie fondées, mais qu'aucune d'elles ne suffit pour expliquer tous les faits, et qu'assez souvent il est impossible de dire pourquoi la face se présente plutôt que l'occiput. J'ai cependant pu me convaincre que de telles positions n'étaient souvent qu'une transposition des présentations occipito-postérieures du sommet, et que c'était une des ressources de l'organisme pour expulser la tête, lorsque l'occiput doit sortir en arrière.

Les positions de la face n'étant au fond que des positions renversées du vertex, il est évident qu'on pourrait en admettre le même nombre d'espèces et de variétés que pour cette dernière région. Cependant les auteurs n'en ont généralement décrit que quatre; encore ne se sont-ils que rarement accordés sur la manière de les placer. Les uns les font correspondre aux quatre positions obliques du sommet. D'autres les disposent transversalement et d'avant en arrière, admettent une position *mento-iliaque droite* et une position *mento-iliaque gauche*, une position *mento-pubienne* et une position *mento-sacrée*.

Peut-être y a-t-il quelque avantage, pour l'étude, à suivre cette dernière classification, mais il importe, pour la pratique, de savoir 1° que les positions antéro-postérieures sont rares, tellement que madame Lachapelle ne les a pas observées une seule fois; 2° que, si elles ont lieu quelquefois dans le principe, comme j'en ai rencontré un exemple, elles se transforment promptement en position latérale; 3° que la position mento-sacrale, que Stein donne comme la plus heureuse, et dont Smellie rapporte une observation, paraît presqu'impossible sans cette transformation; 4° que la position mento-pubienne étant la terminaison naturelle des autres, a pu sembler la plus fréquente à Delcurye, quoiqu'elle soit, en réalité, une des plus rares comme position primitive; 5° que, dans les positions iliaques, le diamètre fronto-mentonnier est plus souvent dirigé un peu obliquement que transversalement.

Il faut encore savoir que la face ne se présente pas toujours en plein. Assez fréquemment le front s'abaisse plus que le menton. D'autres fois c'est le contraire. Dans quelques cas aussi, le plus souvent peut-être, ainsi que le pensent MM. Nægèle (1) et Stoltz (2), elle descend par l'une ou l'autre joue.

---

(1) *Du mécanisme de l'accouch. etc.*, trad. par Bazin, 1854.

2) *Thèse*, etc., p. 58.

Ces anomalies constituent les variétés indiquées par madame Lachapelle. Elles peuvent être primitives, c'est-à-dire exister dès le commencement du travail, ou secondaires, c'est-à-dire ne se manifester qu'après les premiers efforts et même qu'à une époque fort avancée de la parturition. On devra regarder ce dernier cas comme possible, par exemple, dans les positions du vertex l'occiput étant tourné en arrière, quand le bassin est très-large ou lorsque le sacrum est trop concave. M. Chevreul (1) n'a observé et ne décrit que les positions transversales ou légèrement obliques. M. Nægèle (2), qui en a soigneusement étudié le mécanisme, ne veut pas non plus qu'on en admette d'autres. M. P. Dubois (3) s'est aussi rangé à cette doctrine, que j'adopte comme règle générale, mais non d'une manière absolue, ainsi qu'on va le voir tout à l'heure.

A. 1re position.

Position mento–iliaque droite.

5e Baudelocque, Gardien, Mme Boivin ; 58 sur 22,243, Mme Lachapelle.

Dans la position mento-iliaque droite, qui est évidemment une déviation de la première ou de la cinquième du sommet, qui doit être, par conséquent, et qui est en effet la plus ordinaire (41 contre 31 ; 38 sur 45), la face arrive transversalement dans l'excavation ; mais comme la longueur du cou ne permettrait pas au menton de se porter jusqu'au niveau de la tubérosité de l'ischion, sans entraîner le haut du thorax au-dessous du détroit supérieur, sans renverser avec force l'occiput en arrière sur la poitrine, sans mettre toute la longueur du diamètre vertical de la tête, prolongé jusqu'à la face antérieure de la poignée du sternum, à la place du diamètre

---

(3) *Précis de l'art des accouch.* etc., p. 79.

(4) *Du mécanisme de l'accouch.*, trad. par Bazin, 1834.

5) *Journal des connais. méd. chir.*, février 1834.

fronto-mentonnier, un mouvement de rotation ne tarde pas à changer les rapports de toutes ces parties. Le menton et le devant du cou glissent d'arrière en avant et viennent se placer dans l'arcade des pubis, pendant que le *bregma* roule en sens inverse, et va gagner la face antérieure du sacrum. La joue droite d'abord plus abaissée que la gauche, s'engage la première au détroit supérieur et reste appuyée derrière le pubis gauche pendant que l'autre, entraînant la face et le crâne, exécute un mouvement de bascule, de haut en bas, et de droite à gauche. Plus tard on voit le côté droit de la mâchoire paraître sous la branche ischio-pubienne gauche. Le menton arrive sous la symphyse un peu plus tard encore. L'autre côté de la mâchoire ne tarde pas à se montrer sous l'autre côté de l'arcade, et la face finit par se placer en plein dans le détroit, au lieu de le traverser diagonalement, comme le croit M. Nægèle. Alors le front, suivi par la suture sagittale et l'occiput, parcourt peu à peu le plan que lui offre la face antérieure du coccyx et du périnée, au devant duquel toutes ces parties se dégagent successivement. En sortant de la vulve, le menton se relève, par degrés, vers le mont de Vénus. La région hyoïdienne, ou l'extrémité inférieure du diamètre vertical forme réellement le centre du demi-cercle que trace la tête en franchissant le détroit, et le reste de l'accouchement se termine comme dans les positions correspondantes du vertex.

Au détroit supérieur, la fontanelle antérieure, s'élevant vers la fosse iliaque gauche, représente une extrémité du diamètre que termine le menton à droite, et qui se trouve en rapport avec l'un des diamètres obliques ou le diamètre transversal du bassin. Le diamètre bi-temporal, fortement incliné en avant, représente le diamètre oblique opposé ou le diamètre sacro-pubien. C'est le diamètre occipito-bregmatique ou le diamètre occipito-frontal, qui indique l'axe du détroit. Comme le menton arrive derrière le trou sous-pubien droit avant que le vertex ne franchisse le cercle pelvien, et qu'il gagne bientôt l'arcade pubienne, il fait qu'en s'abaissant de gauche à droite et d'arrière en avant, la portion occipitale ou le gros de la tête ne présente que très-obliquement ses différens diamètres au détroit et que sous le rapport des dimensions elle n'éprouve aucune difficulté à descendre dans l'excavation. Les diamètres occipito-frontal et occipito-mentonnier, conservant leur obliquité de haut en bas, font que c'est toujours une des petites circonférences de la tête qui simule les divers plans de la cavité pelvienne. Au détroit inférieur enfin, ce sont les diamètres mento-bregmatique et bi-temporal qui suivent le diamètre coccy-pubien et le diamètre bi-sciatique. Comme tous les autres diamètres antéro-postérieurs qui vont se dégager en basculant sur le bord antérieur du périnée, ne sont en réalité que des rayons dont l'extrémité du diamètre vertical fixée sous la symphyse indique le point de départ, aucun ne peut offrir plus de quatre pouces en traversant le détroit.

B. Seconde position.

Position mento-iliaque gauche.

4e Baudelocque , M. Gardien, Mmes Boivin et Lachapelle, etc. : 51 : 41 : 45 : 58.

Lorsque le menton regarde la fosse iliaque gauche, la position de la face est en rapport avec la deuxième ou la quatrième du sommet. Un peu moins fréquente que la précédente, elle n'en diffère qu'en ce que le menton tourne sur le plan incliné antérieur-gauche et le bregma sur le plan postérieur droit, pour se placer d'avant en arrière et franchir le cercle périnéal. C'est la joue gauche qui s'abaisse dans le principe, jusqu'à ce qu'elle trouve un point d'appui derrière la branche pubienne droite. La joue droite descend ensuite de droite à gauche en exécutant son mouvement de bascule. La première se présente sous la branche droite de l'arcade avant que l'autre, continuant son premier mouvement, n'arrive au côté gauche du détroit. En s'engageant sous la symphyse le menton tend à se maintenir un peu à gauche tandis que c'était à droite dans la première position. Le bregma presse un peu plus, par la même raison, le ligament sacro-sciatique droit que celui du côté opposé, quand il n'appuie pas directement sur le coccyx. Du reste ce sont les mêmes diamètres, avec les mêmes dimensions et les mêmes circonférences de la tête qui se présentent aux ouvertures du bassin; seulement le mouvement de rotation doit être un peu plus facile, s'il est vrai, comme on le prétend, que la présence du rectum puisse gêner celui des positions occipito et fronto-cotyloïdiennes droites du sommet.

On voit moins rarement dans cette espèce que dans la précédente la tête ne point exécuter de mouvement de rotation, s'échapper de la vulve diagonalement ou transversalement. M. Nægèle croit même que c'est là le cas le plus fréquent; mais il ne me paraît pas certain qu'alors, les observateurs n'aient point été trompés quelquefois par un commencement de mouvement de restitution.

C. Troisième position.

Position mento-sacrée. (1re Baudelocque).

La troisième position est extrèmement rare, 1° parce que la position occipito-pubienne, qui doit lui donner naissance, est loin d'être elle-même très commune; 2° parce que, s'il est vrai qu'elle existe quelquefois ou même assez souvent dès les premiers instants du travail, les contractions de l'utérus la transforment bientôt en position diagonale ou transversale; 3° parce que, si elle se maintenait plus long-temps, le menton, trop aigu pour ne pas arc-bouter contre l'angle sacro-vertébral, forcerait l'occiput à s'abaisser, à basculer vers le centre du bassin, à se placer enfin en troisième position du vertex; 4° parce qu'il est évidemment impossible que le menton, qui doit toujours paraître le premier à la vulve, descende dans cet état jusqu'au bord antérieur du périnée, à moins, comme le remarque Desormeaux, que le fœtus ne soit un avorton; car alors la poitrine serait tout entière dans le bassin en même temps que la tête.

Voici cependant ce qui est possible. Si le bregma, tourné

en avant ou un peu de côté, comme dans les variétés antérieures du sommet, ne se tourne pas en position latérale,
le front s'avance derrière le corps ou la symphyse des
pubis en même temps que le menton descend au-dessous de
l'angle sacro-vertébral ou des psoas. Toute la tête s'engage
ainsi jusqu'au-delà de la fontanelle antérieure pour le plan
antérieur et jusqu'à ce que la face ait entraîné avec elle le
devant du cou en totalité et même le commencement de la
poitrine en arrière. A partir de là le diamètre occipito-mentonnier, qui représente encore l'axe du détroit, exécute
un mouvement de bascule de haut en bas et d'arrière en
avant. Le menton, pénétrant de plus en plus vers le fond de
l'excavation, étant retenu d'ailleurs par le thorax qui ne peut
avancer, force la suture sagittale à glisser derrière les pubis
et le front à gagner la partie supérieure du détroit inférieur.
Les bosses frontales ne tardent pas à prendre un point d'appui sur le périnée. La fontanelle postérieure descend à son
tour et finit par se montrer au sommet de l'arcade. Enfin la
tête se dégage comme dans la position occipito-antérieure. Il
suit de là que le plus grand diamètre qui puisse se présenter
aux plans des détroits est le diamètre occipito-frontal, et
qu'il s'engage dans une direction tellement oblique que la tête
ne se présente ordinairement que sur une circonférence de dix
à onze pouces, aux ouvertures pelviennes. L'enfant sortit
exactement de cette manière dans l'un des cas observés par
Smellie (1). D'autres auteurs, De la Motte en particulier (2),
en ont rapporté de semblables.

D. Quatriéme position.

Position mento-pubienne.

Nous avons vu plus haut que si la position mento-pubienne,
admise encore comme la plus fréquente par Desormaux, est

----

(1) Tome II, p. 521, *Obs.* 3e, et tome IV, p. 47, n° 25.
(2) *Traité complet des accouch.* etc., p. 215, *Obs.* 112.

très rare au début du travail, il n'en est plus de même à la fin, puisque c'est par elle que se terminent les deux principales. Ayant démontré en même temps que son mécanisme n'offre pas plus de difficultés que celui des autres, je ne pense pas devoir m'y arrêter de nouveau maintenant.

Ainsi toutes les positions de la face sont possibles, et toutes permettent à l'accouchement de se terminer sans secours. Les deux variétés antéro-postérieures ne se voient qu'en très faible proportion ; mais M. Nægèle va certainement trop loin en les rejettant comme impossibles et quand il soutient que les deux positions latérales seules méritent d'être étudiées.

Au demeurant, toutes ces positions se réduisent à une espèce fondamentale, en faisant abstraction de la variété mento-sacrée, espèce qui renferme deux ou trois ou cinq variétés (mento-iliaques, droite et gauche, mento-pubienne, et deux diagonales si l'on veut), lesquelles ont toutes pour résultat définitif de ramener le menton sous la symphyse des pubis, afin de permettre à la tête de traverser le détroit inférieur sans obliger la poitrine et les épaules à descendre préalablement dans le bas de l'excavation.

Remarques sur les présentations de la tête.

On rencontre encore, dans la pratique, des positions qui n'appartiennent ni à celles de l'occiput, ni à celles de la face proprement dite. La tête descend quelquefois à demi renversée, de sorte que ce n'est ni le diamètre occipito-bregmatique, ni le diamètre fronto-mentonnier, mais bien le diamètre occipito-frontal et sa circonférence, ou même, dans quelques cas rares, le diamètre occipito-mentonnier, qui correspondent aux diamètres des détroits. Tantôt, au contraire, la tête, trop fortement fléchie, fait qu'une partie de la nuque se présente en même temps que l'occiput. Assez souvent aussi, c'est l'oreille, la tempe, plus ou moins rapprochées du plan horizontal du bassin, qui s'engagent les premières. Enfin, il y a, sous ce rapport, une infinité de nuances dont je n'ai pas cru devoir parler plus au long, parce qu'il suffit de les indiquer pour faire voir qu'elles se rattachent toutes à l'une des positions franches

du crâne ou de la face, quand elles ne deviennent pas causes
de dystocie. Je ne terminerai point sans faire remarquer, avec
De La Motte (1), Smellie (2) et M. Nægèle (3), que si l'accouchement par la face n'entraîne aucun danger pour l'enfant
quand il se termine promptement, il n'en est plus de même
lorsque le travail se prolonge au-delà de ses limites habituelles.
Le renversement de la tête sur le dos, la pression du devant
du cou contre les parois ou les bords du bassin, sont de nature à réagir d'une manière fâcheuse sur les veines jugulaires,
sur les carotides peut-être; d'où la possibilité des engorgemens,
des épanchemens de sang dans le crâne. La lividité, la tumé-
faction de toute la face, et les tumeurs sanguines que présente
parfois l'une des joues à la manière du vertex dans les positions du crâne, se rattachent à la même cause. La difformité de
la bouche, le gonflement inégal des différentes parties du visage, dépendent au contraire de l'absence de pression qu'elles
ont éprouvée en traversant le bassin ou de leur texture diver-
sifiée. Lorsque la face descend la première, m'écrit M. Champion, le cou s'allonge évidemment et l'occiput renversé finit
par comprimer avec force la racine de la région cervicale en
arrière au lieu de porter contre le haut du thorax. Le même
allongement se manifeste dans les positions occipito-postérieures, et de manière à permettre au menton de s'appliquer
sur la fossette susternale plutôt que sur le devant de la poitrine. Si cette double particularité permet à la tête de présenter au détroit inférieur des diamètres moins étendus, comme
le croit en outre M. Champion, elle fait aussi que le fœtus est
exposé à quelques risques de plus par suite des tractions assez
vives qu'éprouve la colonne vertébrale.

---

(1) *Traité complet des accouch.* etc., p. 213.

(2) *De la théorie et de la pratiq.* etc , tome IV, p. 47.

(3) *Du mécanisme de l'accouch.* etc., p. 22.

ART. 2.—De l'Eutocie non naturelle. (*Présentations du pelvis*).

611 sur 20,517, Mᵐᵉ Boivin ; 1,590 sur 37,875, Mᵐᵉ Lachapelle ; 65 sur 1,800, Merriman ; 54 sur 1897, Bland ; 194 sur 6,555, Boer ; 61 sur 1,296, Nœgèle). 4 fois sur 100, Nœgèle, § 252 ; 4 sur 273, Ramoux ; 7 sur 85, Clin. de Strasbourg ; 391 sur 10,742, P. Dubois ; 78 sur 2,571, Richter ; 7 sur 291, Waller ; 79 sur 3,182, Troccon ; 10 sur 208, Kluge ; 133 sur 17000, Kilian ; 5 sur 452, Mazzoni.

L'extrémité pelvienne de l'ovoïde fœtal comprend les pieds, les genoux et le siége. Quand elle se présente la première aux détroits du bassin, l'accouchement peut le plus souvent se faire seul, ainsi que l'ont observé les accoucheurs de tous les temps ; mais cela n'autorise pas à dire avec les modernes que ces présentations soient *naturelles*. Sans prétendre, avec les anciens, et comme le veut encore G. de la Tourette (1), que l'accouchement par les pieds soit toujours dangereux, qu'on doive tout faire pour ramener la tète au détroit, plutôt que de laisser sortir les pieds les premiers, sans invoquer les exemples d'Agrippa, de Néron, de Richard d'Angleterre, etc., pour prouver que les enfans ainsi nés deviennent nécessairement des tyrans, des criminels, ou des malheureux disgraciés de la nature, je pense qu'on sera forcé de convenir au moins que cet accouchement est moins favorable que celui qui se fait par l'autre extrémité du diamètre céphalo-coccygien. Ce serait surtout une doctrine fort erronée et en même temps fort dangereuse, que de soutenir avec Dionis (2), A. Petit (3) et Bounder (4), que la parturition est plus facile par les pieds que par la tète.

1º *Dangers*. De l'aveu de tous les accoucheurs, l'enfant vient

---

(1) *Art des accouch.* etc , tome 1ᵉʳ, p. 85.

(2) *Traité gén des accouch.*, p. 282.

(3) Leroux, *Traité des pertes de sang*, etc.

(4) *Nova meth remorendi a partu omnia*, 1785.

bien plus souvent mort, dans l'accouchement par le pelvis que dans l'accouchement par le sommet. A la Maternité de Paris, sur huit cent quatre enfans expulsés de cette manière, cinq cent quatre-vingt-un seulement sont nés bien portans ; tandis que sur un total de six cent quatre-vingt-dix-huit positions du vertex, il n'y a eu que six cent soixante-huit mort-nés.

Après la rupture des membranes, l'extrémité pelvienne du fœtus n'offre jamais la même régularité, la même résistance, la même forme arrondie que la tête aux ouvertures du bassin. Elle agit par conséquent avec beaucoup moins d'avantage sur le col pour en terminer la dilatation. Quand la tête se présente, les contractions utérines agissent sur elle par l'intermède de la colonne vertébrale, comme sur un corps solide. L'extrémité pelvienne, molle, souple, flexible, cède au contraire, s'écrase en quelque sorte sur elle-même. C'est la partie la plus volumineuse et la mieux disposée pour supporter toute espèce de pression, qui s'échappe la première dans les positions du sommet. Dans les positions de l'extrémité pelvienne, au contraire, c'est la pointe du cône qui s'avance d'abord, et de telle sorte que le fœtus descend avec d'autant plus de lenteur que le travail est plus avancé. Dans le premier cas, le reste de l'enfant sort immédiatement après la tête, et la poitrine, non plus que l'abdomen, n'ont à redouter aucune compression fâcheuse. Dans le second, le ventre et le thorax, obligés de vaincre la résistance du col, ne supportent que rarement cette compression au-delà de quelques momens sans les plus graves dangers. Le foie et les autres viscères abdominaux doivent réagir sur les gros vaisseaux. La circulation du cordon pressé contre la poitrine, et les mouvemens du cœur ne peuvent manquer d'être fortement gênés, sinon tout-à-fait suspendus. Dans l'accouchement par la tête, le rachis représente une longue branche de levier sur laquelle la matrice s'applique avec force jusqu'à la fin du travail. Dans les présentations de l'extrémité pelvienne, la tête n'a pas encore traversé le détroit supérieur, qu'elle est déjà en grande partie soustraite aux contractions de l'utérus. C'est à l'instant où la matrice a besoin de toutes ses forces qu'elle perd tous ses avantages. Enfin, la pression successive

qu'éprouvent les parties de bas en haut, refoule nécessairement le sang vers la tête, et détermine cet état de congestion
qu'on rencontre si souvent chez les enfans qui viennent par les
pieds, et qu'Osiander et Flamant ont tort d'attribuer à l'action
de l'air froid qui frappe le tronc du fœtus avant la sortie de la
tête.

Ces inconvéniens sont incontestables et ne peuvent être
ignorés de tout accoucheur instruit. Si Rœderer (1) regarde
l'accouchement par le pelvis comme un des meilleurs qu'on
puisse effectuer artificiellement, M. Carus (2) le croit dangereux, au contraire, à cause de la pression 1° du cordon, 2° du
placenta par la tête du fœtus, de la distension de la moelle,
et surtout par suite des efforts de respiration que fait l'enfant,
la tête étant encore dans les organes génitaux. Toutefois on aurait tort d'en conclure que l'art doit toujours venir au secours
de la nature, par cela seul que l'enfant présente l'extrémité
pelvienne. Je pense, au contraire, qu'alors on doit abandonner l'accouchement aux ressources de l'organisme, à moins
que des circonstances particulières ne réclament impérieusement une conduite opposée. Si la poche des eaux ne se déchire qu'après la dilatation complète du col, si la position est
franche et les contractions soutenues, le fœtus sortira effectivement presque avec autant de facilité et sans courir beaucoup plus de danger que s'il descendait par la tête; mais si les
membranes se rompent dès le principe, si l'on exerce la moindre
traction, sous prétexte d'accélérer l'accouchement, il est certain que les difficultés se multiplient souvent à l'infini, et que
la vie de l'enfant sera dès-lors gravement compromise. C'est là
ce que les élèves, aussi bien que les praticiens, ne doivent ja
mais perdre de vue. C'est aussi l'un des motifs qui m'ont
déterminé à m'écarter, dans mes leçons et dans cet ouvrage.

----

(1) *Art des accouch.* etc., traduct. française. § 251.
(2) *Gynæcologie*, etc.. 2ᵉ édit, 1828, § 837.

des idées généralement admises parmi nous sur l'accouchement par le pelvis.

2° *Causes*. Avant que **De La Motte, Petit, Baudelocque** eussent démontré que le mouvement de culbute, décrit par leurs prédécesseurs, n'était qu'une chimère, tant qu'on a cru que le fœtus restait naturellement accroupi sur l'angle sacro-vertébral jusqu'à la fin du septième mois de la grossesse, les positions du siége, des genoux ou des pieds n'avaient rien de bien difficile à comprendre. Pour les expliquer, il suffisait de dire qu'un obstacle quelconque avait empêché la culbute. Mais actuellement qu'il n'est plus permis d'avoir recours à ce subterfuge, on est bien forcé d'avouer que les causes de l'accouchement par le pelvis sont encore à peu près inconnues.

Ce qu'il y a de problable, à ce sujet, c'est que, vers l'époque où le diamètre occipito-coccygien commence à l'emporter sur les diamètres transverses ou horizontaux de l'utérus, il peut arriver au fœtus, dont la tête a été reportée en haut par un mouvement brusque, par le décubitus de la femme, ou par une autre cause, de ne plus pouvoir reprendre sa position primitive. Une remarque faite à la Maison d'accouchemens de Paris, et que j'ai faite aussi de mon côté, savoir, que la présentation de l'extrémité pelvienne est beaucoup plus fréquente dans les avortemens et les grossesses de jumeaux, que dans l'accouchement à terme et simple, viendrait peut-être à l'appui de cette explication ; mais comment rapporter au fœtus, ou bien à de simples particularités d'attitude de la femme la cause de cette anomalie dans les cas assez nombreux où toutes les couches d'une même personne se terminent de cette manière, et quand il est bien reconnu qu'on a de fortes raisons de craindre un accouchement par les pieds ou le siége, par cela seul qu'on l'a déjà remarqué chez la même femme? Une femme (1) est accouchée six fois de cette manière, et il en est beaucoup d'autres qui ne se délivrent jamais autrement. N'est-ce

----

(1) *Clin. des hôpitaux*, tome III, p. 6, 10.

pas plutôt dans la conformation de la matrice ou du bassin qu'il serait alors rationnel d'aller chercher cette cause?

3° Les *positions* de l'extrémité pelvienne peuvent être distinguées, comme celles de la tête, en positions franches et en positions irrégulières ou déviées. Dans les premières, les cuisses sont appliquées contre l'abdomen , les jambes fléchies contre les cuisses, les fesses et les pieds se présentent ensemble au détroit supérieur, et le grand axe occipito-coccygien est parallèle à l'axe du cercle pelvien. Dans les secondes, le fœtus est plus ou moins incliné à droite, à gauche, en avant ou en arrière. C'est la face postérieure du coccyx , ou l'une des tubérosités ischiatiques , ou le devant des jambes et les organes sexuels qui correspondent au centre du bassin. Le plus ordinairement, celles-ci se réduisent à celles-là, dès que les eaux sont écoulées. D'autres fois, elles se maintiennent beaucoup plus long-temps, ralentissent le travail , et s'opposent même tout-à-fait, dans certains cas, à ce que l'accouchement puisse se terminer spontanément.

Les positions franches peuvent aussi devenir irrégulières , surtout après la rupture de la poche des eaux , soit parce que les pieds continuent de descendre appuyés contre les fesses , soit parce que l'une des jambes se relève sur le plan antérieur du tronc, en même temps que l'autre s'allonge et descend la première; soit que l'une d'elles se mette en travers et de manière que le genou et le talon portent chacun sur un point opposé du détroit; soit que l'un des genoux, descendu avec un pied ou avec une fesse, que l'un des membres abdominaux se trouve renversé en avant, en tout ou en partie, pendant que l'autre est en arrière; soit enfin que ce dernier état se rencontre avec un genou , un pied seul, ou avec un pied et une fesse tout à la fois, etc.; mais, en général, elles restent franches jusqu'à la fin du travail. Alors les deux jambes et les cuisses s'étendent, et les pieds sortent les premiers. Tantôt, au contraire, les membres se relèvent, et l'enfant vient en double ou par les fesses proprement dites. Il arrive aussi que les pieds et les fesses descendent ensemble jusqu'à la fin. D'autres fois, les genoux seuls s'abaissent ensemble, pendant que les pieds restent appliqués contre les ischions, ce qui constitue la présentation des genoux : d'où il suit qu'il n'y a réellement pas de positions primitives des pieds, ni des genoux, qu'il n'y a que des positions du siége jusqu'à la déchirure de la poche amniotique.

Aussi ces diverses sortes de positions ne doivent-elles être considérées que comme des nuances d'une seule et même espèce fondamentale, *la présentation de l'extrémité pelvienne du fœtus*.

Au lieu de six positions, Baudelocque n'en propose que quatre pour le siége, les pieds, les genoux. Le dos regarde en avant et à gauche dans la première, en avant et à droite dans la seconde, directement en avant dans la troisième, et directement en arrière dans la quatrième. Maygrier et M. Capuron ont rejeté ces deux dernières, et les ont remplacées par deux positions diagonales postérieures ; ce qui rend leur classification de l'extrémité pelvienne en tout semblable à celles qu'ils ont cru devoir établir pour la tête. Madame Lachapelle s'est comportée d'une autre manière. Elle conserve la troisième et la quatrième de Baudelocque ; mais, à la place de la première et de la seconde, elle en admet deux autres, dans lesquelles le dos regarde tout-à-fait à gauche ou à droite.

Ce désaccord me paraît prouver une chose : c'est qu'à la rigueur on pourrait établir huit positions du siége, comme l'a fait Flamant. Mais je répéterai, à l'occasion de l'extrémité pelvienne, ce que j'ai dit de l'extrémité céphalique : on ne s'est pas entendu, parce qu'au lieu du nombre et de la nature des positions possibles, c'étaient les positions utiles à étudier qu'il fallait rechercher.

En admettant qu'il ne soit pas parfaitement exact d'avancer avec Mauriceau, Dionis, De La Motte, Levret, que, dans les positions du siége, les lombes soient le plus souvent tournées en arrière, M. Capuron, Maygrier, M. Dugès, n'en auraient pas moins tort de soutenir que ces positions sont purement hypothétiques, ainsi que les positions sacro-antérieures. Asdrubali, qui les a observées, partage l'opinion de Mauriceau ou de Smellie, et les tableaux publiés par madame Lachapelle prouvent que, sur treize cent quatre-vingt-dix positions de l'extrémité pelvienne, il y en eut treize antérieures et vingt-six postérieures.

Ainsi, les positions directes sont possibles, comme les positions diagonales, soit antérieures, soit postérieures, et le siége peut se présenter d'autant de manières que la tête. Comme celles de la tête aussi, ces positions peuvent être réduites à deux principales, une *sacro-antérieure*, et l'autre *sacro-postérieure*. C'est ainsi que les ont entendues les anciens, et si Baudelocque a pu se contenter d'une seule position pour le demi-cercle postérieur du bassin, on ne voit pas pourquoi les trois positions du demi-cercle antérieur de cette cavité mériteraient davantage chacune une description particulière. Dans la première, la seconde et la troisième positions de cet auteur, que les hanches s'engagent tout-à-fait en travers, ou un peu obliquement, toujours est-il que l'une d'elles regarde à gauche et l'autre à droite, de même que dans les trois nuances postérieures.

Dans le premier cas, l'occiput finit constamment par se placer derrière le demi-cercle antérieur du bassin. Dans le second, il va se loger du côté du sacrum, comme dans les positions correspondantes du sommet. La position antérieure diffère essentiellement de la position postérieure; mais ces deux dernières étant admises, il est tout-à-fait inutile pour la pratique d'en établir d'autres, autrement qu'à titre de variété, et sous ce rapport M. Payen (1) rejette avec raison les troisième et quatrième positions du cadre tocologique.

Les deux positions latérales, établies par madame Lachapelle, sont les seules que veuille conserver M. Nægèle (2). M. Dubois (3), qui adopte cette idée, n'a pas fait attention sans doute que le siége ne se présente presque jamais ainsi au

---

(1) *Thèse*, n° 220, Paris, 1822.

(2) Lehrbuch der Geburtsülfe, etc., 1855.

(3) *Journal des Connais. méd. chir.*, février 1834.

détroit supérieur, et que l'important, au détroit inférieur, est
de savoir si le dos regardait d'abord en avant ou en arrière,
et non s'il était tourné à droite plutôt qu'à gauche. Toutefois,
par respect pour les idées reçues, je n'en indiquerai pas moins
le mécanisme de chacune de ces nuances en particulier, et, au
lieu de réunir en un seul genre toutes les positions de l'extrémité pelvienne, je continuerai, par la même raison, d'examiner
séparément celles des pieds, des genoux et du siége.

§ 1. Présentations des pieds.

538 sur 37,895, Mme Lachapelle; 25 sur 1,800, Merriman; 18 sur 1,897,
Bland; 68 sur 6,555, Boër.

C'est surtout à la présentation des pieds que s'applique rigoureusement ce que j'ai dit des dangers de l'accouchement
par l'extrémité pelvienne. C'est alors que l'enfant imite un
cône ou un coin très aigu, qui descend de la pointe vers la
base. La poche des eaux, en général moins régulière, plus
allongée que dans les autres positions, se déchirant presque
toujours avant que la dilatation du col n'ait pu s'achever,
fait que la pression du fœtus augmente sans cesse, depuis la
racine des membres abdominaux jusqu'à la partie supérieure
de la poitrine; que les viscères sont violemment refoulés de
bas en haut; en un mot, que ce sont les hanches, le ventre et
le thorax qui dilatent les parties de la femme et frayent le
passage de la tête. Si les cavités abdominale et thoracique
étaient formées par des os aussi solides, si leurs diamètres horizontaux avaient autant de longueur que ceux de la tête, elles
supporteraient la compression du col utérin avec tout aussi
peu d'inconvéniens, et l'enfant ne courrait pas beaucoup plus
de dangers d'une manière que de l'autre; mais il n'en est
point ainsi, et je ne puis trop insister sur les désavantages de
semblables présentations.

La présentation des pieds a d'ailleurs donné lieu aux idées

les plus contradictoires. P. d'Egine (1) la range déjà parmi les accouchemens naturels. Avicenne (2) croit que l'accouchement par les pieds est prochain du naturel. Courtin (3) le dit à peine contre nature. Il en est de même de Mercatus (4). Paré (5) le regarde comme un peu moins naturel que l'accouchement par la tête, et la plupart des médecins l'admettent comme le moins dangereux de toutes les variétés de l'extrémité pelvienne. Sennert (6) le redoute tellement, au contraire, qu'il conseille de rouler la femme, de presser la matrice, de saisir la mère par les pieds et de la secouer. L'école d'Hippocrate et de Celse avait aussi pour principe d'en favoriser la transformation, et Deleurye (7) dit encore qu'il n'est pas sans inconvénient, qu'il fait courir de grands risques à l'enfant.

Les causes qui amènent la mort du fœtus dans l'accouchement par les pieds, ont été diversement interprétées. Pour les uns, c'est un épanchement de sang dans le crâne. Graduellement refoulés de bas en haut, les fluides déterminent presque inévitablement alors, dit-on, une forte congestion vers la tête. Nul doute que ce ne soit là un danger, mais ce n'est certainement pas le seul ni même le principal. La compression du cordon contre la poitrine d'abord par le col utérin, et contre le bassin ensuite par la tête, rend, au contraire, parfaitement compte du fait, quoiqu'en dise M. Hervez de Chegoin (8). En y ajoutant le décollement du placenta plus long-temps avant la sortie du fœtus que dans l'accouchement par la tête, et les différentes pressions viscérales ou vascu-

---

(1) Lib. 3, cap. 5, ou Smellie, tome 1er, p. 58.

(2) Rhodion, *Des divers accouch.* etc., feuillet 6.

(3) Guillemeau, *OEuvres compl.* in-fol o, p. 225.

(4) Smellie, *Théorie et pratiq. des accouch.*, tome 1er, p. 49.

(5) *OEuvres*, etc., chap. 13, p. 699.

(6) Deventer, *Observ. sur les accouch.*, p. 262.

(7) *Traité des accouch.* etc. p. 213.

(8) *Journal univ. et hebdom.* tome VI, p. 153.

laires dont j'ai parlé, on s'explique suffisamment le trouble que doit éprouver la circulation et les accidens qui peuvent en résulter. C'est ici que les parties molles du bassin, que le col de la matrice, que la vulve même réagissent d'une manière fâcheuse sur l'enfant, et qu'elles peuvent produire tout le mal que redoutent MM. Ritgen (1) et Guillemot (2).

1.

Position calcanéo-antérieure.

(347 sur 37 895, Mme Lachapelle).

A. *Première Variété.* Lombes en avant et à gauche.

1re *position*, Baudelocque, Gardien, Maygrier, Capuron, Mme Boivin, Desormeaux.

Dans la première position des pieds, le plan antérieur du fœtus regarde en arrière et à droite. La hanche droite est tournée vers la symphyse sacro-iliaque gauche, et la hanche gauche du côté de la cavité cotyloïde droite; d'où il suit que si la présence du rectum était la cause principale de la grande fréquence proportionnelle de la première position du vertex, la première des pieds devrait être plus rare que la seconde. Cependant c'est le contraire qu'en observe; car, au dire de madame Boivin, sur un total de 234 accouchemens par les pieds, la position calcanéo-cotyloïdienne gauche, seule, s'est présentée 135 fois.

Plus ou moins rapprochés des tubérosités de l'ischion jusqu'à la rupture des membranes, les talons ne s'engagent positivement dans le col qu'à l'instant où les eaux s'écoulent, et quelquefois même beaucoup plus tard. Si la poche amniotique ne se rompt qu'après avoir dilaté convenablement l'orifice, les jambes et les cuisses suivent immédiatement les

---

(1) *Bulletin de Férussac*, tome XXVII, p. 71.
(2) *Journal univ. et hebdom.* tome III, p. 295.

pieds, et les hanches, qui traversent diagonalement le détroit supérieur, arrivent bientôt à la vulve. Dans le cas contraire, toutes ces parties ne descendent qu'avec lenteur et par degrés, à mesure que les douleurs reviennent. Ordinairement le bassin du fœtus, avant de s'engager dans le détroit inférieur, exécute un mouvement de rotation sur les plans inclinés antérieur droit et postérieur gauche de l'excavation.

La hanche gauche vient remplir l'arcade des pubis, pendant que la hanche droite glisse vers la courbure du sacrum. Tout l'enfant se courbe sur son côté antérieur ou gauche. La hanche droite s'avance peu à peu, comme par un mouvement de bascule d'arrière en avant, déprime, allonge le périnée dont elle franchit enfin le bord antérieur, pendant que l'autre reste presque immobile au sommet de l'arcade. Le ventre traverse le col utérin à son tour. Les hanches, qui sont libres au-dehors, reprennent leur direction primitive en exécutant une sorte de mouvement de restitution qui porte la hanche gauche à droite et la hanche droite à gauche. Les coudes, pressés contre les côtés ou un peu en avant de la poitrine, cèdent aux contractions de l'organe gestateur, et se portent, avec le thorax, dans l'excavation.

Les épaules suivent la poitrine à travers l'ouverture abdominale du bassin, où elles restent placées dans la même direction qu'elles affectaient au commencement du travail, c'est-à-dire diagonalement, la droite devant la symphyse sacro-iliaque gauche, et la gauche derrière la cavité cotyloïde droite. Au-dessous du détroit elles sont soumises au même mouvement de pivot que les hanches, et se placent bientôt, comme l'ont fait ces dernières, dans le sens antéro-postérieur.

La tête, fortement fléchie, suit le haut de la poitrine. L'ovoïde qu'elle représente s'engage, la pointe la première. Son diamètre occipito-mentonnier se met en rapport avec l'axe du détroit, dont le plan est bientôt parallèle à la circonférence occipito-bregmatique. Les diamètres bi-pariétal et occipito-bregmatique mesurent les diamètres obliques. Enfin, les rapports de la tête avec le cercle pelvien supérieur sont absolument les mêmes que dans la première position du sommet.

Il y a seulement cette différence, que c'est la petite, au lieu de la grosse extrémité du cône représenté par la tête, le menton, la face et la base du crâne, au lieu de l'ovale supérieur et de l'occiput, qui s'avancent les premiers. Au lieu de descendre avant l'autre, comme la position antérieure l'exigerait si la tête venait par le vertex, le pariétal gauche, qui a pris la place du pariétal droit, s'arrête promptement derrière le pubis, afin que le côté postérieur du crâne puisse se porter au fond de l'excavation.

Déjà la racine du cordon ombilical, l'abdomen et une portion de la poitrine sont au-dehors. Le coude gauche paraît au sommet de l'arcade pubienne. Le coude, le bras et l'épaule droits glissent peu à peu sur le sacrum, le périnée, et se montrent successivement au-devant de la commissure postérieure de la vulve, qui relève avec force le tronc du fœtus vers le mont de Vénus. Le plus ordinairement, l'épaule antérieure ne se dégage complètement que la dernière, bien que le coude correspondant se soit montré le premier à l'extérieur. Aussitôt après, s'il n'est soutenu, l'enfant, entraîné par son poids, retombe en arrière, en appuyant sur le bord antérieur du périnée. Une sorte de mouvement de restitution, qui reporte l'épaule gauche à droite et l'épaule droite à gauche, ne tarde pas à s'opérer, et le diamètre bis-acromial croise de nouveau, à angle droit, le diamètre occipito-bregmatique.

Une fois dans l'excavation, la tête roule sur l'axe occipito-mentonnier pour conduire la face en arrière, et la nuque, ainsi que l'occiput, en avant. Les deux extrémités du diamètre occipito-bregmatique glissent, de droite à gauche et d'avant en arrière, sur le plan incliné postérieur droit, de gauche à droite et d'arrière en avant sur le plan incliné antérieur gauche, comme dans la première position du sommet, afin de se placer dans le sens du diamètre coccy-pubien. Alors la matrice ne peut plus agir immédiatement sur la tête, qui est en tout ou en partie dans le vagin; mais les épreintes, produites par l'état de pression où se trouvent le rectum et la vessie, obligent bientôt la femme à rassembler toutes ses forces, à redoubler de courage, et les contractions des muscles du ventre ne tardent pas à venir au secours de la matrice impuissante, dont elles remplacent les efforts. A dater de là, l'occiput reçoit tout le poids de la puissance expulsive. Pour se mettre en rapport avec l'axe du détroit périnéal, le diamètre occipito-mentonnier exécute graduellement un mouvement de bascule, qui rapproche la fontanelle antérieure de la face concave du sacrum, et fait que le menton repousse la poitrine vers la symphyse pubienne. Enfin la nuque, appuyée contre le sommet de l'arcade, comme sur un axe fixe, permet à la tête de parcourir un arc de cercle, dont les rayons semblent avoir le bord inférieur de l'articulation pubienne pour centre et être formés par les axes occipito-mentonnier, occipito-frontal, occipito-bregmatique et vertical ; de manière qu'on voit paraître, l'une après l'autre et d'avant en arrière à la vulve, le menton, le front et la fontanelle antérieure, après quoi l'occiput s'échappe de haut en bas, et sort ainsi du bassin pour terminer l'accouchement.

B. *Deuxième Variété.*

Lombes en avant et à droite.

2ᵉ position, Baudelocque, Gardien, Maygrier, Desormeaux, Dugès ; 86 fois sur 254 positions des pieds, Mᵐᵉ Boivin ; 175 sur 37,595 accouchemens, Mᵐᵉ Lachapelle.

Dans la position calcanéo-cotyloïdienne droite, la plante des pieds, le devant des jambes et tout le plan antérieur du fœtus regardent à gauche et en arrière. Le côté droit est en avant et à gauche.

Comme dans la position précédente, les pieds et les jambes ne sont mécaniquement étendus, ne sont véritablement poussés dans l'orifice qu'après la perforation de la poche des eaux. Les hanches, les bras et les épaules traversent les détroits, et se présentent à la vulve de la même manière, c'est-à-dire diagonalement au détroit supérieur, et d'avant en arrière au détroit inférieur. Seulement le mouvement de rotation se fait de gauche à droite au lieu de se faire de droite à gauche. C'est la hanche ainsi que l'épaule droites, et non plus les parties correspondantes du côté gauche qui viennent se loger dans l'arcade des pubis. Le plan abdominal se tourne à gauche, et prend ainsi la place du plan postérieur, qui de son côté regarde la fosse iliaque droite. Les diamètres occipito-mentonnier et bi-pariétal, le diamètre et la circonférence occipito-bregmatiques, conservent les mêmes rapports avec l'axe, les diamètres obliques et le plan du détroit supérieur, avec l'axe, les diamètres coccy-pubien et bi-sciatique du détroit inférieur; mais la face et le front sont obligés de descendre sur le devant de la symphyse sacro-iliaque gauche, et le mouvement de rotation se fait aux dépens des plans inclinés antérieur droit et postérieur gauche. En un mot, la deuxième position ne diffère pas plus de la première que la main gauche ne diffère de la main droite, et le mécanisme de l'une est tellement semblable à celui de l'autre, qu'il serait réellement fastidieux d'entrer dans de plus longs détails à ce sujet.

C. *Troisième Variété.* Lombes directement en avant.

3ᵉ position. Baudelocque, Maygrier, Caparon, Desormeaux, etc.; 7 sur 234, Mᵐᵉ Boivin; 8 sur 255, Mᵐᵉ Lachapelle.

On trouve bien dans Mauriceau, Smellie, Levret, etc., des exemples certains de troisième position; mais comme ces auteurs, ainsi que de la Motte, Deleurye, Asdrubali, ne l'ont pas distinguée des deux précédentes, on ne peut pas dire dans quelle proportion ils l'ont rencontrée. Quoi qu'il en soit, on ne voit pas que la forme du détroit puisse contrarier en rien cette présentation. Le bassin est assez large en avant pour que les hanches s'y engagent en travers. L'angle sacro-vertébral peut très-bien se loger entre les cuisses ou les jambes fléchies ou étendues de l'enfant. Le ventre et la poitrine sont trop faciles à déprimer pour apporter le moindre obstacle sous ce rapport. Les épaules elles-mêmes traverseraient aussi facilement que les hanches le détroit parallèlement à son diamètre transversal. Quant à la tête, quoiqu'elle n'éprouve pas plus, qu'elle éprouve même un peu moins de difficultés à pénétrer dans l'excavation que si le vertex se présentait en troisième position, elle manque rarement, néanmoins, de se dévier à droite ou à gauche du promontoire. A cet égard, il est facile de s'apercevoir qu'on a bien plus disputé sur les mots que sur les choses. En effet, si les accoucheurs qui rejettent la troisième position des pieds n'admettent sous ce titre que celle où la ligne médiane du plan postérieur de l'enfant glisse jusqu'à la fin derrière la symphyse du pubis, nul doute qu'ils n'aient en grande partie raison, et qu'un pareil accouchement ne soit extrêmement rare; mais s'il suffit, au contraire, pour la constituer, que le fœtus descende ainsi placé jusqu'à l'arrivée de la tête seulement, il n'est pas permis d'en méconnaître non pas simplement la possibilité, mais encore la fréquence.

Pendant la marche du travail, cette troisième position se transforme donc presque toujours, un peu plus tôt ou un peu plus tard, en première ou deuxième. Tantôt elle n'existe que jusqu'à l'arrivée des hanches au détroit supérieur. Tantôt elle se maintient jusqu'à ce que les épaules s'engagent. Quelquefois elle ne se convertit en position diagonale qu'au moment où la poitrine est tout-à-fait descendue dans l'excavation. Enfin il peut arriver qu'elle ne se transforme pas du tout, et alors on observe de deux choses l'une : ou bien les hanches, les épaules et la tête ne tournent sur leur axe, ni au détroit abdominal, ni dans l'excavation, ni au détroit inférieur, et, au-dehors comme au-dedans du bassin, le dos du fœtus regarde toujours en avant, il n'y a ni mouvement de rotation à l'intérieur, ni mouvement de restitution à l'extérieur; ou bien les hanches et les épaules, qui s'étaient engagées transversalement au détroit marginal, se placent d'avant en arrière pour traverser la vulve, et, dans ce cas, la tête est la seule partie qui ne tourne point sur son axe.

II.

Positions calcanéo-postérieures.

4ᵉ position, Baudelocque, Gardien, Desormeaux, etc.; 10 sur 338, Mᵐᵉ Lachapelle; 6 sur 234, Mᵐᵉ Boivin.

Sous le titre de quatrième position, Baudelocque a compris tous les cas où la face dorsale du fœtus regarde un point quelconque de la moitié postérieure du détroit supérieur, et non point seulement ceux où il est tourné directement en arrière, comme on serait tenté de le croire d'après la lecture d'un grand nombre d'ouvrages modernes. En cela il n'a fait qu'imiter Mauriceau, Dionis, De La Motte, Portal, Levret, Smellie, Asdrubali, etc.

Dans l'état de pelotonnement où se trouve habituellement le fœtus, la plante des pieds, le devant des jambes, le front et le plan abdominal du tronc sont dirigés en avant. Plus ou moins rapidement étendus et allongés par les contractions utérines, les membres inférieurs traversent le vagin et arrivent à la vulve. Les hanches suivent bientôt, franchissent parfois le détroit supérieur dans le sens du diamètre bis-iliaque, plus souvent dans la direction d'un des diamètres obliques, ou du moins, après s'être incliné légèrement l'une en avant et l'autre en arrière, si elles étaient auparavant tout-à-fait en travers. Dans l'excavation, on les voit s'engager au détroit périnéal, tantôt dans la direction de la ligne bi-sciatique, d'autres fois en suivant le diamètre oblique, et fréquemment après s'être placées, l'une en arrière, l'autre en avant.

Les bras et les épaules se présentent à leur tour, et se comportent comme les hanches, à cela près, qu'ils manquent plus rarement d'exécuter le mouvement de pivot avant de traverser la vulve, quand même ils eussent d'abord affecté la position transversale. Repoussées par le bord antérieur du périnée, au fur et mesure qu'elles sortent, ces diverses parties se relèvent du côté du mont de Vénus. Pour s'accommoder à la courbure du bassin et des parties génitales, le fœtus se plie en arc de cercle très-allongé, convexe en arrière et concave en avant, comme dans la position antérieure. Le coude sous-pubien se montre d'abord à la partie supérieure de la vulve ; mais le bras et l'épaule opposés, plus particulièrement poussés par les efforts de la matrice, marchent de derrière en devant sur la région postérieure, et s'échappent réellement les premiers du bassin. Aussitôt après, le bord du périnée se retire sur le cou, comme pour permettre au tronc de retomber vers l'anus, et à l'autre épaule de se dégager de dessous les pubis. Ensuite le dos se retourne de nouveau en arrière, comme par une sorte de mouvement de restitution ; ce qui replace les épaules, l'une à gauche et l'autre à droite, soit directement, soit diagonalement. La tête ne peut s'engager sans être fortement fléchie. D'une part, l'occiput se dévie presque constamment vers l'une des symphyses sacro-iliaques. De l'autre, le diamètre occipito-frontal, ou même la tête en totalité représente un levier du premier genre, dont l'extrémité antérieure supporte plus spécialement l'action des puissances expultrices. Le menton, bien que plus ou moins empêché par la poitrine, finit par s'abaisser cependant, et le diamètre vertical par se trouver presque parallèle à l'axe du détroit. Le front et la fontanelle antérieure viennent, l'un après l'autre, se cacher derrière les pubis, et dès lors la circonférence occipito-bregmatique est en rapport avec le plan de la marge pelvienne, comme dans toutes les positions antérieures.

Dans l'excavation, la tête roule sur les plans inclinés, se replace d'avant en arrière, et glisse ensuite avec beaucoup plus de difficulté que quand l'occiput est en avant. La poitrine, qui se trouve en arrière, s'oppose à l'abaissement du menton. Le diamètre occipito-bregmatique, long de trois pouces et demi, ne pouvant plus se mettre en rapport avec les diamètres antéro-postérieurs de l'excavation et du sommet du bassin, se trouve remplacé par le diamètre occipito-frontal qui offre au moins quatre pouces d'étendue. La face, et surtout le front, sont trop larges et trop mal disposés pour s'accommoder aussi exactement que la nuque et l'occiput à la forme de l'arcade pubienne. Enfin, les épaules ne sont pas encore entièrement sorties que déjà le menton se présente à la vulve.

Toutefois, immédiatement après l'expulsion du thorax et des membres supérieurs, la partie postérieure et supérieure du cou roule d'avant en arrière sur le bord antérieur du périnée, comme sur un axe, et le nez, le front, la fontanelle antérieure ainsi que le reste de la tête, se dégagent successivement en repoussant la poitrine en arrière. Il est possible aussi, et Le Roux (1) en rapporte une observation, que, le menton étant comme accroché sur le bord antérieur du détroit supérieur, l'occiput bascule et descende, tout le long de la paroi postérieure de l'excavation pour sortir le premier au devant du périnée en repoussant le tronc vers le mont de Vénus, et de manière à ce que la face se dégage la dernière. On trouve une observation de cette espèce dans la thèse de M. Eckardt (2), et l'accouchement se termina seul. C'est un phénomène dont le mécanisme n'a d'ailleurs rien de difficile à comprendre. L'extrémité du diamètre occipito-mentonnier étant appuyé en avant sur le détroit, fait que tous les efforts se portent sur la portion postérieure du crâne, et que l'extrémité occipitale de ce diamètre est obligée de descendre la première, en parcourant un arc de cercle d'arrière en avant pour arriver à la vulve, comme dans les positions antérieures du vertex. Nous verrons plus loin le parti que M. Michælis a su tirer de cette particularité.

Remarques sur les positions des pieds.

Le mécanisme de la position postérieure est, comme on le voit, très défavorable et beaucoup plus difficile que celui des présentations calcanéo-antérieures. Si le menton ou le front arc-boutent contre le bord supérieur des pubis, le mouvement de flexion de la tête est empêché ou détruit, et le diamètre occipito-mentonnier, ou le diamètre occipito-frontal et sa cir-

---

(1) *Traité des pertes de sang*, p. 155.

(2) *Thèse*, 25 pluviose, an 11, Strasbourg.

conférence, prennent la place du diamètre et de la circonférence occipito-bregmatique. Alors l'accouchement ne peut se
terminer que difficilement sans secours.

On aurait tort néanmoins d'en conclure, avec G. de la Tourette (1), que l'art doit nécessairement aider l'organisme dans
toutes les positions postérieures des pieds. Les efforts pour les
changer favoriseraient le renversement de la tête et, le plus
souvent, produiraient justement ce qu'on cherche le plus
à éviter. D'ailleurs la nature, abandonnée à elle-même, réussit
mieux, en général, qu'aucune puissance étrangère, à fléchir
la tête et la placer diagonalement au détroit supérieur. Dans
la très grande majorité des cas, cette position se transforme
d'elle-même en position antérieure, soit tout-à-coup lorsque
la tête arrive dans l'excavation, soit, au contraire, par degrés
à mesure que les hanches, les épaules et la tête elle-même se
présentent.

J'ai vu, dans deux cas de ce genre, les hanches sortir en
travers de la vulve, se tourner dans la direction du diamètre
oblique qui va d'avant en arrière et de droite à gauche, puis
se placer dans le sens antéro-postérieur au moment où les
épaules se sont engagées, continuer ensuite leur mouvement
de rotation après la sortie de ces dernières, se tourner enfin
tout-à-fait en travers avec le dos en avant, et la tête sortir
comme dans la position antérieure directe. Or, c'est là ce qui
arrive presque toujours, si l'accoucheur est assez instruit pour
ne rien faire, pour se borner à soutenir le fœtus à mesure qu'il
franchit la vulve, sans exercer la moindre traction.

Si les *lombes* sont quelquefois *tournées directement à gauche
ou à droite*, ce dont on ne peut douter, puisque madame Lachapelle assure l'avoir observé, il est au moins permis de penser
que, dans ce sens, on a souvent été trompé par les positions obliques qui s'en rapprochent le plus. Sans cela, la célèbre sage-
femme n'aurait pas dit que sur mille trente-huit accouchemens
par les pieds, il s'est trouvé trois cent quarante-sept positions

____

(1) *Art des accouch.*, 1787, tom. II, p. 8.

iliaques gauches et cent soixante-quinze positions iliaques droites. Au surplus, de l'aveu de madame Lachapelle elle-même, les positions franchement latérales se convertissent presque toujours en positions antérieures ou postérieures, diagonales ou directes.

Dans toutes les positions des pieds, les hanches et les épaules exécutent ordinairement un *mouvement de rotation* avant de s'engager au détroit inférieur. Selon Baudelocque, ce mouvement peut ne pas avoir lieu, cependant. Alors les parties restent parallèles au diamètre bi-sciatique. D'après la plupart des accoucheurs modernes, au contraire, les hanches et les épaules ne franchissent presque jamais la vulve autrement que dans le sens du diamètre coccy-pubien. Pour rapprocher ces deux extrêmes, il restait une opinion intermédiaire, et madame Lachapelle l'a embrassée, en soutenant que c'est dans la direction oblique ou diagonale, et non tout-à-fait en travers ni dans le sens antéro-postérieur proprement dit, que le bassin et la partie supérieure du thorax traversent le détroit inférieur. Pour moi, si j'en puis croire mes yeux, la raison se trouve des trois côtés, et l'erreur n'existe que dans l'exclusion dont chaque hypothèse veut frapper les autres.

Bras. Tous les accoucheurs, tant anciens que modernes, ont avancé que les bras, dans l'accouchement par les pieds, se relèvent sur les côtés du cou et de la tête. Weidemann s'est élevé l'un des premiers contre cette doctrine, et prétend qu'ils restent toujours appliqués contre la poitrine, si des tractions d'aucune espèce ne sont exercées sur le fœtus. Desormeaux et madame Lachapelle se sont rangés à cet avis. Dans les accouchemens par les pieds que j'ai vus, les avant-bras et les coudes n'ont point abandonné la poitrine, et sont sortis avant les épaules toutes les fois qu'on a laissé la femme se débarrasser elle-même, et qu'on s'est contenté de soutenir, sans tirer, le tronc du fœtus jusqu'à l'expulsion de la tête.

Si tant d'auteurs ont professé l'opinion opposée qui règne encore généralement, cela tient uniquement à ce que les personnes qui assistent les femmes en travail consentent rarement à rester inactives lors d'un accouchement par les pieds. On saisit les membres qui se présentent d'eux-mêmes. Le désir, si naturel et si louable d'ailleurs, de mettre fin aux souffrances de la mère, fait qu'on tire avec plus ou moins de force sur l'enfant, et l'on prend facilement alors pour un phénomène naturel ce qui n'est qu'un produit de l'art.

Lorsque la matrice, aidée des contractions musculaires de l'abdomen, est seule chargée d'expulser l'œuf, toutes les parties de l'enfant sont poussées simultanément en bas, et tellement pelotonnées, tellement pressées les unes contre les autres, qu'il est bien difficile à l'une d'elles de se relever, quand les autres descendent.

L'utérus ne se contractant pas de son fond vers son col seulement, mais encore circulairement, de haut en bas, comme par une sorte de mouvement vermiculaire ou péristaltique, fait que les coudes ou les bras ne courent aucun risque d'arc-bouter contre le bord supérieur du bassin.

Si le fœtus est *extrait* au contraire, et non simplement *expulsé*, les tractions ne pouvant porter, en définitive, que sur la poitrine et la tête, font que ces parties sont seules entraînées, pendant que les bras, maintenus par la matrice, restent où ils étaient, ne peuvent descendre que de l'épaule vers leur extrémité libre.

Cependant je ne crois pas qu'il soit permis de nier, avec madame Lachapelle, la possibilité du phénomène admis par les accoucheurs anciens, dans tout accouchement spontané. On conçoit qu'une fois arrivés dans le vagin avec les épaules, les bras, n'étant plus poussés directement par les efforts utérins, puissent se relever en glissant sur les côtés et la face antérieure de la poitrine, ou plutôt, que la tête supportant seule, à dater de ce moment, toute l'action des puissances expultrices, puisse faire descendre la poitrine et la face dans le détroit inférieur, sans y conduire nécessairement les coudes. Il faut bien qu'il en soit ainsi, d'ailleurs, puisque Gardien affirme que, dans plusieurs accouchemens terminés par les pieds sans aucun secours, il a vu les bras se relever sur les côtés du cou et de la tête, et puisque M. Deneux m'a dit avoir observé la même chose.

§ II. Présentations des genoux.

4 sur 20,517, Mme Boivin ; 9 sur 22,243, Mme Lachapelle.

La position des genoux étant en tout semblable à celle des pieds, il est inutile d'en donner le mécanisme à **part**. Que les jambes soient étendues, en effet, ou fléchies sur les cuisses, les membres pelviens n'en traversent pas avec moins de facilité le col de la matrice et les détroits du bassin. Peut-être descendent-ils avec un peu moins de rapidité dans le second que dans le premier cas, si la poche des eaux se rompt lorsque le col n'est encore qu'incomplètement dilaté ; mais les genoux arrivent à peine à la vulve que les jambes se défléchissent, et dès-lors tout se passe absolument comme dans l'accouchement par les pieds.

Les genoux se présentent les premiers, soit parce qu'ils se trouvent renversés mécaniquement, ou par l'action musculaire, dans le cul-de-sac que forme le sommet de l'œuf à l'intant où la poche se déchire, soit parce que dans ce même moment le flot du liquide les entraîne plutôt que les pieds quand ceux-ci se trouvent moins rapprochés du centre de l'orifice; soit parce que le siége, qui s'était présenté d'abord, remonte avec les pieds sous l'influence des contractions de la matrice, et fait que les genoux peuvent seuls être abaissés dans le col; soit encore parce qu'après l'écoulement des eaux les jambes se sont placées en travers au-dessus de l'orifice utérin, ou ont été arrêtées contre deux points opposés des détroits. On conçoit, au reste, qu'ils peuvent descendre tous les deux ensemble, ou bien un seul avec un pied, sans que cela change en rien la marche du travail. C'est tout à fait à tort qu'on a voulu attribuer plus de danger aux accouchemens par les genoux qu'à ceux qui se font par les pieds. Il peut arriver cependant que l'un d'eux, que tous les deux même viennent arcbouter contre un point du bassin, contre le plancher de l'excavation, par exemple, pendant que les pieds se fixent contre le point diamétralement opposé. Les jambes sont alors complètement en travers. Elles amortissent les efforts expulsifs et ne descendent ni par un bout ni par l'autre. Mais il est si facile de remédier à cette anomalie quand elle tarde trop à disparaître spontanément qu'elle mérite à peine le titre d'accident. La descente primitive des pieds en est d'ailleurs quelquefois suivie dans la position postérieure. Prenant un point d'appui sur la paroi inférieure du bassin, ils résistent et forcent les genoux à s'abaisser, à venir s'enclaver en avant.

§ III. Présentations du siége.

857 sur 37,895, Mme Lachapelle; 575 sur 20,517, Mme Boivin; 42 sur 1,800, Merriman; 56 sur 1,897, Bland; 106 sur 6,555, Boer.

La présentation du siége a généralement été regardée comme plus dangereuse, plus difficile et moins naturelle que celle des pieds ou des genoux. On a cru que le volume des fesses ne permettrait pas l'expulsion de l'enfant sans que le col de la matrice ainsi que le périnée n'en fussent violemment contus ou largement déchirés; mais quand même l'expérience n'aurait pas prononcé sur la valeur de ces craintes exagérées, en y réfléchissant un moment on reconnaîtrait bientôt qu'elles ne sont pas fondées. Il suffit de se rappeler les dimensions du pelvis du fœtus pour être à l'instant convaincu que, même avec les cuisses, le volume du siége ne formera jamais un obstacle insurmontable à l'accouchement, à moins qu'il n'y ait un vice de conformation aux détroits. Quand l'enfant vient en double, l'extrémité pelvienne est trop souple, trop flexible, s'accommode trop facilement à la forme des ouvertures qu'elle doit traverser, pour exposer, plus que la tête, le col de l'utérus et le périnée aux lacérations dont on a parlé.

Avec les pieds ou les genoux, la poche des eaux est, en général, plus allongée, se déchire plus tôt, le col n'a pas besoin d'être aussi largement dilaté. Avec le siége, au contraire, le sac amniotique est aussi large que dans la position de la tête, ne s'ouvre qu'après avoir produit une dilatation considérable. Les fesses et les hanches, qui doivent frayer le passage , réagissent contre la résistance du col sans inconvénient. Le ventre, la poitrine , traversent les détroits et la vulve sans avoir à redouter une très forte pression ; car, à l'exception de la tête, les hanches l'emportent pour les dimensions et la solidité sur toutes les autres parties de l'enfant. Courtin (1) remarque déjà que l'accouchement par les fesses est le plus naturel après l'accouchement par la tête, et Rhodion (2), ne paraît pas non plus le redouter beaucoup. Deventer (3) dit que c'est la meilleure présentation après celles de la tête, et Deleurye (4) le croit « moins dangereux que les auteurs ont bien voulu le dire. » Mais Denman (5) ayant dit que par le siége les enfans viennent ordinairement morts , et Baudelocque (6) soutenant que l'accouchement par les fesses est toujours plus difficile et plus douloureux que par les pieds , la même opinion a continué de prévaloir.

Dans l'accouchement par les fesses , il est vrai, le travail marche , en général , avec beaucoup de lenteur jusqu'à ce qu'elles aient traversé le col, quelquefois même jusqu'à ce qu'elles aient franchi la vulve ; tandis que dans la présentation des pieds ou des genoux il semble d'abord que la terminaison de l'enfantement va être extrêmement prompte. Mais ces différences sont toutes à l'avantage des positions du siége. Dans le second cas, en effet, les phénomènes se succèdent ensuite en produisant d'autant moins d'effet que le tronc est plus près d'être complètement expulsé ; tandis que dans le premier, une fois que les hanches sont descendues dans le vagin , le reste sort avec beaucoup moins de difficulté. J'in-

---

(1) Guillemeau, *OEuvres compl.* , in-fol. , p. 225.

(2) *Des divers accouch.* , etc. , trad. de Bienassis , feuillet 26.

(3) *Observat. sur les accouchem.* , etc. , p. 267.

(4) *Traité des accouch.* , etc. , p. 215.

(5) *Introd. à la pratiq. des Accouch* , tome II, p. 276.

(6) *Art des accouch.* , etc. , tome Ier, p. 549.

siste sur cette idée parce qu'elle est très propre à faire sentir combien il peut être imprudent, lors d'une présentation de l'extrémité pelvienne, d'abaisser artificiellement les pieds, dans le but unique d'empêcher les fesses de s'engager les premières, avant que la dilatation ne soit opérée. M. Guillemot (1), qui s'est déclaré en faveur de cette doctrine, déjà professée par Flamant, veut avec raison, comme quelqu'un l'avait recommandé du temps de Baudelocque (2), et contrairement à ce dernier auteur, qu'on s'efforce de faire descendre les fesses seules lorsque les pieds ou les genoux tendent à s'engager. Mauriceau (3), qui eut un accouchement par les fesses pour son début, dit aussi qu'il vaut mieux tirer l'enfant par là que de le ramener par la tête.

Baudelocque admet quatre positions pour le siége comme pour les pieds, et les distribue de la même manière. Flamant en compte huit, et Maygrier et M. Capuron, quatre, comme pour la tête, etc.

Sans parler des cas où le fœtus s'engage accroupi, ayant les talons comme collés contre les ischions, cas où l'art est presque toujours obligé de venir au secours de la nature, il faut dire que chez les femmes douées de peu d'énergie morale et musculaire la mollesse et la flexibilité du siége absorbent la plus grande partie du mouvement communiqué au rachis de l'enfant par la matrice, qui finit assez souvent par tomber dans l'inertie, et qu'alors l'accouchement ne peut pas toujours être abandonné à lui-même sans danger. En outre, dans les trois variétés antérieures, les organes externes de la génération du sexe mâle sont exposés à frotter, avec plus ou moins de violence, contre le promontoire. Aussi faut-il convenir avec Mauriceau (4), qu'il n'est pas rare de trouver le scrotum ecchy-

---

(1) *Journal univ. hebd.*, tome III, p. 292.

(2) Oper. citat., tome Ier, p. 649.

(3) *Maladies des femmes grosses*, etc., p. 280.

(4) Oper. citat, p. 246.

mosé, noir et contus chez les nouveau-nés qui sont venus par le siége.

Que les fesses aient franchi le détroit supérieur dans le sens transversal ou dans la direction oblique ; que le dos soit en avant ou en arrière, il n'en est pas moins rare qu'elles ne se placent pas d'avant en arrière dans l'excavation. Vivement pressées l'une contre l'autre, elles se tuméfient. Le scrotum, chez les garçons, se boursoufle et s'infiltre. En se courbant vers les pubis pour gagner la vulve, elles distendent le périnée presqu'avec la même force que la tête, dont elles simulent en partie la forme. Ensuite on les voit se dégager d'elles-mêmes, et dès-lors tout se passe comme dans les présentations des pieds.

I.

Positions sacro-antérieures.

A Première position.

Dans la position sacro-antérieure gauche, les fesses s'engagent à la manière des pariétaux dans les positions du vertex. La fesse gauche, qui s'abaisse d'abord, vient prendre un point d'appui contre le pubis droit. La fesse droite ou postérieure descend ensuite et parcourt une grande partie de l'excavation. La première entre obliquement dans le sommet de l'arcade. L'autre arrive peu à peu sur le bord antérieur du périnée. Les hanches une fois sorties, les membres pelviens s'échappent, et l'accouchement rentre dans la première position des pieds.

B. Deuxième position.

Si le dos du fœtus regarde en avant et à droite, les fesses se présentent dans le sens du diamètre oblique gauche. C'est la droite qui commence à descendre et qui vient arcbouter derrière le pubis gauche, pendant que l'autre s'engage fortement dans l'excavation. C'est elle aussi qui se montre d'abord sous la branche pubienne gauche, pour que la fesse postérieure puisse glisser au-devant du ligament sacro-sciatique droit, ou du coccyx et du périnée. Elles franchissent la vulve ensemble, et l'accouchement se termine comme en seconde des pieds.

C. Troisième position.

Lorsque le plan dorsal du tronc reste en avant, les fesses s'engagent véritablement en travers et peuvent franchir ainsi le détroit inférieur. Le plus souvent néanmoins elles se détournent et se présentent diagonalement à la vulve, comme dans l'une des positions précédentes. Leur position transversale au détroit inférieur n'a d'autre inconvénient que d'exposer le scrotum à frotter, à se contondre plus fortement encore contre la pointe du coccyx.

II.

Position sacro-postérieure.

Quatrième position.

Le plan antérieur du fœtus étant dirigé en avant dans les trois nuances possibles de la quatrième position, fait qu'elles exposent moins aux contusions du scrotum, et que sous ce rapport elles ont quelques avantages sur les positions antérieures. Du reste, les fesses s'engagent alors en travers ou diagonalement, de manière à déterminer souvent la rotation des épaules, puis de la tête, et à favoriser la transformation de cette position en position antérieure.

FIN DU PREMIER VOLUME.

EXPLICATION

DES PLANCHES DU TOME PREMIER.

Planche I. — Figures du bassin.

Figure I. — Bassin sec avec ses ligamens.
a, *a*. — Fosses iliaques internes.
b, *b*.—Crêtes iliaques.
c, *c*.—Epines iliaques antéro-supérieures,
d, *d*.   —   —   antéro-inférieures.
e, *e*.—Ligament de Falloppe.
f, *f*.—Cavités cotyloïdes.
g, *g*.—Ischions.
h, *h*.—Trou sous-pubien .
i, *i*.—Point ilio-pectiné.
j. — Branche ischio-pubienne.
k.—Symphyse du pubis.
l, *l*.—Diamètre bisischiatique.
m, *m*.—Symphyse sacro-iliaque.
n, *n*, *n*, *n*.—Fausses vertèbres du sacrum.
o.—Dernière vertèbre lombaire.
p, *p*, *p*, *p*.—Ligamens sacro-sciatiques.
q, *q*.—Grand trou sciatique.
Fig. II.—Même bassin vu par sa base.
a.—Diamètre antéro-postérieur.
   b.—   —   transverse.
c, *c*, *c*, *c*.—   obliques.
d, *d*, *d*, *c*, *c*.— Sacro-cotyloïdiens.
Fig. III.—Coupe verticale du bassin.
a, *a*.—Canal sacré.
b.—Pointe du coccyx.
c.—Facette articulaire du pubis.
d.—Côté du détroit supérieur.

e.—Face interne de l'ischion.

f.—Tubérosité de l'ischion.

g.—Grand ligament sciatique.

h.—Petit ligament sciatique.

i.—Petite échancrure ischiatique.

j.—Grande échancrure ischiatique.

k.—Trou sous-pubien.

Fig. IV.—Disposition des axes.

a, a.—Diamètre sacro-pubien.

b, b.—   —   coccy-pubien.

c, c.—Axe du détroit supérieur.

d, d, d.—Axe que doit suivre la tête de l'enfant.

e, e, e, e, e, e.—Ligne perpendiculaire des différentes régions de la face antérieure du sacrum.

f.—Axe du diamètre coccy-pubien ou de la sortie du bassin.

*Planche II. — Bassin avec ses dépendances.
Pelvimètres.*

Fig. I. — *a.*—Portion du rectum.

b.—Matrice coupée.

c.—Vessie, idem.

d.—Fin de l'aorte.

e, e.—Artères iliaques primitives.

f, f.—   —   —   externes.

g, g.—   —   —   internes.

h.—Veine cave-inférieure.

i, i.—   —   — iliaques externes.

k, k, k.—Nerf crural.

l, l.—Muscles psoas.

m, m, m.—Iliaques.

n.—Vaisseaux sacrés et angle sacro-vertébral.

o, o, o.—Muscles du fascia lata.

p, p.   —   — couturier.

q, q.   —   — droit antérieur.

r, r.   —   — Pectinée.

s, s.   —   — Adducteurs.

t.—Pubis.

u, u.—Vaisseaux cruraux.

FIG. II.—Compas d'épaisseur.

FIG. III.—Pelvimètre de Coutouly.

FIG. IV. —   —   de madame Boivin.

Planche III.—Organes génitaux.

FIG. I.—*a, a.*—Grandes lèvres.

b.—Clitoris enveloppé de son prépuce.

c.—Perinée.

d, d.—Petites lèvres.

e.—Vestibule.

f.— Méat urinaire.

g.—Vagin.

h.—Hymen.

i.—Fourchette.

j.—Fosse naviculaire.

k.—Commissure postérieure de la vulve.

l.—Vessie.

m.—Matrice un peu soulevée.

n, n.—Ligamens ronds.

o, o.—Ovaires.

p, p.—Trompes.

q.—Commencement du rectum.

r, r, r.—Intestins accumulés dans la fosse iliaque gauche.

FIG. II.—Représente une matrice en place, à terme, distendue par le produit de la conception, inclinée à droite, et contournée sur son axe de derrière en devant et de gauche à droite.—(Prise sur nature.)

a, a, a.—Parois antérieures de l'utérus.

b, b.—Trompes.

c, c.—Ovaires.

d, d, d, d.—Ligamens ronds.

e, e, e.—Intestins refoulés par la matrice.

f, f.—Lambeaux renversés des parois du ventre.

Planche IV.— OEuf humain.

FIG. I. — Ovule entier, d'environ 12 jours.

FIG. II.—Le même, ouvert et préparé.

a, *a*, *a*.—Chorion étalé.

b, *b*, *b*.—Corps réticulé.

c.—Embryon dans la cavité amniotique.

d.—Vésicule ombilicale, entourée par le corps réticulé.

FIG. III.—Ovule d'environ 20 jours, préparé.

a, *a*, *a*.—Chorion.

b, *b*, *b*.—Corps réticulé.

c, *c*.—Amnios entier.

d, *d*.—Embryon vu au travers de l'amnios.

e.—Vésicule ombilicale.

FIG. IV.—OEuf entier avec sa caduque (20 à 25 jours.)

a, *a*, *a*.—Caduque complète.

b.—Ovule en place.

c, *c*, *c*.—Contour du feuillet réfléchi de la caduque.

FIG. V.—Coupe verticale du même œuf.

a, *a*, *a*.—Cavité de la caduque.

b, *b*.—Cavité du chorion.

c, *c*.—Portion placentaire du chorion.

d, *d*.—   —   du chorion que recouvre la caduque.

e, *e*.—Cavité de l'amnios,

f.—Embryon.

g.—Cordon ombilical.

h.—Vésicule ombilicale.

L'ovule étant descendu très-bas, le placenta se serait développé près du col dans cet œuf, si la grossesse eût continué.

FIG. VI.—OEuf d'environ un mois.

a, *a*.—Chorion avec son velouté.

b, *b*, *b*.—Amnios étalé.

c.—Embryon.

d.—Vésicule ombilicale.

e.—Cordon de l'ombilic.

f.—Renflement du cordon contenant une partie des intestins.

Planche V. —Fœtus avec ses annexes.

FIG. I.— Produits de deux mois et demi à trois mois.

a, *a*.—Fœtus.

b , b.—Epiderme soulevé et séparé du derme par une couche épaisse de liquide.

c , c , c , c.—Renflemens du cordon offrant aussi un soulèvement de l'épiderme.

d , d , d , d.—Amnios ramené vers le cordon.

e , e , e , e.—Chorion également abaissé.

f.—Vésicule ombilicale.

g , g , g.—Portion réfléchie de la caduque et filamens nombreux qui l'unissent au chorion.

h , h , h.—Caduque utérine.

Fig. II.—Produit de conception de 4 à 5 mois, vu dans la matrice.

a , a , a , a.—Lambeaux renversés de l'utérus.

b , b.—Partie supérieure du vagin.

c.—Col de l'utérus ouvert.

d , d , d.—Couche utérine de la caduque.

e , e , e , e.—Couche réfléchie de la caduque.

f, f, f.—Chorion dont on a renversé un lambeau *g, g.*

h , h , h , h.—Amnios entier et contenant le fœtus.

Planche VI.—Fœtus.

Fig. I.—Fœtus de 12 à 13 semaines.

Fig. II.—Fœtus de 16 à 17 semaines.

Planche VII.—Fœtus et circulation.

Fig. I.—Fœtus entier avec ses dépendances, le devant de la poitrine et de l'abdomen sont enlevés pour faire voir les organes circulatoires.

a , a , a , a.—Le placenta.

b , b.—Veine ombilicale.

c , c.—Artères ombilicales.

d.—Vessie se prolongeant vers le cordon.

e.- Portion de la veine ombilicale qui s'abouche avec la veine-porte *f.*

g.—Canal veineux.

h , h.—Veine cave inférieure.

i.—Veines hépatiques.

j.—Oreillette droite.

k.—Veine cave supérieure.

l.— — sous-clavière droite.

m, *m*.— jugulaires internes.

n.— — sous-clavière gauche.

o.—Nerf de la huitième paire, et carotide gauche.

p.—Ventricule droit.

q.— — gauche.

r.—Tronc de l'artère pulmonaire.

s.—Canal artériel.

t.—Crosse de l'aorte.

u.—Thymus.

v.—Nerf diaphragmatique.

x.—Nerf pneumo-gastrique et carotide droite.

y.—Aorte ventrale.

r.—Artères iliaques primitives.

1.— — iliaques externes.

2.— — — internes.

3, 3.—Vaisseaux séminaux.

4, 4. —Uretères

5.—Rate.

6, 6.—Reins.

7, 7, 7.—Foie réduit à son réseau vasculaire.

8, 8.—Cordon ombilical.

Fig. II.—Tête de fœtus à terme, vue par sa région supérieure.

a.—Fontanelle antérieure ou bregmatique.

b.— — postérieure ou occipitale.

c, *c*.—Bosses frontales.

d.—Angle de l'occipital.

e, *e*.—Diamètre bipariétal et bosses pariétales.

f.—Portion pariétale de la suture sagittale.

h, *h*.—Suture fronto-pariétale.

i, *i*.— — lambdoïde.

Fig. III.—Tête, vue de côté.

a.—Bosse pariétale.

b.— — frontale.

c.—Os occipital.

d.—Temporal.

e.—Sphénoïde.

f.—Mâchoire inférieure.

g.—   —   supérieure.

h.—Os de la pommette.

i.—Os du nez.

j.—Orbite.

k.—Fontanelle postérieure.

l.—   —   Antérieure.

m.—   —   temporo-pariétale.

n.—Arcade zigomatique.

o , o.—Diamètre occipito-bregmatique.

p , p.—   —   —   frontal.

q , q.—   —   vertical.

r , o.—   —   mento-bregmatique.

Planche VIII.—*Femme à terme.*—*Fœtus en deuxième position.*

a , a.—Corps du fœtus.

b.—Coupe du mont de Vénus.

c.—   —   des pubis.

d.—   —   la vessie.

e.—Cloison vésico-vaginale.

f.—Vagin.

g.—Cloison recto-vaginale.

h.—Rectum.

i , i.—Coupe du sacrum.

k.—   —   du périnée.

l.—Diamètre coccy-pubien.

m.—   —   sacro-pubien.

  .—Parois du flanc relevées.

o.—Ombilic de la femme.

p , p.—Lèvres un peu gonflées du col.

q.—Excavation recto-vaginale.

TABLE DES MATIÈRES

DU TOME PREMIER.

LIVRE PREMIER. PARTIE ANATOMIQUE.

LIVRE IV. DE L'ŒUF.

LIVRE V. PARTIE PRATIQUE OU DE L'ACCOUCHEMENT.

FIN DE DA TABLE DU TOME PREMIER.

FIGURES DU BASSIN.

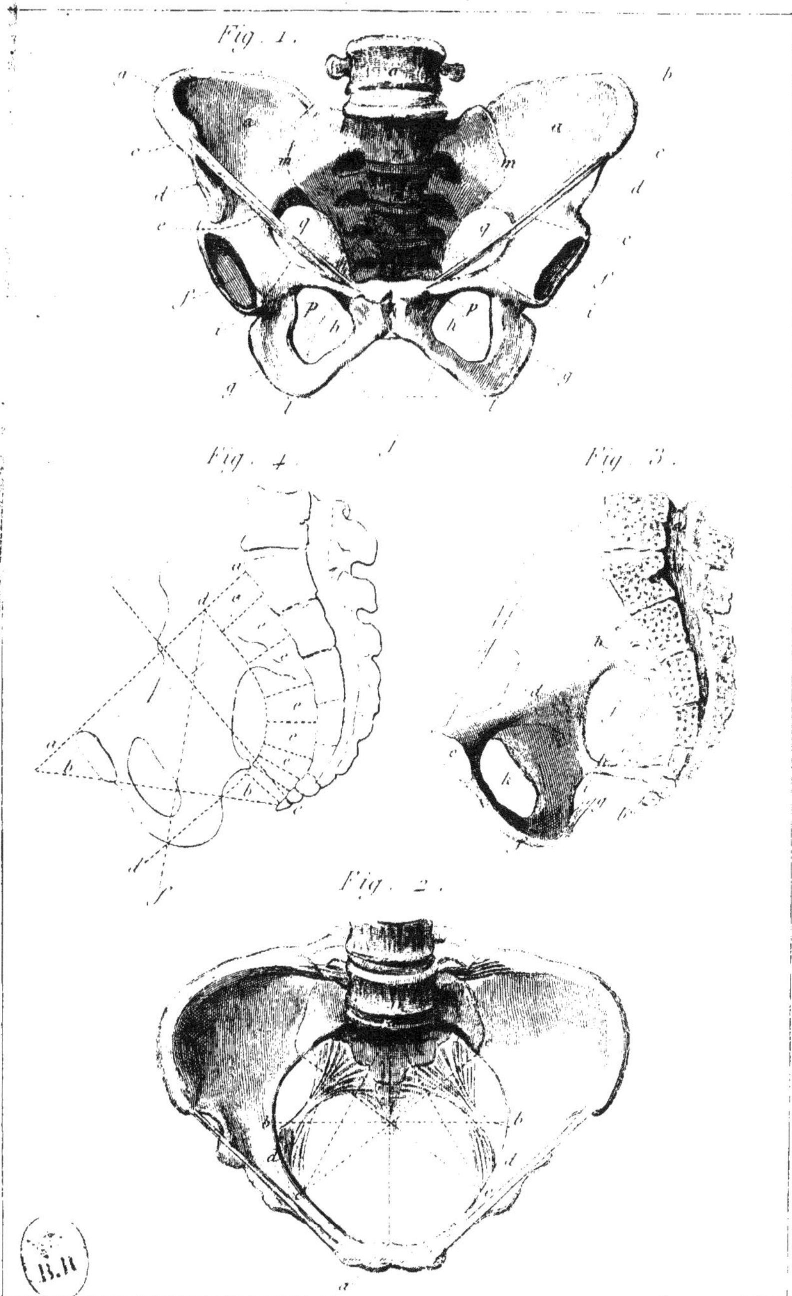

Dessiné par A. Chazal.

Gravé par Ambroise Tardieu.

BASSIN ET SES DÉPENDANCES PELVIMÈTRES.

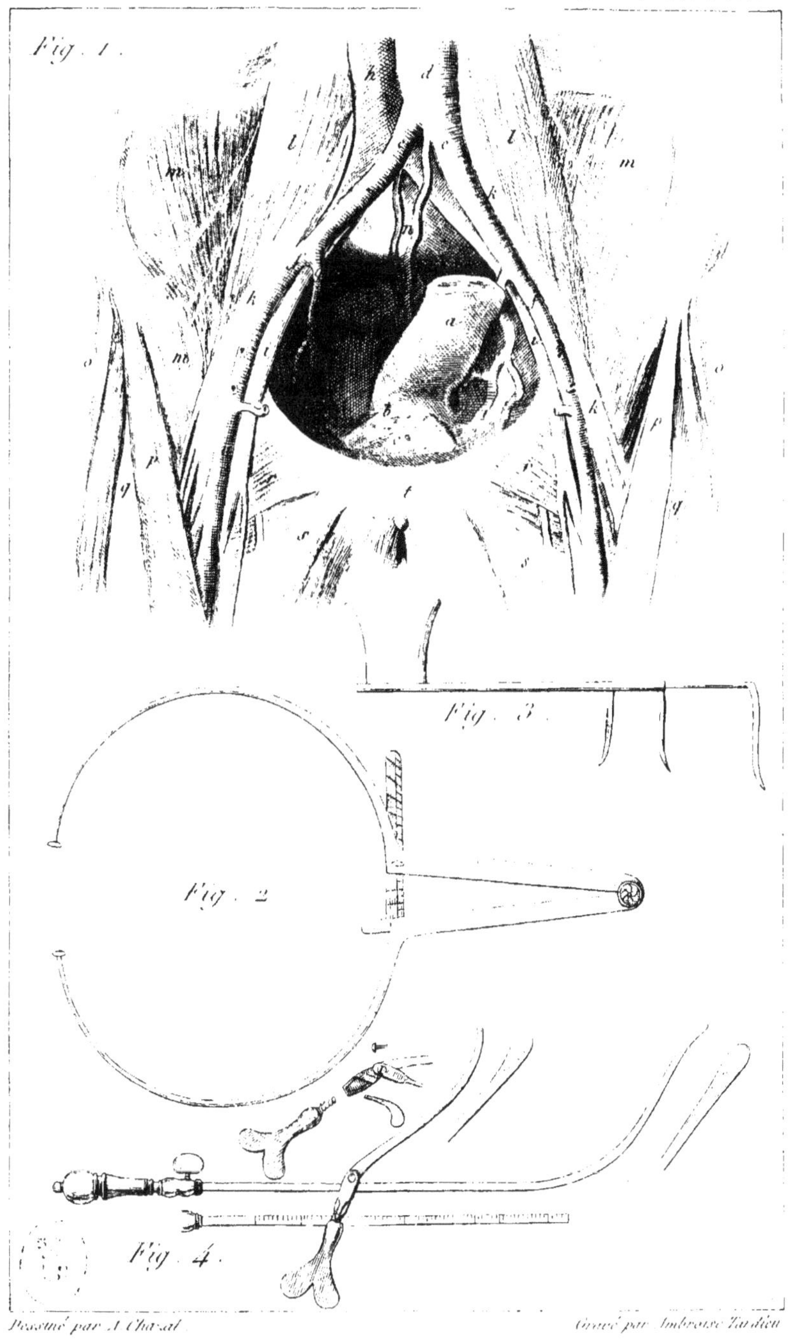

Dessiné par A. Chazal.

Gravé par Ambroise Tardieu.

ORGANES GÉNITAUX.

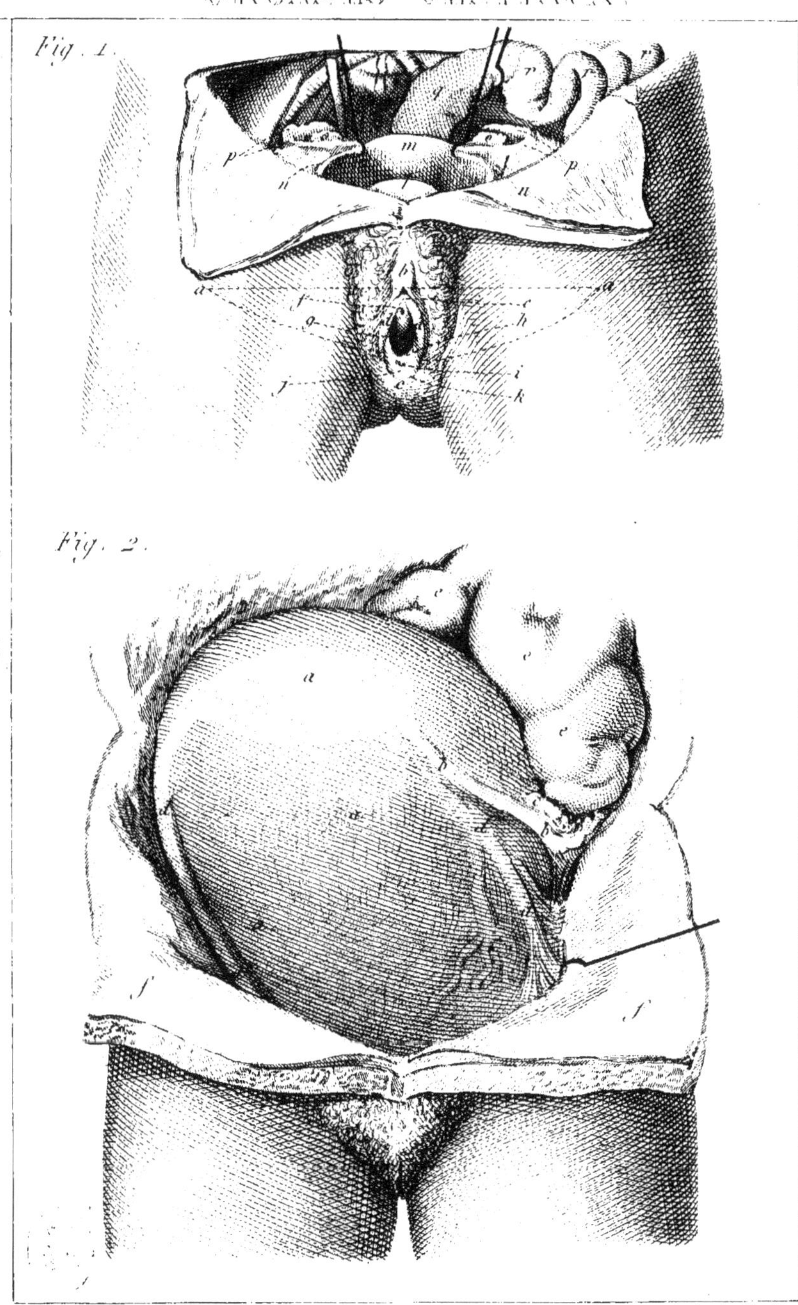

Dessiné par A. Chazal.

Gravé par Ambroise Tardieu.

ŒUFS HUMAINS.

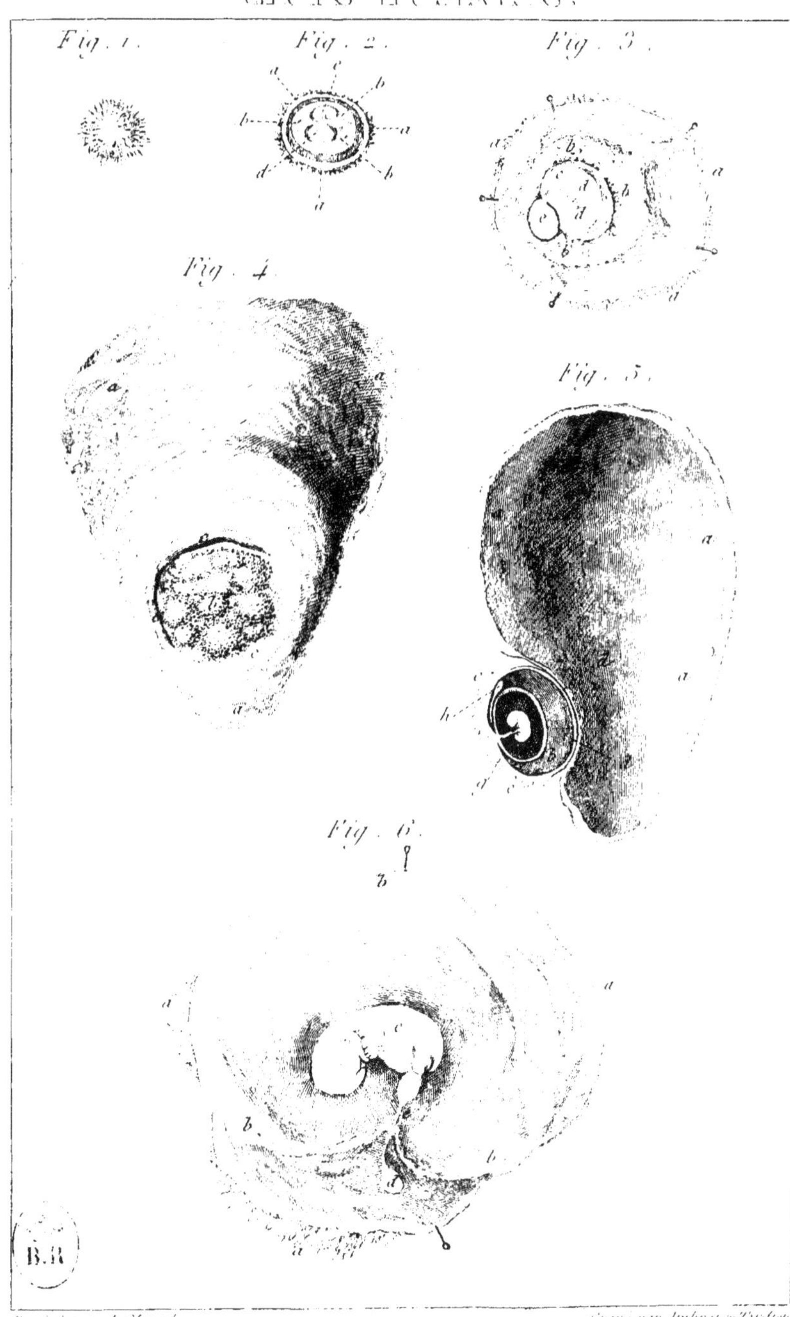

Fig. 1. Fig. 2. Fig. 3.

Fig. 4.

Fig. 5.

Fig. 6.

Dessiné par A. Chazal. Gravé par Ambroise Tardieu.

FŒTUS AVEC SES ANNEXES.

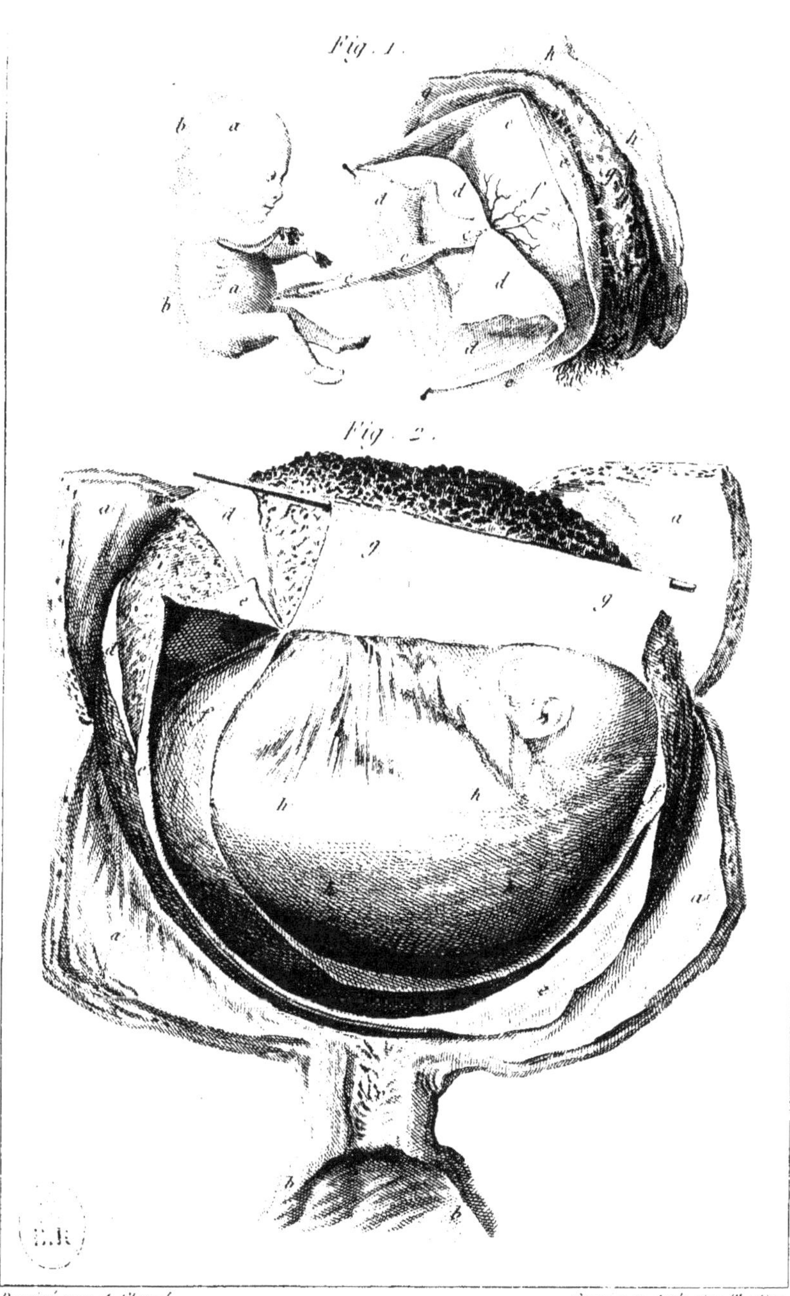

Dessiné par A. Chazal.

Gravé par Ambroise Tardieu.

FŒTUS.

Fig. 1.

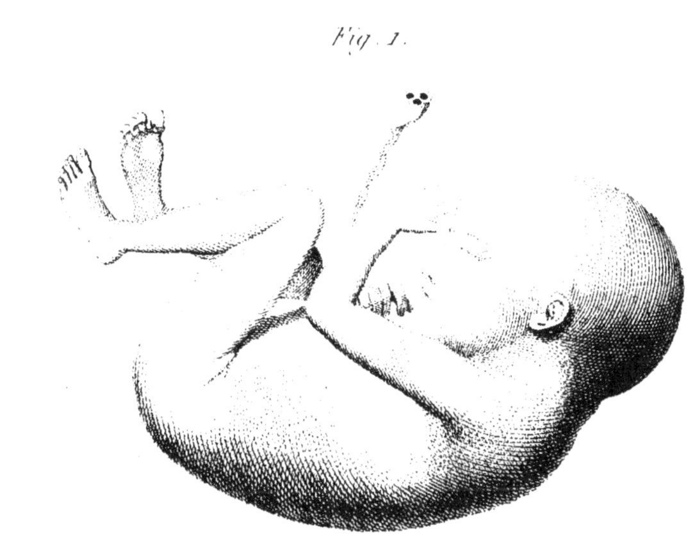

Fig. 2.

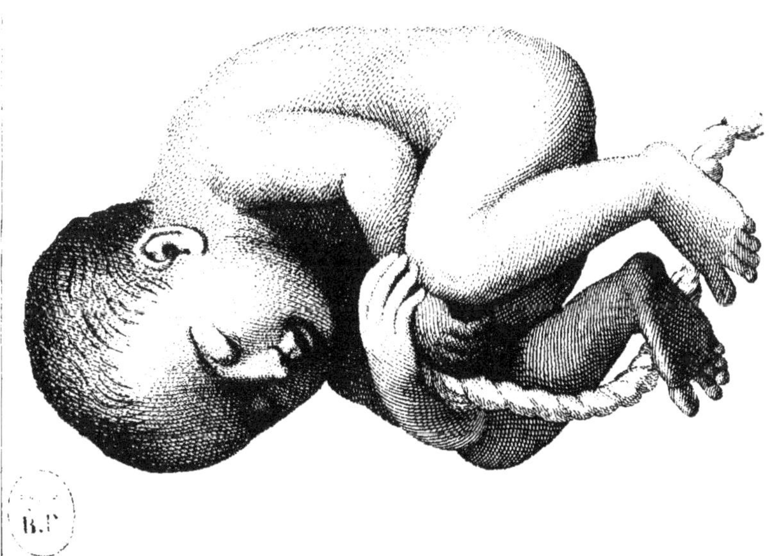

Dessiné par A. Chazal.   Gravé par Ambroise Tardieu.

FŒTUS.

Fig. 2.
Fig. 1.
Fig. 3.
Dessiné par A. Chazal.
Gravé par Ambroise Tardieu.

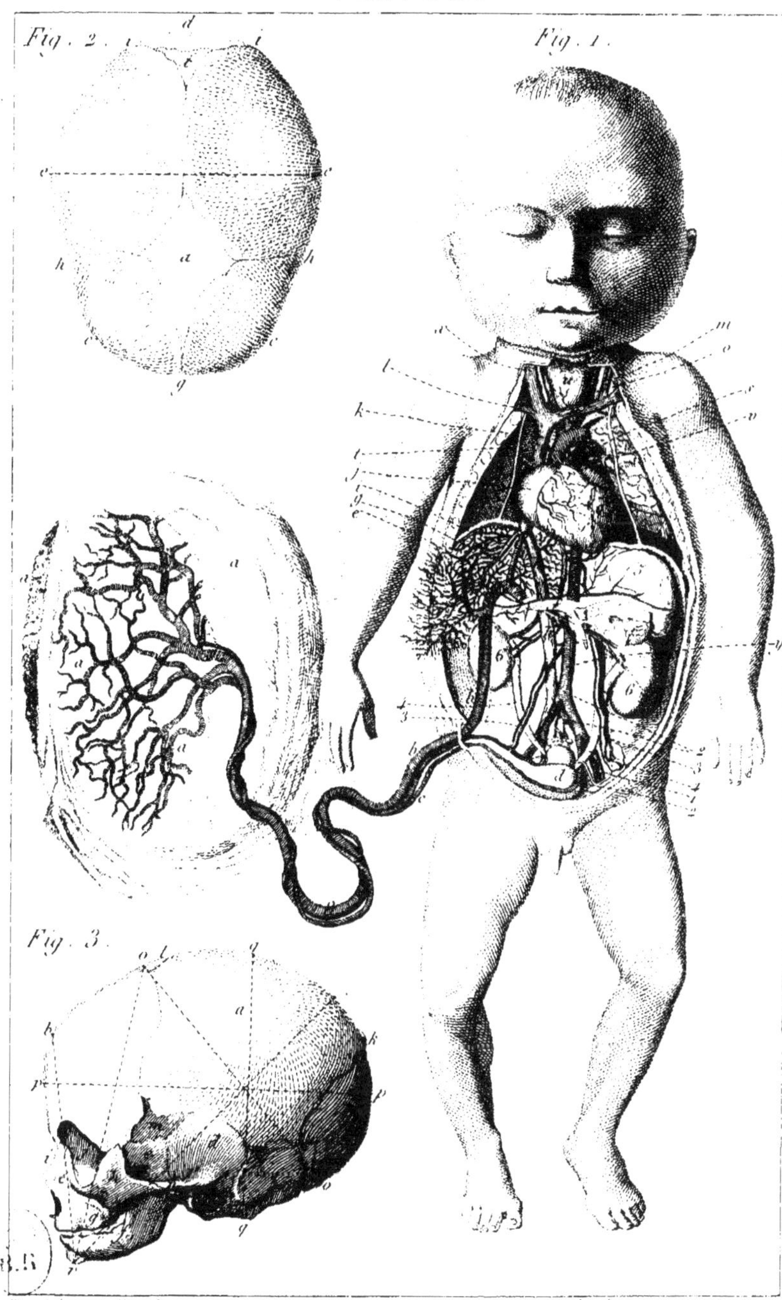

FEMME A TERME.

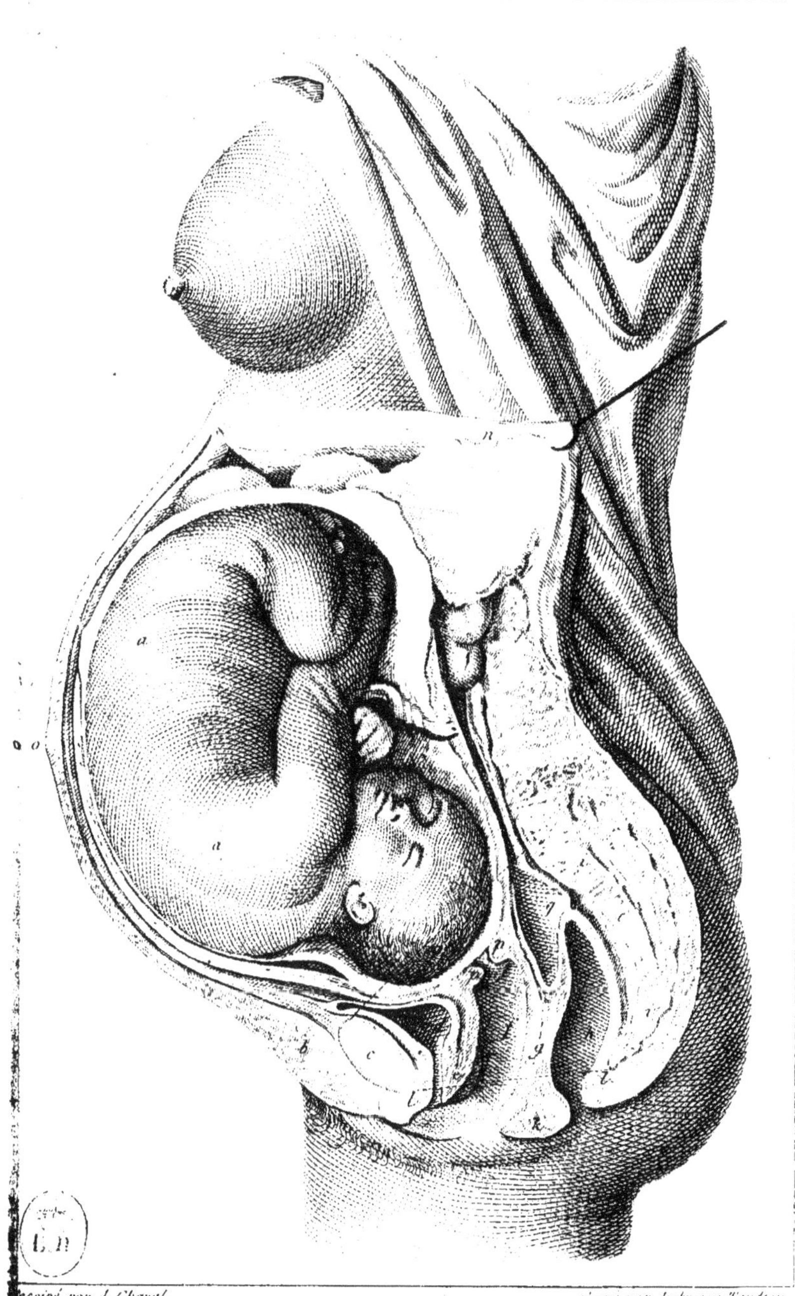

Dessiné par A. Chazal.　　　　Gravé par Ambroise Tardieu.